集成养生法

主　编／迟广训

副主编／马萱钺　金东明

主　审／王者悦

编　委／杨世忠　王大为

胡　滨　刘照纯

王彭龄　庄树范

张天旭　王　昇

吉文辉　姚海洋

中医古籍出版社

图书在版编目（CIP）数据

集成养生法/迟广训主编．－北京：中医古籍出版社，2012.6
ISBN 978－7－5152－0206－8

Ⅰ.①集… Ⅱ.①迟… Ⅲ.①养生（中医） Ⅳ.①R212

中国版本图书馆 CIP 数据核字（2012）第 084377 号

集成养生法

迟广训　主编

责任编辑　刘　婷
封面设计　韩博玥
出版发行　中医古籍出版社
社　　址　北京东直门内南小街 16 号（100700）
印　　刷　三河市华东印刷有限公司
开　　本　710mm×1000mm　1/16
印　　张　28
字　　数　430 千字
版　　次　2012 年 6 月第 1 版　2012 年 6 月第 1 次印刷
书　　号　ISBN 978－7－5152－0206－8
定　　价　42.00 元

‖ 前 言 ‖

    人类的生命是遵循整体演变、进化和个体发展的规律进行的，人类在与自然界斗争的同时，也与抵抗各种疾病，影响健康的因素进行斗争。人类为了增强抵御自然界的能力，在长期与疾病和死亡的抗衡中，创造一切条件，养护生命，战胜疾病，强壮身体，健康长寿，不断积累了宝贵的养生经验，形成了特色鲜明、博大精深的中国养生体系，使人类前进了一大步，这是人类社会文明的重要组成部分。

    养生是人类促成健康的一种基础性理论与方法，它不是告诉人们怎样治病，而是告诉人们怎样不得病。养生就是运用养生理论与方法，研究人与生存环境、生活方式、行为方式、饮食、睡眠、锻炼、心理等因素的关系，因人辨证施治，克服不利于健康的因素，养护生命，减少疾病的发生，使身体生理、心理等各个方面和谐健康，提高生命质量。

    生存与健康是人类永恒的主题。在不同的历史时期，尽管养生理论与方法异而不统，百家争鸣，但它体现了人类追求健康的美好愿望。养生的理论与方法，是随着社会文明和生产力的发展而发展，必将不断丰富新的理论与方法，被人们所接受和运用，为提高生命质量，推动社会发展和进步发挥重要作用，使生命科学正面临重大突破，必将给人类带来巨大收获。对现代人来说追求高质量的生命应从重视养生开始。21 世纪应大力发展全民健康工程，不断满足人民群众对健康日益增长的需求，它的作用要远远大于其他工程建设，将大大加快社会文明发展的速度。

集成养生法即从关注健康、科学饮食、按摩保健、锻炼身体、规律生活、重视睡眠、心理平衡、情绪乐观、预防疾病等九个方面，提出的养生保健理论和方法，突出了综合性、针对性、系统性、实践性。适应了我国长期提出的"预防为主"的需要，将为指导人们促进健康，预防疾病，健康长寿，实施"健康国家，强壮民族"战略发挥积极作用。

本书可用于各类人群养生保健，也可用于健康教育、医疗、预防、按摩、体育、心理、营养、食品研究人员参考书。由于编写人员的水平所限，书中难免有不妥之处，恳切希望多提宝贵意见，以便修订完善。

本书在编写中得到世界养生保健联合会主席王者悦先生的主审，在此深表谢意！

世界养生保健联合会常务副秘书长、研究员
吉 林 省 养 生 保 健 协 会 副 会 长

迟 广 训
2012 年 6 月 16 日

目　　录

目

录

目

录

5

目

录

第一篇　关注健康

人类最大的财富是健康。世上没有人否认健康的重要性。人最珍贵的是生命，生命最重要的是健康，健康最需要的是养生。

一、养生的内涵、产生及作用

（一）养生的内涵

养生是人类永恒的追求。现在人类关注生命、生存质量和自然寿命的意识越来越强，重视养生，促进健康长寿。人的一生主要包括两个问题：一是生命，二是生活，有了生命才有生活，有了生活才能维护生命。为更好地维护生命，就离不开养生。养生就是保养生命，预防疾病，延缓衰老，提高生命质量，使身体、心理和行为健康。健康是指在自我养生保健和医疗保护下，使生理、心理达到最佳状态。人类的寿命是受多种因素影响和制约的，养生是贯穿于人的生活和行为方式的全过程，通过养生可密集有益因素，减少疾病的发生，维护生命。养生不仅是健康人预防疾病、维护健康的有效方法，还是有病人的基础性疗法。

人最珍贵的是生命，生命最重要的是健康，健康最可贵的是养生。没有养生就没有健康，没有健康就谈不上生命质量。健康是生命的基础，也是养生的根本目的。健康需要养生，养生为了健康。集成养生法是专门研究养护生命、促进健康的方法，即从关注健康、科学饮食、按摩保健、锻炼身体、规律生活、重视睡眠、心理平衡、情绪乐观、预防疾病等九个方面，提出养生理论和方法，突出其综合性、针对性、系统性和实效性。本学说适应了我国长期提出的"预防为主"的需要，能为指导人们促进健康、预防疾病，健康长寿发挥积极作用。

（二）养生的产生和发展

中华养生文化渊源流长，博大精深，使我中华民族繁衍传承，生生不息，是世界养生文化中的重要组成部分。养生保健就是运用养生学的理论与方法保养生命，预防疾病，使身体、心理和行为健康，增强体质，健康长寿。现代医学鼻祖古希腊名医希波克拉底曾说过："治愈疾病的不是医药，而是人体自身"，这和养生理念是一致的。养生保健是人类社会的产物。自

1

从有人类时候起，早在旧石器时人类已有讲卫生与保健防病的萌芽思想，诸如火的应用、居住与服装的改善等，都与养生防病有关。人类在与自然界斗争的过程中，为了增强抵御自然的能力，在长期与疾病和死亡的抗衡中，经过不断的实践，积累了一些宝贵的养生经验。到了春秋战国，诸子百家学说的兴起对养生保健有了很大的促进，为中国养生体系奠定了良好的基础。此后，历经秦、汉、三国、两晋、南北朝、隋、唐、五代、宋、辽、金、元、明、清等漫长的两千多年。古往今来，上自《黄帝内经》下至现代医学，产生了众多的养生理论和实践家，孜孜不倦地研究、探索，追求健身长寿之道，留下了许多宝贵的经验和健身养生秘诀。其观点、学说尽管异而不统，但却融汇了中国各族人民的智慧，形成了特色鲜明的中国养生体系，为世界各国人民的健身活动做出了应有的贡献。生存与健康是人类永恒的主题。而在不同的历史时期，尽管养生保健内容和方法又有不同，但它体现了人类追求健康的美好愿望。养生保健是随着社会文明和生产力的发展而发展，为推动社会发展和进步，提高人民的生活质量和健康水平发挥了重要的作用。

（三）养生的作用

人类的生命是遵循整体演变、进化和个体发育的规律进行的。个体生命诞生后，在整个人生旅程中，生命活动处在不断的矛盾运动中，受到内外因素的影响和侵袭，其实人的一生在与自然界斗争的同时，也与抵抗各种疾病，影响健康的因素进行斗争。大自然用了数百万年的时间，创造了人类，同时也有许多摧残人类，使之生病、衰老、死亡的东西。因此，人类要创造一切条件，保养生命，战胜疾病，强身健体，延长寿命，这也是人类社会文明的重要组成部分。

随着社会生产力的发展和生活水平的提高，目前危害人们健康的大多数疾病，其发生发展都与患者的生活方式、饮食习惯、心理状态、精神状态、行为方式、睡眠习惯、运动量等有密切关系。治病不如防病，有啥也别有病。若能在生活中克服不利于健康的因素，采取有效的养生保健措施，使生命活动协调、和谐、有序进行，就能最大限度地减少体内组织破坏，降低能量消耗，避免毒副作用，消除基因突变，延缓衰老，抵御不良因素的侵害，不得病或少得病，全面构筑预防疾病的防线，增强体质，延年益寿。世上没有疫苗可以防治糖尿病、高血压、高血脂、心脑血管病和癌症，养生保健就是最好的预防。要用养生去改变生命，提高生命质量。如果每个人的寿命长了，那么整个国家的平均寿命也就长了，这就是养生保健所发挥的重要作用。

二、养生的原则

养生是对生命的保养，并非对疾病的治疗，是贯穿生命的全过程，它的出发点和落脚点都是让人们强壮身体，预防疾病，提高生命质量。在实际养生中，要坚持理性、适用性、综合性、纠正恶心、注重细节、经常性原则。

（一）坚持理性原则

在养生的实践中坚持理性原则，就是要把健康放在首位，一切以健康为中心，树立以养求生的理念。建立一个符合个性化需求的防病健身管理体系，以养生保健理论为先导，遵循养生原则，借鉴先进养生经验，不断完善和调整养生保健方法。从建立良好的生活、工作和行为方式上入手，坚持养重于治，持之以恒地进行科学有效的养生保健，维护健康，提高生命质量。

（二）坚持适用性原则

人们在长期的养生实践中总结和积累了许多宝贵的经验和方法，使养生保健的理论和方法不断得到充实和发展。目前，社会上流传的养生保健方法很多，对此要进行筛选，坚持适用性原则，根据自身情况，科学合理地选择适用于自己的养生保健方法。适合于自己需要的养生保健方法就是好方法。只要树立正确的观念，有信心、有恒心、运用正确的养生保健方法，就能取得健体强身的功效。

（三）坚持综合性原则

坚持综合性原则，就是采取多元化方式，运用多种养生保健方法，从锻炼、饮食、心理、按摩、生活、睡眠、情绪、防病等方面，各种养生保健措施同时做起，叠加运用，贵在精专，密集养生的关联性因素，增强养生效果。这是因为不同的养生保健方法，对机体的健身效果不同，要根据自身的需要，多选用些好的养生保健方法，强化生命支援性体系，不吝惜用于健康的投资，取得整体协效性健身效果。

（四）坚持纠正恶习原则

有些人在思想观念上也重视养生，一边养生，一边却破坏养生，仍有吸烟、酗酒、熬夜、饮食不规律等不良生活习惯。这些不良习惯大大冲减了在其它方面养生所取得的功效。因此，要坚持纠正恶习，克服不良生活习惯，进行立体化的养生，取得健体强身的功效。

（五）坚持注重细节原则

养生的最高境界是能养生，把由吃、喝、拉、撒、睡、情、心、、走、动等细节构成的养生措施延伸到各个方面，进行综合性养生。从细节入手养生，实际上是一个循序渐进、积少成多的过程，健康的身体绝非一朝一夕养出来的，而是天天积累、综合因素的结果。

（六）坚持经常性原则

养生保健做得越好，人的健康水平就越高，生命质量也就越高。一个人健康或不健康都是自己的责任，不能责怪别人。因此，要牢牢掌握健康的主动权，尽最大努力将健康意识变成健康习惯，取得健康效果。坚持经常性原则重要的是贵在坚持，坚持终生。通过日常的养生保健，逐步累积功效，密集有益健康的内源性因素，促进体内和谐，内化成健康。

三、养生的方式

人的生命质量取决于养生的方式。身体健康的维系，要在一定的生活原则和活动规范，相互补充，相互链接，相互作用的基础上，才能不断提高整体健康水平。养生不能单靠一种方式，更不能一蹴而就，而是要把养生当成一个习惯来对待。养生是最简单的事情，只要坚持就会有功效。多种方式的养生措施，是人们重视健康的产物。养生的方式大体分为九种：

（一）饮食式

通过饮食调节进行养生，是一种增强体质，促进健康的最基本、有效的方法。要采取科学饮食方式，调整饮食结构，改变饮食模式，多食膳食纤维食物，多食新鲜蔬果，合理搭配食物，养成良好的饮食习惯，吃出健康。通过科学饮食获得维持体内活动所需要的各种营养，养护生命，维护健康。

（二）补品式

补品是指能够增强体质，改善调节机体某种虚弱状态，补养气血不足，预防疾病的食物或药物，对促进健康有一定的作用。正常人不需要专门进补，老年人是补品的消费主体，如果身体出现某些不适症状，应咨询医生后有针对性地进补。适度进补对身体有益，但不宜长期、过量、依赖性地进补。

（三）锻炼式

目前世界上没有人否认锻炼对促进健康的重要作用。但锻炼要以适度为宜，热衷于锻炼养生健身的人都深信"生命在于运动"，强身壮体，预防疾病，锻炼适用于各类人群。坚持轻中度有氧形式的锻炼，能舒筋活血，促进各器官协调统一，增强机体生理功能，增强免疫功能，改善情绪，增强性功能，养护生命，延缓衰老，增强体质。

（四）情绪式

情绪是指客观事物在人的思想观念、情感中的反映，由大脑皮层兴奋抑制过程中所产生的一种心理状态。情绪式养生对促进健康有积极的作用。要善于用开放性思维、自主性方式调控情绪，激发和养成良好情绪，克服不良情绪的影响，使身体处于良好的应激状态，身心愉悦，有益健康。

（五）心理式

心理式养生是维护健康的重要措施。世上每个人都涉及到心理问题，决定了他面对生活和工作的姿态，用什么方式对待人生至关重要。拥有健康的心理就能参与日趋激烈的竞争，处理好复杂的人际关系，缓解压力，承受失败，解决好面临的各种问题，改变自己的命运，立于不败之地。同时健康的心理也是健康的基础，会引起机体连锁性的生理变化，协调各个器官，增加健康有益因素。

（六）睡眠式

没有睡眠就没有生命。睡眠是生命的必需过程，是机体进行修补、调整、复原、整合健康的重要环节，是人类不可忽视的重要问题。通过良好的睡眠养生，能消除疲劳、修复和调整机体，积累能量，产生新的活力，促进新陈代谢，增强免疫系统功能，增加体质，使身体各系统处于最佳状态中。

（七）按摩式

按摩是一种简单易行的养生方式。从头到脚，按着人体穴位进行自我按摩，可通过刺激体表末稍神经，扩张浅层皮肤毛细血管，调节神经原的平衡，促进机体血液循环，调节各脏器功能，增强免疫系统功能，一些慢性病会通过按摩改善状况，预防疾病，延缓衰老，取得养生健身的功效。

（八）学习式

目前，市场上养生书籍很多，还有电视养生专题节目，不可否认这些为更新人们养生理念，充实养生知识，完善养生措施起到了积极的作用。但养生书籍市场泥沙俱下，良莠不齐，有些书籍的错误观点误导人们，产生了负面影响。对此要选择医学、养生专家所写的养生书籍，从中学习有价值的东西，为我所用，但不能盲目照搬，避免极端化，要结合自身实际，突出个性化，有选择地运用，增加有益健康的因素。

（九）医疗式

世上没有一个人愿意得病，也没有一个人能保证一生一点病都没得。随着社会的发展和生活水平的提高，由于多种因素人们得病的几率反而增大，疾病成为影响健康的主要因素。人有病不怕，可怕的是不及时治疗，造成立体化、深度影响健康。为养护健康，要力争使预防疾病和治疗疾病结合起来，运用医疗方式该吃药时就吃药，该手术时就手术，有针对性地治疗各类疾病，早日康复，维护健康。

四、养生之道与养生之术的区别

在中国养生之道和养生之术，有共同之处，又有不同之处。中医将养生理论称为养生之道，将养生方法称为养生之术。

（一）养生之道

养生之道，主要概括中国几千年来医药、饮食、锻炼、民俗、文化、宗教、武术等方面的理论，其主要内容：一是顺其自然，二是传承养生，三是形神兼养，四是动静结合，五是对症施养，六是做效合一。即强调不可违背自然规律，又要重视人与社会的统一协调性。养生之道是中华民族传统文化的重要组成部分。

（二）养生之术

养生之术是在养生之道指导下，人们采取多种途径、多种方式进行养生的方法。主要包括：①行养：指衣、食、住、行等生活起居行为调养；②神养：指精神、心理、情趣、爱好、道德方面的调养；③气养：指运用医用健身气功进行调养；④食养：指用合理搭配，科学饮食的方法进行调养；⑤形养：指运用体育锻炼的方法进行健身；⑥术养：指运用按摩、针灸、推拿、磁吸、器物等刺激进行健身；⑦药养：指用有特殊功效的药物做菜肴，进行药膳调养。

（三）健身与养生的区别

有些人通常认为健身与养生是一码事，健身就是养生，养生就是健身。其实，从健身和养生的内涵上看，两者有不同，区别是：

"健身"所强调的是通过一定形式的锻炼，使身体各个部位能够有效地得到锻炼，活血益气，疏通经络，增强生理功能，增强免疫功能，起到保健强身，预防疾病的作用。

"养生"所强调的是既通过锻炼强壮身体，又强调"精、气、神"的培养，"养神"、"养气"，尽量减少"损精、耗气、劳神，"使它少付出多产出，养护身体，延年益寿。如果把健身和养生结合起来，将会取得明显的健身效果。

五、我国与西方国家养生的差异

人类共同的愿望是健康长寿，而健康需要养生。但是由于国家不同，民族不同，文化不同，体质不同，生活、行为方式不同，在养生上存在着明显的差异。我国与西方国家养生的差异，主要有：养生观念差异、养生方式差异、日常饮食差异。

（一）养生观念差异

我国人民树立健康个人、健康单位、健康社区、健康城市、健康国家的立体化养生观念，增强自我保健意识，采取叠加性、复合式养生保健措施，突出针对性、系统性和实效性，保养生命，改善生理功能，增强免疫力，延缓衰老，防治疾病，提高健康水平，提高生命质量。西方国家养生观念只注重张扬、突出个性，忽视健康单位、健康城市、健康国家。

（二）养生方式差异

我国人民从生理、心理、道德健康三方面入手进行养生。①生理健康，力争使机体健康，没有疾病，承担各项工作任务；②心理健康，力争使精神状态良好，情绪稳定，使机体生理功能发挥正常，增强适应社会能力；③道德健康，力争按社会公德的准则和规范约束自己，有高尚的思想境界。注重从多方面入手，整体推进养生，强化健康。西方国家只注重从生理养生入手，而且喜欢做冒险、刺激、猎奇活动。

（三）日常饮食差异

随着社会生产力的发展，生活水平的提高，我国人民一直把日常饮食视为养生的重要环节，增强科学饮食意识，调整饮食结构，选择多样化食物，坚持良好的饮食习惯，采用恰当的烹调方式，为提高整体健康水平发挥了积极的作用。西方国家在日常饮食上以食荤为主，经常食用高脂肪、高蛋白、高热量、高糖、高油、高盐、油炸类、腌制类、加工类、甜品类、罐头类、烧烤类食物。

六、健康的内容

人的生命是由物质、能量、信息三个要素组合成的。物质指人的躯体；能量指人体的机体活力、精力的旺盛程度，信息指人的灵魂、思想。生命对一个人来说是最宝贵的，无论是贫富贵贱，生命只有一次属于自己。一个人可以有权不让自己成为富翁，但没权让自己不健康。人的身体健康是人世间最大的财富。健康不是一切，但没有健康，就没有一切。生命的真正价值在于质量和数量的统一，质量就是身体无病强健，数量就是活得高寿。生命所能达到的高度，往往就是人们在心理上为自己界定的高度。

（一）健康的标准

世界卫生组织提出人体健康的新标准，包括机体和精神的健康状态，"人的身体、精神与社会的最佳状态，而不是单纯的没有病"。新的健康观认为，没有生病只是健康的一个基本方面，最主要是机体的正常状态，同时还包括心理健康和对社会、自然环境适应上和谐。也就是说人的机体、心理与社会、环境的适应能力均处于协调和平衡的状态。这就是完整、全面、新的健康观念。

世界卫生组织对健康还制定了 10 条具体标准：

（1）有充沛的精力，能从容不迫地应付日常生活和工作的压力；

（2）处事乐观，态度积极，乐于承担责任，不挑剔事务的巨细；

（3）善于休息，睡眠良好；

（4）应变能力强，能适应外界环境中的各种变化；

（5）能抵抗一般性感冒和传染病；

（6）体重适当，身材发育匀称，站立时头、肩、臂的位置协调；

（7）眼睛明亮，反应敏锐，眼睑不发炎；

（8）牙齿清洁，无空洞，无痛感；

（9）头发有光泽，无头皮屑；

（10）肌肉，皮肤有弹性，走路感到轻松。

这 10 条就是健康的具体标准，是就普遍情况而言的，但对不同年龄的人还有不同的标准。每个人都应当用健康标准衡量一下自己是否健康。

身体健康不光是指生理没有疾病，还包括心理健康和道德健康。一个人只有具备了生理健康、心理健康、道德健康才算是真正的健康。

（二）生理健康

生理健康就是机体健康，机体是人生存和发展的物质基础，生理健康也是健康的物质基础。生理健康是指机体各器官功能健全，没有疾病；身体素质良好，免疫功能强，身体强健，能承担各种艰巨、繁重的工作任务；头脑清醒，思维敏捷，精力充沛，工作、学习效率较高；情绪稳定，意志坚强，精神饱满，心情乐观。生理健康是一个动态的发展过程，需要以坚强的毅力从自身所经历的疾病和失衡状态中去调节、把握，以坚持经常的方式去获得。

（三）心理健康

心理是脑的机能，是客观现实的反映，是心思、思想、感情等内心活动的总和。1946年第三届国际卫生大会提出："所谓心理健康，是指在身体、智能及情感上与他人的心理健康不相矛盾的范围内，将个人心境发展成最佳状态。"心理健康是以生理健康为基础，两者又互为促进。一个人的心理健康应体现在：有与现代社会进步、发展趋势协调一致的世界观、人生观、理想、信念、爱好、兴趣；精神状态良好，机体生理功能发挥正常，情绪、情感稳定，生活目标切合实际，适应社会能力强；善于自我调控，性格开朗，善于沟通，人际关系和谐；公民的责任感、义务感强，言行一致，诚实守信，善待他人，自律性强，吃苦耐劳，艰苦奋斗，自身创造力强，对社会有贡献。心理健康是高层次的健康。如果人心理不健康，对自身生存和健康的威胁，将远远大于一直困扰人的生理疾病。心理治疗将成为继外科手术和发现抗生素之后的又一次医学革命。人的心理活动和人体的生理功能之间存在着内在联系，良好的情绪可使生理功能处在最佳状态，反之会破坏和降低人体某种功能。心理健康是人类对健康认识的一大飞跃。

（四）道德健康

道德健康是指思维意识健全，有高尚的思想境界，能按社会公德的准则和规范，约束自身的言行，有辨别善恶、真伪、荣辱、美丑、好坏、是非等观念，公民责任义务意识强，不以损害他人的利益来满足自己的需要。道德健康是健康长寿的前提。一个人如果不讲道德，时刻挖空心思算计、报复、坑害别人，他的大脑皮层会处于紧张不安之中，就会导致身体的各器官功能紊乱和失调，免疫力下降，诱发各种疾病。生理健康、心理健康、道德健康三者关系密切，互为因果，互相促进。人只有在三个方面都健康，才能体现出身体的真正健康。

七、寿命的种类

人的寿命种类有：自然寿命、愉快寿命、健康寿命。

（一）自然寿命

人出生后是个自然人。每个人从生到死，是一个不可逆的人生的旅程，这个旅程的长短就是自然寿命。在人的一生中，通过锻炼身体，改善生活方式、饮食习惯、心理状态、行为方式、睡眠习惯等积累健康因素，有利于健康的因素越多，其自然寿命也就越长。

（二）愉快寿命

愉快寿命就是人有充足的物质生活条件，在心态良好、情绪乐观的状态下生活。愉快寿命是人高质量生活的标志。荷兰的社会学家对世界各国生活质量进行了评估，发现冰岛人一生可"愉快"地生活 62 年，因而是世界上长寿的国家之一，其"愉快率"达 80% 左右。"愉快率"越高，身体就越健康，其寿命也越长。

（三）健康寿命

健康寿命是人一生中用维护健康的时间减去所患疾病的时间。一个人生命的意义不在于时间长短，而在于健康无疾、高质量、高寿地渡过。疾病是导演死亡的悲剧。死亡是人的自然规律，但人可以最大限度地推迟死亡的时间。健康寿命是人的高质量寿命。

世界卫生组织于 2003 年公布了 192 个成员国居民健康寿命的调查，排序为：日本居民平均健康寿命 74.5 岁，为第一；澳大利亚排名第二，为 73.2 岁；中国排名为 81 位。可见，我国居民的健康状况不容乐观。根据卫生部近年来公布的资料，目前我国因病、伤残及死亡的资源消耗，每年达万亿元人民币，占 GDP 的 14% 左右，医疗费用的年增长率为 13.8%，大大超过 GDP 的年增长率，这是一个沉重和惊人的数字。维护健康需要从自我做起，每个人都要力争延长健康寿命。

我们要全面认识并重视以上三种寿命，让三种寿命同步，以"愉快寿命"和"健康寿命"延长"自然寿命"，终身健康长寿，美满幸福。

八、把握生命周期，确保身体健康

（一）我国人口划分的标准

人的一生大致划分为婴儿期、幼儿期、童年期、青少年期、成年期、老年期。41 岁以下为青年人；45~59 岁为中年人；60~74 岁为年青老年人；75~89 岁为老年人；90 岁以上为长寿老人。

（二）生命周期

人的一生大体上有十步曲、五个周期。

关于人生十步曲是：1 岁光荣亮相，来到人间是产品；10 岁苗壮成长是幼品；20 岁充满幻想，正在打造一个有用的人是半成品；30 岁选准方向，可以自己做主决定一切是成品；40 岁大干一场，选择人生具备的项目是正品；50 岁实现理想为成功人士是精品；60 岁告老还乡，达到人生巅峰是极品；70 岁安享晚年，依靠一生名气生活是名品；80 岁东张西望，因老而入库是库存品；90 岁病在床上，老天爷即将回收是处理品。100 岁挂在墙上，省衣省食是供品。其实，每个年龄段都是最好的，应该好好享受现在的年龄，知道如何生活。五个周期是：健康期、危险期、高危期、安全过渡期、相对安全期。人在每个周期都有不同的特点。因此，要切实把握好生命周期。

1. 健康期

0 ~ 35 岁为生命健康期。这期间身体各组织器官从开始发育到生理功能完善，各机能非常旺盛，是生命的活跃期，也是最佳时期。这期间如果偶尔患病，经过及时治疗是最容易康复的，正是学习知识，掌握本领，奠定人生基础的最好时期，是人生的"黄金时期"。

2. 危险期

36 ~ 45 岁为危险期。是创业出成果的辉煌时期，也是工作与家庭负担最繁重时期。很多人不珍惜自己的身体，仗着自己年轻，抵抗力强，精力充沛，奋力拼搏，耗尽精力，无限透支有限的健康，致使生理功能从顶峰下滑，各种机能衰退较快，一些重症疾病开始形成。因此，这一时期也被称为疾病的形成期，是健康与不健康的分界线。

3. 高危期

46 ~ 55 岁为生命的高危期，也是闯关期。很多人由于在长期处于工作和生活压力下进行拼搏，不注意身体，忽视健康，透支健康，致使有些疾病在这时期逐渐形成。如：高血压、高血脂、心脑血管病、动脉硬化、冠心病、糖尿病、老年痴呆、肿瘤等。这期间既是高危期，也是"脆弱期"，有病要立即就医诊治，否则就会享受不到奋斗的成果。

4. 安全过渡期

56 ~ 65 岁为安全过渡期。这期间家庭责任基本完成，孩子已就业成家，生活负担相对减轻，在工作和事业上已有成效，其心理、精神和经济上的压力自然减弱，人的保健意识增强，着眼点放在如何增强体质、健身上，开始采取得力措施强身健体。

5. 相对安全期

65 岁以后为相对安全期。这期间家庭基本上没有什么负担，在生活上进入享受阶段，如果没有器质性病变，则为生命相对安全期。假如免疫功能低下，经常患病应予高度重视，及时治疗，以免酿成重病，但要调整情绪，保持乐观，安度晚年。要把握好生命的每个周期，重视养生保健，走好"三步曲"，少年打基础，青年养习惯，老年要自然，采取有效的养生保健措施，确保身体健康，一个人最好的年华是现在。

九、体质与健康的关系

体质与健康有着密切的关系。体质好就健康，体质不好就不健康。

（一）体质的内涵

体质是指在人的生命过程中，在先天和后天获得的基础上，所形成的体态结构、生理功能、物质代谢、情绪性格、心理状况等固有的一些特征，体现了个体生命的差异性和特殊性。它由形态结构、生理功能、物质代谢、性格心理等四个方面构成，是由先天决定，后天影响，先天决定是由父母遗传因素决定的，后天是由年龄、生活方式、行为方式、生存环境、心理活动、情绪性格、药物疾病等因素影响的，随着年龄的变化而变化。体质现象客观存在，多样复杂，是一种动态、可转化的过程，既可以向好的、健康方面转化，又可以向非健康、疾病方面转化，其转化的过程和程度取决于个人的主观努力。了解自己的体质，就是认识生命，认识疾病，有利于养护身体，维护健康。

（二）体质的类型

体质做为人的一种生命现象，多样复杂，存在着明显的差异性。体质是动态、可变的，即可向好的方面转化，也可向疾病方面转化，如何转化取决于本人。体质大体有：平和型、气虚型、阳虚型、阴虚型、湿热型、痰湿型、气郁型、瘀血型。

1. 平和型

平和型体质是一种健康、和谐的体质。拥有这种体质的人，表现为机体各系统、各器官生理功能正常，五脏六腑、气血运行和谐，机能协调，七情适度，免疫功能强，不易生病，情绪稳定，生活有规律，适应环境能力强，一旦有个小病，能很快治愈，自我康复能力强，是健康体质。

2. 气虚型

气虚型体质是由于肺、脾、肾三脏器功能相对不足造成的。拥有这种体质的人，表现为气力不足、四肢乏力、气息较浅、肌肉松弛、头昏头晕、血压偏低，常见多汗，容易感冒，皮肤易过敏，对温度敏感，怕冷怕热，免疫功能低下，易生病，处于亚健康状态。

3. 阳虚型

阳虚型体质是由于肾阳相对不足造成的。阳气作为人体动力，能保证体温，产生能量，促进废物排泄，鼓舞生机，使生命有活力。拥有阳虚型体质的人，表现为精神不振，新陈代谢不畅，易患代谢性紊乱疾病，整个机体是火力劲不够，处于亚健康状态。

4. 阴虚型

阴虚型体质是由于体内缺少阴液造成的。人体是由阴阳组成的，阳气就是各种功能活动，阴就是有形的物质，包括阴液、津液，阴阳平衡才能维护人体健康。拥有阴虚型体质的人，表现为容易上火、体内烦热、皮肤干燥、口干咽燥、尿少尿黄、大便干结，处于亚健康状态。

5. 湿热型

湿热型体质是由于后天因素影响导致肝、胆、脾、胃功能低下，运行不畅，肝胆郁结化热，脾胃积滞化湿，湿热升腾造成的。拥有湿热型体质的人，表现为体质就像桑拿，体内环境不清洁，又湿又热，排泄不畅，全身不舒服，还伴有口臭，汗臭味大，皮肤油腻，汗液、尿液发黄，烦躁易怒等症状，处于亚健康状态。

6. 痰湿型

痰湿型体质是由于脾脏功能低下，使体内水液代谢受阻，导致体内水份过多或进出不畅造成的。拥有痰湿型体质的人，表现为过多的水份会流窜到关键部位，诱发腰病、颈椎病、高血压、眩晕、肥胖症、糖尿病、不孕症、月经失调、下肢肿胀等疾病，生命活力下降，处于亚健康状态。

7. 气郁型

气郁型体质是由于肝脏功能低下，导致气阻滞，不畅造成的。拥有气郁型体质的人，表现为气运行受阻，气郁结在体内，郁闷、生闷气、发怒、不高兴、发愁、叹气、情绪不稳，易诱发胃、肠、胸疼痛，乳房肿胀等疾病，处于亚健康状态。

8. 瘀血型

瘀血型体质就是由于机体血脉不畅通，缓慢瘀滞造成的。拥有瘀血型体质的人，表现为血液循环不好，面色口唇晦暗，皮肤暗黄，容易生色斑、黑眼圈，以持续疼痛为主，如腰痛、刺痛、坐骨神经痛、偏头痛、痛经，而且病痛叠加，对美容、健康影响大。如不及时诊治就会转化为慢性病，损害健康。

（三）体质与健康的关系

体质与健康有密切的关系，直接反映健康的状况。体质大体上可分为：平和、痰湿、气虚、阴虚、阳虚，湿热、瘀血、气郁等八个类型，从不同角度反映人的健康程度。体质好就健康，体质不好就不健康，体质的变化决定健康的变化。每个人的体质都有相对的稳定性，这个稳定性可持续相当长的时间。但体质也有一定的可变性，也可向疾病方面转化。这就为人们通过养生，促使体质向好的方面转化创造了条件。

十、生理体征与健康的关系

人体是一个复杂的系统工程，某一系统发生疾病就会影响健康。人的生理体征与健康有着密切的关系，直接反映健康状况。

（一）思维敏捷

思维敏捷直接反映健康状况。支配人行为的大脑思维活动的产生，是建立在生理基础上的。生理功能平衡，脏腑生理功能和内分泌系统功能就正常，身体就健康，大脑思维就敏捷，精力就充沛，对人的行为就有正确的导向和支配作用，就会增强人的应激能力，有助于成功。如果大脑思维不敏捷，反应迟钝、木纳，说明生理功能失衡，降低健康水平，还会降低应激能力，影响成功率。

（二）应变力强

应变力直接关系到健康状况。应变力是由动机引导个体进行有目的、有措施的活动能力。应变力指人在外界遭到突发的意外紧急情况，所引起的急速而高度的紧张情绪状态，需要人们及时而迅速做出反应和决断，应对和处理好发生的意外事情，是健康的标志之一。应变力低，就不能及时应对和处理好发生的意外事情，则是体内各系统功能紊乱、免疫功能低下，是不健康的表现。

（三）眼睛有神

眼睛有神是指目光明亮，转动灵活，视线清楚。眼睛是脏腑精气汇集之处，脏腑有病必然影响眼睛，造成眼睛有病。眼睛有神，说明人的视觉系统、脏腑、大脑皮质的生理功能良好，是健康的标志之一。

（四）情绪稳定

情绪与健康关系密切。情绪稳定，心情舒畅，能使机体分泌有益的激素，使中枢神经处于最佳状态，提高免疫功能，有益健康。如果情绪不稳定，心情不好，脾气暴躁，惊恐悲哀，喜怒无常，而且无法控制在适度的范围内，就会破坏中枢神经系统的平衡，降低免疫功能，对健康无益。

（五）头发光泽

头发直接反映肝的藏血功能。头发好、有光泽，说明肝的藏血功能好，肾的精气旺盛。头发无光泽、脱落、早白，说明肝的藏血功能失调，肾的精气和气血运行不足，是不健康的表现。

（六）脸色红润

脸色与人体五脏气血有密切的关联。五脏气血旺盛，必然反映在脸色上，脸色红润，粗神焕发。气血不足，必然脸色难看，如脸青、脸黄、脸白，这说明气血虚亏，气血运行不畅，影响健康。

（七）食欲正常

饮食关系到健康状况。食欲正常，说明脾胃功能正常。身体也会健康。如果食欲减退，不思饮食，多为感冒发烧，脾胃虚弱等症状。如果食欲亢进，暴饮暴食，多为胃火过盛；饥而不食，多为脾胃消化功能低下，是不健康的表现。

（八）二便通畅

小便、大便排泄功能反映健康状况。小便困难，尿频、尿急、尿痛、尿血、尿不净，说明泌尿系统有疾病。小便通畅说明泌尿系统功能正常。大便困难、便秘说明肠道系统有病。大便通畅说明肠道功能正常无疾病。

（九）睡眠正常

睡眠是生命的必需过程，是机体进行修补、调理、复原、整合健康的重要环节。睡眠正常就是入睡快、深度睡、质量高，有助于恢复身体功能和元气，补充身体和心理消耗的能量，调节脏府气血，增强免疫功能。如果睡眠失常，大脑抑制睡眠的神经不能正常发挥作用，精力不济，头脑不清，脏府气血失和，降低免疫功能，诱发各种疾病。

（十）体重适当

体重直接反映健康状况。体重超过正常标准，过度肥胖，是由于体内肥胖因子活跃，受生活方式等因素影响，体内能量调节能失衡。肥胖可诱发高血压、高血脂症、心脑血管病、冠心病、中风、糖尿病、动脉硬化等独立性疾病。过瘦对健康也不利，易造成体内营养不足，各器官功能失调，体质下降。

（十一）走路轻快

走路关系到健康状况。一个人走路轻快，腿脚灵便，活动自如，步履从容，说明骨骼、筋肉经络、四肢关节灵活，体质强壮。如果步履艰难，走路困难，活动受限，说明骨骼、筋肉和四肢关节功能失调，活动能力降低，是不健康、体质差的表现。

（十二）性欲正常

性欲直接关系到健康状况。性欲正常能促使大脑皮层和机体免疫功能平衡，每个器官都发挥出超常的功能，使体内分泌出一种有利于健康的物质，促进血液循环，预防疾病，增强体质，延缓衰老。如果性欲不正常，性功能低下，肾虚、气血不足，则是身体不健康的表现。

十一、影响健康的因素

生命科学专家的研究结果表明：人的自然寿命应在 100 岁以上，但人却很难活到 100 岁，主要有以下因素影响：

（一）社会因素

人类的寿命与所在国家的生产力水平、生活水平、社会风气、风俗习惯、道德观念、文化素质、行为方式、饮食习惯、医疗保障、地理环境、保健意识、家庭和人际关系等因素有密切关系。随着社会生产力的发展，生活水平的提高，医疗卫生条件的改善等诸多因素，人类平均寿命越来越长。公元前 275 年时，人类平均寿命为 26 岁。人类寿命第一次飞跃是从 18 世纪到 1900 年，平均寿命从 30 岁提高到 45 岁，主要原因是生产力的发展，解决了人类的饥荒和卫生条件的改善，区域性的传染病得到了有效的控制；人类寿命第二次飞跃是从 1900 年到 1996 年，平均寿命从 45 岁提高到 76 岁。主要是由于科学技术的突飞猛进，生活水平的提高，生存环境的改善，医学先进成果的应用。生命科学家预言，如果医学、生物学在预防衰老方面还有新的突破，人类寿命将面临第三次飞跃，平均寿命有望突破百岁。

（二）遗传因素

人的寿命与遗传有密切的关系。遗传基因不仅仅继承了先辈的某些特性，还确定了寿命的长短。在影响每个人的寿命诸多因素中，15% 取决于遗传因素，60%取决于自己，10%取决于社会，8%取决于医疗，7%取决于环境。通常来说，父母寿命长，子女寿命也会长。遗传因素对寿命的长短起着重要的作用，但还要考虑影响寿命的其他因素。

（三）饮食因素

饮食结构、营养搭配、饮食习惯是影响寿命的重要因素。饮食结构、营养搭配要合理，应多吃粗杂粮（如薯类等）、谷类、蔬菜、水果、坚果等膳食纤维多的碱性食物。对动物性食物、巧克力、饼干、奶油、糖类、碳酸饮料等高蛋白、高脂肪、高热量的酸性食物，要节制，不宜多吃，以维持体内营养平衡，保持机体各系统功能稳定。饮食习惯要科学，食物应多样化。吃饭细嚼慢咽，忌暴饮暴食，坚持吃早餐，每餐七分饱，少吃"外食"。只有这样，才能有效增加健康因素，延长寿命。

（四）锻炼因素

生命在于运动，这是从古到今总结出来的一条宝贵经验。运动对于促进机体健康起着重要作用。如果把运动作为一种生活方式，经常坚持锻炼，进行有氧运动，则会改善机体生理功能，通过肺和心脏将人体所需之营养、血液、氧气输送到全身，增强免疫系统功能，抵御疾病的侵蚀，就会不得病或少得病，身体强壮，生活质量提高，寿命自然会长。锻炼是抗衰老，健身强体，延年益寿的重要因素。

（五）保健因素

一个国家、民族的保健意识越强，人们通过接受健康教育，普及医学、卫生健康常识，自我保健意识也就加强。自我保健是人们为了自身健康，自我保护、自我管理和改变不良生活方式，重视预防疾病的一种新型卫生资源，加强体育锻炼，提高个体及群体的健康水平。一个人如果重视自我保健，从锻炼、饮食、心态、情绪、起居、防病、治病几个方面都注意，养成良好的生活习惯和行为方式，就会全面构筑预防疾病的防线，保护生存能力，身体自然健康。

（六）疾病因素

疾病是影响人们健康最重要的因素。不同的年代有其典型性的疾病。20世纪初，危害人类健康和生命的疾病主要有：结核病、肝炎等传染病；现在对生命危害最大的疾病有：高血压、高血脂、高血糖、冠心病、糖尿病、动脉硬化、肿瘤、艾滋病、非典和禽流感等。随着现代医疗科学技术的发展和人们保健意识的增强，这些疾病将逐步被克服、战胜，减少对人类健康的危害。

（七）睡眠因素

睡眠是抑制过程在大脑皮层广泛扩散的结果。睡眠的作用是让身体中的各个器官机能充分得到休息，恢复活力；也使一部分机体在人的休息状态中开始工作，以维持生命需要。睡眠失调可诱发多种疾病，如果睡眠失调，体内的两部分机能达不到应有的状态，可能诱使细胞分裂时发生变异；皮肤微血管得不到充足的血液，影响皮肤新陈代谢；打乱植物神经系统功能，使内分泌失调，降低免疫功能给人体带来危害。睡眠好身体就会健康。

（八）性格因素

性格是影响健康的一个因素。良好性格的人，情绪稳定，心理平衡，对人生少抱怨、少压抑、少沮丧，生活工作方式良好，遇事冷静，人际关系好，喜好交往，善于交友，和蔼可亲，为人善良，这些因素对维护大脑皮层活动平衡，缓解机体疲劳，良性刺激机体各器官，对健康有益；消极性格的人，情绪不稳，遇事不冷静，极易烦躁、焦虑、生气、抑郁、恐惧、心胸狭窄，极易沾染酗酒、吸烟、吸毒、赌博等恶习，这些因素都损害健康。

（九）家庭因素

家庭是社会的细胞，又是人们生活的港湾。现代社会文明程度决定人们思想、道德、修养，而人的思想道德素质如何又决定人的家庭关系。人的一生中大部分时间是在家庭中度过的，因此，家庭环境的优劣，特别是夫妻关系、父母关系、同辈关系的好坏，家庭生活是否愉快、安逸，家人是否互相关心、团结和睦等，都直接关系到人的心理和生理健康，影响寿命。

（十）性别因素

女性健康程度普遍比男性强。这是因为从女性生理上看，女性代谢率低于男性，而且男女内分泌有明显的差异；从情绪上看，女性遇事善于调节心理，排泄不良情绪，情绪相对稳定；从女性在社会、单位及家庭的负担上看，比男性要小得多，这就减少了损害健康的因素。因此，女性比男性健康，寿命也长。

（十一）职业因素

职业是影响健康的一个重要因素。这是因为长期从事高风险、压力大、强度高、高辐射、经常加夜班工作的人，机体长期处于紧张、耗损性状态，加大体内应激反应，有损健康，患病率和死亡率也高。而长期从事脑力劳动的人，工作稳定，环境优雅，劳逸结合，生活有规律，体内和谐，健康指数和生命质量都高。

（十二）突发因素

突发因素是指人们在生活、学习和工作中无法预料的、突然发生的意外事件。如在工作操作过程中，突然被机器砸伤致残；在行走或驾驶汽车时，突然遇到车祸，造成重伤；亲人突然病故，给自己造成巨大悲痛；经商突然破产、工厂等倒闭，无回天之力；工作中遇到挫折和失败，一时无法解决；爱情受挫折，事业压力大，考试落榜等。这些突发事件往往来得突然，人没有思想准备，但对人的精神打击、对健康损害也大。

（十三）工作方式因素

工作方式影响健康。不良的工作方式是指人们对工作环境、工作条件、工作习惯、行为方式安排不得当。人们生活在一个竞争十分激烈的社会，工作和精神压力大、紧张，应酬多，超负荷工作，通宵加班，有劳无逸等，已完全渗透到人们的工作和生活中，许多人不堪工作的重负，经常感到疲劳，浑身无力，生理功能低下，出现工作精力不济，记忆力减退，健康指数下降等情况。这是不良工作方式造成的主要原因。

（十四）生活条件因素

生活条件是人们赖以生存的物质条件。一个国家的生产力发展水平，决定人们生活条件的优劣。生活条件的好坏对人的身体健康有密切关系。如果吃、穿、住、行、医的条件不好，生活没有保障，每天为衣食犯愁，久之会使身体免疫功能下降，增加患病的几率；如果生活条件好，生活有保障，心理没有负担和压力，心情愉悦，身体就会健康，寿命也会长。

（十五）生活方式因素

生活方式是人们生活的外在表现形式，对寿命有直接的影响。一些不良的生活方式或嗜好，如：吸烟、酗酒、吸毒，起居无常，暴饮暴食，营养单一，高热量、高蛋白、高脂肪饮食，缺乏运动，睡眠障碍，纵欲过度，长期辐射，情绪抑郁，性格孤僻，精神紧张，久不饮水，好逸恶劳，过度疲劳等，对健康和寿命都有严重的影响和损害。那些"起得比鸡早，睡得比狗晚，吃得比猪差，干得比牛多的人"，该注意了，这种不良生活方式严重损害健康。

（十六）生存环境因素

生存环境是人们生活依赖的客观条件，直接关系到人们的生活质量和健康。生存环境好会提高人们的生活质量，对身体健康有益，否则，危害也大。目前，生存环境对健康危害最大的是污染问题。如空气污染、水污染、噪音、电磁场、放射线、红外线、紫外线等，城市特别是工业矿区的工业废水、废气、废渣、烟尘、粉尘、有毒气体等严重污染了环境，恶化了自然和生存环境；工作、生活环境中受到外来物质的刺激而产生的、一些工业或化学用品、植物发出的有毒物质进入人体都会造成一定危害，诱发各种疾病。因此，人们应当远离恶化的生存环境，寻求有益健康的生存、工作和生活环境。

十二、影响未来人类寿命的重要因素

人类寿命是由于诸多因素影响和制约的。但影响未来人类寿命的重要因素是：环境因素、养生因素、心理因素。

（一）环境因素

生存环境因素对人类寿命起着重要的影响作用。生存环境恶劣，如空气污染，水体污染，辐射，磁污染，噪声污染，土壤污染，固体废弃物污染，工业废水、废气、废渣，有毒有害气体等，严重损害人类健康，影响人类寿命。随着社会生产力和科学技术的发展，社会文明程度的提高，树立生态文明观念，遵循人与自然和谐发展规律，建立高效、低耗、低污染的生产体系，有效控制污染物排放，保护和改善生存环境，建立良好的循环生态体系，使生存环境的地质地貌条件优越，风景优美，空气清新，青山绿水，杜绝污染，清静宜人，减少外界因素对健康的损害，使人心情愉悦，就会大大提高人类生命质量，健康长寿。

（二）养生因素

养生因素对人类寿命有很大的影响作用。因为人的生命活动是处在不断的矛盾运动中，时刻在受内外因素的侵蚀和影响，养生保健就是采取有效措施，减少疾病，延缓衰老，养护生命，强健身体。随着社会的进步，医疗科学技术的发展，人们保健意识的增强，养生保健措施的完善，人们采取养生保健措施，从饮食、运动、按摩、睡眠、心理、情绪、防病等方面入手，克服不良的生活和行为方式，减低威胁健康的因素，强化对生命的养护，就会防治疾病，延缓衰老，延长人类寿命。

（三）心理因素

人类的心理因素涉及到人类的寿命。这是因为人的心理活动的产生，一般是建立在生理基础上的，心理上的每一个变化，都会引起生理上的连锁性变化。心理平衡就会促进健康，相反就会影响健康。一个人往往是成功就成功在心理上，失败也失败在心理上。随着社会生存环境的优化，生活水平的提高，人们要研究心理问题，探索心理规律的科学，培养良好的心态，面对各种主客观因素引发的心理问题，善于调控，正确应对各种问题。只要保持良好的生活、行为方式和心理状态，保持心平气和，达到生命双修，就可以提高生活、生命质量，延年益寿。

十三、人体十大系统失衡损害健康

人体是个复杂的系统工程，有循环系统、消化系统、呼吸系统、血液系统、免疫系统、内分泌系统、神经系统、骨骼系统、泌尿系统、生殖系统。人体生命活动实际上就是通过机体的活动，来保持一种和谐、恒稳的状态，这种和谐与恒稳不仅是身体各器官之间的相互平衡，而且还是生命与外部环境之间的相互平衡。一旦破坏了体内外的平衡，生命就会陷入无序、紊乱的生病状态，甚至死亡。只有体内十大系统平衡稳定，才能维护健康，否则会给人体健康带来损害。

（一）循环系统失衡

循环系统在人体中起着输送血液、营养、氧气，保证体内各系统正常运转，维护生命的重要作用。循环系统由心脏、动脉、毛细血管和静脉组成。循环系统失衡，易导致心脏功能减退，收缩力和传导性减弱，心律紊乱，降低对外界的心理应激和负荷能力，诱发原发性高血压、心力衰竭、心脏病、冠状动脉硬化、功能性早搏等心脑血管疾病。

（二）消化系统失衡

消化系统在人体中起着消化吸收营养，维持体内稳定的作用。消化系统由一条消化管和消化腺两部分组成。消化管包括口腔、咽喉、食管、胃肠、肛门；消化腺包括口腔腺、肝脏、胰腺。消化系统失衡，易导致消化系统功能降低，新陈代谢功能下降，诱发胃痛、胃胀、胃酸、消化不良、消化性溃疡、慢性胃炎、胃下垂、过敏性肠炎、神经性呕吐、神经性厌食、便秘、腹泻、大便失禁等疾病。

（三）呼吸系统失衡

呼吸系统在人体中起着呼吸氧气，吐故纳新的作用。呼吸系统由鼻、咽喉、气管、肺组成。呼吸系统失衡，易导致呼吸系统生理变化，减弱呼吸肌力量，诱发呼吸功能下降、节律不齐、支气管哮喘、神经性呼吸困难，肺组织退行性病变和氧利用系数降低、缺氧等疾病。

（四）血液系统失衡

血液系统在人体中起着维护生命的作用。血液系统由血液、骨髓、脾、淋巴结组成。血液系统失衡，易导致淋巴组织生理变化、萎缩，白细胞功能减退，造血功能降低，降低对侵入机体的病毒吞噬性及杀伤作用，使内分泌功能减退，抵抗力下降，诱发高血压、高血脂、高血黏稠度、肺炎、肿瘤等疾病。

（五）免疫系统失衡

免疫系统在人体中起着抵抗病菌、病毒入侵，维护机体稳定的作用。免疫系统由免疫器官、免疫细胞和免疫分子组成。免疫系统失衡，易导致免疫功能降低，识别并排除体内的非己物质作用减弱，抵抗力下降，诱发感冒、尿路感染、肿痛、体质虚弱等疾病。

（六）内分泌系统失衡

内分泌系统在人体中与神经、免疫系统配合，通过血液、细胞外液，分泌激素，维持新陈代谢、生长、生殖、机体稳定的作用。内分泌系统由胸腺、脑垂体、甲状腺、肾上腺、胰腺、性腺组成。内分泌失衡，易导致内分泌功能紊乱，诱发糖尿病、甲状腺肿、脑垂体瘤、皮脂分泌过旺、脂溢性脱发、头发早白、侏儒症、巨人症、尿崩症、性机能亢进、肥胖症等疾病。

（七）神经系统失衡

神经系统在人体中起着维护各器官运转，支配言行的作用。神经系统由中枢神经系统和周围神经系统组成。神经系统失衡，易导致身体局部神经传导受阻，导致失眠、头晕、偏头痛、健忘、烦躁、脑血栓、植物神经功能紊乱，使记忆力减退，神志不清，诱发心脑血管硬化，行动不便，精神障碍，老年痴呆等疾病。

（八）骨骼系统失衡

骨骼系统在人体中起着骨关节转动，维护机体运动机能的作用。骨骼系统由骨、关节、骨骼组成。骨骼系统失衡，易导致运动功能减退，运动范围、种类、运动量减少，肌肉力量和肌肉工作能力下降，肌肉出现废用性萎缩，诱发骨质疏松，肢体骨折，颈、腰椎间盘病变等疾病。

（九）泌尿系统失衡

泌尿系统在人体中起着新陈代谢、排出毒物的作用。泌尿系统由肾、输尿管、膀胱、尿道组成。泌尿系统失衡，易导致肾脏功能衰退，肾血流量减少，肾动脉硬化，前列腺肥大，尿肌无力，尿潴留，浮肿，尿失禁，夜尿症，神经性尿频，泌尿系统感染，毒物排出功能减弱等疾病。

（十）生殖系统失衡

生殖系统在人体中起着制造生命、繁衍后代的作用。男性生殖系统由阴茎、阴囊、睾丸、附睾、输精管、前列腺、尿道腺组成；女性生殖系统由阴阜、大阴唇、小阴唇、阴蒂、阴道前庭、处女膜、前庭大腺、阴道、子宫、输卵管、卵巢组成。生殖系统失衡，易导致生殖生理功能低下，性激素分泌减少，性器官器质性病变，性欲减退，性能力降低，诱发不孕不育，前列腺增生，月经不调，痛经，阳萎，早泄，尿道梗阻，膀胱内压升高，肾积水、性病等疾病。

人体内由于各种因素的影响，各系统平衡与不平衡交织在一起，但哪个系统都不能出毛病。因此，通过各种调节机制自动调节，使人体各生理系统功能处于稳定、协调、平衡状态，这样才能有一个健康的身体。

十四、三道防线抵抗人体疾病

人的身体素质有差异，有的人很健康，有的人却总生病。身体健康的人自然是抵抗力强，所以不生病或很少生病。人体抗病能力是由免疫防线、微生态防线、抗氧化防线构成，三道防线在抵抗人体疾病方面起着很重要的作用。

（一）免疫防线

免疫防线是指人体的免疫系统，包括免疫器官、组织和细胞。如淋巴细胞、胸腺、抗体等。它们的作用在于能抵御外界病毒、病菌对体内的侵害，并能抑制其在体内的繁殖，清除有毒物质在机体内的存留，减少对机体的毒害，吞噬癌细胞，维护体内稳定。维护免疫防线功能，重在合理饮食，坚持锻炼，心态良好，劳逸结合，规律生活。

（二）微生态防线

微生态防线是指人体呼吸道、消化道内正常的微生物群。这些菌群有的是致病菌，有的是非致病菌，有的是腐物寄生菌，如霉菌、大肠肝菌、变形杆菌、金黄色葡萄球菌、绿浓杆菌等。它们在人体内互相依存，相互制约，保持平衡，形成一种较强的抗病能力，对维护机体健康起着重要的作用。维护微生态防线功能，要注意均衡营养，劳逸适度，情绪乐观。

（三）抗氧化防线

抗氧化防线是调节人体内防御系统，它的重要作用在于清除机体在新陈代谢和营养物质转化过程中产生的体内垃圾。体内产生的垃圾有自由基、硝酸基、丙二醛、结石、血锈毒素、癌细胞等。人的疾病和衰老有 82% 来源于体内垃圾，这些体内垃圾如果不及时清除，它们就会侵害体内的正常细胞，使细胞发生变异，诱发系列性疾病。而预防疾病和衰老的重要措施，就是通过抗氧化清除体内垃圾。维护抗氧化防线功能，要注重多食富含维生素 C 的食物，以增强体内抗氧化能力。

十五、损害人体免疫系统的因素

人体免疫系统是重要的系统，是执行免疫功能的器官、组织、细胞和分子的总称。是在人体内起着抵抗病毒、细菌和病原微生物的侵袭，使人体不生病或少生病，维护体内生理平衡，维护机体健康的作用。有些因素会损害免疫系统，使人体健康受到影响。

（一）营养因素

食物营养能使人体免疫系统保持活力，发挥正常的免疫作用。食物中的蛋白质、脂肪、碳水化合物、糖类、粗纤维、胡萝卜素、氨基酸、微量元素、维生素 B_6、B_{12}、C、E、叶酸、泛酸等多种营养，具有增强免疫系统功能的作用。如果缺乏这些营养，就会使免疫系统得不到营养支持，导致免疫细胞和免疫分子数量下降，降低免疫功能。相反，如果营养过剩，易使人体的脂肪细胞过量堆积，造成机体肥胖，也会影响人体免疫细胞活力，降低免疫功能。

（二）疾病因素

疾病、细菌、病毒时刻在侵害人的机体，免疫系统也在时刻抵抗疾病、细菌、病毒，保护机体不受侵害。由于免疫系统的功能不同，因而经常受到疾病、细菌、病毒的损害。有的病毒侵入免疫系统，使其化学性质发生改变，丧失抵抗力；有的细菌侵入免疫系统，破坏免疫系统的酶，使其降低免疫功能；有的病毒侵入免疫系统，使其不能发挥应有的作用，使机体丧失获得性免疫反应。疾病、细菌、病毒是损害免疫系统不可忽视的重要因素。

（三）药物因素

人在患病以后，往往根据医生的意见，有针对性地吃药医治。但吃药治病，也致病，这是因为是"药三分毒"，各类药物在医治人体疾病的同时，也不同程度地损害人体免疫系统。如一些抗癌药、强力霉素、肾上腺皮质激素、抗生素等药物，不可避免地损害免疫系统，降低免疫系统的功能。尤其是滥用药、不合理地用药、长期依赖性用药，给免疫系统带来的损害就更大。因此，人们用药要十分慎重，尽量减少药物对免疫系统的损害。

（四）情绪因素

每个人都通过外在的表现形式，体现情绪。良好的情绪会使中枢神经系统处于最佳状态，使机体协调充满活力，有益健康。不良情绪，如紧张、恐惧、焦虑、忧郁会产生一种对神经系统和心脑血管有副作用的物质，使中枢神经失衡，损害免疫系统，降低免疫功能，它即伤心，又伤身，增大患病的几率。因此，人要在日常的工作，生活中既要重视养生保健，又要重视情绪，保持天天有好心情，避免发生不良情绪，维护免疫系统不受损害。

（五）睡眠因素

每个人都离不开睡眠。睡眠不足会损害人体免疫系统。尤其是长期睡眠不足，如熬夜、通宵娱乐，会造成大脑睡眠的神经不能正常发挥作用，使免疫系统细胞活性下降，损害免疫系统，降低抵抗力，大大提高患高胆固醇、高血压、高血糖、肥胖症等新陈代谢综合征的几率。同样睡眠过长也会发生上述症状，影响免疫系统正常发挥功能。因此，人们要养成良好的生活习惯，按时作息，保持足够的睡眠时间，提高睡眠质量，增加有益健康的因素。

（六）污染因素

每个人都工作、生活在一定的环境中，但环境的优劣对人体健康影响很大。好的生存环境有益于健康，受到污染的环境对人体免疫系统损害也大。目前，对人体免疫系统损害较大的污染有：空气污染、沙尘、水污染、噪音、电磁场、放射线、烟尘、粉尘、紫外线、重金属、装修造成的甲醛、苯、氨等。这些污染源会损害人体免疫系统，降低免疫功能，诱发各类疾病，损害机体健康。

十六、健康隐患的表现形式

人的身体是一个复杂的系统工程，如果某个系统或某个部位出现问题，必然在体症上有所表现，就会给健康带来隐患，甚至疾病。健康隐患的表现形式有：

（一）心跳过速

人的正常心跳为70次左右/分钟，超过就是心跳过速。暂短性心跳过速可能由于饮酒、药物、压力过大、观看惊险刺激性影视节目引起的。经常性的心跳过速，头昏眼花，呼吸急促，可能患有心脏病，应到医院检查治疗。

（二）情绪异常

人的情绪在某阶段内出现异常，造成情绪不稳。如烦躁焦急、心慌不安、急躁发怒、大发脾气、肢体麻木、疲倦乏力、头昏失眠、血压升高等症状，可能患有高血压，应到医院检查治疗。

（三）呼吸困难

睡觉时呼吸困难是因为地心引力的作用，使鼻黏膜内的血液回流不畅，造成鼻塞。长期鼻塞会引起头疼，严重影响睡眠质量，若伴有耳鸣、视力减退等症状，应到医院检查治疗。

（四）手脚出汗

手脚出汗是因为紧张、兴奋、悲伤等精神因素影响下导致手脚汗腺的分泌排泄活动迅速增强，有时还会出现在脸部、手背、小腿等处。如果伴有手脚冰凉、发冷、脉络不稳、气短等症状，可能患有心脏病，应到医院检查诊治。

（五）多饮多尿

多饮多尿是因为突然口干口渴，大量饮水，大量排尿，头晕消瘦，全身乏力，说明体内代谢水平降低，内分泌系统紊乱，体内津液干涸，燥热内盛，血糖升高，可能患有糖尿病，应到医院检查诊治。

（六）眼皮常跳

眼皮常跳是由于压力过大或过度疲劳造成的眼部周围的肌肉痉挛，持续性的跳动。如果视力模糊、眼睛疼痛，可能是视网膜脱落，眼睛感染或眼内有异物，应到医院检查诊治。

（七）神情呆滞

神情呆滞是由于脑功能衰退，神经脑细胞衰退引起的智能衰退，神情呆滞，反应迟钝，脑神经反应传导不良造成的。如果头疼失眠、心慌不安、肢体麻木、性格木讷、语言障碍，可能患有老年痴呆，应到医院检查诊治。

（八）腿脚抽筋

腿脚抽筋是由于在体休息时大脑发出的让腿脚肌肉放松的信号受阻，导致腿脚肌肉的痉挛，有时能疼醒。经常性抽筋可能是因为体内缺钙、镁或者是局部循环不良，运动强度过大，血管静脉曲张造成的，应到医院检查诊治。

（九）腰部疼痛

腰部疼痛是由于过度疲劳，腰膝酸软，血压升高，头疼头晕，睡眠不好，全身乏力造成的。如果经常出现剧烈性疼痛，精神异常，全身浮肿，严重贫血，可能患有肾脏病，应到医院检查诊治。

（十）经常腹胀

腹胀是由于暴饮暴食，吃粗纤维食物过多，影响胃肠正常蠕动，是饮食问题造成的。如果经常腹胀伴有体重下降，机体消瘦，胃肠出血等症状，就不单单是饮食问题，可能患有胃肠疾病，应到医院检查诊治。

（十一）关节红肿

关节红肿是由于新陈代谢功能降低，尿酸在体内蓄积，造成关节红肿、热痛。如果经常性关节红肿，伴有全身性发热，血流加快，肝脏肿大，恶寒战栗，可能患有痛风症，应到医院检查诊治。

（十二）体态臃肿

体态臃肿是由于体重超过正常标准，体内能量摄入过多，体力消耗少，过剩的能量蓄积在体内，积聚成脂肪造成的。伴有高血压、动脉硬化、高脂血症等，可能患有肥胖症，应到医院检查诊治。

十七、医学的类型及作用

伴随着人类而产生的医学，其宗旨是防治疾病，为人类健康服务。现代

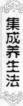

医学从服务作用上看，可划分为养生型医学、功能型医学、抗衰型医学、临床型医学，四种类型医疗模式的推广和应用，立体化地为人类健康服务。

（一）养生型医学

人类的疾病虽然是不可避免的，但是可逆的。人类要创造一切条件，战胜疾病，强壮身体，养护生命，提高整体健康水平。养生型医学就是从人们的生活、工作、行为方式上入手，采取有效的养生措施，克服不利于健康的因素，增强免疫功能，降低致病的危险因素对人类的危害，纠正病理性紊乱，密集健康因素，使人们不得病或少得病，提高生命质量。各类人群都应当接受养生知识普及教育，增强健康知识，加强防治疾病，做到早预防、早治疗、促健康。不得病养护健康，要比治病养护健康更有价值。真正有价值的健康，是通过个体努力，运用养生措施获得的健康。

（二）功能型医学

人体是一个复杂的系统工程，由循环系统、消化系统、呼吸系统、血液系统、免疫系统、内分泌系统、神经系统、骨骼系统、泌尿系统、生殖系统所组成。每个系统都有独特的生理功能，各系统之间又相互依存、相互平衡，共同起着维护人体生命活动的作用。功能型医学是以增强人体各系统生理功能，以科学为基础的保健医学，包括饮食调整、摄取保健品、保健药方应用的辅助疗法。其作用是根据个人体质差异，有针对性地调整、治疗和改善体质，促进体内稳定，以提高体内各系统的协调性，增强抵抗力，抑制致病的危险因素，维护和提高人体健康水平。

（三）抗衰型医学

衰老是人类一种正常的生理现象，表现为渐进过程，并非是骤然过程。但由于各种原因造成的早衰则是一种疾病，易诱发各种疾病。早衰的表现形式有机能下降，慢性病早发，记忆力衰退，男人脱发，女人绝经，使身体素质和心理健康呈滑坡状态。现在人类早衰普遍提前，一般男人以 40 岁为拐点，早衰损害人类的健康。因此，人类在积极探索、研究抗衰老措施，养护生命。抗衰老医学是建立在现代先进医学科学技术基础上，重点放在延缓衰老引起的机体功能紊乱、功能失调、各种疾病的一门新兴学科，是一种延长人类寿命，提高生命质量的全方位保健模式。抗衰型医学的作用是采取系统的有效措施，注重预防，治疗疾病，使人类健康长寿。

（四）临床型医学

大自然孕育、创造了人类，同时也产生着许多摧残人类，使人类生病、衰老、死亡的东西。随着社会生产力的发展和生活水平的提高，目前许多慢性非传染性疾病，如癌症、冠心病、心肌梗塞、动脉硬化、高血脂、高血压、肥胖症、糖尿病、肾脏病、老年痴呆、痛风、骨质疏松症等疾病，正在严重地危害人类健康。因此，医治疾病，促进人类健康，是临床医学的重要任务。临床医学就是在医院由医生给患者诊断，进行药物性、手术性、康复性治疗疾病，提高健康水平。疾病与医疗模式成对应性模式，有什么病就应当有什么治疗方法。消灭一种疾病给人类和社会带来的价值无法估量。医学的发展趋势已由以治疗为目的对医学科技的追求和探索，转向预防疾病，减少致病危险因素，维持和提高健康水平，不断满足人类对健康日益增长的需求。

十八、身体健康的重要性

目前，世界上还没有人怀疑身体健康的重要性。健康高于一切。没有一个强健的身体，一切都无从谈起。

（一）从社会上看身体健康的重要性

随着人们生活水平的提高和生活方式的影响，给人们带来了一些"富贵病"，如糖尿病、高血糖、高血脂、高血压、心脏病等心脑血管病等，严重危害着人们健康。具体特征有：一是提前得病。30多岁提前得50多岁的疾病，使疾病年轻化；二是提前残废。由于不良生活方式的影响，致使一些男人在生理、心理上发生很大变化，丧失生理功能；三是提前死亡。有些人40多岁就英年早逝，给家人带来精神上的巨大痛苦。这三个提前是社会上较为普遍的现象，尤其是男性要高度重视健康问题，不能让社会上的三个提前摊在自己身上。如果每个人都健康了，也就促进了全社会健康。

（二）从工作上看身体健康的重要性

每个人都在社会上承担着一定的工作任务，有时工作任务还相当繁重。如果没有一个健康的身体，就不可能完成工作任务，还有可能被繁重的工作任务压垮，也很难适应竞争激烈的社会。最近，国家有关部门公布专项调查结果，我国知识分子平均寿命为58岁，低于全国平均寿命10岁左右，这个现象应引起高度重视。只有个人健康，才能胜任工作需要，为家庭和社会健康奠定基础。

（三）从家庭上看身体健康的重要性

每个人都不单是为自己活着，都拥有生命的责任。生命不光属于自己，

第一篇 关注健康

29

也属于家人。一个人如果身体不好，经常患病，特别是重症疾病，必然牵扯家人来照料，时间久了会把家人拖垮。一人健康全家幸福。一个人有一个健康的身体，实际上就等于给家人创造财富。一个人健康是自己不遭罪，家人不连累，节约医药费，有益全社会。所以身体健康十分重要，重于一切，应当采取多元化方法，保证身体健康。

个人健康、家庭健康、社会健康三者互为关系。个人健康是基础，家庭健康是基石，社会健康是安定，只有三位一体才能构建和谐社会。

十九、养生重在平衡免疫系统

现代免疫学已成为生命科学和医学中的前沿科学。免疫学的发展水平，反映一个国家的医学科学发展水平。养生重在平衡免疫系统，是进行科学免疫。科学免疫是构筑生命的坚强防线，活化处于休眠状态的免疫细胞，使其释放更多的免疫抗病因子，增强人体免疫功能，从而预防和控制疾病，强身健体。

（一）免疫系统在人体中的作用

免疫系统在人体中起着识别细胞，抵御流行性病毒、病菌入侵，为人体树立天然抗病屏障，维持机体稳定和健康的重要作用。不能设想免疫系统功能低下，会有健康的机体。免疫系统功能失调，会降低机体抵抗感染的能力，降低识别和清除抗原性异物的能力，降低排除体内毒素的能力，降低杀伤和清除不良细胞在体内生长的能力，降低抗病能力和自愈力，诱发各类疾病。免疫系统功能决定人的生命质量，机体只有在免疫系统的维护下才能健康。免疫系统是人体健康的守护神。

1. 免疫力低下

由于环境污染，饮食不当，不良生活方式，精神、心理压力过大等不良因素的影响，会导致人体免疫力下降，是致病、影响健康的诱因。免疫力低下易患反复性感冒、肺炎、慢性咽炎、支气管炎、扁桃腺炎、肝炎、肺心病、多汗、精神倦怠、睡眠不佳、四肢乏力、头晕眼花、心悸气短、反复性皮肤病、过敏性湿疹、食欲减退、性病等疾病，影响健康。

2. 免疫力过高

机体的免疫力需要提高，但并不是越高越好。免疫力过高以后，免疫系统就会出现排斥的生理效应，发生自身免疫系统疾病，如类风湿性关节炎、皮肌炎、红斑狼疮、慢性肾炎、更年期综合征、胸腺功能低下等疾病。

3. 平衡免疫系统

免疫系统过低或过高都会对人体产生不良后果，在体内需要平衡稳定。而坚持搓胸腺就能起到维持免疫系统平衡稳定的作用。这是因为胸腺是指挥免疫系统中的司令部，它的作用是调节秩序，胸腺分泌出的多种胸腺肽类激素，使人体免疫系统处于有序平衡的状态，当免疫力过高时，就把它降下来；当免疫力低下时，就把它调上去，以维持免疫系统的平衡。免疫系统失衡就要调整，维持平衡。

4. 免疫力与抵抗力的关系

机体免疫力与抵抗力有密切的关系。免疫力是抵抗力的一部分，抵抗力是建立在免疫力基础上的抗病能力。对免疫系统必须进行调节，防止免疫力过低或过高，才能符合机体正常的生理需要。但调节免疫系统要有其他系统和器官参与，如心血管系统、神经系统、微循环系统、呼吸系统、消化系统、泌尿系统，而只有这些系统共同参与，才能构成机体的抵抗力。抵抗力是对机体抗损伤和修复能力，这是免疫力所不能及的。认清免疫力与抵抗力的关系、不同点和相同点，对于指导人们进行养生保健有积极的作用。

（二）外因免疫

外因免疫就是通过生活习惯、心理等方式，作用于内分泌和神经系统，直接影响免疫功能的发挥，从而提高机体的免疫力。

1. 平衡心态

人体的免疫系统是受思想、情绪、心态的影响。心态平衡，积极乐观，豁达向上，心情愉悦，就会使免疫系统正常发挥功能。如果心态不好，悲观失望，情绪低落，脾气暴躁，犯愁上火，不思饮食，这些不良情绪就会直接影响和抑制免疫系统正常发挥功能，降低免疫力。

2. 减轻压力

人会经常遇到来自工作、生活、心理上的压力。压力会使人体分泌类固醇激素和肾上腺素，这些荷尔蒙会使免疫系统的反应变慢，造成人体抵抗力降低。要学会放松，做一些听音乐、娱乐、休闲活动，以减轻压力，以抑制荷尔蒙的释放，增强免疫功能。

3. 坚持活动

有规律适度地坚持活动，如散步、跑步、打太极拳、爬楼梯等活动，可激发免疫系统释放出更多的免疫抗病分子，增强免疫力。如果长期不活动，免疫系统得不到有益的刺激，不能释放更多的免疫分子，抵抗力就不会增强。

4. 净化环境

如果人长期处于恶劣的生存环境，会对人的免疫系统产生不良影响，如噪音太大不仅损害人的听力，还会造成精神、肌肉紧张，心跳加快，血压升高，血管收缩，消化系统不适，免疫系统发生不良变化。因此，要净化环境，控制或远离噪音，减少对免疫系统的干扰。

（三）药物免疫

当人体免疫系统处于不稳定或低下时，要及时运用药物进行调节，以维持免疫系统平衡，也是获得性免疫。药物免疫有两种，一是特异性免疫，二是强化性免疫。

1. 特异性免疫

特异性免疫就是特定性专门抵御某种传染性致病病因侵入机体，注射预防针，在受抗原的刺激后，人体会产生抗体，足以抵抗入侵体内的某种病因，保证人体不生病，属于主动性免疫。特异性免疫体内不会自动生成，而是依赖于注射疫苗类药物进行。如百日咳、白喉、脊髓灰质炎、结核、破伤风、甲肝、乙肝等疾病，都需要接受注射疫苗，进行特异性免疫，预防发生疾病。

2. 强化性免疫

强化性免疫是在体内先天性免疫力的基础上，根据个人免疫功能的差异，有针对性的服用药物，激活白细胞、T细胞、淋巴细胞，防止病毒、病菌侵入机体造成致病或损伤，属于被动性免疫。它的作用是激活、修补、增强和调节机体免疫力，显著增强巨噬细胞的吞噬能力，增强抗体生成量，增强免疫功能，对各个生理系统产生有益的影响，使机体生理功能处于动态的平衡状态。人到中年，特别是老年人因免疫功能下降，体质虚弱，服用或注射胸腺肽、转移因子、胎盘球蛋白、丙种球蛋白、抗毒血清、蜂胶、灵芝孢子粉、小球藻、康奇胶囊进行强化性免疫，直接作用于机体免疫系统，激活处于休眠状态的免疫细胞，是增强抵抗力，防病健身的有效方法。

（四）食物免疫

食物对提高人体免疫力起着重要的作用。有些食物中的营养成分，能激活、修补、增强免疫力，如蛋白质是构成白血球和抗体主要成分；维生素C、E、B_6、胡萝卜素能刺激身体制造干扰素，抵制病毒入侵体内；叶酸、维生素B_{12}、烟酸、泛酸、铁、锌等矿物质能强壮免疫系统。提高免疫力的食物主要有：香菇、苦瓜、大蒜、红枣、白萝卜、红辣椒、枸杞等。降低免疫力的食物主要有：高脂肪、高糖、高盐、烟、酒、咖啡、毒品。人们在日常饮食中应有针对地食用一些食物，提高免疫系统功能。

（五）活性多糖免疫

活性多糖并不是指人们日常生活中所吃的葡萄糖、白糖、砂糖、红糖等。说它是活性多糖并不是糖多，而是一种具有某种特殊生物活性的多糖化合物，属于多聚糖，高效的增强免疫系统功能的调节剂。活性多糖和蛋白质、核酸一样，广泛存在于动植物和人体内，是参与机体活动的三类大分子之一，是不可缺少的重要物质。从天然植物中提纯的活性多糖，如灵芝多糖、甘草多糖、香菇多糖、枸杞多糖、灰树花多糖，它们以及作为主要成分的产品，其功效要优于从动物血液中提取的免疫球蛋白，具有更明显的增强免疫力的作用。能通过调整和补充人体的细胞表面的糖链，控制细胞的分裂、分化、生长、衰老速度。可抗癌症、抗病毒、抗感染、抗凝血、抗衰老，预防心脑血管病、糖尿病、肝炎、感冒、慢性支气管炎等疾病，抗病效果显著。活性多糖的应用为提高免疫力，战胜多种疾病发挥了重要作用。

二十、养生注重抗非程序性衰老

在人体内同时存在着衰老和长寿两种机制，它们既是矛盾体，又是统一体。矛盾体体现在衰老机制强，长寿机制就弱，健康程度就差；统一体体现在人体内相互作用，相互制约，相互转化，贯穿于人生的全过程。长寿的实际就是抗衰老，抗衰老就是采取综合性措施，延缓生理老化过程，使机体在遗传决定的寿限内，体内平衡稳定，各器官功能正常，纠正病理性紊乱，在各种措施的防护下，使生命力旺盛，延长寿命。

（一）衰老的症状

从医学上讲，人体衰老分为程序性衰老和非程序性衰老，两种衰老都有明显的原因。

1. 程序性衰老的症状

程序性衰老也称自然性衰老，是指由遗传基因的原因导致的衰老。遗传基因作为生物信息的源泉，从根本上控制着一个人的生长、发育、衰老和死亡。人体衰老是各个器官生命机能的正常秩序被打乱而产生的结果，在生长期（25～30岁）结束后，生理功能和生态结构等方面所表现的渐进式退行性变化，是多种因素综合作用的结果。其症状是：多种组织细胞功能下降，机体对内外的适应能力降低，各器官生理功能减退，体内脱氧核糖核酸、胶原蛋白受损，激素水平降低，免疫力下降，皮肤有皱纹，肌肉萎缩，头发变白，牙齿脱落，记忆力、视力、听力减退，心脑血管硬化，生殖功能减退，老年斑、痴呆等，都是程序性衰老所表现的症状。

2. 非程序性衰老的症状

非程序性衰老也称病理性衰老，是指由于环境、饮食、行为方式、生活习惯等外界因素影响，加快人体老化的速度，缩短基因程序提前衰老。其表现症状是皮肤衰老，脏器衰老，肌肉衰老，免疫系统衰老。衰老的重要特点是对外来的细菌、病毒特异性免疫功能下降，增加患病几率，体质虚弱。人的衰老是渐进缓慢过程，但抗衰老也是一个渐进缓慢过程。人们花费一些时间和精力干预或延缓非程序性衰老，十分有必要。养生要注重抗衰老，延长寿命。

（二）非程序性衰老的内因

非程序性衰老的内因主要有生物钟紊乱、自由基伤害、内分泌功能减退、大脑功能衰退、卵磷脂减少、遗传因素。

1. 生物钟紊乱

生物钟是指人体内分泌功能正常，符合生理、自然规律的生活节奏。人的自然寿命的长短，都由生物钟所控制渐进式走向衰老的过程，这种生物钟控制就像按既定的程序逐渐进行的。如果受不良生活习惯、行为方式、精神紧张、情绪波动等因素影响，就会扰乱生物钟正常运转，使生物节律发生紊乱，加快人体衰老的速度。

2. 自由基伤害

人体内在吸收营养的同时，要利用吸入的氧气来氧化所摄入的营养物质，这种氧化作用会产生大量有害的体内垃圾自由基，它对人体组织、细胞有杀伤作用，使被杀伤的组织和细胞发生变异，功能衰退，导致免疫力低下，对机体造成损害，加快人体衰老，诱发疾病。体内自由基过多，超出了自身的清除能力，对机体伤害就越大，衰老的速度也就越快。

3. 内分泌功能减退

人体的内分泌腺有甲状腺、肾上腺、胰岛、脑垂体、性腺、胸腺，虽然重量大小不一，但作用却很大。它们所分泌的物质叫激素，一旦激素分泌失常，就会破坏机体内各组织器官的稳定，造成免疫功能下降，引起衰老。

4. 大脑功能衰退

大脑是中枢神经系统的所在区域。人的大脑神经元从成年开始，脑细胞由于退化死亡而逐年减少，到 60 岁左右脑细胞是年轻时的一半，这时运动神经的传导速度和感觉神经的传导速度，会随着年龄的增长而降低，导致大脑功能减退，引起衰老。

5. 卵磷脂减少

人体最小的功能单位是细胞。细胞是由细胞膜、细胞质和细胞核构成。而卵磷脂、蛋白质、胆固醇是供养细胞的三种必需物质。人体衰老体现在全身细胞的衰老，细胞衰老主要是构成细胞膜的结构物质——卵磷脂的含量减少，胆固醇增多，细胞功能下降，造成机体衰老。

6. 遗传因素

如果父母的身体强壮，子女的身体也自然会强壮。反之，父母的身体虚弱，子女的身体也就虚弱。身体虚弱，也就容易导致衰老。还有一种观点是父亲身体弱，子女一般也会弱，而且还容易衰老。

（三）非程序性衰老的外因

引起人体非程序性衰老的主要外因有：体内中毒、饮食不节、过氧化食物过多、饮食不卫生、营养不良、烟酒过度、饮水不足、缺乏维生素 B_{12}、不用大脑、失眠缺觉、纵欲过度、情绪不稳、孤独寂寞、过度劳累、过度肥胖、滥用药物、有病不治、缺少运动、压力过大、环境污染等。

1. 体内中毒

人在生活过程中，会不断受外来一些毒物的影响，如化学药剂、污染水、烟尘、粉尘、空气污染、染发等毒物进入人体。在自身代谢过程中，也会不断产生一些有害机体的毒素。这些毒素在机体内蓄积，造成中毒，出现衰老。

2. 饮食不节

有些人饮食没有规律，暴饮暴食，饥一顿饱一顿，营养单调，饮食过冷或过热，狼吞虎咽，加重胃肠消化负担，造成消化功能失调，破坏新陈代谢，影响体内组织稳定，诱发疾病，造成衰老。

3. 过氧化食物过多

过氧化物食品是指不饱和脂肪酸的过氧化物，来源于油脂和含油脂的食品。如猪油、饼干、薯片、薯条、油酥饼等油炸食品，在空气的作用下，易酸败而产生过氧化物。如果长期食用这些食物，就会使体内沉积过多的过氧化物，自由基增多，影响细胞的分裂，也会引起 DNA 突变，使体内的酶和蛋白质变性，加速衰老。

4. 饮食不卫生

有些人饮食不讲卫生，经常吃不洁、腐烂、变质、霉变，无防尘、防蝇设备、又没有彻底洗净消毒的食物。这些食物表面含有大量的细菌、病毒，食后易发生腹痛、腹泻、痢疾、伤寒、急性肠炎等消化系统疾病，降低胃肠消化吸收功能，损害身体各器官，导致新陈代谢紊乱，加速人体衰老。

5. 营养不良

有些人饮食不科学，结构不当，偏食、挑食，造成体内营养不足或缺乏，满足不了机体的需求，影响机体能量的正常代谢，易诱发体内细胞出现萎缩或异常，导致细胞老化、全身机能失衡，体内违和，加速机体衰老。

6. 烟酒过度

过度吸烟、饮酒，是一种自我摧残的恶习。过度吸烟会对体内每个器官造成伤害，易诱发慢性气管炎、阻塞性肺气肿、消化性溃疡、粥样动脉硬化等多种疾病；过度饮酒会引起慢性酒精中毒、心脑血管、消化性溃疡、神经系统受损、性欲减退等症状。烟酒过度会对身体造成不同程度的损害，促进机体早衰。

7. 饮水不足

有的人不是每日适时适量地饮水，而是饮水不足。往往在感到口渴时才饮水，这时体内已明显缺水。饮水不足首先影响的是大脑，如果长期饮水不足，可导致大脑细胞老化，加速衰老。

8. 缺乏维生素 B_{12}

有些人对动物肝脏、肾脏、心脏、酵母、蛋黄摄入不足，造成体内缺乏维生素 B_{12}。如果缺乏维生素 B_{12}，神经组织细胞中多巴胺合成减少，脑组织中多巴胺神经萎缩，易造成老年痴呆，加速衰老。

9. 不用大脑

人类的大脑是"用进废退"，这是一种普遍的原则。如果长期不用大脑，不但使大脑无法接受新事物，交流新信息，还会使思维僵化，智力水平下降，降低外界应激和社交活动能力，易诱发老年痴呆和早衰等症状。

10. 失眠缺觉

导致失眠缺觉的重要原因是患者在长期受到各种不良刺激时，由丘脑垂体分泌的一种内啡肽类物质脑神经毒素。这种物质能干扰神经系统的正常功能，引发神经系统功能紊乱，导致全身机能失衡，降低免疫功能，加速机体衰老。

11. 纵欲过度

有些人性生活不节制，长期放纵，频密过度，反复劳累，透支健康，这是一种自我摧残的代价性行为。纵欲过度会导致肾精亏损，损伤肾功能，降低性功能，头昏脑胀，精力不济，工作和生活质量下降，整体机能下降，催人过早衰老。

12. 情绪不稳

情绪是人体的晴雨表。情绪的好坏对人体影响很大，对许多生理机能有重大影响，包括免疫系统。有些人情绪失控，遇到大喜大悲之事不能节制，有时遇事暴跳如雷，有时乐极生悲。情绪不稳使内脏机能失衡，免疫功能低下，导致衰老。

13. 孤独寂寞

夫妻恩爱，感情深厚，对双方健康都有益。但丧偶、离异、身边无子女，独自一人，没人说话，没人照顾，往往心理空虚，孤独寂寞，心烦苦闷，引起伤感，易导致体内各器官生理功能失调，性激素分泌紊乱，加速大脑老化，催人衰老，机体活力减退，带来身体和心理的双重伤害。

14. 过度劳累

有些人生活习惯和工作方式不良。无论是干工作、娱乐，还是房事，喜欢拼命，这种无节制和过度劳累会使人体气血不和，耗气受损，阴阳失调，脏腑功能发生紊乱，降低免疫功能，诱发各种疾病，造成衰老。

15. 过度肥胖

过度肥胖使人体生理功能失调，免疫功能下降，诱发多种疾病，如高血压、高血脂、冠心病、动脉粥样硬化、内分泌紊乱、糖耐量水平降低、糖尿病、心脑血管病、脑血栓，加速机体衰老。

16. 滥用药物

有些人随意滥用各种保健品药物，特别是一些长期大剂量地服用"壮阳药"、化学药品，依赖这类保健品、药品会造成机体出现毒副反应，功能性排斥，损害生理功能，加速机体衰老。

17. 有病不治

有些人患病以后，在思想上没有引起重视，不到医院进行诊治，而是一拖再拖，以为挺一挺就能自愈，结果贻误病情，小病拖成大病，想治也晚了。另一方面是随意滥用药物，免疫力低下，一旦有病加重病情，诱发多病，加速机体衰老，有损健康。

18. 缺少运动

长期缺少运动的人，全身各器官、各系统得不到锻炼，易使机体发生功能性减退，降低免疫力，加大诱发各类疾病的危险性，降低对外应激能力，易患高血压、高血脂、糖尿病、心脏病、脑血栓等连锁性疾病，加快人体衰老的速度。

19. 压力过大

压力过大会造成机体健康受损。压力过大需要消耗体内更多的能量，加重身体负荷，这将导致肾上腺疲劳，神经系统失衡，使免疫系统失调，降低应激反应，加速机体衰老。

20. 环境污染

人们居住的环境对衰老有影响作用。生活在优良生态环境中的人，衰老缓慢，寿命也长。生活在恶劣环境中的人，如：生态失衡、化学污染、生物污染、噪音、电磁场、粉尘、烟雾、工业废水废气、空气污染、水污染等不良环境，对人体能产生不良刺激，会加速人体衰老的速度，影响人的健康。

（四）延缓非程序性衰老的措施

虽然每个人都有衰老的过程，但可以采取相应的措施，延缓衰老。延缓衰老就是采取综合性措施，延缓生理的老化过程，防治疾病，调节生理功能，维护体内稳定，保持良好的身体素质，达到健康长寿的目的。

1. 调控生物钟

人体有100多个生物钟，协调人体生理功能的运转。因此，每个人要善于发现自身的这些节律，顺应生物钟，保养生物钟。要通过外源性因素控制生物节律的变化，调控生物钟，延缓衰老。要养成良好的生活习惯，生活要有规律，尽量按生物钟安排生活和活动，降低"生物钟"磨损，维护生物钟正常运转；坚持活动，运用一定强度的体力，驱动生物钟运转；防止情绪波动、精神紧张，减少不良精神因素对生物钟的影响；保证足够的睡眠，稳定生物钟，发挥抗衰老作用。复合调控生物钟，抑制衰老和缩短寿命的基因，延缓衰老的速度，达到健康长寿的目的。

2. 保护溶酶体

人体细胞内有一个被极薄的膜包裹着的液泡——溶酶体，它起着保护细胞不受侵害的作用。溶酶体在酸性体液中活性最强，能抑制癌细胞的分裂繁殖，具有很强的抗衰老能力。如果溶酶体膜破裂，溶酶体酶释出可毁掉细胞。因此，要养成良好的生活方式，保护好溶酶体膜的稳定性，增强活性，维护细胞功能，增强抗衰老和抗癌能力。

3. 清除自由基

要在人吸收营养与抗氧化之间找到最佳的平衡点，这就是少食和清除自由基。自由基能诱发100多种疾病，危害健康。人体内虽然有抗氧化酶，能清除体内垃圾自由基，但人到中年以后，抗氧化酶逐步减少，清除自由基的能力持续下降。因此，要多食抗氧化食物，如维生素 C、E、β-胡萝卜素，增加抗氧化酶的含量，加速清除自由基，延缓衰老的速度。

4. 调节免疫功能

人体的免疫功能对抗衰老有着重要作用。随着人的年龄增长，机体免疫功能会逐步下降，会造成体质虚弱，抗病能力减低。因此，通过合理饮食，良好睡眠，规律生活，情绪稳定，体育锻炼，良好的生活和工作方式等调节免疫功能，增强人的抗病能力，有很好的抗衰老作用。

5. 促进新陈代谢

人体内的新陈代谢是个系统的工程。要通过运动、良好的生活和工作方式，加速体内新陈代谢，促进体内毒物排泄，清除体内自由基，维持体内平衡和稳定，抑制脂肪堆积，防止肥胖、动脉粥样硬化、高血压、高血脂、高血糖等基础性疾病，这也是抗衰老的重要措施。

二十一、养生要先养神

养生体现在两方面：一是养形，即运用有效措施保养身躯，使身体无病、健康；二是养神，就是运用有效措施养心调神，讲究心理养生，有助于心神健康。因为心神统帅五脏六腑，在健康中起主导作用，养神为养生之本，养形为养生之本，只有抓本才能强末，通过养心调神，有助于调养整个形体。

（一）情绪养神

情绪养神是指情绪稳定、不暴躁、不发怒、不焦虑、不生气、不恐惧、不悲观、不失望、不嫉妒，往往使人处在自我满足的心理状态中。很少抱怨、很少沮丧、很少压抑、很少有紧张的人际关系，生活有规律，行为方式得体，心情愉悦，有益于精神调养。

（二）静心养神

静心养神是指自己的心情处于一种清静安闲，没有干扰的状态下，排除各种杂念，忘掉一切烦恼，使真气通体顺畅，浊气排除体外，减少致病因素。即使是一天工作、劳动很累，疲劳乏力，静心养神也是一种缓解疲劳乏力，有益身体健康的一种好形式。

（三）闭目养神

闭目养神是指双目微合，排除外界一切干扰，使自己的思维、意念处于一种什么都不想，什么都不做，超凡脱俗，轻松舒心的静止状态。长期坚持有利于活化大脑细胞，促进心脑神经运转，维护全身神经通畅，有益于解除全身疲劳、乏力，恢复体力、体能，对身体有益。

（四）休息养神

休息养神是指暂短睡一觉，使大脑停止工作处于休息状态。这种养神方式是有劳、有逸，使全身的神经、肌肉、各器官减少生理负荷，自行进行生理调节，缓解疲劳，积蓄体能，恢复元气、精力。坚持休息养神可使工作、劳动劳逸结合，张弛有度，维持身体在积蓄的体力精力范围内正常工作。

（五）娱乐养神

娱乐养神是指采取听音乐、唱歌、跳舞等形式进行养神。这种方式可暂时脱离紧张繁重的工作、劳动状态，活跃大脑思维，使全身神经通畅、调节心理平衡，陶冶生活情趣，寻找快乐，加工快乐，丰富生活，高质量地工作和生活，对身体健康有益。

（六）宽容养神

宽容养神是指在工作，生活和各种人际关系中，不计较个人得失，不与别人争名夺利，节制欲望，淡泊名利，忍让宽容别人，遇事不急躁、不生气，以平和的心态处理一切事情。这种养神方式能减少不少烦恼，可使自己心理处于平和状态，使大脑和心情松弛愉悦，获得良好的精神调养，对身体健康有益。

二十二、养生务要排毒

毒素是指进入体内起化学反应，产生的破坏体内组织和生理机能的物质。人体代谢过程中会产生很多毒素，这些毒素如果不能及时排出体外危害很大，养生保健要坚持经常排毒，促进健康。

（一）体内产生毒素的原因

毒素是指对机体有负面影响，诱发疾病的物质。体内产生毒素的原因有两个：一是外源性毒素，二是内源性毒素。

1. 外源性毒素

外源性毒素就是外来侵入机体之毒。如大气污染、水污染、粉尘、工业废气废水、汽车尾气、农药、病原微生物、金属微粒，化学对食品的污染，长期染发的毒副作用，化学药品的毒副作用，合成材料释放的甲醛、苯有害物质等，进入人体后，产生化学反应，蓄积成毒素。

2. 内源性毒素

内源性毒素就是体内生成的毒素。如人体正常新陈代谢过程中产生的废物，食物残渣在大肠中被大肠杆菌分解过程中发酵产生的毒素，如脂肪、糖、代谢紊乱所产生的毒，淋巴管、消化道、汗腺排毒管道不畅而产生的毒。这些毒素一部分通过大小便排出体外，一部分进入肝脏被化解，一部分流入血液被白细胞吞噬。如果毒素存留体内进入血液，又不能及时排出，会产生有害效应。

（二）体内毒素的种类

人体是一个被毒素包围的世界，毒素遍布在机体内的各个器官，使人和毒素打一辈子交道。但毒素的种类主要有：脂毒、水毒、痰病、淤毒、斑毒。

1. 脂毒

脂毒就是过量摄入动物性脂肪，饮食太油腻，体内血脂高，造成身体肥胖，肝细胞被脂肪侵占，造成脂肪肝，严重影响肝脏正常工作，血液毒素增多。要想清除脂毒，就必须限食动物性脂肪，通过锻炼增加酶素，消除过多的脂肪，降低血脂，维护肝脏正常工作。

2. 水毒

水毒大多发生在40岁以上的中年人，主要症状为饮水不足，导致小便减少，尿液颜色深等。在早起后如有眼皮、脚踝浮肿，就是水毒的表现症状，要引起注意。预防水毒就要在平时多饮水排尿，加速排泄水毒。

3. 痰毒

痰毒是由机体呼吸系统分泌出来的黏液。一般人咳一两口痰为正常。但有的人经常咳痰，痰多，是体内痰毒堆积的表现。原因可能是肺或呼吸系统发生病变，也可能是饮食不当造成的。应从维护肺部功能和饮食方面入手，清除痰毒。

4. 瘀毒

瘀毒主要隐藏在人的血液里。人到中年体内血液的瘀毒，便开始在血管壁上瘀积，使血管变得狭窄，血液循环不畅。瘀毒过多易诱发糖尿病、高血压等代谢性疾病，如果不及时清除，易患冠心病。

5. 斑毒

毒素长期聚积在皮肤细胞中，就会导致皮肤细胞功能失调，形成问题皮肤斑毒，脸部生成色斑、暗疮，皮肤变得干躁，失去弹性，造成斑毒的原因是因为对细胞排毒不力。清除斑毒的方法就是对细胞进行抗氧化排毒，将聚积过量的黑色素从皮层中导出，通过淋巴组织排出体外，阻止黑色素的生成，维护皮肤细胞。

（三）毒素的危害

毒素对身体有明显的危害。会造成人的记忆力减退、健忘失眠、精力不济、萎靡不振，诱发大脑神经和内分泌系统紊乱，降低体内生理功能，降低免疫力，可导致各脏腑、组织、细胞的功能障碍，气血失和，气机阻滞，新陈代谢紊乱，内分泌失调，肥胖、冠心病、头晕、烦躁不安、疲劳乏力、食欲不振、便秘、过早衰老，体内失衡，易引发尿毒症和各类疾病，成为危害健康的杀手。因此，人们要经常对体内进行大清扫，排毒是预防疾病，抗衰老，强身健体的一项重要措施。

（四）排毒的方法

1. 器官排毒

人体是一个庞大的排泄系统，但主要排毒器官有肝、肺、肾，这些器官承担着将体内毒素排出体外的任务。肝是体内的解毒器，参与体内的一切新陈代谢，能将体内的有害物质分解和排泄掉；肺能通过呼气排出体内废气和部分入侵毒素；肾是体内最重要的排毒器官，能过滤掉血液中的毒素，随尿液排出体外。

2. 饮水排毒

肠道，特别是结肠和直肠是粪便形成、积存、排泄的地方，而粪便在体内所形成的毒素最多，是肠源性毒素。清扫毒素的办法就是每天定时排便，保持大便通畅，尽量缩短粪便在肠道内的停留时间，减少毒源。定时饮水冲洗是最佳的有效措施，每天早上起床后空腹喝一杯温开水，有利于将肠道中的毒素尽快随粪便排出体外，清扫肠道。

3. 食物排毒

有些食物中的营养成分，对排除体内毒素和自由基起着重要作用。要清除毒素，应多食膳食纤维食物。如韭菜、芹菜、菠菜、生姜、海藻类、裙带菜、南瓜、葱、红薯、核桃、花生、番茄、胡萝卜、小青菜、大豆、杏仁、大蒜、海带、香菇、黑木耳、木瓜、腰果、松子、开心果、绿豆、动物血、绿茶等。经常食用这些食物，可加速体内毒素和垃圾的排出，清除重金属汞、放射线物质、粉尘、棉麻毛纤物质、金属微粒等有害物质，净化体内环境。

4. 发汗排毒

皮肤是排除毒素的重要途径，主要是以出汗的方式，让毒素随汗液排出体外。发汗有两种形式，一是多喝水、多运动增加运动量，增加汗量；二是多洗澡、桑拿，使毛孔舒张。发汗有利于毒素排出，清洁皮肤，效果俱佳，但在生育期的男人不宜洗桑拿，因温度过高，会抑制精子生成，影响性功能。另外，汗水还有特殊功效。因汗液中含有乳酸、免疫性球蛋白等，具有抵挡阳光有害射线护肤，使皮肤光滑，抵抗细菌、病毒对皮肤侵害的功效。

二十三、低温养生

低温养生是一种十分有益的养生方法，对于延缓衰老，健康长寿有明显的促进作用。这种养生方法应从青年时做起，坚持终生，效果尤为明显。

（一）低温养生的作用

低温养生不能简单的理解降低人体温度，而是以降低细胞代谢速度，进而达到延缓衰老、增强体质的目的。这是因为人的生命活动是遵循"生命能"消耗规律进行的，即生命在人体内是有限的，消耗的越多、越快，其生命就越短。低温养生是减少"生命能"消耗的有效方法。低温养生就是人为地让人体处在一个相对低温的状态，使人体新陈代谢率和耗氧率降低一半，大大减少体能消耗，降低细胞代谢速度，延缓衰老，有益健康。冬季寒冷温度低，经常到户外做些活动，正是低温养生的最佳季节。

（二）适宜低温养生的人群

1. 脑力工作者

从事脑力工作的人，大脑需要消耗的血液、营养和氧气最多，而且大脑最怕热，如果温度高，大脑所消耗的血液、营养和氧气就会成倍增加，这对大脑无益。因此，要降低温度，有利于使大脑处于一个良好的工作状态。

第一篇 关注健康

2. 阴虚者

体内阴虚者是因机体循环不畅，体温升高，表现为手心、足心、心口发热，怕热、焦躁不安，情绪不稳。因此，阴虚者最需要在低温状态下养生，以降低体内温度，使"阴"得以滋养、疏导、调节，促使体内达到最佳状态。

3. 女性

女性特有的生理状态，终生都要依靠"阴"来养护。女性体内的所有液体物质，如血液、唾液、汗液、消化液、眼泪、阴道分泌物都属于阴的范畴，这些阴的状况如何关系到女性是否健康。因此，女性需要重点降低温度，养护身体。

（三）低温养生的方法

1. 少食

每餐要节食，吃七分饱即可。因为体内细胞对食物的消化和处理是有一定限度的，如果经常饱食必然会加重细胞的负担，加快细胞衰老和死亡的速度。而少食可减轻细胞的负担，降低细胞衰老和死亡的速度，有助于细胞延长寿命。

2. 少衣

按照季节少穿一件衣服，即能降低体温，又不至于感冒，还可冷水浴或用冷水擦身，使全身血管收缩、扩张，不但对血管有好处，而且还能降低体温。居室温度控制在 17 ~ 22℃ 为宜。睡觉时可枕荞麦皮枕头，即可降温，又可醒脑，有益养生。

3. 放松

人在处于紧张的状态下，会加快细胞的代谢速度，促使细胞衰老和死亡。人无论在什么情况下都要放松，保持一个良好的心态，低调处理一切事情，使精神、情绪稳定，维护体内生理功能正常。

二十四、抗衰老重在保酶

酶（超氧化物歧化酶）是人类生命不可缺少的营养物质，其活性和含量决定人的健康和寿命。抗衰老重在保酶。

（一）酶的作用

酶是人体内细胞产生的有机胶状物质，由蛋白质组成，具有促进机体新陈代谢，加速体内的化学变化，促进体内氧化，帮助人体进行食物的消化和吸收，清除体内垃圾等特殊功能。人体内有成千上万种酶，构成一个庞大的酶系统，控制着整个机体，参与生命过程中的一切活动，维护人的生命，没有酶人的生命活动就会停止。

人进入中老年后，体内有许多酶的含量和活性，随着年龄增长而降低，体内代谢功能也随之降低，机体逐渐衰老，易诱发多种疾病，酶系统功能异常，会损害生命。因此，抗衰老就必须保护酶，促进新陈代谢，促进食物的消化和吸收，提高健康指数，这是解决人类健康问题的重要手段。

（二）缺酶的表现

一个人体内如果缺酶会给健康带来系列性的影响。体内缺酶的表现：皮肤晦暗，皮肤出现斑点、皮肤无光泽，严重者可出现老年斑；身体疲乏，经常感到身体疲劳乏力，精力不济，肌肉酸痛，睡眠不佳；心律不齐，经常感到心慌，全身不舒服，记忆力明显下降；免疫力低，不能有效抵抗病毒细菌入侵，经常感冒，体质虚弱。

（三）保酶的方法

保酶的方法主要有适度运动、促进消化酶分泌、生食蔬果。

1. 适度运动

人体内新陈低谢酶的活性与运动的项目强度，时间有关。如果很少运动或运动过度，都会使体内超氧化物歧化酶活性下降，就会造成体内自由基攻击细胞膜上的磷脂，促使细胞老化，使面部产生色素蓄积，形成老年斑，加速机体衰老。因此，适度的有氧运动有益于增加新陈代谢酶的活性和含量，使其增强人体新陈代谢功能，有益健康。

2. 促进消化酶分泌

人的唾液中含有多种消化酶，如唾液淀粉酶、麦芽糖酶，这些酶具有促进人体对食物的消化、吸收，抑菌杀菌，增强抗病能力的作用。消化酶不足和失衡，会影响对食物的消化和吸收，加速消化系统的老化。因此，在吃饭时要慢嚼细咽，促进唾液中的消化酶分泌，与食物充分混合发挥作用，进食时要保持心情愉快，避免忧愁伤感，也会促进消化酶的分泌，对身体有益。

3. 生食蔬果

有很多新鲜的蔬菜、水果都含有丰富的食物酶，是天然营养成分，如奶酪、海鱼、木瓜、西红柿、胡萝卜、芒果、青豆、坚果、芦笋等。但这些食物中的食物酶怕高温，在烹饪温度达到50℃以上时，绝大多数食物酶就会遭到破坏。因此，凡是能生食的蔬菜和水果应尽量凉拌生食，以吸收更多的食物酶，在烹饪过程中尽量避免高温，减少食物酶的损失。另外应多食富含锌、碘、硒、维生素 B_1、E 的食物，可增加酶的活性和含量，以减少体内氧化物的生成，对身体有益。

和体内各器官都处于一个良好的状态，发挥正常的生理功能，有益健康。此外，还应多食藕、萝卜、大白菜、冬枣、柿子、芥菜、百合、冬菇、蘑菇、草莓等养阴食品，有益养生。

二十五、养生要坚持七平衡

养生要全方位，多措并举，从细小环节入手，密集健康因素，提高健康能力和健康水平。养生要坚持七个平衡。

（一）劳与逸平衡

劳与逸是对应性的统一体。人的运动、活动、劳动都是人活动的一种方式，但劳要适度。如果过度劳，就会消耗体力，造成体内负荷过重，加重体内应激反应，对身体无益。逸就是人停止一切消耗体力的活动，是静止生活的一种方式，可以让机体处于平静、休息的状态，但如果过逸，使机体长期不活动，达不到锻炼身体的目的，同样对身体无益，因此，只有劳与逸平衡，该劳则劳，该逸则逸，劳逸适度才能促使机体气机旺盛，调整新陈代谢，使体内稳定，各器官协调和谐，促进健康。

（二）得与失平衡

得是人们在社会上运用正当、合法的手段创造必要的物资财富，也包括名誉、地位，这是维持人们生存的基础，也是鼓励人们靠自己的奋斗和拼搏去改变现状的动力。得是以实为本，但不能偏离正道去过度追求名利。如果过度追求名利，必然会造成精神、心理有很大压力，不但活得很累，还会对身体造成损害。失就是面对名利，要学会控制和把握住自己，不该得的就不要得，该失去的就要放弃。只有做到得与失平衡，才能不做名利的俘虏，恬淡寡欲，这对身体有益。

（三）乐与悲平衡

人的一生谁都离不开乐与悲，乐与悲实际上是伴随着人的一生。乐能使人体血压平稳，增强免疫功能，乐虽然不能治病，但能防病，延长寿命。如有不愉快的事情，要尽量抑制不平之气，唱首歌舒发情感，使心情轻松，增加快乐感，提高享受生活的能力。快乐不能靠专业人士帮助和指导，要靠自己不断寻找。但乐也要有个度，过度地乐，往往会乐极生悲，产生副面效应。如果人遇到悲伤事情，也不要过度悲伤，应当尽快从"悲"境中解脱出来，否则持久、过度悲伤，必然会损害身体。因此，要做到乐与悲平衡，有益身体。

（四）饥与饱平衡

人在日常生活中适当地控制饭量，适度地节食，有点饥饿感，可减少胃肠消化系统的负担，避免营养过剩，防止肥胖，防止发生代谢紊乱。但饥不能过饥，如果过饥就会使体内满足不了营养的需求，对身体无益。饱也不能过饱，如果长期过饱，就会加重胃肠消化系统负担，使胃肠处于不停顿的消化食物状态，影响机体生理功能，易导致营养过剩，影响新陈代谢，诱发疾病。只有饥与饱平衡，饮食有规律，定时、定量，既不过饥，也不过饱，才能减轻胃肠负担，提高机体免疫功能，有益身体。

（五）禁与纵平衡

性生活是成年人日常生活中的组成部分。人如果采取禁欲的态度，长期压抑性，就会造成机体免疫功能下降，降低机体对外界的应激能力，出现紧张、焦虑、抑郁等症状，加速衰老，对身体不利。但如果纵欲无度，可使人耗损气血，精力衰退，导致机体内分泌紊乱，降低生理功能，体质下降，同样损害身体。因此，要坚持禁与纵平衡，既要保持正常的性生活，平衡体内阴阳，调和气血，延缓衰老，有助于增强生命的活力，又不要纵欲过度，伤身损寿，让有益的性生活成为促进健康的积极因素。

（六）言与思平衡

言谈是人们进行社会交往，建立良好人际关系，维持生存、发展的基础。适度的言谈可与人进行沟通，交流信息，学习别人的经验、长处，有利于提高自己。但如果言谈过多就会耗损元气、精神，言谈过激还会引起别人反感，甚至斗气伤神，恶化人际关系。言与思平衡，就是少言多思，凡事要多动脑子思考、多想、多读书、多写字，这样使大脑神经处于良性工作状态，不但能防止大脑细胞衰老、萎缩，还可以预防老年痴呆症，保持大脑健康，对身体有益。

（七）养与医平衡

养生的根本目的在于预防疾病，延缓衰老，增强体质，健康长寿。要把由细节构成的养生保健措施延伸到生活、工作、行为、情绪等方面，做到合理饮食，坚持锻炼，规律生活，重视睡眠，心理平衡，增强机体各器官生理功能，提高免疫力，减少患病的几率，密集健康因素，提高健康能力，强壮身体。但养与医的平衡，就是在注重养生的基础上，一旦有病不可忌医酿成大病。无论得什么病都要及时诊治，增强战胜疾病的信心，从精神上放松和调节，积极配合医生治疗疾病，早日康复，有益身体。

二十六、养生要坚持"三性"

要想有一个健康的身体，养生保健必须坚持综合性、功效性、终身性。

（一）综合性

采取单一性的措施养生健身还远远不够。养生保健符合"砌砖论"，日积月累，砌砖越多，才能盖成高楼大厦。养生也是这样，多一项措施，就会多有一份功效。只有采取多元化、综合性措施健身，才能促进身体健康。

（二）功效性

功效性是养生保健的根本目的，是长期坚持养生健身的必然结果。无论采取何种措施，都要使身体健康，活得质量高，无疾病寿命长，这就是健康的功效性，也是人们的夙愿。

（三）终身性

要把养生保健工程当成是"喘气"工程，坚持终身。无论是哪个年龄段的人，采取何种措施健身，都要坚持经常。只要有毅力，经常坚持，持之以恒，就能取得很好的健身效果。

只有坚持综合性、功效性、终身性，使"三性一体化"，采取锻炼身体，科学饮食，按摩保健，心理平衡，规律生活，重视睡眠，情绪乐观等有效措施来控制"生存能"。每个人都有一定的"生存能"，它释放的速度快慢与生命长短有关，释放得越慢寿命就越长。力争让"生存能"在缓慢中释放，确保身体健康长寿。

二十七、养生要注重递进式

纵观养生保健的实践，展现给人们这样一个事实：从古代、近代到现代，养生保健是一个从初级、中级到高级的递进式发展过程。这个过程是人们对养生保健不断总结、完善、丰富的过程。古代养生保健侧重生理养生，这是初级养生保健；近代讲生理和心理养生，这是中级养生保健；当代则强调生理、心理和哲理养生，这是高级养生保健。三种养生保健具有不同的效果。

（一）生理养生

古人所提倡的生理养生，主要侧重于四个方面：一是动养。就是坚持适度的锻炼，通过一定形式的锻炼，可活动筋骨，疏通气血，增强体质。二是静养。就是讲"文武之道，一张一弛"，劳作之后适当休息，减少消耗，调节神经，缓解疲劳，恢复体力。三是食养。就是讲究饮食，合理搭配食物，均衡营养，饮食有节，促其强身壮体。四是居养。就是起居有常，养成一个良好的生活习惯，精神愉快，情绪稳定、乐观。这种单纯的生理养生是初级式的养生。

（二）心理养生

心理养生就是从精神上保持良好状态，保障机体功能的正常发挥，祛病健身，延年益寿。心理养生侧重于：一是调摄情志。所谓"情志"，即是人的"喜、怒、忧、思、恐、惊、悲"七种精神因素，是人受外界环境影响所引起的反应，也是一个心理过程。在一般情况下，不会引起疾病。但过度或持久而不能自行调节，则会诱发或导致各种疾病。如喜伤心，思伤脾，怒伤肝，悲伤肺，惊伤肾。因此，要注重调摄情志，遇事冷静，保持心境平和，内外调和，不生疾病，这是养生保健的内在因素。二是修养德行。所谓"德行"就是道德行为，"养生必先养德，大德必得其寿。"孔子说："仁者寿。"唐代名医孙思邈说："德行不克，纵服玉液金丹未能延年。"人立足于社会要注重养德，积德行善，有仁慈之心，尊重别人，善待别人，力戒私欲，淡泊名利。调摄情志，修养德行有助于养生，对人们身体健康关系很大，统摄全局，益自己、益家庭、益社会。心理养生是比生理养生进一步的养生。

（三）哲理养生

所谓哲理养生，是指掌握和运用对立统一规律，用一分为二的观点来对待养生。元代人王珪和明末清初著名的思想家、哲学家王夫之的养生保健观，说明了哲理养生的重要性。王珪在所著《泰定养生主论》中说，人要以养心为要务，强调"心者君主之官……主明则下安，以养则寿"。成年人在步入社会与人交往时，善养生者，必须去私欲，畅情志，戒躁安，勿汲汲于名利，防止精神和形体的过度伤害，可延年益寿，这符合哲理养生的观点。

王夫之的"六然"、"四看"，也符合哲理养生的观点。"六然"："自处超然"，超凡脱俗，超然达观；"处人蔼然"，与人为善，和蔼可亲；"无事淡然"，澄然明志，宁静致远；"处事断然"，不优柔寡断；"得意淡然"，不居功自傲，忘乎所以；"失意泰然"，不灰心丧志，振奋精神。"四看"：就是"大事难事看担当"，能担当得起；"逆境顺境看襟怀"，能承受得了；"临喜临怒看涵养"，能宠辱不惊；"群行群止看识见"，能去留无意。这样才能做到"知足不辱"，"知止不耻"，当行则行，当止则止。哲理养生是高级养生保健法。

三种养生保健法是互为依存递进式的，但方法并不矛盾，其目的和效果是一致的。我们应坚持递进式的养生保健方法，取得综合性的功效，以达到增强体质，延年益寿的目的。

二十八、养生要注重三维式

养生保健的根本目的就是强身壮体，延年益寿，要注重在取得三维式的保健效果。三维式保健是从整体治疗、情绪治疗、行为预防三个方面同时做起，取得最佳的健身效果。

（一）整体治疗

现代医学模式已不再是传统的对症治疗，而是从单纯的生物医学模式转向生理、心理、社会医学模式，对人体健康进行全方位的医学保护。要求避免单一的药物对症治疗，利用一些有效的非药物治疗来缓解患者病痛，增强人体各器官的功能，从维护机体健康，预防疾病，情绪稳定，道德健康，提高适应能力等几方面入手，达到加速康复，增进健康，延年益寿的目的。

（二）情绪治疗

人有病并不可怕，可怕的是思想、情绪上有病。人一旦有病，在思想、情绪上不能有病。无论得什么病，都要增强战胜疾病的信心、勇气和力量，消除紧张情绪，从精神上放松和调节，使体内生理随之放松，发生有益的变化，形成抗体，增强免疫功能，积极配合医生治疗疾病，减轻病痛，加速康复。

（三）行为预防

行为预防是从行为方式方面预防，提高健康水平。人的生命是由一种复杂的生理节奏生物钟所控制，生物钟走得越慢，就会降低体内能量消耗，寿命就长，否则，寿命就短。因此，要通过自我调节，做到合理饮食，坚持锻炼，生活规律，控制疾病，心理平衡，重视睡眠，情绪乐观，就能增加有益健康的因素，减少体能消耗，提高生命质量，延年益寿。

现在社会上流行着各种各样的养生方法，包罗万象，众说纷纭。同样一种养生方法，你说好，他说不好，甚至伤害身体，使人们无从措手足。但从另一个角度看也是好事，说明重视健康的人多了，人们的保健意识增强了，研究养生保健的人多了，这对一个民族来说是一件好事。对人类生命的研究不仅涉及到医学，还涉及到社会、伦理、人文、道德、文化等方面，各路专家是从不同的角度，进行研究和探索，也都有发言权，自然形成广开言路，各执一词的局面，这都属于养生保健文化的组成部分。世上没有一种养生保健方法能适用所有的人，因此要根据自己的实际情况，审因养生，辨证养生，适合自己的就是最好的养生方法，使有效的养生方法成为促进健康的积极因素。

二十九、关注生命活力学

随着社会的进步和科学技术的快速发展，产生了新兴学科——生命活力学。生命活力学是反映人类生、老、病、死各个阶段，生命活动状况的学科，体现在人生的全过程。研究的内容包括：环境适应能力，养生保健能力，修复抗病能力，防病治病能力，心理调适能力，坚持锻炼能力。

（一）环境适应能力

人类虽然创造和改变了生存环境，但也要适应生存环境。一个人生活在世上，要有应激反应，在应激反应中，人的意志、个性特征和应变能力起决定作用。因此，要善于处理好各种突发事件，如在环境、工作、生活、人际关系、自身状况等，遇到的意外事件，采取应对措施，提高处置能力，同时还要加强思想道德修养，豁达乐观，与人为善，和睦相处，牢牢掌握健康的主动权，更好地适应环境。

（二）养生保健能力

养生保健贯穿于人生的全过程，是人们预防疾病，延缓衰老，增强体质，健康长寿的重要措施。因此，每个人都要提高养生保健能力，为健康长寿奠定良好的基础。一个人只有重视养生保健，并持之以恒，才能有一个强壮的身体。会养生保健的人，必然能健康长寿。每个人都要做到自我保健，自我防护，自我健康管理，提高生命质量和生活质量。身体健康不是别人恩赐的，是自己通过养生保健获得的。人无论在哪个年龄段，都没有理由削弱养生保健能力。

（三）修复抗病能力

修复抗病能力是指对人体各系统、各器官功能因受损而处于病态或接近病态，进行维修、调整，使其正常或接近正常，维护正常的生理功能，抵抗各种疾病的侵扰，延年益寿。人们要重视常规体检，做到早发现、早诊断、早治疗，切实加强身体健康管理，养成良好的生活习惯和行为方式，采取多元化措施，提高修复抗病能力。同时还要学习和掌握医学常识、临床表现、预防措施，有针对性预防疾病，减少患病几率，增加有益健康的因素。

（四）防病治病能力

防病治病伴随人生全过程。人类要想提高生命质量，就要提高防病治病能力，切实抓好防病治病工作。防病是基础，防重于治。各级政府要加强一、二级预防工作，开展卫生科普教育和医疗咨询活动，让群众增强自我保健意识，普及医学知识、预防措施，使防病治病工作进社区、进单位、进人脑，实行立体化防病治病。要大力发挥现代医疗科学技术，攻克疑难病症，做到有病治病，无病健身，为提高全民族健康水平服务。

（五）心理调适能力

心理调适能力是指人在喜、怒、哀、乐等情绪活动过程中，能及时调节不良情绪，将心理状态控制在理性范围内，防止心理发生负面影响。人们在生活、工作中会遇到各种意想不到的困难、挫折、失败、打击等事情，但无论遇到什么事情都要有一个良好的心态，提高调控能力，理性地承受应激反应，减少负面影响，调节情绪，遇事想得开，心胸宽阔，豁达大度，采取有力措施，摆脱不利境遇，促使心情向有利方面转化。提高心理调适能力，对促进健康十分有益。

（六）坚持锻炼能力

世上还没有人对锻炼促进健康的重要作用持有疑义。谁坚持锻炼，谁就能拥有健康。锻炼能使人抵抗疾病，促进健康。这是因为锻炼使肌肉运动加强，体内温度升高，产生"发热源"，白细胞消灭病毒细菌的能力增强，能抑制各种病原体释放病毒，发热有助于战胜疾病。同时还能增强人的心肺、血管、肌肉、骨骼功能，促进新陈代谢，延缓衰老，强壮身体。因此，无论何年龄段的人都要提高坚持锻炼能力，为健康增加有益因素。

三十、摆脱滑坡健康状态

人体存在健康、疾病，滑坡健康三种状态。健康人称为第一状态、病人称为第二状态，似病非病的人称为第三状态，即滑坡健康状态，也称亚健康状态、灰色健康状态。这部分人群在我国已超过 7 亿人，占全国总人口的

60% ~70%，多发生在中年人之间，以脑力劳动者居多。

（一）滑坡健康的表现形式

处于滑坡健康状态的人，不像健康人那样精力充沛、对外界环境有良好的适应能力、工作干劲足、创造力强；但也不像病人那样有明显的各项生理指标变化，体征明显改变、无法进行正常的工作和生活。滑坡健康的核心问题是免疫功能下降，全身乏力疲劳，生命能量不足，是机体在无器质性病变情况下，发生的一些功能性改变，介于健康和疾病之间，身体有各种各样的不适感觉，虽能坚持正常工作、学习和生活，但效率不高，经常感到精神不振，全身乏力，食欲减退，困倦失眠，脾气暴躁，头发花白，前额谢顶，腰膝酸软，体力不支等，身体素质下滑，这些都是滑坡健康的表现，是一个人健康面临危机的前奏曲。

（二）导致滑坡健康的原因

导致人体处于滑坡健康状态的主要原因是社会竞争激烈，生活、工作节奏加快，心理压力和负担过重，精神长期处于紧张状态，心理失衡，精神不振，睡眠不足，精力不济，不良生活方式，起居无常，长期熬夜，过量酗酒，饮食失衡，暴饮暴食，营养单一，家人不睦，与人冲突，缺少运动，环境污染，噪声刺激，有病不医，自然衰老等心理和生理多种因素所致。解决问题的核心方法就是提高免疫系统功能。免疫系统功能是指机体抵抗病毒入侵，维持体内稳定和平衡，保证人体健康。只有优先解决了免疫系统功能问题，才能从根本上提高身体素质。

（三）摆脱滑坡健康的主要方法

在处于滑坡健康状态的人群中，城市知识分子、企业管理人员的比例高于一般人群，占85%以上，尤其是40岁以上居多。在这类人群中普遍存在高血脂、高血糖、高血压、高血黏稠度、超体重、免疫力低下等症状，这是导致各种疾病的潜伏期或早期症状，是形成各类疾病的前兆。要及早摆脱滑坡健康状态，要做到生活有规律，注意休息，劳逸结合，放松神经，合理饮食，坚持锻炼，调整心态，情绪乐观，从第三种状态，步入第一种状态，实为不容忽视的养生之道。

三十一、关注特殊人群的健康问题

（一）关注中年男人的健康问题

男性进入40岁以后，其健康问题是不容忽视的。男性健康与其行为方式密切相关，男性比女性更多地吸烟、饮酒，不良生活方式影响，大大增加男性患病的几率；社会竞争激烈，工作任务繁重，过度劳累，情绪易波动，易造成心理障碍。造成中年男人易患各种疾病的主要原因有：运动量不足，长期紧张，压力过大，无规律生活，情感压抑，烟酒过度，营养单一或不良，长期辐射，性功能障碍，接触有害物质，心理失衡等。中年男人是守着小成功，企盼大发展，严重透支健康，积劳成疾。如果不多方面注意，增强自我保健意识，势必严重影响健康，有可能会享受不到奋斗的成果。

（二）关注老年人的健康问题

老年人的健康状况如何，关系到能否延年益寿。人进入 60 岁以后开始明显衰老，生理机能衰退。主要表现是：视力出现明显衰退，出现花眼、白内障；听力衰退，鼓膜变厚，耳道萎缩变窄，辨别声音困难；头发稀少，头皮毛囊的数量日益减少，头发生长速度缓慢，多数谢顶；脂肪增多，体内脂肪组织的比例增加近 1 倍，大多堆积在器官和肌肉组织里；肌肉萎缩，心脑血管疾病发病率和复发率高；骨质疏松，易发生骨折；心脏功能减弱，心跳次数随年龄增大而减少；肺功能减弱，胸腔骨骼越来越僵硬，控制呼吸的肌肉负担越来越重，70 岁的老人每分钟向体内输氧气是 25 岁时的一半，仅 2 升氧气；消化功能减退，味觉口感功能逐渐下降；性生活频度减少，50 岁后睾丸渐趋萎缩并纤维化，阳痿率增加，性生活次数逐步减少，质量降低。这些衰老的症状将直接影响到老年人的健康和生命质量，应予关注。

（三）预防中年人枯竭

当今社会处于高科技快速发展阶段，社会正在急剧向城市化和工业化过渡，同时也加剧了竞争的激烈性。在这种形势下，中年人面临的工作、生活、心理压力越来越大，一些高素质型人才、应用型人才、技能型人才终日劳碌，被透支使用，耗损健康，有 67.5% 的中年人出现了生理、心理上的枯竭。这些现象与发达国家相比更为堪忧，需要引起政府、单位和个人的高度重视，预防中年人枯竭。

1. 枯竭的表现形式

中年人枯竭的表现形式主要有：生理枯竭、情绪枯竭、才智枯竭、关系枯竭。

（1）生理枯竭

由于中年人面临工作、生活上不堪重负的压力，身体免疫力大大下降，会出现一些身体不适应症状，如头痛、头晕、神志不清、腰痛、胃肠不适、消化不良、食欲不振、失眠健忘等，常常感到身体能量有一种耗尽感，很难再挖掘潜力，处于极度虚弱和疲劳状态，这些是生理枯竭的表现症状。

（2）情绪枯竭

中年人由于工作和生活上的压力超出极限，工作热情消失，致使情绪高度枯竭，如烦躁不安、悲观失望、抑郁寡欢、焦虑沮丧、意志消沉、不思进取。认为自己所有的情绪已耗损殆尽，对工作缺乏动力和干劲。感到工作、生活压力过大，有挫折和紧张感，精神萎靡不振，缺乏进取意识，对工作、生活缺乏信心，甚至产生一些过激行为，这些是情绪枯竭的表现症状。

（3）才智枯竭

由于超负荷地工作，使中年人，特别是知识分子，处于不停顿的创新状态，使其知识和业务水平，无法满足和适应工作的需要。思维方式僵化，思维效率下降，精力不济，知识无法更新，认为干什么工作都没有多大意义，工作效率低下，易出错误、事故，有时消极怠工，无法胜任工作，甚至改行、离职，这些都是才智枯竭的表现。

（4）关系枯竭

因工作、生活压力过大，使中年人没有精力，也不愿意进行人际交往，以消极、冷漠的态度对待周围的人际关系。表现为自我封闭，不善交往，不信任别人，对别人多疑、指责、挑剔，人际关系磨擦增多，自己不关心别人，也无法得到别人的关心，融和群体意识差。这些是关系枯竭的表现。

2. 预防枯竭的方法

针对发生在中年人群体的四种表现形式的枯竭，应当引起政府、单位和个人的高度重视，采取有效措施，积极预防。

（1）建立预警机制

预防中年人枯竭无论是政府，还是机关、事业、企业单位，是一项刻不容缓的重要工作。要建立预警机制，对中年人枯竭状况进行监控和评估，突出抓好枯竭问题，重在预防，降低枯竭程度，为中年人提供一种激励、人性化的服务体系，帮助中年人缓解工作、生活上的压力，降低生理、心理枯竭指数，为中年人生理、心理健康提供有利条件。

（2）建立支持机制

建立支持机制，对减轻中年人枯竭程度很有必要。支持机制应当体现在社会、单位、家庭对中年人的理解和支持上。社会对中年人要予以关爱、理解，支持中年人，帮助他们解决自身存在的问题；单位的领导、同志要帮助、支持中年人，切实解决他们在工作和生活中的实际问题；家庭成员要互相理解、帮助，彼此支持，减缓压力，创造一个温馨、和谐的家庭氛围。缺乏理解和支持的中年人要比那些获得理解、支持的人枯竭率、生病率更高。

（3）建立自我保护机制

建立自我保护机制，对预防中年人枯竭是一项重要措施。自我保护机制就是自己管理自己，自己保护自己，预防发生枯竭和各类疾病，增加健康因素。自我保护要体现在自觉接受健康教育，增强健康意识，形成一种良好的健康生活方式，规律工作，规律生活，工作、娱乐不可超负荷运转，工作和生活目标要符合实际，不要定得太高。不要以牺牲自身健康为代价，去追求过高的目标。健康关键在于自己。

（四）男人健康"五不可"

男人到了中年以后负担最重。在单位是工作骨干，随着竞争日益激烈，心理和工作压力大，长期处于紧张状态；在家里上有老，下有小，是家里的顶梁柱，生活负担重。这种特殊的身份决定了男人健康的重要性。男人进入中年以后，从生理上讲，生理功能开始衰退，精力不济，身体素质整体下滑，其健康问题不容忽视。中年男人的健康有"五不可"：

1. 不可过度疲劳

疲劳是在人体活动时，细胞在新陈代谢过程中，不断释放二氧化碳，使肌肉产生的"乳酸"和"疲劳毒素"。当人过度疲劳时，上述代谢物质所产生的数量就会大大超过人体能转化输出的数量，在体内蓄积，这些物质经血液流到全身，使大脑和机体产生疲乏感，使大脑皮层功能失调，是人从事某种活动，达到一定极限时由体内发出的自动控制和警告，是需要恢复体力和精力的一种正常反应。有些中年男人无论是干工作、还是娱乐，有拼命精神，经常熬夜，通宵达旦，超负荷进行，应酬频密，睡眠不足，连续商务旅途劳累，使身体处于疲劳状态。如果不及时调整，长期处于过度疲劳状态，那么人体就会超过极限，积劳成疾，诱发各种疾病。当中年男人出现全身乏力，精神不振，焦虑失眠，记忆力衰退，精神抑郁，头昏脑胀，肌肉酸痛，咳嗽便血，心跳加快等症状时，这是疲劳过度所致，极易诱发高血压、精神分裂、心肺衰竭、心肌梗塞、脑溢血等心脑血管疾病。应立即调整，注意劳逸结合，不宜长期超负荷工作和娱乐，不宜长期熬夜，不宜做突击性的工作，要放松大脑，缓解紧张情绪，充分休息，使机体得到修复、充电、恢复，将因疲劳而产生的疲劳废物排除体外，消除身心疲劳，心情愉悦，这是养生保健的有效措施。

2. 不可有病忌医

中年男人的生理功能在渐变中衰退，机体免疫力、内分泌和生理新陈代谢功能逐步下降，身体素质下滑，导致发生各种疾病。长期处于疲劳、紧张、抑郁、急躁、自卑、孤独、寂寞的人，易患高血压、高血脂、糖尿病、心脑血管病、溃疡病、神经官能症、皮肤病、消化系统病，出现记忆力减退、反应迟钝、腰酸背痛、食欲不振、性功能下降等现象。有些人工作很能干，吃苦耐劳，精神虽然可嘉，但不重视来自机体发出的警告信号，硬逞强，强忍病痛，忌医不治，自己摧残自己，严重透支健康，这是不可取的。中年男人对生病时所发生的各种症状，要高度重视，一刻也不能耽误，应立即就医诊治，对机体及时保养维修，避免酿成重症，使身体处于自然协调平衡状态，就会不得病或少得病，有益健康。

3. 不可生活无规律

生活规律是在长期生活实践中形成的，顺应人体生物钟运转规律而进行的作息、饮食、锻炼等习惯。特有的生活方式和习惯，影响人们的生命质量。中年男人的生活要有规律，以保证各生理机能发挥最佳的效应。如到了起床时间，就要起床；到了锻炼时间，就要进行锻炼；到了吃饭时间，就要吃饭；到了工作时间，就要集中精力投入工作；到了休息时间，就要及时休息。可是有些中年男人的生活完全没有规律。该起床时不起床睡懒觉；饮食饥一顿，饱一顿；通宵达旦跳舞、娱乐、打麻将，这是一种不宜提倡的、严重透支健康的生活方式。近年来一些名人因生活无规律，超负荷工作，导致英年早逝，留给人们的是沉痛的教训和思考。中年男人生活要有规律，要改变不良的生活方式，尽全力营造美好、舒适的生活环境，保持良好的生活方式，是减少疾病，维护健康的有效保障。

4. 不可饮食无节

自古以来，人们就提倡"饮食有节"，这是养生的秘诀之一。饮食是改善营养状况，维护生存的物质基础。现在有相当一部分人在饮食上无节制，随意性很大。一是过饥。过饥会造成体内营养不足，脏腑器官功能衰退，胃肠性收缩，引起胃炎，消化不良，内分泌失调，精神疾病等，影响健康；二是过饱。过饱会加重胃肠负担，损伤胃肠功能，造成消化液的分泌供应不足。长期饱食和暴饮暴食，会使胃扩张继而难以进行正常的消化蠕动，延长食物消化的时间，易使食物在胃内异常发酵，诱发胃扩张、胃穿孔、急性胃肠炎、糖尿病等疾病，还会使体内能量过剩，脂肪增多，身体肥胖；三是久吃"外食"。现在社会上有一种搞社交靠吃饭的现象。偶尔在外吃几顿饭，倒也无妨，但如果长期在外吃饭则不宜，是影响健康的因素之一。因此，要在日常的饮食中，形成一个良好的饮食习惯，营造美好的生活环境，来精心养护生命。饮食有节要根据个人的年龄、身高、体重、季节、劳动强度等情况进行调节，一般原则是：饮食要定时、定量，改善饮食结构，每餐七分饱，少食生冷油腻食物，用餐时细嚼慢咽，尽可能减轻胃肠负担，保证体内吸收均衡营养，促进健康。

5. 不可精神紧张

中年男人精神紧张是一种普遍存在的生理现象。这是因为社会竞争压力、工作压力、生活压力大等原因，造成心理、精神紧张，精力不济，思想负担重，工作效率低，生活质量差。遇到这些问题如果没有很好的排解、调适的方法，就会有很多人不适应，想不开、钻牛角尖、认死理和人过不去，和自己也过不去，心理不平衡，长期精神紧张可引起免疫功能失调，植物神经功能和性激素分泌紊乱，身体素质下降。还可通过神经反射导致心脏病发生或发作，严重影响健康。

（五）中年人的减压法

压力具有两重性：如果一点压力都没有，人就没有动力和活力；但如果压力太大，就会把人压垮。因受社会、环境、工作、生活等诸多因素的影响，使中年人的心理、精神上的压力越来越大，这种不堪重负的压力，使70%的中年人处于滑坡健康状态。压力有三种类型、七种形式。三种类型分别为：一是耗费脑力型；如思考、决策、领导等；二是耗费心力型；如喜、怒、哀、乐等情绪变化；三是耗费体力型；如从事繁重的体力劳动等。七种形式为：一是工作压力：超时、超负荷的工作，使人体力难支，产生压力，有伤身心；二是经济压力：因下岗失业造成家里经济困难，生活缺乏保障，形成压力；三是人际关系压力：因人际关系紧张，发生矛盾和纠纷，产生压力；四是失落压力：由失落感产生悲观、失望，丧失信心，形成压力；五是家庭压力：夫妻、父子、兄弟姐妹之间产生矛盾，引发危机，使人焦躁心烦，产生压力；六是疾病压力：患重病一时难以治愈，使人思想消沉，失去信心，产生压力；七是贪欲压力：对金钱、名利、地位，欲望过高，贪心不足，使脑神经长期紧张，既伤脑、伤心、伤神，又伤身，产生压力。中年人要善于查找压力源，掌握自己的受压程度，学会把压力控制在可承受的范围内，有针对性地进行自我疏导，有良好的缓释压力的方法，减轻压力，促进健康。减压的方法有：

1. 向人倾诉

当无法排除来自多方面的压力时，可找亲朋好友、老师、家人倾诉，宣泄心中的压力和苦闷，求得理解、同情和支持，正确处理各种关系和矛盾，以缓解压力，减轻负担。

2. 学会调适

面临巨大压力时，要学会生理调适，转换环境，自找乐趣。可听音乐、唱歌、跳舞、散步、游泳、钓鱼、静坐、看电影等。放松大脑，缓解紧张情绪，通过有益的调适取得减压的效果。

3. 自信乐观

不管遇到多大的压力，都要增强自信心，乐观地看待压力和挑战。不过分夸大压力，更不能被压力击垮，正确地应对压力，树立信心，战胜压力，迎接挑战。

4. 观光旅游

当压力过大时，可利用有利条件，转换环境，单独或结伴旅游。游览祖国大好河山、名胜古迹，忘掉烦恼，缓解紧张情绪，寻找乐趣，丰富业余生活，愉悦心情，减轻压力，有益身心健康。

5. 运动锻炼

每天可抽出一些时间，进行锻炼，如跑步、散步、打太极拳、登山、爬楼梯等。锻炼不但能分散烦恼情绪，还能增强抗压能力，提高减压几率，有效缓解压力。

6. 争取外援

当压力过大，自己又无法解决存在的问题时，要跳出狭小的范围，积极向亲朋好友求助，争取外援，求得别人的帮助和支持，及时解决矛盾和问题，缓解压力，自我调节。

7. 心理咨询

如果压力、焦虑持续时间长，造成自己身体不适，而且症状已影响正常的工作、生活，要到正规医院、心理咨询机构诊治，在医师的指导下，缓解压力和解决问题。

8. 充足睡眠

所有有压力的人，要有良好的生活习惯，注意休息，保证充足的睡眠，可以先洗个澡，按摩放松，睡个好觉。这是一种缓压、减压、自我调节的好方法，对健康有益。

（六）中老年人健康要过"九关"

中老年人的健康是由多种因素促成的，得病也是由多种因素造成的。如果能控制和预防疾病的发生，就能健康，延长寿命。中老年人健康需要过"九关"：

1. 自由基伤害关

人在新陈代谢过程中，在吃进大量食物的同时，会氧化产生大量有害的体内垃圾自由基。自由基可诱发心脑血管、高血压、糖尿病等 100 多种疾病，对人体组织细胞具有杀伤作用，能破坏细胞功能，使细胞发生变异。自由基是造成人体衰老、致病的主要原因。人体虽然有许多抗氧化酶，具有清除自由基的能力。但到中年以后，体内的抗氧化酶逐渐减少，一些年龄性疾病也随之发生。因此，要多食抗氧化食物富含维生素 C、E 和胡萝卜素，以清除体内自由基，减少对身体的伤害。

2. "三高" 致病关

人在饮食中因多食高脂肪、高热量、高糖食物，导致高血糖、高血脂、高血压、糖尿病、肥胖症，加快体内衰老的速度，扰乱新陈代谢规律，降低免疫功能，诱发各类疾病。因此，要合理饮食，荤素搭配，均衡营养，限食高糖、高热量、高盐、高脂肪食物，多食五谷杂粮、粗茶淡饭、蔬菜、水果以预防 "三高"，增加有益健康因素。

3. 免疫系统功能衰退关

免疫系统功能在人体内起着重要的作用，抵御病毒、病菌入侵，防止机体感染，维护体内稳定，是人体的护卫军。但随着年龄的增长，以胸腺为主的免疫系统所分泌出的激素越来越少，致使免疫系统功能衰退，抵抗力下降，会感染一些因病毒引发的疾病，诱发各类疾病，甚至癌症。因此，要采取有效措施，增强免疫系统功能，增强抵抗力，维护体内稳定，为健康奠定扎实的基础。

4. 内分泌紊乱关

内分泌是通过体内分泌激素，调控机体生理功能，对维护人体健康发挥重要作用。人到中年后，由于不良生活、工作方式，无规律生活，饮食无节，过度劳累，心态失衡、精神抑郁等因素的影响，导致和加快人体和认知功能下降，内分泌系统如胸腺、甲状腺、肾上腺、性激素功能紊乱和失调，使体内发生对应性疾病，降低身体素质，损害健康。因此，要建立一个符合生理、自然规律的生活节奏，使睡眠、工作、饮食、锻炼在 24 小时内有正常的循环规律，坚持良好的生活和工作方式，增强内分泌功能，维持新陈代谢正常运转，预防疾病。

5. 心脑血管硬化关

心脑血管在人体循环系统中起着十分重要的作用。氧气和营养的输送都依赖于心脑血管，但心脑血管硬化是许多疾病，特别是老年性疾病的致病原因。如冠心病、高血压、心肌梗塞、脑出血、脑梗死等高危和突发性心脑血管病，都是致命性疾病。为防止心脑血管硬化，要限食含脂肪高的食物，多食新鲜蔬菜、水果，多饮水，多锻炼，增加运动量，软化血管，为心脑血管创造良好的运转环境。

6. 心理失衡关

现在人们需要重视"病由心生"的问题。人的心理、情绪、感情受心理因素、社会环境、生存环境、工作环境、人际关系、社会关系、生活条件等多方面因素的影响，心理因素是通过情绪活动而起作用的。良好的情绪能促进内分泌更多有益的激素和酶类，增强免疫力，对身体健康有促进作用；而消极的情绪持久发生，又不能及时调控，会引起神经系统功能失调，体内的化学物质改变，各器官、生理功能发生病态变化，新陈代谢紊乱，诱发疾病。因此，要心理平衡，稳定情绪，通过精神状态的调整，强体健身。

7. 睡眠失调关

良好的睡眠能促进健康。充足的睡眠除了能消除机体疲劳，恢复精神和体力外，还有利于增强抵抗力。但各种因素可引起睡眠失调（每晚低于7～8小时）。长期睡眠不足、失眠会对机体带来危害。使中枢神经系统变得活跃，抑制胰腺功能，使内分泌紊乱，胰岛素分泌量不足，免疫功能低下；而睡眠过多（每晚10小时以上）同样也有损健康。过多的睡眠会使神经中枢长期处于抑制状态，起床后便会感到头昏脑胀，精神萎靡不振，而且死亡率高出正常睡眠的人。充足的睡眠、均衡饮食、适当运动是健康生活的三大要素。因此，要加强睡眠管理，养成良好的生活习惯，保证充足的睡眠和睡眠质量，靠睡眠健身。

8. 生活方式关

生活方式也称为生活习惯，是指群体或个体日常生活的有序行为，包括饮食、睡眠、衣着、运动、嗜好、交往等生活习好。它是由社会生产力、物质文明和精神文明发展水平所决定的，是反映一个国家、民族、社会群体、个体活动特征的总和。生活方式决定人们的健康程度。一些中年人因忙于事业，生活无规律，饥一顿，饱一顿，超负荷工作，疲劳过度，精力不济，严重透支和损害了健康。一个人在日常生活中，只有用健康的生活方式来养护自己，才能保持健康，享受生命。

9. 环境污染关

生存环境的优劣关系到人们的生活质量和身体健康。目前由于各种原因造成的生存环境污染，是危害人们健康的重要原因。环境污染包括生态失衡，空气污染，水污染，城市工业废水、废气，汽车尾气，粉尘，家居装修释放甲醛、酚、苯有害物质等，加快了恶化生存环境的速度，对人体造成严重危害，成为严重损害人们健康的杀手。因此，人们要远离污染的生存环境，净化生存环境，为健康提供良好的客观条件。

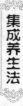

（七）中老年人养生要防"六贪"

中老年人养生需要从各方面注意，防止"六贪"是养生的一个有效措施。

1. 防贪吃

吃对维护中老年人健康虽然重要，但吃要讲科学地吃，吃得合理，吃得得当。中老年人如果在饮食上毫无节制，暴饮暴食，对身体极为不利。这是因为中老年人胃肠消化功能下降，如果吃得过多、过快，易造成消化不良，加重胃肠负担，诱发疾病，特别是不能过多摄入高脂肪、高糖、高盐食物，要控制饮食量。

2. 防贪杯

中老年人每天适当饮一些酒，特别是红葡萄酒，既能促进血液循环，又能软化血管，对身体很有益处。但如果过量地饮酒，特别是酗酒则会损伤身体，易造成血管脆硬，诱发脑溢血、神经系统疾病。即使在节日、生日、庆典活动上饮酒也不可过量，应适量控制酒量，不要贪杯，以免损伤身体。

3. 防贪玩

中老年人适当地在社交圈内参加一些娱乐性活动很有益处，如跳舞、打麻将等，不但能增加生活乐趣，扩大交往，还能愉悦心情，有益健康。但切不可贪玩，如果贪玩，成天成宿地打麻将，严重破坏生活规律，影响睡眠，会造成生物钟失调，诱发各种疾病。

4. 防贪卧

中老年人虽然需要安静地休息好，以利养生，但并不是休息得越多越好。如果长时间喜欢在床上躺着或者坐在沙发上，特别是餐后立即躺在床上，则对身体不益。因为不运动会使机体各生理功能下降，降低抵抗力，使身体素质下降。因此，养生要防贪卧。

5. 防贪补

人到中年以后身体素质下降，适当地吃些补品、补药有利于增强抵抗力，增强体质。但不能过度、过多地用补品、补药。如果过度地用补品、补药不但起不到强健身体、延年益寿的作用，还会对身体有副作用。特别是市场上有许多假冒伪劣补品、补药对人体健康有严重的损害作用。要在医生指导下使用补品、补药。

6. 防"贪气"

有些中老年人心胸狭窄，心里搁不住事。每当遇到不如意、不顺心的事情就暴跳如雷，气得脸红脖子粗，极不冷静。如果"贪气"（指容易生气）会使体内神经系统失调，血压升高，损伤大脑，影响各器官生理功能。因此，即使遇到天大的事情也要保持冷静，不着急、不上火、不生气，泰然处之，从容面对。

（八）关注少年儿童代谢异常

据中国学生营养与健康促进会公布的《中国少年儿童营养与健康状况黄皮书》，在我国15～17岁少年儿童中有64.1%出现代谢异常，这个数字令人触目惊心，值得引起政府、学校和家长的高度重视。代谢异常是指肥胖、高血压、高血脂、高胰岛素血症、糖耐量异常疾病的总称。过去中老年人常患这些慢性疾病，现在以较快的速度转向年轻群体，尤其是少年儿童群体，这个现象不容忽视。

1. 代谢异常的原因

少年儿童发生代谢异常的主要原因是常食垃圾食品。垃圾食品是厂商为了降低成本，用工艺提升色、香、味，大量使用添加剂、色素、香精、膨松剂、保鲜剂、防腐剂等，增加食品诱惑，成为高热量、高脂肪、高糖、高盐的组合，如炸薯条、炸薯片、方便面、膨化食品、饼干、糕点、果冻、肉松、香肠、水果罐头、午餐肉、烤肉串、冷饮及高糖饮料等。常食这些食品会造成偏食、挑食，营养失衡，对儿童、青少年危害很大，影响智力和身体发育。我们不能让这类食品毁掉一代人。近年来，美国、英国、泰国政府在全国范围内推行的"弃绝垃圾食品"、改善学生午餐活动，值得我国效仿。

2. 预防代谢异常的方法

预防代谢异常的办法，主要从饮食上入手。政府职能部门要加强对学生营养午餐的监管，严格执行卫生部出台的学生营养午餐摄入量的标准，确保营养午餐的安全卫生，营养均衡，色、香、味俱全的三大要素，由营养师精心设计食谱和配餐，保证学生身体健康。家长应尽最大努力安排好孩子的早餐和晚餐，不吃垃圾食品和高糖饮料，使孩子的饮食品种多样，合理搭配营养，控制餐量，防止挑食和偏食，均衡营养，以满足机体成长发育的需要。

三十二、提高生存质量

提高人们的生存质量是健康长寿的基础。提高生存质量首先要提高城市生活质量，其次是提高个体生命质量。

（一）提高城市生活质量

城市是一部分人赖以生存的区域。城市生活质量指数，主要体现在12

个方面即：衣指人们穿着水平，食指人们的饮食状况，住指人们的居住条件，行指人们的交通方式，生指人出生后的生活状况，病指人们的患病及医治情况，死指人们结束生命时的情况，安指人们的安全、稳定程度，居指人们的居住环境状况，乐指人们的文化休闲状况，业指人们的就业几率情况。这 12 个方面涉及到每个人切身利益，也反映了城市生活质量的综合指数和水平。为了提高人们的整体健康水平，要极力创造一切条件，改善和优化生存环境，切实提高城市生存质量，为人们健康长寿奠定良好的基础。

（二）提高个体生命质量

个体生命质量的高低，关系到一个国家的整体健康水平。个体生命质量主要包括：生得好、活得长、得病晚、死得快。生得好是指人出生后，机体正常，五官端正，没有疾病和遗传性疾病；活得长是指人们健康无病，寿命长；得病晚指人们有一个强壮的体魄，机体各器官和功能正常，器质性的病晚得的；死得快指人老了以后，一旦得了病，在没有治疗价值的前提下，很快死去，自己不遭罪，还不连累家人，又能降低对社会造成的负担。因此，要提高这四个方面的质量，如果在这四个方面都做到了，那么，个体生命质量也就提高了。只有这样，人的一生才算是健康的一生，完美的一生，精彩的一生。

三十三、加强健康管理

现代医学理论是基于对疾病的研究、医疗和结论，尚未起到对所有疾病的有效预防作用。人们往往是有了病才治病，防病滞后于治病。在抵御疾病，维护人类健康方面发挥重要作用的医学理论，是具有鲜明特色和优势的博洽医源理论，是人们推崇的为人类健康事业做出突出贡献的医学理论。为使防病重于治病，应加强健康管理，强化生命的支援性体系，提高生命质量。加强健康管理十分必要，将对人类健康事业的发展起到重要的作用。

（一）加强健康管理的必要性

加强健康管理是为健康增加有利因素，对促进人体健康具有重要作用。

1. 加强健康管理的必要性

人的健康实际上是一个锥形过程，从出生、成长、成人到健康最高峰，然后从 35 岁左右健康渐进式下滑，最终跌入健康低谷，走上死亡，这是一条不以人的意志为转移的客观规律。健康管理是从宏观上、多学科地研究人的健康的科学，是针对人们健康需求，对健康资源进行计划、组织、指挥、协调、管理的过程，是一种对个体、群体的危害健康因素进行全面监测、分析、控制、干预、防范，管好自己健康和生命的全过程。其宗旨是调动人们的积极性，变依赖于医生、药物和医疗设备获得健康，为重视养生保健，进行健康管理创造健康，有效地利用有限的健康资源促进健康，提高人们的生活质量和工作效率，取得最佳的健康效果。这是一个需要全社会关注和大力发展的新学科。

疾病的形成是一个漫长的过程，预防疾病也是一个漫长的过程。人们在日常生活中如果及时发现和掌握生病的蛛丝马迹，采取有效措施进行干预和防范，就可以避免或延缓疾病的发生和发展。健康管理不是告诉人们怎样治病，而是告诉人们怎样不得病，提高健康水平。优厚的物质条件并非健康长寿的灵丹妙药，只有良好的生活方式和心态，才能为健康长寿提供有力的保障。人们应当把重点放在防病上。但健康不能有随意性，必须科学地管理和指导。应当在医学、教育、科研、机关、企事业单位、社区推广、普及健康管理，为提高人们的身体素质提供保证。

2. 加强健康管理的范围

加强健康管理的范围主要有：健康管理理论研究，健康信息管理与交流，健康管理区域与分布，健康知识普及，健康措施管理与推广，健康管理方案制定，健康和疾病监测，健康和疾病危险性评估分析，疾病预防与管理，健康管理与保险，健康管理教育培训，健康产业营销等。加强健康管理是促进社会进步、发展的需要，是促进国家经济建设和生产力发展的需要，是提高全民族人口素质的需要，是促进现代医学科学技术快速发展的需要，是每个人减少疾病，促进自身健康的需要，是一项利国、利民的重要健身工程。

国家应成立养生教育、科研机构，教育、培养专业人才，组织专业人才编写养生教材，作为各类人群的必修课，懂得如何养护生命，预防疾病；挖掘、整理古代、近代各国名家的养生理论与方法，研究、探讨符合当代社会环境，适应于各国、各类人群的养生理论与方法，为提高全民身体素质服务。

（二）加强健康管理的内容

我国地广人多，民族众多，其生活、饮食习惯和行为方式各异。因此，养生保健和健康管理不可能有一个统一的标准。但只要适合于自己的，就是最好的养生保健和健康管理方法。健康管理的内容主要有：增强健康意识、学习健康知识、提高健康能力、修养健康道德。

1. 增强健康意识

健康意识是指人们对健康的信心、观念、态度。每个人都要树立正确的

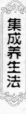

健康意识，把健康看作是最大的财富，健康是人们所追求的目标，也是事业和幸福的重要保障。但也要清醒地意识到健康不是老天爷恩赐的，也不是别人赠给的，而是通过主观努力，消除和控制危害健康的因素获得的。一个人的健康意识越强，其健康程度就越高。

2. 学习健康知识

健康知识包括医学、医药、医疗、生物、生理、心理、饮食、锻炼、卫生、睡眠等知识体系。衣、食、住、行、心理、单位、家庭、社会交往、人际关系等方面，做好健康预期，增强健康动力，对每个人的健康都有影响作用。因此，每个人都要学习、掌握和运用健康知识，为自身健康提供保障。

3. 提高健康素养

健康素养是指一个人能够获得和理解基本的健康信息和服务，并运用这些信息和服务，维护和促进自己健康。无论哪个年龄段的人，都要提高健康素养，在日常生活、工作中的各个环节，切实管好饮食、运动、心理、卫生、情绪、睡眠等，加强对疾病的预防，主动地获得健康。要解决光说不做，或做的不到位问题，学会自己管理和经营健康，为健康提供保证。

4. 修养健康道德

健康道德是指一个人有良好的思想道德品质，遵纪守法，自律慎行，心地善良，助人为乐，使心理平衡，通过神经系统对身体起到良好的调节作用，促进健康。不能设想，一个思想道德品质不好的人，能有一个健全的身心。每个人都要提高健康道德修养，采用良好的生活和行为方式，提高自身健康指数。

（三）加强健康管理与生产力的关系

加强健康管理与生产力的关系十分密切，通过加强健康管理可以促进生产力的发展，提高经济效益。现在，我国同时面临多种挑战，其中包括不断增长的医疗资源负担和患病率，这两个问题已经成为制约生产力发展的不利因素。企业如果投资于员工的疾病预防和健康，改善员工健康状况，减少旷工，让员工成为健康、快乐的劳动群体，在提高工作效率和生活质量方面显示潜力，它的回报要远远大于对员工医疗的投资。重视健康管理就等于重视生产力的发展。

（四）加强健康管理的措施

加强健康管理需要有效的措施作为基础。要采取个体化调整完善、群体化联动的促进健康的措施，加强健康管理。加强健康管理的主要措施有：加强理论研究、建立医疗网络、推广科普知识、普及健身方法、注重立体预防。

1. 加强理论研究

人类文明和进步的历史，在健康方面就是一部和疾病斗争的历史、不断地探索健康，获得幸福的历史。古今中外无数医学、养生、营养工作者、学者不断钻研，孜孜以求，以自己的聪明和才智，形成了博大精深的医学理论，医治疾病，救死扶伤，给世界带来新的希望、生存的勇气和战胜自然的力量，为人类的健康事业做出了重大贡献。但这些理论的研究和发展是没有止境的，是随着社会历史的发展而发展。在医学养生保健的科学领域中，每一个新观念、新发展都开辟了人类健康的新途径，同时也奠定了通往有待于探讨、研究新领域的基础。人们要不断的探索未知的医学、养生保健领域，研究新理论、新经验、新方法、新技术，取得新成果，着重于指导实践，为提高全民族的健康水平服务。

2. 建立医疗网络

建立医疗网络，是加强健康的硬件管理。当前在医疗体制上，应"管、建、增"。管就是对公共卫生体系、医疗服务体系、医疗保障体系、药品供应体系、医疗管理机制、运行机制、投入机制、价格形成机制、人才保障机制、监管机制，加强规范管理，有效抑制医院靠卖药创收的倾向，降低医疗成本，让群众看得起病，优化医患关系，把医院办成社会性公益事业，发挥好医院的主导作用，医疗行业应当建立从传统被动式服务转变到主动服务，从病人求"医"转变到医院求"患"，从满意服务转变到感动服务的人性化医疗服务体系，切实提高医疗保障和服务水平；建就是建立新型农村合作医疗制度，加强城市社区卫生建设，建立群众健康档案，形成履盖城市、农村的立体化卫生信息网络，坚持预防为主，防治结合，政府主导，合力推进，强化监管，安全运行，确保群众享受便捷、有效、低廉、优质的医疗卫生服务，切实提高群众健康水平；增就是增加医疗保险率，扩大各类群体的医疗保险范围，建立纵到底，横到边的医疗保险机制，为城乡群众有病得到及时诊治提供保障。

3. 推广科普知识

人类生命是遵循个体发育和整体演化的规律进行的。人的生命活动处于不断的矛盾运动中，时刻遭受内外各种因素的侵袭，其中疾病是危害人们健康的重要因素。疾病的形成有成因，并遵循一定的途径发生和发展，只要采取有效的养生保健措施，就能排除或减少生病因素。这就需要人们掌握和运用科普知识防病健身。因此，各级政府、医疗、教育、科研、机关、单位、社区等要立体化地推广医学、养生保健科普知识，有效地运用科普知识，养护生命，防治疾病，延缓衰老，健康长寿。每个人都要重视养生，学会养生，光少数人重视不行，需要全社会重视，全民参与，建立良好的生活和行为方式，减低危害健康的因素。人体是个复杂的系统工程，所有疾病都有共性。疾病的共性研究是很有意义的，用一种办法治疗多种疾病，维护健康，在现代医学上具有突破性的作用。

4. 普及健身方法

人要做到关注健康、主动健康、投资健康、储蓄健康、增值健康、健康长寿。千万不要忽视健康、透支健康、贬值健康、提前死亡。一个人如果废寝忘食地拼命工作，严重透支健康，实际上是不爱惜自己的生命，是对自己的漠视，也是对家人不负责的表现，其最终结果是减少为社会做贡献的时间。为事业、工作牺牲健康的人，不是明智之举。无论什么人都要珍惜健康，不要做有损健康的事情。人要生存就要学会更好地生存的方法，自我预防疾病是健身的原动力。一个人治病比得病更艰难，所花费的精力、财力往往会把人拖垮。人的救命的灵丹妙药就是科学、管用、实效的健身方法。真正有价值的健康，是在遵循自然规律和养生保健措施基础上获得的。一个人在生病的时候，就必须研究和了解自己，从生病的经验中获得更多的知识、经验和健身方法，促进健康。科学、先进的健身方法在于：政府推广、专家讲座、百姓操作。老百姓在掌握了一定的健康知识后，不需要总被教育，而需要经常学习和掌握新的健身方法，进行健身强体。人们对现代健康观念的认识和理解不同，其养生保健措施和结果也就不同，必然导致健康差异性。健康在自己手中，每个人都有让自己健康的权力。

5. 加强疾病预防

人类的疾病虽然是不可避免的，但是可逆的。只要有针对性地加以预防，就可以不得病或少得病。要加强疾病的四级预防：

一级预防：以政府、医院、单位、社区为主导，对各类人群进行卫生医疗保健知识普及教育，增强健康意识，加强防范，降低病率。

二级预防：以单位、医院为主，对各类人群通过身体检查，早期发现疾病，早预防，早治疗，以减轻疾病对身体的危害程度。

三级预防：是个人为主，采取有效措施减轻疾病的症状，切实控制疾病的发展，防止蔓延或并发症，力争早日康复。

四级预防：是以政府、医院为主，预防发生疾病危险因素，减少危险因素对人类健康的影响，最大限度地防止发生流行性、区域性、群体性的疾病。

切实加强疾病的四级预防，对于提高人类生命质量，提高全民整体健康水平具有重要作用。

6. 注重立体预防

2006 年 12 月卫生部公布了我国残疾人数为 8269 万人，这是一个沉重和令人吃惊的数字。在残疾人中有先天的、有后天的，这个弱势群体给家庭和社会带来沉重的负担。一个人终生健康是最有价值、最宝贵的健康。关键在于打好健康的基础，抓好胎儿预防、儿童和少年预防、成年人预防。

（1）胎儿预防

一个健康的孩子首先源于母亲的子宫。要科学、有计划、有准备的怀孕，孕前多食蔬菜、水果、增补维生素 C、叶酸、碘、钙、铁等营养，情绪乐观，常听胎教音乐，生活有规律，切勿劳累，注意休息，小心环境污染、空气污染、室内装修等及时治疗已发生的疾病，远离药品、毒品、化学物品、染发、化妆、不良食物、烟、酒、空气污染、放射性的电器、电脑电视辐射、有毒有害物质等，最大限度地减少孕期的不良因素。实施胎儿预防可大大减少胎儿生理缺陷，先天性残疾和生病的机会，孕育出健康、聪明的优秀后代。

（2）儿童和少年预防

健康要从娃娃抓起。儿童和少年是为人生健康打基础的重要时期，他们的疾病虽然与成人的病因不同，但也是可预防的。在新生儿出生及其后，要预防分娩伤害，新生儿感染。在规定的时限内，进行预防性免疫接种，全程性预防百日咳、百白破、麻疹、风疹、腮腺炎、水痘、乙肝、甲肝、小儿麻痹、流脑、流感等疾病。定期检查身体，预防先天性畸形、意外伤害、肥胖症、挑食、偏食、营养单一、进食障碍、精神疾病。要均衡营养，多食肉、蛋、蔬菜、水果、粗纤维食物，少吃油炸、熏制、过甜食品、零食、冷饮、反式脂肪酸食品。监视发育过程，通过早发现及时纠正不良行为，治疗疾病，增强免疫力，为健康奠定扎实的基础。

（3）成人预防

有许多病到中年后才逐渐发生，但发病的因素早在 20 多岁时就已经形成，而让这些发病因素最终酿成疾病的就是不良生活方式。因此，改变不良生活方式是预防疾病的关键。而防治生活行为病要靠个人努力才行。成年人的健康不是用钱能买的，而是通过自身保健换来的。预防措施是：要学习掌握卫生常识，改变自己的不良生活方式。一个人如果不改变不良的生活和工作方式，很有可能会累死在自己的成就里。要常体检、不抽烟、少饮酒、讲饮食、多果蔬、多纤维、少脂肪、少吃盐、少吃糖、少咖啡、多锻炼、少肥胖、常按摩、忌性乱、勿强劳、戒烦躁、情绪好、多助人，多交友、睡眠好、淡名利、严律己。通过预防可减少患高血糖、高血压、高血脂、糖尿病、中风、前列腺炎、视力障碍、抑郁、痴呆、精神障碍、心脏病等心脑血管病、癌症等疾病的几率，为健康增加有益的因素。无论多么辉煌的事业，都不应当以牺牲健康为代价。

（五）加强健康教育和管理

健康是人们最珍贵的财富，但目前人们对这笔无形资产的管理是薄弱的。随着社会经济的发展和进步，人们健康意识的增强，生活和医疗水平的提高，需要有一种新的管理模式，即健康教育和管理。健康管理就是运用科学知识，坚持养生保健，祛除致病的危险因素，对自己身体进行全面管理，养护生命，这对于预防疾病，提高人们整体健康水平具有积极的作用。

1. 健康教育和管理的含义

健康教育和管理是一种由公共卫生体系、机关、学校、企事业单位、社区，对个体及群体进行宣传科学知识，医学保健常识教育，提供预防、保健、医疗、康复等卫生服务，增强自我保护意识和能力，对影响健康的不良因素，进行全面监控、防治、管理的过程。其表现形式是一种提醒，告诉人们怎样从细节入手，注重养生，通过监测及观察影响健康疾病的发生、发展情况，在对个人的健康状况进行评估的基础上，指导和帮助个人控制病情，降低患各种疾病的危险性，改善健康状况，提高群众健康水平，加强社区精神文明建设。健康管理机构应与医疗、保健、保险机构有密切联系，履行职责，为每个社会成员提供系统、连续的个性化医疗保健服务。

2. 需要健康教育和管理的人群

健康教育是以西医、中医、营养等知识和研究成果为基础，以简单易行、通俗易懂的方法，运用各种有效措施，旨在于提高公众健康素养的一种方式。健康教育是一项长期、永恒的工程，需要在各领域落实在具体工作中。每个人都要自觉、主动地接受健康教育和管理。健康教育和管理是对个人普及健康常识，在体检后，针对致病的不良因素，进行系统干预的过程，使人可以防止发病，有病防止加重，病后防止复发，增强体质，促进健康。在健康中的管理经营要比做生意的本钱更重要。

需要健康教育和管理的人群有：以青少年为重点，加强流行性疾病、艾滋病、性病传播的教育，增强预防意识；患有常见病、慢性病而不能住院的人（如老人），尤其是患有一些平时并不是经常发作的，及一些慢性的需要进行定期调理的人群；因社会压力增大，工作和生活紧张而引起的亚健康人群；体质虚弱的人群；特殊职业的人群；需要养生保健的人群。对这些人群的健康教育和管理，通过健康体检掌握其健康信息，进行健康状况评估，疾病评估，确定健康管理方案，指导他们有针对性采取养生保健措施，改善饮食结构，补养虚损，加强锻炼，调整心态，改善睡眠，稳定情绪，克服不良生活方式等，增强自我保护和防范能力，使其远离疾病，提高健康水平。

3. 加强自身健康管理

健康是个系统的工程，受社会、环境、生理、心理、生活方式、工作方式、医疗保健等各种因素所制约。因此，每个人都要采用全方位、多种有效措施，综合管理自身健康问题。要学习和掌握健康知识，包括维护健康，预防和消除疾病，营养学、医疗保健、健康环境等知识，了解和掌握人体的组织结构、生理特点、心理特征、病理常识，用掌握的健康知识来评估自身健康状况，针对自身健康情况，养成良好的养生保健习惯。每年进行一次体检，监测自身健康的危险因素，有病及早就医诊治。克服不良的生活和工作方式，排除健康隐患，增加有益健康的因素。在世上人最熟悉的是自己的身体，随着科学技术的进步和发展，人类对自己的身体了解的越来越多，这对提高自身健康能，促进健康十分有益。人要反省生命的价值，抓好养生保健，这是事业的成功和健康的保证。

加强自身健康管理，要从多方面同时做起，坚持运用良好的养生保健方法，是战胜疾病，健身强体的硬件因素。要重视健康投资，通过报纸、电视、广播、图书获取健康信息，并努力实践，为平安、健康地度过一生，奠定坚实的基础。

三十四、实施"健康国家，强壮民族"战略

一个国家、民族最重要的是要抓好两件事：一是抓好经济建设，促进生产力的发展，提高综合国力，不断提高人民群众的生活水平；二是要抓好全民健康建设，提高全民健康水平，促成"健康国家，强壮民族"。两件事虽然同等重要，但第二件是第一件的基础。实行"健康国家，强壮民族"，是在新时代具有前瞻性的战略，对于建立和谐世界具有重要作用。

（一）实施"健康国家，强壮民族"战略的内涵及重要性

1. 实施"健康国家，强壮民族"战略的内涵

健康长寿，为古今中外的人们所盼，关注健康，珍爱生命是人类永恒的主题。健康不仅是体现一个国家与社会进步的重要标志，也是一个国家在国际上竞争力的重要组成部分，更是一个国家强劲发展的重要动力。一个重视全民健康的国家，必定是一个有前途和有发展的国家。

实施"健康国家，强壮民族"战略的内涵是：从一个国家角度将传统

的医疗卫生服务模式，转变成一个国家和全民共同参与的社会运动。使国家从系统性制定健康公共政策、健康目标、健康行动方案、健康投资、健康卫生设施、公共场所卫生、食品卫生、病媒生物防治、实施机制、健康监督、健康体系评估、健康问责机制、完善健康环境、强化社区参与、个人健康技能提高等方面，全方位、多层次、高强度地抓好全民健康。从预防保健的角度，改变传统的医疗卫生服务管理体制与模式，定位于医疗卫生服务的功能与模式，改变健康行为和健康决定因素，有计划、有效率地推动全民健康，为实施"健康国家，强壮民族"战略奠定坚定的基础。

2. 实施"健康国家，强壮民族"战略的科学背景

实施"健康国家，强壮民族"，是一个具有坚实科学背景的战略。是基于公共卫生、临床医学、流行病学、卫生经济、卫生政策、疾病监控、预防重点，对涉及全民健康问题进行广泛研究和评估，研究健康决定因素，提出改善全民健康状况所需要的政策及环境，是一个国家的政府部门与各学科之间互相配合，共同研究，合作实施的高层次社会发展战略，旨在于提高全民整体健康水平，健康国家，强壮民族。

实施"健康国家，强壮民族"战略，首先是要树立塔式健康理念。即健康个人、健康单位、健康学校、健康社区、健康城市、健康国家，形成一个层层抓健康的立体化健康理念。其次是要依据本国国情，结合医疗卫生服务体制的特点，及全民健康情况，制定出总体层、系统层、状态层、要素层的实施方案，突出特色，实际管用，便于操作，构建新的社会健康价值理念，构建新的国家健康研究的理论与方法体系，创新医疗卫生改革与发展的模式，为提高全民健康服务。

3. 实施"健康国家，强壮民族"战略的重要性

实施"健康国家，强壮民族"战略关系到一个国家和民族的兴旺发达。随着我国社会的进步，生产力的发展，生活水平的提高，特别是受非典、禽流感、甲型 H1N1 流感的影响，人们普遍树立了健康理念。期望的不只是寿命的延长，同时，也希望提高生命质量，增强了自我保健意识。注重养生、健身，选择适合于自己的生活、生理、心理等特点的习惯和活动项目，以文明健康的生活方式，通过调剂、改善生理功能，增强免疫力，预防疾病，延缓衰老，增强体质，提高生活和生命质量，提高整体健康水平，生命科学正面临重大突破，必将给人类带来巨大收获。

现代医学研究表明，随着生活水平的提高，目前危害人们健康的大多数疾病，其发生发展都与患者的生活、工作、行为方式，饮食、睡眠习惯，心理、精神状态，运动量等有密切关系。特别是不良的生活方式和超强度的工作，成为严重损害人们健康的催化剂。疾病的形成是一个漫长的过程，但预

防疾病的形成也是一个漫长的过程。若能学会用科学的方法指导生活，从生活细节做起，克服不利于健康的因素，养成健康、良好的生活习惯，增加有益健康的内源性因素，人就可以避免发生与年龄相关的疾病，提高生命质量。人无论做什么，都不要以不良的生活方式造成生理、心理上的疲劳，透支健康，拿命换钱。人在追求理想和实现奋斗目标的过程中，需要有健康的身体作基础。人在铸就辉煌事业的同时，千万不要忘记铸就健康。人体是个复杂的系统工程，如果某一部位发生疾病，就会影响身体健康。健康不能靠药来维持，人不能一辈子都在忙乎治病。不要把钱放在看病上，要把钱用在保健上。只有远离药物的健康，才是有价值的健康。人不要在有病时才治病，要未病先防，防重于治。人在其他方面的失误都有可能弥补和挽救，唯有在健康方面的失误无法弥补和挽救。一个人的健康是属于全家人的，爱惜自己的身体，就等于关心家人。健康不仅仅属于个人，也属于全民和国家。如果人人都健康，国家就健康，民族也就强壮，这个国家和民族必定是有前途、有发展的。

（二）并重抓好全民健康建设和经济建设

1. 全民健康建设与经济建设的关系

全民健康建设和经济建设的关系十分密切，是相互依赖，相互促进，互为因果的关系。只有抓好全民健康建设，提高全民健康水平，不断扩充健康劳动力大军，才能促进经济建设，促进生产力的发展，提高经济效益，提高国家综合实力，改善人民生活。任何国家都离不开经济建设，经济建设是一个国家和民族生存、发展的基础，但经济建设也离不开全民健康建设。任何国家的政府都希望本国国民身体强壮，整体健康水平高，以此作为经济建设的基础。

经济建设依赖于健康的群体。根据世界银行的测算，在过去40年中，全球经济快速增长，虽然有多方面的原因，但其中大约8%到10%是依赖于健康的人群。亚洲的劳动密集型产业多于其他洲，因而亚洲的整个经济增长大约有30%到40%都是依赖于健康人群。健康劳动力是促进一个国家经济发展的基础，只有大力抓好全民健康，才能确保经济建设的可持续发展。

2. 抓好全民健康建设的重点

抓好全民健康建设的重点，是"以防为主，防重于治"，治生病的人，而不是治人生的病。随着世界各国经济的发展，人类疾病的发病原因、疾病模式、疾病病种、疾病病程、恶化程度等都产生了很多变化。有共性问题，也有个性问题，就共性问题而言，一是产生"生活方式病"，也叫"文明病"、"富贵病"，如糖尿病、高血压、高血脂、肥胖症、心脑血管病、冠心病等慢性非传染性疾病增长速度很快，由过去的老年人群体，向中、青少年群体转化。这些病是由于没有管住嘴、迈开腿等原因造成的。二是产生药源性疾病。药物虽然能治病，但也致病。根据世界卫生组织公布的资料表明：世界上有 1/3 的患者因滥用药物，导致药源性发病率不断增加。三是产生医源性疾病。这种病就是在医院给治出来的病，患者住院治疗，往往是几种药物同时叠加运用，这些化学合成药物会发生不良反应，产生毒副作用，治了这种病，诱发别的病，最终结果是"药越吃越多，病越治越多"，致使医源性发病率不断增加。而解决上述三个共性问题的最好办法，就是加强对应性预防，让人们不得病或少得病，提高全民健康水平，为促进经济建设奠定重要基础。

（三）完善医疗卫生机制，改善全民健康状况

为切实保障全民健康，需要从完善医疗卫生机制入手，这是一项做好医疗卫生服务的基础性工作。完善医疗卫生机制为改善全民健康状况，提高全民整体健康水平，实施"健康国家，强壮民族"战略奠定体制基石。

1. 完善医疗卫生机制

首先是要建立覆盖全民的基本医疗保障制度。明确医疗的公益性定位，把基本医疗卫生制度作为公共产品向全民提供，逐步向城乡居民统一提供疾病防控、妇幼保健、健康教育等基本健康服务。其次是保证人人享有基本医疗权力。着力解决医药不分、以药养医、医疗质量低、医生服务态度差、看病难、看病贵、药价居高等体制性因素，切实为群众提供基本医疗服务。再次是改变医院现行管理体制，完善医院的监管、评价机制，在公益优先原则的指导下，加大对医院的监管力度，改善医疗服务态度，提高医疗服务质量，为患者提供优质服务。应当建立一个不分年龄，人人享有健康的机制。现代医学的发展方向，在于从单纯的治病模式，转向生理、心理、社会医学模式，对人们提供全方位的医学保护和服务，指导人们关注生活方式，预防疾病，让人不生病，维护健康，提高生命质量和健康水平。未来生命科学研究的重点应是对多病并存的人体进行整体诊治，关注生命活力学，提高生命质量。

2. 健康强民富国

生命在于加强健康管理，不能低估加强健康管理对延长寿命和促进生产力发展的积极作用。要构建体内和谐，打造绿色健康。所谓绿色健康就是通过养生保健，加强健康管理而获得的健康。养生保健的精妙之处，在于对每一个人的健康会起到保护和促进作用。健康教育是最好的防病健身疫苗。一个人在年轻的时候就应该接受健康教育，学会管理生命，掌握和运用养生保

健知识，采取得力的健身措施，加强疾病的预防，提高身体素质。要从对自己负责，对家人负责的高度重视养生保健，把有效的养生保健措施延伸到各个方面，全面构筑预防疾病、增强体质的防线，进而大力改善全民健康状况。

（四）突出重点，注重自我保健

实施"健康国家，强壮民族"战略的基础在于全民。如果每个国民健康了，整个国家也就健康了，民族也就强壮了。因此，要突出重点，注重自我保健。

1. 提高健康认识

一个人要想健康，首先要提高对健康的认识，缩短认识和实践的距离，增强自我保健意识，这对促进身体健康，具有积极的作用。一个人用于养生保健的时间，应大于治疗疾病的时间。养生保健做得越好，人的健康水平就越高。身体健康，全靠自己。养生保健理论的重要价值，在于告诉人们怎样做才能健康。会养生的人，必然能健康长寿。一个人的健康不是别人恩赐的，而是靠自己保养出来的。每个人都要牢牢掌握健康的主动权，要想一切办法推迟死亡时间，延长寿命。世上没有无缘无故的疾病，非外伤性疾病都是自己造成的。一个人没有健康的身体，不能责怪别人，而是自己的责任。谁不养生谁倒霉，谁有病谁遭罪。在世界上健康是最简单的事情，只要你想健康就能健康。要最大限度的发挥养生保健能力。养护健康不但是对自己负责，也是对家庭和社会负责。应当变被动健康为主动需求，将健康意识变为健康习惯，取得健康效果。每个人都有使自己成为健康人的方法，重要的是贵在坚持。人的健康水平，取决于对健康的重视和促进程度。健康要讲"积效论"，即通过日常的养生保健，逐步累加功效，确保身体强健。

要养成对自身健康进行年审的习惯，减少不利因素的影响，不断完善和调整健身方法。既要重视锻炼、饮食、按摩、心理、睡眠、情绪等健康的"硬件"因素，又不忽视生活节奏、幸福感受、性爱等"软件"因素，使两个因素同时起作用，增加有益健康的因素。一个人只要有一个强健的身体，就已经获得最大财富的人。今天的养生保健是为了享受明天的美好生活。健康没有返程车，每个人都要加倍珍惜。养生最高境界在于能养生。养生不单单是为"活"而活，而是为有个好身体，更好地为国家和人民工作。

2. 抓好养护生命

抓好养护生命，是指在自我保健和医疗保护下，预防疾病，延缓衰老，提高生命质量，使身体、心理和行为健康。健康不快乐，活着也难过；快乐不健康，活着也遭殃。一个人忽视健康，就等于缩短自己的寿命。没有养生就没有健康，没有健康就没有长寿。健康是生命的源泉，健康是人生的护身符，能给人带来最大的财富。

人在一生中，最重要的是要做好两件事：一是要做好工作，二是要保养好身体，而保养好身体又是做好工作的前提。因此，要坚持两手抓，两手都要硬。谁都想健康长寿，但真正做到却是一件很不容易的事情，就现在人们对健康的态度是：青年人忽视是找死；中年人顾不上是等死；老年人特重视是怕死。目前，人们只重视看病，而忽视防病，一部分人在养生保健问题上，就是知道，但做不到。要改变这种状况，要用健康管理理念对待健康，大力营造全民健身的氛围。当人离健康越远，离疾病也就越近，这时需要作好迎战疾病的心理准备。要想健康长寿，就要遵循养生原则，坚持自我督促，养成习惯，持之以恒，从头到脚进行立体化深度养生，为健康长寿创造条件，养生保健什么时候做都不晚，但早做早受益，要延长链条式健身方法，自力持续养护健康。要善于给自己订长寿目标，有了目标，养生保健就有动力，必然会有效果。当前最迫切的任务，是培育全民"讲养生，会养生，促健康"的氛围，形成靠养生提高生命质量的优质土壤。要积极探索、实施"知己健康管理"模式，强化多元健康载体，使健康进单位、进社区、进家庭、进人体，进而全面提高全民身体素质。

三十五、大力发展现代健康产业

（一）现代健康产业的含义

现代健康产业是指与人们健康有关的系统性产业。它包括：传统药品、天然药品、安全用药、保健食品、生物技术产品、生物工程、药膳食疗、疾病防控、疾病医治、医理研究、医疗技术、医学科研、基因技术产品、医疗器械、医院建设、医药企业、医药销售、健康科普、养生保健、健康运动、生存环境等内容，是21世纪新兴的富有生命力的产业，成为新的经济增长点，利国利民须臾不可缺少的产业。

（二）现代健康产业的作用

由于社会生产力的发展，物质生活水平的提高，人们对精神和物质生活的需求越来越高，在享受幸福美满生活的同时，更加注重自我保健，把身体健康摆在重要位置上，渴求提高生命和生活质量。因此，人们需要现代健康产业来满足日益增长的精神和物质生活的需求。

世界各国的现代健康产业发展很快，我国发展速度虽然不慢，但与发达国家比尚有不足，处于需要大力发展的阶段。现代健康产业要有"三个面对"，即面对现实、面对生活、面对群众。现代健康产业领域不应有垄断，应当资源共享，互相借鉴，互相交流，相互促进，共同提高，面向基层，完善措施，注重创新，医患互信，服务百姓，全面提高全民族的健康水平，为构建和谐社会奠定扎实的基础。

（三）加强对健康产业的监管

健康产业的安全问题是个重要问题，影响因素复杂，它不单单是一个经济问题，还是一个文化问题，更是一个普遍的社会问题，是构建和谐社会的依赖性因素。当前，在流通环节上健康产业安全主要存在的问题有：无照从事食品生产经营活动，制售假冒伪劣药品、食品，销售不合格食品和有毒有害食品，虚假广告宣传，食品假包装、假标识，这些问题都严重危害健康产业的安全，是亟待解决的最大民生问题。在健康产业的监管问题上，目前内地监管、检测机构多头管理，部门分割，检测标准方法不统一，资源浪费现象严重，暴露出许多需要解决的问题。在大力发展现代健康产业的同时，必须加强对健康产业的监管。各级政府负总责，抓好产、供、销、管立体化环节，逐步建立和完善医药、食品安全法律法规，形成结构完整，分工明确，职能互补，资源共享，监管有力的监管体系；加强医药、食品审评、审核、审批的监督；严厉打击研发环节上实验及申报资料弄虚作假行为；对高风险类生产企业要建立驻厂监督员制度，实行"零距离"监管；对医药、食品要建立"身份档案"，合格者发给绿色检验证明；对加工、质量、贮存、运输、流通环节，实行严格的监控，取缔违法违规生产、经营行为；加强医药注册管理，遏制药品改头换面的违规行为；严厉打击、治裁制贩假冒伪劣药品食品、药价虚高、一药多名等坑害群众的行为；构建严密的追溯体系和良好的食品安全信用体系，净化医药、食品生产环境，切实保证群众生命健康安全。

第二篇　科学饮食

饮食是人类维持生命和生存的主要物质，对人类的繁衍，增强人的健康，延长寿命起重要作用。古人云："寿命长短不在天，善处饮食得永年，"这说明饮食对健康长寿的重要性。要想健康必须依靠科学饮食作保证。饮食讲科学是一种社会进步，它不仅是一个维持生命基本需求的问题，还与一个国家的文化、艺术、发展紧密相关。科学饮食是健康的物质基础，对促进人体健康起着十分重要的作用。要普及食物知识，了解和掌握食物营养成分、特性和功效，并有针对性的选择食物，通过饮食增加有利健康的因素。我们绝不能忽视科学饮食的作用，要为了生存而吃，不要为了吃而生存。科学饮食的作用就在于让人们明白怎么吃，才能对身体有益，主动迈进健康长寿的大门。

一、科学饮食的内涵、作用

（一）科学饮食的内涵

科学饮食就是利用绿色和天然食物，科学搭配食物，将人体保持在最佳状态中。科学饮食一是指基本营养比例合适，食物含有充分的营养，建立合理的膳食结构，养成良好的饮食习惯，恰当的烹调手段，以这个原则指导调配的饮食称为科学饮食。二是指注重调整饮食结构。食物要有充分的营养，种类齐全，食物多样化，互补增效，酸碱适度，荤素搭配，比例适当，以植物性食物为主。要多吃粗杂粮、蔬菜、水果、豆类等食物，多吃含膳食纤维食物。三是指注重饮食方式。要限制动物性高脂肪食物，多食植物油，少盐、少糖，少食腌制、烧烤、油炸、熏制、霉变等含有致癌物的食物。要把合理营养，平衡膳食体现在饮食之中，以满足人体的营养需要。

（二）科学饮食的作用

1. 科学饮食的重要性

科学饮食与健康有密切的关系，健康的因素之一是吃出来的，疾病的因素之一也是吃出来的，科学饮食对维护健康起着重要作用。人能够维持生命健康地生活，要依赖营养充足和搭配合理的食物。每一种食物都有特定的营养成分，不同的食物会有不同的营养特点，没有哪一种食物能为人体提供全部所需营养。因此，只有把各种食物合理搭配，科学饮食，才能全面满足人体对营养的需求。现在越来越多的人们愿意从食物和天然物质中，选择有益健康的食物，为健康提供基础。人们的生活实践告诉我们：健康是吃出来的，疾病也是吃出来的。人爱好一种食物没有错，但持久性的过量吃不健康的食物肯定会出错，必然损害健康。饮食关系到人的身体健康，决定一个国家、民族的健康状况。没有不好的食物，只有不合理的膳食。

2. 不科学饮食的危害

不科学饮食危害健康。现在癌症已经成为严重危害人民健康的常见病、多发病。尽管多数癌症确切原因还不清楚，但相当一部分癌症是由遗传因素、环境因素和饮食因素引起的，大约有 1/2 的癌症患者与饮食不当有关。如：随着人们生活水平的提高，主食越吃越精，粗、杂粮吃得少了，缺乏粗纤维素，导致大肠癌发病率升高；乳腺癌、结肠癌多为因高脂肪、高蛋白食物摄入过多引起的；吸烟、饮酒，易造成头颈部癌；吃过烫、过热、刺激性、偏硬、酸菜等食物易诱发食管癌；肝癌是由于食用霉变玉米、花生、大米等食物造成的；胰腺癌大多是由于暴饮暴食习惯，经常食油腻食物诱发的；胃癌大多由于常吃熏制食品，含硝酸盐或亚硝酸盐的香肠、火腿、汤菜、干咸鱼造成的。地球上的文明人，正在用自己的嘴以文明的方式吞食"文明病"，用牙齿摧残自己的身体。一切疾病的基础性原因，是由于不科学的饮食，形成体内毒素，破坏细胞组织，致使细菌、病毒侵入机体，造成免疫功能低下，最终形成疾病。目前，不科学的饮食方法使人们的健康水平有所下降，其健康状况面临"缺乏的依然存在，过剩的令人担忧的局面"。这些问题应予以重视。

3. 科学饮食的作用

科学饮食有益健康。要切实采用科学饮食方式，调整饮食结构，改变饮食模式，多食膳食纤维食物，养成良好的饮食习惯，要吃出健康，不要吃出疾病。改变饮食模式，从用嘴吃饭改为用脑吃饭。这是因为人们通过吃的方式，获得自身生长发育和维持体内活动所需要的各种营养，维护生命，保持健康。用嘴吃饭是为吃饭而吃饭，是生理意义上的吃饭，结果会吃出许多疾病；而用脑吃饭是在思想上有明确目的指导下吃饭，吃饭用脑子想，吃什么、怎么吃，要讲科学，如何搭配食物才能满足机体的营养需求，预防疾病。用脑吃饭是养护健康，现代文明生活发展的新趋势。食物的选择在于人们根据自身需要，只要有益于健康就是好的食物。人们应当对进嘴的每一口食物都有好感。合理搭配膳食，不是贫富问题，而是观念问题，它不需要多少时间和金钱，只需要有讲营养的观念和知识，长期坚持就会产生明显的功效。真正的长生不老药，就是靠科学饮食清除体内垃圾自由基，为健康增加有利因素，提高生命质量，延缓衰老，健康长寿。

二、食物营养在人体中的作用

食物营养起着维护生命的重要作用。没有食物就没有生命。

（一）食物营养的功效

食物中含有能被人体消化吸收的成分，并有一定生理功能，维护生命的物质称为营养素。"营"是谋求的意思，"养"是养料。营养是指人为了生存，去谋求能满足自己身体需求的养料，养料靠一日三餐供给。食物营养是生命的物质基础，对维持和延续生命起着至关重要的作用。没有食物营养，人的生命也就不存在了。构成人的身体是来自食物的各种元素。每个人在一生中要吃掉大量的食物，这些食物按类，按营养成分可分为营养、水饮、谷食、蔬食、调和、毛羽、水果、鳞介等八大类。这些食物在胃肠中被富含各种消化酶的分泌液所分解，这些分泌液的制造速度每天为 10 升左右，食物中的营养物质被消化后供机体吸收，以维持生命。人体对营养物质的需求有蛋白质、脂肪、碳水化合物、维生素和矿物质等，这些都是通过消化道被吸收的，而消化道的健康程度取决于人们所吃的食物。因此，人的健康状况在很大程度上取决于生活方式、食物营养、饮食习惯及对健康的重视程度和保持健康的能力。

人们对食物营养的需求有三个原则：一是机体需要，维持生命；二是喜欢食用，容易消化；三是费用低廉，经济实惠。人们要选择最佳营养，最佳营养就是能为机体提供最好的营养物质，供机体吸收保持身体健康。

由于国家、民族、地域、环境、年龄、性别和习惯的不同，对食物营养需求也就不同。要想了解一个国家、民族的营养方式，就应该先了解他们的食物。传统的中国膳食，以粮谷类、水果、蔬菜、大豆为基础的膳食模式，符合人类对营养的需求，为世界各国健康饮食起到了示范作用。每个人的营养需求都是与众不同的，不可能有一个固定的营养方案。营养方案的选择取决于人们的饮食习惯、经济状况及身体健康状况。

（二）食物营养的作用

食物营养对维护健康起着重要作用。目前保证人体健康所需的营养物质主要有 50 多种，通过人们每天饮食摄入最佳种类和数量的营养物质，可以消除体内不利于健康的因素，增加有利因素，保持身体健康状态。营养学专家研究表明，人每天摄入均衡的营养物质，会使人的身体、心理、外貌保持最佳状态，充满朝气活力，使头脑清晰，精力集中，提高智商，提高睡眠质量，增强抵抗力，改善和增强体质，最终延年益寿。

人们良好的生活方式和饮食习惯，通过日常的饮食，可保证最佳营养的摄入，不但可以预防和抵抗疾病，而且还可以治疗某些疾病。食补胜于药补。营养学专家饮食治病的专著，详细地介绍了这方面情况。

在20世纪初，爱迪生曾说过："未来的医生将不再给病人药物，而是引导病人关注饮食结构、饮食的保养及疾病的起因和预防。"营养维持生命，生命需要营养，最佳营养将给人们带来健康的身体。

三、营养均衡在人体中的作用

人的健康程度可以说取决于营养的均衡程度，营养均衡在促进人的健康中起着重要作用。人体的60%～63%是由水构成的，另外还有18%～22%的蛋白质，13%～16%的脂肪，2%的维生素和矿物质。人体内的每一个分子都是由摄入的食物和水分构成的。摄入优质食物有助于人提高抵抗力，提高健康水平。

近20年来，人们的饮食很难摄入理想数量的营养物质和取得最佳的营养均衡。这是因为人们受生活和饮食习惯的影响，摄入过多的饱和脂肪和糖分，而不饱和脂肪和淀粉的摄入量减少。即使是那些认为自己的饮食已做到平衡的人们，也无法做到蛋白质、脂肪、碳水化合物、矿物质、维生素的最佳摄入量。现在要做到这一点实属不易，因为随着人们生活节奏的加快，没有更多时间去购买新鲜食物，更多的倒是依赖由厂家加工制成的成品或半成品，而厂家所关心和追求的是利润，并不是人们的健康。现代食品生产的方式，严重破坏了食物的营养成分，使人体营养成分失衡，导致某些维生素、矿物质和必需脂肪酸缺乏。一些不利于人体健康，含有各种添加剂、残留农药、化肥和反式脂肪酸的食物，不断地涌现出来，又成为影响人们健康的因素。因此，需要人们坚持摄入保证健康的食物。

人们理想的饮食、均衡的营养包括对以下营养素的摄入：

（一）蛋白质

蛋白质是人体的重要组成部分，是所有生物细胞的基本构成物质，是生命的物质基础。蛋白质约占人体重量的18%，占人体固体重量的45%，它主要由肉类、蛋类、乳类、豆类、干酪等食物提供。蛋白质大约由22种氨基酸，以不同的组合在一起的高分子有机化合物，构成不同种类的蛋白质。蛋白质的生理功能主要有：一是建造机体的细胞和器官，促进机体生长发育，修复和更新细胞组织；二是合成酶和抗体，合成一些含氮化合物的原料，具有维持生理功能和调节、促进机体新陈代谢的作用；三是供给机体热量，补充新陈代谢所消耗的热能；四是制造荷尔蒙、神经递质的原料，并帮助在体内运送物质。

人每天所摄入的蛋白质的数量和质量是很重要的，而质量则是由氨基酸之间的均衡所决定的。人的身体状况不同，每天所摄入的蛋白质也会不同。对健康的成年人来说男性每天摄入 75 克、女性每天摄入 60 克蛋白质就够了，而对治病的手术康复阶段，怀孕时期，繁重的体力劳动和剧烈的体育锻炼的人，日摄入蛋白质就要多一些。蛋白质摄入不足或缺乏时，中老年体质虚弱，易患各种疾病，衰老快；成人则表现出贫血，内分泌功能紊乱，消化不良，肌肉萎缩、疲倦，慢性腹泻，营养不良，消瘦体轻，抵抗力低下等；幼儿和青少年则表现为生长发育缓慢，体重过轻，大脑智力发育障碍等。因此，各类人群都要保证足量地摄入蛋白质。氨基酸的含量均衡则是优质的蛋白质食品，这样的食品有：肉类、蛋类、鱼类、乳类、豆类等。在含有动物性蛋白质的食品中，还含有较多的饱和脂肪。而在含有植物性蛋白质的食品中，通常还含有更多对人体有益的合成碳水化合物，而且其酸性弱于肉类。通常，人每周吃三次肉类即可。每天摄入蛋白质所提供的量应占能量的15%左右。

（二）脂类

脂肪是供机体内氧化代谢的物质，与糖类、蛋白质密切相关。机体内主要靠糖类供应热量；糖类消耗过多，由脂肪供给能量；当糖类和脂肪消耗过多，最后由蛋白质供给能量。人体中的脂肪分为三类：一是简脂肪，包括硬脂、软脂、油脂等；二是结合脂肪，包括卵磷脂、脑磷脂、醣脂、磷脂、神经磷脂等；三是类脂肪，包括胆固醇、麦角固醇等。人们要想健康，必须选择种类合适的脂肪做保证。必需脂肪可降低疲劳、湿疹、过敏症、关节炎、抑郁、心脏病、癌症的患病几率。如果一个人体内缺乏必需脂肪，则会增加患疾病的几率。如果你担心体重增加，强制减肥，而避免摄入脂肪，那么你就失去了身体必不可少的有益健康的营养物质，影响健康的可能性就会增加。

脂肪有两种基本的类型：饱和脂肪和不饱和脂肪。饱和脂肪指的是固体食物，主要来源于肉类和乳制品，并不是人体必需的，摄入过多对身体无益。不饱和脂肪分为单不饱和脂肪和多不饱和脂肪，单不饱和脂肪主要含于橄榄油中，多不饱和脂肪主要来源于鱼类、植物油和坚果。对人体有益的应是不饱和脂肪，应当多食用。

某些多不饱和脂肪，即亚油酸和亚麻酸也被称为 Ω－6 系列（芝麻和向日葵含量高）和 Ω－3 系列（南瓜和亚麻子含量高）油类，是大脑和神经系统、心脑血管系统、免疫系统及皮肤必需的营养物质。缺乏这些物质就容易发生疾患。而最佳的饮食就可以互补、平衡这两种物质，为机体提供健康的因素。现在市场上所加工销售的人造奶油，是由不饱和脂肪通过氢化"工艺"而制成，而在氢化过程中可能产生对人体有害的反式脂肪，因此不宜多吃。

脂肪的来源有：动物性脂肪主要来源于肉类、鱼类、乳类中所含的脂肪，如牛油、猪油、鱼油、羊油、鸡油等。植物性脂肪主要来源于豆类，植物的种子和果实，如豆油、芝麻油、玉米油、花生油、菜籽油等。人的最佳饮食中的脂肪应以植物性为主，再适当食用一些动物性脂肪。一般说来，膳食中脂肪所提供的能量应占全日总能量的20%～30%。

（三）碳水化合物

碳水化合物可分为糖、寡糖和多糖三类。按照释放能量的快慢程度，可分为两种：一种是"快速释放能量"，如糖类、麦芽、蜂蜜和大多数精制食品中含有的碳水化合物。快速释放能量的碳水化合物，在短时间内释放出大量的热量，释放得快，消退得也快。另一种是食物中含有更多的淀粉和膳食纤维，能减弱能量释放的速度，缓慢释放能量的碳水化合物可提供更持续的能量，有益健康。如果长期食用快速释放能量的碳水化合物可引发各类疾病，危害健康。多食缓慢释放的碳水化合物对身体更有益，膳食中碳水化合物提供的能量应占每日总能量的55%～65%。

（四）水分

水是人体重要的组成部分，也是维持生命的重要物质。人体的2/3是由水构成的，人体所有组织都含有水。没有水，生命将停止。水参与体内生理代谢过程，适当饮水可以利尿、排毒、稀释有关代谢产物，润肠、通便，预防泌尿系统感染，调节机体各种生理功能，调节体温，滋养皮肤，使皮肤富有光泽，减少皱纹，促进人体健康。正常成人每天进水，包括食物含水、饮水、物质代谢内生水大体在2500毫升左右，出水包括尿液、大便、皮肤蒸发、呼吸蒸发，大体在2500毫升左右，进出水基本平衡。如果人每天尿量不足500毫升，会导致尿中毒，每天适量饮水以保证尿量，有利于排毒。但不能过量饮水，过量饮水会加重心脏、肾脏负担，引起水肿，甚至水中毒，造成昏迷。因此，饮水时要缓慢多次少饮，既要足量补充，又不过量，以维持体内水平衡。

（五）膳食纤维

膳食纤维的主要成分是非淀粉多糖，在人体内具有重要的营养价值，膳食纤维是碳水化合物中的一类，非淀粉多糖，与人体健康密切相关。日常饮食中若有足量的膳食纤维，就能使人体免除心脑血管、消化道、糖尿病、肥胖症、内分泌代谢失调等疾患；可使肠内代谢产物排泄出去，预防便秘，防止肠道疾患；还可降低体内胆固醇的含量，防止动脉硬化。

目前人体需要的纤维素有五种：一是植物纤维素：豆类、粗糖、蔬菜、水果中含量较高，可防便秘，稀释血液，平衡血糖，减肥，清除致癌物质。食物来源有：全麦、面粉、豆类、苹果、花生、栗子、梨、粗糖等。二是半纤维素：其作用与植物纤维素基本相似。食物来源有：谷类、豆类、玉米、香蕉、萝卜、苹果等。三是果胶：这是一种水溶性纤维，能降低胆固醇，防胆结石，防直肠癌。食物来源有：香蕉、橙、萝卜、苹果等。四是木质素：有清洗肠道中的胆固醇、胆酸、胆结石，防直肠癌的作用。食物来源有：花生、梨、李子、卷心菜、谷类、栗子等。植物越成熟，其木质素的含量就越高。五是胶质与植物黏液：具有防糖尿病，降低胆固醇，平衡血糖作用。食物来源有：燕麦片、燕麦糖、干豆类等。成人每天应摄入食物纤维素35克以上，为了健康需要，富含纤维素的食物应占人们日常饮食的主体。

（六）维生素

维生素是低分子有机化合物，是维护人体健康的重要物质。维生素的需要量比蛋白质、脂肪、碳水化合物要少，但其重要性不亚于这三类物质。它起着调节机体代谢，维护正常生长，调节生理功能，增强免疫系统功能，维持肌肤健康，保护动脉，维持生命正常活动的重要作用。

维生素分为两大类：一类为脂溶性维生素，能溶于脂肪及脂溶剂中，这类有维生素 A、D、E、K 等；另一类为水溶性维生素，能溶于水，这类有维生素 B_1、B_2、B_6、B_{12}、C 等。维生素的种类不同，其作用也不相同。维生素 A、C 是抗氧化剂，具有清除体内垃圾自由基，抗衰老，预防心脏病，抗癌症，增强抵抗力的功效；维生素 D 有助于控制钙的平衡；维生素 B 族和 C 族有将食物转化为能量的作用；维生素 E 有防止必需脂肪腐败的作用。病人、孕妇、儿童、特殊工种劳动者等特殊人群，对维生素的需要量较常人要高。

人体如果缺乏维生素时，会出现抵抗力低下，易发生特异性病变。人体对维生素的需要量不多，但体内不能合成或合成很少，必须依靠食物供给。因此，我们在烹调加工食物时要讲究方法，避免时间过长，减少维生素的损失。

（七）矿物质

人体内含有的 60 多种元素中，已发现有 20 余种是构成人体组织，约占人体总量的 4%～5%，维持人体生理功能所必需的基本元素。矿物质在体内执行的重要的重要的生理功能。钙、磷、镁有助于骨骼和牙齿的健康，维持体内细胞正常生理状态。神经信号的传输需要依靠钙、镁、钠、钾；锌有助于体力的恢复，硒和锌能增强免疫系统功能；镁、锰、锌等能维持大脑活动。

人们每天所需要的矿物质主要来自食物。钙大量存在于乳制品、豆类、各类绿叶蔬菜等食物中；镁存在于坚果、植物种子、根茎类蔬菜等食物中；铁存在于豆类、水果、海带、木耳、动物内脏等食物中；钠、钾、锰、铬存在于所有的种子类、稻谷类、坚果、蔬菜中；硒常见于海藻、海鲜、芝麻、植物种子、坚果等食物中。为了营养均衡，人每天要食多样化食物，以保证摄入足量的矿物质。

（八）氨基酸

氨基酸是维持人体健康，构成蛋白质的重要物质。目前为人所知的氨基酸已有 22 种，其中有 8 种为必需氨基酸。必需氨基酸要从食物及营养补品中摄取，其余的氨基酸能在人体中自然合成。必需氨基酸有：异亮氨酸、亮氨酸、赖氨酸、甲硫氨酸、苯丙氨酸、苏氨酸、色氨酸、缬氨酸。在人体中自然合成的氨基酸有：组氨酸、天冬酰胺酸、精氨酸、胱氨酸、半胱氨酸、丙氨酸、鸟氨酸、丝氨酸、甘氨酸、谷氨酰胺、谷氨酸、酪氨酸、脯氨酸。每一种氨基酸都有它特定的功能，是维持人体健康所需的重要物质。

（九）绿色食物

人们日常饮食有两种：一种是食物，一种是食品。食物是指原物、原形、原味、原质、原汤；食品是指被现代工厂加工成的食品，在加工过程中采用特殊工艺，使食物的营养成分受到破坏，营养价值降低。绿色食物就是没有被污染，纯天然的食物，强调环保和安全，产品或产品原料的产地、产品的加工生产和操作规程，产品的质量和卫生标准及外包装标签等，必须符合国家规定的强制性标准。20 世纪前，绿色食物成了人类饮食的主体。到了 20 世纪，由于人工化学制品加入食品中，从而降低了人们食用绿色食物的比例，给健康带来一定的危害。人们健康的重要因素之一，就是食物提供的能量恰好等于保持身体健康所需要的数量。但目前一些有损健康的化学制品，不但浪费了大量的能量，还能蓄积于身体的各器官中，无法排出体外。人们想完全避免接触、食用这些物质是不可能的，因为现在已找不到几处未被污染的地方。因此，人们所能做到的就是尽量选择食用绿色、天然食物，以降低化学污染对身体造成的损害。绿色、天然食物对人体很有益处。除动物性食品外，多食生的食物可以多产生有助于消化的酶。生的食物含有重要的植物化学成分，对人体健康不亚于维生素和微量元素。应尽量避免食用含有添加剂的加工食品。烹制食品时间不要过长，以减少食物中的维生素、酶和植物化学活性成分的损失。

四、维生素在人体中的作用

维生素属于微量营养素，是维持生命的必需的有机物质，在人体内不能产生能量，也不参与人体细胞组织构成。只有促进生长发育，提高抵抗能力，清除自由基，调节新陈代谢等作用。在正常情况下，人体对其需求量很少，但如果缺乏则会影响健康。各类维生素存在于天然食物中，不能在体内产生和合成，因此，需要从日常的饮食中摄取。维生素有脂溶性和水溶性两种：脂溶性维生素要依靠脂肪，才能被消化吸收；水溶性维生素有一部分因随尿液、汗液排出体外，无法贮存在体内，必须依靠每日饮食来补充。目前维生素有 16 种：

（一）维生素 A

维生素 A 属于脂溶性维生素，可以贮藏在体内，维生素 A 有两种，一种是维生素 A 醇，存在于动物肝脏、牛奶、蛋黄、奶油等食物中；另一种是胡萝卜素，又称为维生素 A 原或 β - 胡萝卜素，存在于胡萝卜、红色水果、油菜、菠菜等食物中。胡萝卜素在人体内酶的作用下可就生物活性而言，6 倍于胡萝卜素，相当于一倍维生素 A。维生素 A 和胡萝卜素相对耐热，其营养成分破坏率较低。

维生素 A 是维持人体健康的重要物质。它可以增强人体免疫力，防止病毒感染，修复维护表皮组织，防止呼吸系统受污染，有助于生长发育，抗氧化，抗衰老，治疗消化道溃疡，阻止癌细胞的形成和扩散。

维生素 A 不足时，会影响视力。维生素 A 与某种视蛋白质结合形成一种感光的物质视紫红质。缺乏维生素 A 时，视紫红质就要受到破坏，导致视力下降和夜盲症，影响视力。维生素 A 严重缺乏时，人体会感到疲劳，抵抗力下降，皮肤会有灼热感、发炎，眼球疼痛，患角膜炎，皮肤老化，黏膜组织发生异常等症状。

维生素 A 的食物来源有：动物性肝脏、甜菜、卷心菜、带鱼、西葫芦、胡萝卜、木瓜、南瓜、杏、番茄、牛奶、奶制品、蛋类、芥菜、芒果、桃、香蕉、哈密瓜、菠菜、香菜、元葱、芹菜、甘蓝、蜂蜜、蚕豆、韭菜、青椒、绿豆等。维生素 A 的需求量为成年男性每天 800 微克，女性每天 700 微克，如日摄入量超过 3000 微克，则可能引起中毒。

（二）维生素 B_1

维生素 B_1 又名硫胺素，是一种水溶性维生素，多余的维生素 B_1 不会贮藏于体内，需要每日补充。B族维生素目前有15种以上，它有助于将葡萄糖转化为能量，维护神经、皮肤、肝脏、口腔、眼睛、头发的功能。B族维生素之间有协同作用。一次摄取全部B族维生素的作用，要优于分别摄取的作用。

维生素 B_1 的主要功能是参与碳水化合物的代射，对机体、尤其是对大脑和神经系统提供能量，常助体内利用蛋白质。具有促进血液循环，血液的形成及糖类代谢，辅助盐酸的制造，生长发育，维护神经系统、心脏、胃、肠的肌肉组织健全的作用。

缺乏维生素 B_1 可导致脚气病，缺乏维生素 B_1 时主要表现有心脏周围疼痛、心悸、呼吸急促、倦怠、情绪沮丧、便秘等症状。严重缺乏维生素 B_1 时，会引起神经系统功能失常，脚气病、厌食、烦躁、气短、呕吐、低血压、心智混乱，眼睛肌肉麻痹，下肢失去知觉等症状，甚至可能因心功能衰竭死亡。

维生素 B_1 的食物来源有：全谷类、燕麦、荞麦、全麦、糙米、芦笋、豆瓣菜、蛋黄、玉米、花生、蘑菇、番茄、青豆、土豆、芹菜、坚果、绿豆、西葫芦、大豆、豌豆、卷心菜、葵花籽、啤酒酵母、元葱、辣椒、葡萄酒、花椰菜等。成年男女维生素 B_1 的需用量分别为每日 1.4 毫克和 1.3 毫克。

（三）维生素 B_2

维生素 B_2 又名核黄素，是一种水溶性维生素，容易消化吸收，不会存积在体内，需要经常从食物或营养补品中摄取。维生素 B_2 有助于体内的脂肪、碳水化合物、蛋白质转化为能量，辅助代谢，促进抗体的制造、红细胞的形成、细胞呼吸和生长发育，修复和维护体内及外部皮肤健康，调节体内的酸碱度，有助皮肤、头发、指甲等利用氧气，协助维生素 B_6、铁的吸收。具有减轻体能压力和疲劳，预防白内障，消除口腔唇、舌的炎症，促使皮肤毛发、指甲正常生长，减轻眼疲劳等功效。缺乏维生素 B_2 时，会造成舌头呈红色和紫色，嘴角开裂出现放射性状的褶皱，影响视力，引起皮肤、生殖器炎症和机能障碍，妇女孕期损害胎儿健康。

维生素 B_2 的食物来源有：动物肝脏、肾脏、鲭鱼、海带、南瓜、泥鳅、燕麦、大豆、牛奶、卷心菜、豆瓣、竹笋、菠菜、鸡肉、鸭肉、鹅肉、椰菜、麦胚、荞麦、玉米、蘑菇、羊奶、牛肉、马奶、绿豆、芹菜、土豆、佛手、蚕豆、元葱、酵母粉、紫菜等。成年男女维生素 B_2 的需用量分别为每日 1.4 毫克和 1.2 毫克。

（四）维生素 B_3

维生素 B_3 又称为烟酸、尼克酸、烟酰胺，是一种水溶性维生素。维生素 B₃是大脑活动，皮肤健康，血液循环，性激素合成，降低胆固醇，平衡血糖、代谢，制造消化系统所需盐酸的物质。具有维护皮肤健康，治疗心理疾病等功效。

缺乏维生素 B₃时，成人会引起胃功能失常，食欲下降，产生异常舌苔、口臭及口腔溃疡，脾气暴躁、失眠、记忆力减退、精神恍惚，导致糙皮病、痴呆，甚至死亡；婴幼儿会导致严重的腹泻。

维生素 B₃的食物来源有：鲤鱼、大马哈鱼、旗鱼、金枪鱼、青花鱼、鲭鱼、牛肉、猪肉、羊肉、鸡肉、动物肝脏与肾脏、蘑菇、牛奶、羊奶、鸡蛋、胡萝卜、土豆、全麦、花生、麦芽、卷心菜、番茄、无花果、燕麦、紫菜、海棠、元葱、玉米、绿豆、芹菜、蚕豆等。成年男女维生素 B₃的需用量分别为每日 1.4 毫克和 1.3 毫克。

（五）维生素 B₅

维生素 B₅，又称泛酸，是一种水溶性维生素，是一种重要的辅酶——辅酶 A 的组成部分。

维生素 B₅是制造体内能量，促进细胞生成，生长发育，肾上腺激素的生成，抗体的形成，荷尔蒙的分泌，大脑和神经系统必需的营养物质。具有维持消化道正常功能，降血脂、胆固醇，治疗忧郁，增强抵抗力等功效。

缺乏维生素 B₅时会导致肾上腺受损，导致肿大或出血，无法分泌激素，低血糖，十二指肠溃疡，忧郁症及副肾皮质机能降低等症状。维生素 B₅的食物来源有：牛肉、猪肉、动物肝脏和心脏、鸡肉、豆类、蘑菇、草莓、蛋类、坚果、绿叶蔬菜、西葫芦、番茄、豌豆、全麦、酵母、牛奶、卷心菜、梨、芹菜、小扁豆，未精制谷类、花椰菜等。

（六）维生素 B₆

维生素 B₆，又称为吡哆素，是一种水溶性维生素，需从日常饮食和营养补品中补充。另外，肠内细菌也能能合成一部分维生素 B₆，所以应多吃富含粗纤维的食物。

维生素 B₆有助于体内利用吸收脂肪和蛋白质，是大脑活动，制造荷尔蒙、红血球和抗体的必需物质。有助于平衡性激素，维持体内钾、钠离子平衡，维持大脑活动和神经系统正常功能，活化多种酶，辅助维生素 B₁₂的吸收和免疫系统的正常功能。具有帮助人体消化吸收蛋白质和脂肪，预防过敏症、关节炎、哮喘、神经失调、利尿、组织器官老化、皮肤病，增强免疫力等功效。

缺乏维生素 B₆会导致蛋白质和脂肪无法被正常利用，产生贫血，知觉神经障碍，脂溢性皮炎、口角炎、舌炎、消沉、易怒，抵抗力下降，影响人体的生理和精神健康，婴幼儿会出现抽搐现象。

维生素 B_6 的食物来源有：香菇、燕麦、糙米、大豆、全麦、荞麦、小麦胚芽、全谷、肉类、鱼、鸡肉、蛋、动物肝脏、肾脏、香蕉、坚果、卷心菜、甘蓝菜、西葫芦、元葱、土豆、甘薯、胡萝卜、豌豆、花椰菜、辣椒、蜂蜜、哈密瓜、胡桃、菠菜、葵花籽、芦笋、核桃、啤酒酵母等。成年人维生素 B_6 的需用为每日 1.2 毫克。

（七）维生素 B_{12}

维生素 B_{12} 又叫钴胺素、红色维生素，是一种水溶性维生素，它是唯一含有必需矿物质的维生素。维生素 B_{12} 有助于神经系统运行，维护细胞，促进红血球形成，促进蛋白质、糖类和脂肪的合成、代谢、消化吸收。具有抗贫血，强化肝功，消除疲劳，预防神经失调，维护生育能力，促进生长发育，增强体质等功效。

维生素 B_{12} 在体内以两种辅酶形式发挥生理作用，即甲基 B_{12} 和辅酶 B_{12}，主要参与同型申胱氨酸较多变成蛋氨酸，促进红细胞的生长与成熟。缺乏维生素 B_{12} 会引起走路畸形、幻想症、记忆力减退、红细胞贫血、消化不良、口角溃烂、精神紧张、行动困难、神经障碍等。

维生素 B_{12} 的食物来源有：香菇、沙丁鱼、鳟鱼、鲫鱼、鲑鱼、金枪鱼、牛肉、羊肉、猪肉、鸡肉、鸽肉、牡蛎、牛奶、乳酪、动物肝脏、肾脏、豆腐、蚌蛤、紫菜、蛋类、葵花籽、南瓜子、小虾、葡萄酒等。成年男女维生素 B_{12} 的需用量为每日 2.4 微克。

（八）维生素 H

维生素 H 又称为生物素、辅酶 R，是 B 族维生素的一员。它是一种水溶性维生素。它可在食物中摄取，也可在小肠内合成。有帮助蛋白质、碳水化合物和脂肪的代谢，协助生长发育，促进汗腺，维护神经组织及骨髓健康的作用。具有维护头发和皮肤健康，减轻湿疹、皮炎症状，缓解疲劳，减轻肌肉疼痛等功效。维生素 H 在儿童生长期尤为重要，不能缺少。缺乏维生素 H 会使身体、脸部患湿疹，影响脂肪代谢导致疲劳，食欲减退等。

维生素 H 的食物来源有：鸭肉、鸡肉、鲜鱼、动物肝脏与肾脏、牡蛎、咸水鱼、番茄、杏仁、大豆、蛋黄、玉米、生菜、豌豆、菜花、全麦、酵母、糙米、卷心菜、樱桃、西瓜、葡萄柚、全谷类食物等。成年维生素 H 的需用量为每日 30 微克。

（九）维生素 C

维生素 C 又称为抗坏血酸，它是水溶性维生素，怕热，对氧敏感，在酸性环境中稳定。因人体不能制造，只能从食物和营养补品中摄取。它是一种抗氧化剂，有参与体内氧化还原体系，组织生长、修补、解毒，促进组织中的胶原形成，维护缔结组织细胞间结构与功能，预防心脏病，促进荷尔蒙的分泌，促进肾上腺功能，降低胆固醇、高血压，预防动脉硬化的作用。具有防治坏血病，提高大脑活动能力，美容养颜，预防病毒感冒，提高免疫力及预防癌症等功效。缺乏维生素 C 时，会导致心脑血管脆弱，伤口不易愈合，坏血病，牙龈出血，牙齿脱落，形成蛀牙，破坏骨骼和基本结构，矿物质易流失，不能排出体内生理垃圾自由基。

维生素 C 的食物来源有：冬枣、白萝卜、大枣、猕猴桃、草莓、辣椒、卷心菜、柠檬、芒果、木瓜、大蒜、菠萝、葡萄、葡萄柚、青椒、元葱、西瓜、苦瓜、甜瓜、香菜、杨梅、葡萄酒、山药、芹菜、橙子、花椰菜、哈密瓜、牛奶、羊奶、马奶、土豆、番茄、浆果、甜菜、豌豆、芦笋等。成年人维生素 C 的需用量为每日 700 毫克。

（十）维生素 D

维生素 D 又称为钙化醇、胆钙化醇、"阳光维生素"、"抗佝偻病维生素"，是脂溶性维生素。有促进钙、磷的消化吸收，保存钙质不流失，强壮骨骼的作用。具有促进儿童生长发育，防止佝偻病、软骨症及中老年骨质疏松症的功效。缺乏维生素 D 时，易出现骨质疏松，牙齿松动，儿童佝偻病等症状。

维生素 D 的食物来源有：大马哈鱼、鲭鱼、鲱鱼、沙丁鱼、鳕鱼、比目鱼、鲑鱼、小鱼干、鱼肝油、牡蛎、动物肝脏、牛奶、蛋黄、奶油、香菇、燕麦、蛋类、银杏、植物油等。在紫外线照射下，人体皮肤也能产生维生素 D，因此，应多接触阳光。成人维生素 D 的需用量为每日 10 微克，安全剂量为每日 20 微克。

（十一）维生素 E

维生素 E 又称为生育酚，是脂溶性维生素。它是一种抗氧化剂，有预防心脑血管疾病，防止血栓、动脉硬化，促进造血功能，抑制体内垃圾自由基的形成，加快伤口愈合的作用。

维生素 E 具有抗衰老，降低血黏稠，促进血液循环，增强肝脏的解毒功效，提高精子数量与活力，预防早产、流产、癌症等功效。缺乏维生素 E 时，易导致造血功能减退、贫血，肺栓塞及中风，影响修复细胞结构，不利于清除自由基，早衰等症状。

维生素 E 的食物来源有：鲑鱼、沙丁鱼、金枪鱼、大马哈鱼、花生、燕麦、大豆、豌豆、玉米油、花生油、全麦、核果、葵花籽、干豆、玉米粉、绿叶蔬菜、全谷类、芝麻、牛奶、动物肝脏、南瓜、杏仁、绿花椰菜、坚果、蛋、糖蜜等。成年人维生素 E 的需用量为每日 14 毫克。

（十二）维生素 M

维生素 M 又称为叶酸，属于 B 族维生素中的一种，是水溶性维生素，它是大脑和神经系统活动制造能量，形成红细胞必需的营养物质。有帮助调节胚胎神经细胞的发育，促进蛋白质利用和红血球生成的作用。具有预防及治疗叶酸贫血症，防止婴儿先天性神经缺陷，防止口腔黏膜溃疡，消除忧郁及焦虑，促进皮肤健康，生长发育的功效。缺乏维生素 M 时，会引起倦怠，皮肤灰褐色素沉淀等症状，怀孕妇女易导致出血、流产，胎儿易患先天性神经缺陷、胃肠炎、腹泻、口腔炎、舌头红痛等症状。

维生素 M 的食物来源有：鲑鱼、牡蛎、羊肉、鸡肉、动物肝脏、杏、全麦、蛋、牛肉、猪肉、胡萝卜、菠菜、芝麻、南瓜、根菜类、全谷类、榛子、香蕉、大麦、豆类、葵花籽、花生、芦笋、腰果、麦胚、糙米、啤酒酵母、绿花椰菜、牛奶等。成年人维生素 M 的需用量为每日 400 微克。

（十三）维生素 K

维生素 K 是脂溶性维生素。有帮助血液凝固，防止出血和痔疮，促进骨骼形成，将葡萄糖转化成肝糖原贮存在肝中的作用。具有防止骨质疏松，增强胃肠道蠕动等功效。

缺乏维生素 K 时，会引起出血不凝固，可造成大量出血、腹泻，婴幼儿慢性肠炎等症状。

维生素 K 的食物来源有：动物肝脏、海藻类、蛋黄、生菜、卷心菜、燕麦、鱼肝油、花椰菜、香菇、深绿叶蔬菜、大豆、大豆油、豌豆、土豆、牛奶、黑麦、苜蓿、甘蓝、蜂蜜、绿花椰菜、小麦、糖蜜、鹌鹑肉、蚕豆等。成年人维生素 K 的需用量为每日 120 微克。

（十四）维生素 P

维生素 P 又称为生物类黄酮，是水溶性维生素。人体不能生成，必须从日常饮食和营养补品中摄取。有减轻腿部及背部疼痛，缓和长期性出血和血清缺钙的作用。具有增强毛细血管弹性，促进血液循环，刺激胆汁形成，降低胆固醇含量，防治白内障，防止维生素 C 被氧化而受到破坏，缓解机体疲劳，治疗运动损伤带来的各种疼痛的功效。

缺乏维生素 P 时，毛细血管易变脆、出血。维生素 P 的食物来源有：大枣、荞麦、樱桃、柑橘类、青椒、杏、香菇、葡萄、葡萄酒、柠檬等。

（十五）胆碱

胆碱是卵磷脂的组成部分，也是乙酰胆碱的前体，是大脑记忆和神经系统活动的递质，是调节胆囊、肝功必需的物质。有消除肝脏过多的脂肪，协助激素制造，促进脂肪和胆固醇代谢的作用。具有治疗老年痴呆症，神经系统障碍，增强肝脏功能，促进机体排毒，控制胆固醇和脂肪的含量等功效。

胆碱的食物来源有：海带、紫菜、动物心脏与肝脏、全麦、动物脑、肉类、蛋黄、豆类、啤酒酵母、绿叶蔬菜、牛奶、山药等。成年人胆碱的需用量为每日 450 毫克。

（十六）肌醇

肌醇是 B 族维生素的一种，是水溶性维生素。具有代谢脂肪和胆固醇，预防湿疹，降低胆固醇，促进头发生长，清除肝脏脂肪等功效。

肌醇的食物来源有：肉类、牛心、牛脑、牛奶、动物肝脏、水果、花生、全麦、蔬菜、啤酒酵母、麦芽、糖、白花豆等。

五、矿物质在人体中的作用

人体必需的矿物质有 20 多种，在维护人体健康，调节机能方面起着重要的作用，是不可缺少的重要物质。它们是牙齿、骨骼、血球的主要成分，对体液的组成，神经的维护，细胞肌肉的正常活动起着重要的作用。

根据人体内含量的多寡，矿物质可分为常量元素、微量元素。常量元素有：钙、镁、钠、钾、磷、硫、氯；微量元素有：铁、锌、锰、铜、硒、碘、铬、钼。尽管人体对微量元素的需求量很少，但不能缺少，否则会影响健康。

（一）钙

钙是人体中含量最丰富的矿物质，成年人体内含钙约 1000～1200 克，其中 99% 存在于骨骼和牙齿中，其余 1% 的钙存在于肌肉、体液、神经和软组织中。钙能使人的骨架坚固，维持体内机能正常运转，正常心跳，神经系统活动的传导，平衡体内酸碱度，提供能参与蛋白质的形成，帮助肌肉收缩，血液凝结，维持细胞膜，激活体内多种酶。具有维持骨骼、牙齿的强健，防治肌肉痉挛，缓解失眠症，降低血压，预防结肠癌等功效。

缺乏钙会引起持久性失眠，无法缓解疲劳，精神紧张，糖尿病、湿疹、高血压、胆固醇升高、骨质疏松、佝偻病、手脚麻木、肌肉痉挛、关节炎、夜间盗汗、腿部抽筋等症状。

钙的食物来源有：乳制品、骨粉、虾皮、贝壳类、骨头汤、沙丁鱼、小鱼干、鲑鱼、荞麦、山楂、芹菜、玉米、糖蜜、芝麻酱、杏仁、香菜、泥鳅、榛子、花生、无花果、李子、芝麻、啤酒酵母、大蒜、甘蓝、鸭肉、荔枝、葵花籽、绿豆、蚕豆、葱、桃等。在饮食补钙仍满足不了需要时，可适当补充钙制剂和维生素 D。成年人钙的需用量为每日 800 毫克。

（二）磷

磷是构成骨骼和牙齿的重要物质，存在人体所有的细胞中，成年人体内约含磷 600～900 克，参与体内所有生理上的化学作用。磷的正常机能的运作，要依靠维生素 D 和钙，因此，体内的钙和磷要保持一定的数量，才能满足这个条件。磷有促进骨骼和牙齿的形成，心肌收缩，保持正常的肾脏功能，促进细胞生长，促使心脏有规律地跳动，传达神经刺激，促进能量代射，有效利用维生素，形成遗传和多种酶物质等作用。具有平衡血液酸碱度，促进成长及身体组织器官的修复，协助体内代谢，供给能量与活力的功效。

缺乏磷会导致影响体内多种生理功能，新陈代谢受阻，骨骼脆弱，易骨折，影响发育，形成佝偻病及牙龈脓瘘等症状。

磷的食物来源有：鲑鱼、禽肉、蛋、猪肉、牛肉、狗肉、兔肉、谷类、海带、各类柿子、荞麦、芝麻、大豆、玉米、枸杞子、绿豆、土豆、百合、蜂蜜、蚕豆、大蒜、坚果、南瓜子、芦笋、乳制品、苹果、菠萝、桂圆、樱桃、蕨菜、水果干等。成年人磷的需用量为每日 700 毫克。

（三）镁

成年人体内镁含量约 25 克，镁是骨骼的形成，蛋白质的制造，体温的调节，肌肉能量的释放，钙、钾、磷、钠、维生素 C 的代谢所必需的物质。镁有调节心跳，促进代谢，保护动脉血管壁免受血压突然改变所引起的压迫，调节血糖能量的作用。具有维持正常心跳，保护皮肤、头发和指甲，预防忧郁、眩晕、肌肉衰竭、肌肉抽搐、心脏病、高血压、糖尿病、血栓、肾结石、胆结石，平衡酸碱度，促进排毒和蛋白质的合成等功效。

缺乏镁会影响体内对钙、磷、钠、钾等矿物质的吸收，产生一系列的不良反应。干扰中枢神经系统活动，引起情绪紧张和暴躁，大脑思维混乱，影响心脏、骨骼、肌肉、胃肠道消化功能。

镁的食物来源有：肉类、鱼类、海带、荞麦、坚果、乳制品、小麦、豆腐、大豆、牛奶、杏仁、大蒜、花生、糙米、各类种子、玉米、深绿色蔬菜、蜂蜜、葱、土豆、苹果、香蕉、啤酒酵母、桃、无花果等。

（四）铁

体内铁总量约 4～5 克，有两种存在形式，一种为"功能性铁"，是铁的主要存在形式，如血红蛋白、肌红蛋白和含铁酶类，占体内总铁量的75% 左右。另外一种有 25% 的铁为"储存铁"，即以铁蛋白和含铁血黄素存在于肝、脾器官中，铁是血红蛋白、肌红蛋白及一些呼吸酶的重要成分，参与体内氧与二氧化碳的转运、交换与组织呼吸过程，是体内制造血红素、红细胞、血红蛋白，维持生命必需的重要矿物质。铁有促进儿童生长发育，增强免疫系统功能，参与氧的运转、交换和组织呼吸，协助铜、钴、锰，维生素 A、C、B 消化吸收的作用。具有防治缺铁性贫血症，促进婴幼儿和孕期胎儿的生长发育，增强抵抗力，防止疲劳，保护皮肤的功效。

缺乏铁会导致贫血、免疫力低下、疲劳、头晕，婴幼儿发育迟缓等症状。

铁的食物来源有：木耳、芝麻酱、虾皮、沙丁鱼、鲈鱼、海带、动物肝脏、谷类、燕麦、瘦肉、深绿色蔬菜、南瓜子、葡萄干、豌豆、草莓、大豆、牛肉、羊肉、玉米、荞麦、干豆、牡蛎、酵母、黑砂糖、花生、牛肾、牛心、蜂蜜、葱、乳类、杏、杏仁、桃、香菜、家禽、甜菜、蛋黄、南瓜、水果干、生蛤、绿色蒲公英叶、枣、椰果等。成年男女铁的日需用量分别为15 毫克和 20 毫克。

（五）钾

钾是人体内所需的常量元素，成人体内含钾约 100 克。钾是维持生命的必需物质。它和钠共同作用，维持神经、肌肉的正常功能，并使心跳规律化，钾和钠的平衡失调时，会损害神经和肌肉的机能。有维持稳定的血压及神经活动的传导，提高细胞机能，调节细胞代谢，调节血糖，增强心肌兴奋性，维持心跳节律，活化某些酶类作用。具有预防中风，协助肌肉收缩，治疗过敏症，输送氧气到脑部，促进思路清晰，清除体内废物，预防高血压等功效。

缺乏钾会引起心律不齐、心脏病、高血压、细胞水肿、副肾皮质机能亢进，可减少肌肉兴奋，肌肉收缩和放松障碍，精神倦怠，血糖偏高等症状。

钾的食物来源有：香菇、海带、肉类、乳类、鱼、黄花菜、大蒜、花生、香蕉、谷类、蕃薯、无花果、糙米、啤酒酵母、杏、大豆、瓜类、绿叶蔬菜、番茄、葵花籽、苹果、毛豆、芋头、枇杷、甘蔗等。

（六）锌

锌是维持生长发育和健康，合成蛋白质和胶原蛋白的必需物质，其作用仅次于铁的重要元素。成人体内锌含量约2.5克,锌在体内作为多种金属酶的组成成分,有参与调节机体代谢,维护细胞和酶系统的功能,促进内分泌的代谢,促进生长发育和组织修补的作用,被人们誉为"生命之花","夫妻和谐素"。具有提高免疫力,促进胰岛素的形成,促进伤口复原,保护肝脏免受化学物质的伤害,稳定血液状态,平衡酸碱度,治疗生殖功能障碍,降低胆固醇,预防老年男性前列腺疾病,有助于治疗精神失常等功效。

缺锌会引起免疫功能下降,食欲不振,味觉迟钝,儿童、青少年发育迟缓,前列腺肥大,精子数量不足,损害记忆和神经功能,胎儿中枢神经畸形等症状。

锌的食物来源有:牡蛎、花生、芝麻、香菇、动物肝脏、坚果、海带、南瓜子、猪肉、羊肉、蜂蜜、大豆、各类种子、苹果、葵花籽、沙丁鱼干、小鱼干、牛肝、裙带菜、蛋黄、芹菜、脱脂奶粉、胡桃、牛奶、栗子、萝卜干、南瓜、芜菁叶、芥末粉、蕨菜、红花、莴苣、胡桃、谷类种子等。

(七) 钠

钠是体内的重要元素,成人体内含钠约为70～100克。钠的生理功能包括调解体内水分渗透压,维持酸碱平衡,促进能量代射,增强神经肌肉兴奋性等。

缺钠会引起低血糖、头脑不清、昏睡、心悸、脱水、体弱、倦怠、中暑等症状。钠的食物来源有:食盐、腌肉、海带、香蕉、杏干、胡萝卜、甲壳类、牛肉干、土豆、甜菜、橙汁、动物脑、动物肾脏、烤番薯、茼蒿、奶酪、南瓜等。成年人对钠的需用量为每日2.2克,钠摄入过多,易引起高血压。世界卫生组织建议每日食盐摄入不宜超过5克。

(八) 铬

成人体内铬含量只有6毫克左右,并主要以三价铬的形式存在。铬是葡萄糖耐受因子的组成部分。在与胰岛素合作帮助糖的新陈代谢,刺激胰脏内的β细胞制造更多的胰岛素,平衡血糖,维持血液的浓度,促进胆固醇、脂肪、蛋白质的合成方面发挥作用。具有预防高血压、低血糖症,激活胰岛素,防治糖尿病、中风,降低糖尿病患者得冠状动脉疾病的几率等功效。

缺乏铬会引起葡萄糖耐量发生异常变化,低血糖,降低体内维持正常血糖浓度的功能,易患糖尿病和动脉硬化等症状。

铬的食物来源有:荞麦面、啤酒、玉米、玉米油、香菇、海带、贝类、牛肝、土豆、啤酒酵母、乳制品、麦芽、糙米、火鸡肉、葡萄汁、绿花椰菜、干豆、鸡肉、火腿等。成年人对铬的需用量为每日50微克。

（九）锰

成年人体内锰含量约 15 毫克左右。人体对锰的需求量极小，但它却发挥着重要的作用，至少与人体 20 种以上的酶有关系。在蛋白质及脂肪的代谢，维护神经与免疫功能，调节血糖，促进细胞再生，促进性激素的分泌，促进体内新陈代谢，制造脂肪酸和胆固醇方面发挥作用。具有消除疲劳，协助制造母乳，预防心脏病、骨质疏松、脂肪肝，增强记忆力，清除自由基，缓解神经过敏和烦躁不安，抗癌等功效。

缺乏锰会引起发育不全，骨骼退化，运动失调，严重肌无力，记忆力下降，精神恍惚，头晕眼花，红斑病，平衡感不稳等症状。

锰的食物来源有：海带、坚果类、种子、菠菜、海藻、核果、豌豆、蜂蜜、莲子、蛋黄、绿叶蔬菜、甜菜、干豆类、蓝莓、芥菜、全谷类等。成年人锰的需用量为每日 3.5 毫克。

（十）铜

成年人体内铜含量约 80 毫克左右。铜是体内酶系统和核糖核酸制造所需的重要物质，它适量是营养成分，过量则是有毒元素。铜元素与其他元素一起作用，有助于神经周围的阻断性髓鞘的合成，铜与锌有相互拮抗作用，缺锌时体内就会大量吸收铜，缺铜时就会大量吸收锌。因此，铜与锌在体内应有适当的比例。铜在骨骼、大脑、结缔组织和神经的发育，血红蛋白及细胞的形成，与锌、维生素 C 均衡运作以形成弹性蛋白，将铁转变为血红素，促使酪氨酸被利用，成为毛发和皮肤色素，促进伤口愈合方面发挥作用。具有利于铁的吸收，提高人体活力，防治贫血和骨质疏松的功效。

缺铜会引起心脑血管疾病、类风湿、精神分裂症、关节炎、贫血、骨质疏松、浮肿、缩短红细胞的寿命等症状。铜的食物来源有：燕麦、海带、杏仁、柳橙、大蒜、香菇、萝卜、动物内脏、大麦、鲑鱼、虾、坚果、牛肝、牛肉、核果、糖蜜、全麦、蜂蜜、莲子、卷心菜、大豆、绿叶菜、甜菜、绿花椰菜、蒲公英叶、葡萄干等。成年人铜的需用量为每日 2 毫克，最高安全剂量为每日 8 毫克。

（十一）碘

碘是一种微量元素，成人含碘量约 12 毫克左右，主要存在于甲状腺中，在维持甲状腺及合成甲状腺素，促进和调节人体生长发育及新陈代谢方面发挥作用。碘具有防治甲状腺肿大及机能衰退，代谢多余的脂肪，减轻体重，促进皮肤、牙齿、毛发、指甲健康，提高反应的灵敏性，增强人体活力等功效。

缺碘会引起甲状腺肿大和甲状腺机能衰退，低血压、贫血，脉搏缓慢，儿童易造成智障及侏儒等症状。

碘的食物来源有：碘盐、大豆、芜菁叶、菠菜、柿子、海虾、鱿鱼、海带、海参、海盐、海藻、海蜇、大蒜、芝麻、元葱、紫菜、甜菜、咸水鱼等。成年人碘的需用量为每日 150 微克。

（十二）硒

成年人体内含硒量约 14 毫克左右。硒是人体需要量极小的元素，但它有极重要的作用，硒是谷胱甘肽还氧化物酶的组成成分，具有增强抗氧化能力，在抑制癌症的发生、转移，预防心肌梗塞、冠心病、高血压、动脉硬化、白内障、关节炎、肌肉营养障碍，抗衰老方面发挥重要作用。具有清除自由基，维护免疫系统功能，把与有毒金属（如汞、砷、镉）和其他致癌物质排出体外，解毒排毒，维护心脏功能，防头皮屑等功效。

缺硒会引起癌症、心脏病、中风和未老先衰等症状。硒的食物来源有：动物肾脏、大蒜、绿花椰菜、牛羊肉、糙米、元葱、红葡萄、蕨菜、鸡肉、奶油、鲑鱼、全谷类、高丽参、蛋、香菇、乳制品等。

（十三）锗

有机锗含有多个锗氧键，氧化脱氢能力强，进入人体血液后与血红蛋白相结合，附着在细胞上流遍全身，促进细胞有氧的新陈代谢，被称为"人类健康的保护神"。在诱导体内细胞产生干扰素，吞噬不良细胞，提高免疫功能，提高肝、脑中的超氧歧化物酶活性，清除自由基，延缓衰老，保持皮肤弹性等方面发挥作用。具有抗癌，预防类风湿、肝炎、骨质疏松、呼吸道疾病等功效。缺锗会诱发癌症、关节炎、老年骨质疏松、易衰老等症状。

锗的食物来源有：大蒜、蘑菇、猴头菇、香菇、乳类、海藻、芝麻、大豆、蛋类等。

（十四）硅

硅在人体内是构成多糖羧酸、葡萄糖氨基多糖的主要成分。在多糖的代谢，维持结缔组织的弹性方面发挥作用。具有平衡多糖代谢，促进结缔组织健康的功效。硅的食物来源有：大白菜、香菇、水果、小麦面、南瓜、胡萝卜、高粱面、小米、甜萝卜、海藻、乳制品等。

（十五）钼

成人体内含钼约 9 毫克左右。钼在人体内是构成醛氧化酶，亚硫酸氧化酶，黄嘌呤氧化酶的主要成分。钼与铜营养关系密切，它和铜相结合，能形成不溶性结合物，有控制产生慢性铜中毒的功效。钼的食物来源有：黄豆、水果、坚果、大白菜、萝卜缨、鱿鱼、香菇等。成年人钼的需用量为每日350微克。

（十六）氟

成人体内含氟约 2.5 克左右。氟是体内含量极小的元素，主要存在于骨骼和牙齿中，体内许多组织中均含有氟。具有防治骨质疏松、龋齿、骨骼脆性等功效。氟的食物来源有：水、绿色蔬菜、豆类、燕麦、乳类、肉类等。成年人每日从膳食中摄取的氟应为 1.5 毫克为宜，此外，从饮水中也可摄取一部分氟。氟摄入过多，会引起氟中毒，主要表现为氟斑牙和氟骨症。

（十七）钴

钴是维生素 B_{12} 的重要组成部分，有刺激体内造血，促进新陈代谢的作用。具有抑制肿瘤的生长、转移，控制组织呼吸等功效。钴的食物来源有：动物肝、肾、脾，海鱼、谷类、蘑菇、玉米、菱角、紫菜、绿色蔬菜、坚果等。

六、氨基酸在人体中的作用

氨基酸是构成蛋白质，维护人体健康不可缺少的物质。目前为人所知的已有 22 种，其中有 8 种是要从食物中摄取的必需氨基酸，其余的在人体中自然合成。氨基酸依靠它们的功能，在促进人体健康方面发挥重要的作用。

（一）色氨酸

色氨酸是一种必需氨基酸。可以治疗失眠症，稳定情绪，制造血清素，促进制造维生素 B_6 所必需的生长素的分泌。具有促进睡眠，稳定情绪，减轻压力，缓解疲劳，预防心脏病，控制体重，控制酒精中毒，缓解偏头痛等功效。

色氨酸的食物来源有：沙丁鱼、鲑鱼、香蕉、牛奶、动物肝脏、裙带菜、芝麻、鸡胸肉、干枣、肉类、脱脂奶酪、大豆等。

（二）赖氨酸

赖氨酸是构建人体蛋白质中极为重要的物质。在协助制造抗体、酶、激素、组织修复，降低血清脂肪，伤害复原等方面发挥作用。具有促进儿童正常生长发育，协助吸收钙质，缓解疲劳和恶心，抗感冒、病毒等功效。

赖氨酸的食物来源有：燕麦、牛奶、胡萝卜、豆奶等豆制品、玉米、蛋类、乳制品、鱼、啤酒酵母、大豆、黑米、荞麦等。

（三）苯丙氨酸

苯丙氨酸是一种必需氨基酸，是神经传导必需的物质。在产生多种神经传导物，被大脑用来制造肾上腺素和多巴胺，提高身体的灵敏度和活力方面发挥作用。具有治疗忧郁症，改善记忆力，减轻疼痛，控制肥胖，提高性功能等功效。苯丙氨酸的食物来源有：花生、脱脂牛奶、芝麻、南瓜子、面包、豆制品、杏仁、脱脂干酪。

（四）精氨酸

精氨酸是维护脑垂体正常功能的物质。在帮助肝脏解毒，预防肺病生长、转移，增强免疫系统功能，防治肾脏疾病等方面发挥作用。具有增强免疫力，防治脂肪肝、肝硬化，增加精子数量等功效。精氨酸的食物来源有：牡蛎、泥鳅、花生、芝麻、坚果、荞麦、玉米、葵花籽、葡萄干、巧克力、糙米、爆玉米花等。

（五）酪氨酸

酪氨酸不是必需的氨基酸，但它能刺激及改变大脑活动，高层次的神经传导离不开它。在维护肾上腺、甲状腺和脑下腺的正常功能，辅助制造黑色素，抑制食欲，减少脂肪，促进精神兴奋、愉快方面发挥作用。具有防治忧郁、过敏、头痛、焦虑、疲劳等功效。酪氨酸的食物来源有：鳕鱼子、大豆、花生、豆腐皮、冻豆腐、鲭鱼、扁豆、豌豆、玉米、鲑鱼子等。

（六）胱氨酸

胱氨酸是半胱氨酸的稳定形式，可以和半胱氨酸相互转换。在协助皮肤的形成、解毒，减轻体内对铜的吸收，保护细胞减少铜中毒，增强代谢功能方面发挥作用。具有治疗烧伤，手术后伤口愈合，防治呼吸道疾病，保护机体免受重金属和有害自由基影响的功效。胱氨酸的食物来源有：芝麻、玉米、燕麦、大豆、蛋、荞麦、绿色蔬菜等。

（七）半胱氨酸

半胱氨酸是谷胱甘肽的组成部分，使加速人体老化的自由基失去作用，在清除有毒物质，保护细胞方面发挥作用。具有抗衰老，保护肝脏不受烟酒和自由基的伤害，排出体内多余的铜，预防呼吸系统疾病等功效。半胱氨酸的食物来源有：牡蛎、糙米、海鲜、花生、面粉、玉米、元葱、豆类、鲭鱼、杏仁、羊肉、水果等。

（八）天冬酰氨酸

天冬酰氨酸是在人体内与其他氨基酸结合所形成的分子，能吸收毒素，并将它们从血液中排出。具有保护肝脏、中枢神经，抗疲劳，增强活力的功效。天冬酰氨酸的食物来源有：海带、贝类、玉米、玉米油、香菇、火鸡肉、虾皮、胡萝卜、白萝卜、黄花菜、蕨菜、南瓜、香瓜、香蕉、动物肾脏等。

（九）甲硫氨酸

甲硫氨酸不能在体内合成，必须从食物和营养补品中摄取。在辅助脂肪分解，预防脂肪肝及动脉的脂肪堆积，帮助消化系统解除有害物质的毒性方面发挥作用。具有防治肌肉衰竭、无力，精神分裂症，化学过敏，骨质疏松，肿瘤等功效。甲硫氨酸的食物来源有：海带、大蒜、杏仁、核桃、乳制品、全麦、蜂蜜、莲子、大豆、葡萄干、芥菜、虾皮、绿叶蔬菜等。

（十）甘氨酸

甘氨酸是中枢神经及前列腺必需的物质。在提供更多的肌酸，延缓肌肉老化，促进糖原的分解，平衡血糖方面发挥作用。具有预防癫痫、忧郁症、低血糖症、胃酸，进行性肌肉萎缩，体臭和口臭等功效。甘氨酸的食物来源有：全麦、玉米、胡萝卜、柿子类、甘蓝、香菇、海带、香菜、海藻类、苹果、香蕉、草莓等。

七、食品的类别

食品就其属性来说可分为：绿色食品、有机食品、无公害食品三种类别。

（一）绿色食品

绿色食品是指按照特定的方式生产，无污染的安全、优质、营养类食品，并经专业部门审定。绿色食品来自良好的生态环境，在生产加工过程中，严格监测、控制农药残留、重金属、有害细菌的污染，以保证绿色食品的质量。

（二）有机食品

有机食品是指来自有机农业生产体系，按照有机食品种植标准和特定生产加工技术而生产的农产品和加工品，有机食品包括粮食、蔬菜、水果、水产品、禽畜、奶制品、蜂蜜，在生产加工过程中禁止使用化肥、除草剂、农药、合成色素等物质，以保证有机食品的质量。

（三）无公害食品

无公害食品是指来自生态环境产地，按照特定的技术操作规程生产，严格监测，将有害物含量控制在规定的标准内，由专业部门审定。无公害食品的安全质量标准要求不是很高，是绿色食品发展的基础，对于我国多数生产者来说一般都能做到。

八、中华民族传统饮食结构的特点

中华民族围绕着人类健康而产生的饮食文化，是中国人民几千年来实践经验的总结，博大精深，特色鲜明，惠及百姓，是中华民族宝贵的文化财富。在它的形成和发展过程中，凝聚着我们民族的智慧和历代先贤的汗水，对促进人类健康和文明发展发挥了积极的作用。要想了解一个民族，就应从了解它的饮食入手。中华民族传统饮食结构的特点是：坚持饮食平衡原则、坚持科学搭配原则、坚持食疗养生原则、坚持辨证饮食原则、坚持科学烹饪原则。

（一）坚持饮食平衡原则

人体是依靠摄取食物来保证正常的新陈代谢，维持生命和健康。人类吃的食物大体上有五类：第一类是谷物粮食，是人体热能的主要来源；第二类是动物蛋白食物，鱼、肉、蛋、禽，占人体总热能的 10% ~ 15%；第三类是豆类、乳制品食物，富含蛋白质、不饱和脂肪酸、卵磷脂，占食物总量的 9.5%；第四类是蔬菜、水果，是人体维生素、矿物质和膳食纤维的主要来源；第五类是油脂类，可供给热量和不饱和脂肪酸。

坚持饮食平衡就是强调多食天然食物，不偏食、不挑食，既能满足人体基本的营养需求，又能防止营养不良、营养过剩和疾病的发生。饮食平衡的基本条件是：机体能满足热能和各种营养素的需求，达到酸碱平衡、热能平衡、氨基酸平衡、营养素平衡，进而维护健康。

（二）坚持科学搭配食物原则

吃饭并不是简单的填饱肚子，它是一门生存科学，需要科学搭配食物。科学搭配食物是指粗细搭配、荤素搭配、酸碱平衡、干稀平衡，使食物不同营养成分互补增效，是提高和改善体质，预防疾病，养护生命，确保健康的有效方法。

科学搭配食物，一是确保每日饮食中食物结构合理，营养素种类齐全，数量充足，比例适当；二是确保一日三餐能量比例均衡，避免早餐过少，晚餐过多；三是确保优质蛋白质和脂肪等食物，能满足人体需要；四是确保蔬菜、水果数量充足、品种多样化，满足人体对营养素的需求；五是确保食物酸碱平衡，使食物所含的营养更全面。世界上生物资源的多样性，必然导致食物生物来源的多样性，这就为食物多样化、科学搭配食物奠定了基础。

（三）坚持食疗养生原则

伴随着人类而产生的食疗，又被称为"食养"、"食治"。在我国利用食物预防和治疗疾病的理念、丰富的知识和内涵，已受到世界各国的推崇。世界各国以食代药，以食防病、治病的理念已被广泛关注和运用。

食疗养生就是根据中医阴阳五行的理论，选择搭配食物以及药食同源的原则，通过科学烹饪的食品来调节、平衡机体，稳定体内环境，增强免疫功能，增强生理功能，达到预防疾病，确保健康的目的。世界各国都有药食兼用的传统，特别是在我国自古以来就依托食物的功能，进行食疗养生。食物的食疗功能绝不是单一功能因子的作用，而是多种食物营养成分综合作用的结果，对预防疾病，增强体质起着重要作用。食疗养生应当是人们首选的医疗方式。

（四）坚持辨证饮食原则

辨证饮食就是结合一年四季气候、环境做出适当的选择和调整。这是因为食物有寒、热、温、凉性之分，中医认为能治疗热症的大多是寒或性凉食物，能治疗寒症的大多是热和温性食物。如在春季，就宜多食清淡食物，不宜过多食用油腻食物；在夏季炎热，出汗较多，体内消耗大，应多食甘寒、利湿、消暑、少油食物；秋、冬季，宜多食辛温、发汗、性热食物，以驱表寒。

饮食要与四季气候相适应，寒凉季节宜少食寒凉性食品，炎热季节宜少食温热食物。总之，饮食要根据食物的特性，依据身体状况、疾病性质、四季气温变化灵活掌握，合理运用，增加有益健康的因素。

（五）坚持科学烹饪原则

饮食既要讲营养，又要讲科学烹饪技术。烹饪温度如果超过120℃，就会产生致癌物质丙烯酰胺，损害身体。低温烹饪是保持食物营养素活性，减少营养的损失，减少油脂氧化，有利于营养的吸收，有益健康的有效方法。

科学烹饪的方法是：做菜尽量选用新鲜蔬菜，对能带皮吃的蔬菜尽量不要去皮；蔬菜不宜长时间存放；蔬菜不宜长时间在水里浸泡，要先洗后切；炒菜时要用急火快炒，最大限度地减少维生素的损失；炒菜少加水，不弃汤，宜加醋，不宜加碱；菜宜现做现吃，不宜久置；炊具宜用铁制品，不宜用铝制品。

九、实施饮食教育，奠定健康基础

饮食伴随着人的一生，它即是健康的基础，也是诱发疾病的基础。要想提高全民族身体素质，应当实施饮食教育，更新饮食理念，掌握饮食知识，养成良好的饮食习惯，奠定健康基础。

（一）更新饮食理念

更新饮食理念就是每个人要树立通过"科学饮食，促进健康"的思想意识。在这个思想意识指导下，实现健康的饮食生活，为传承民族的饮食文化和维护健康而积极努力，自觉地接受国家、单位、社区实施的饮食教育，强调饮食的重要性。通过饮食达到防控疾病，促进健康的目的，为提高全民族健康水平奠定基础。

（二）掌握饮食知识

要想科学饮食，首要一条是要掌握饮食知识。普及饮食知识，了解和掌握食物营养成分、结构、特性、功效，食物搭配互效性。让人们认识到饮食的重要作用，明白吃什么，怎么吃，才能满足机体对营养的需求，切实改善饮食结构，既要防止营养不良，又要防止营养过剩，通过饮食减少不利于健康的因素。

（三）养成良好的饮食习惯

养成良好的饮食习惯，是一个国家和民族现代文明生活发展的必然趋势，也是促进健康，提高生命质量的重要措施。要认真解决饮食存在的问题，克服有损健康的饮食习惯，关注饮食的注意事项，调整饮食结构，远离垃圾食品，改善饮食模式，改善烹调方法，维持膳食平衡，坚持合理进补，力求吃出健康，力戒吃出疾病，切实维持健康。

十、科学饮食的原则

人健康长寿的物质基础是营养。营养是通过一日三餐的饮食摄取的，饮食的质和量必须满足于人体的需要。因此，要坚持科学饮食，饮食营养贵在结构合理，重在平衡，使食物品种多样化，营养全面均衡，要想做到科学饮食应当坚持八个平衡原则：

（一）主食与副食平衡

平衡就是适度，饮食中的平衡就是饮食要适度，主食与副食比例要平衡。有些人一日三餐不吃或少吃主食，以副食为主，造成营养单一化，这种吃法不利于健康。主食与副食应当合理搭配，均衡营养，以保证身体吸收足够的营养。

（二）粗与细平衡

每天人体需要60多种营养元素，这些物质主要靠摄入各种食品。有些人一日三餐以精米、精面为主，这种饮食习惯不好。应当多吃些粗杂粮，如：玉米、小米、高粱米、杂豆、荞麦面、燕麦等。应该多吃些低脂肪、高蛋白、粗纤维、富含多种维生素的食物，使粗、细粮合理搭配，不偏食，多样化，这样才能保持营养的平衡。

（三）荤与素平衡

荤是指含有大量的蛋白质、脂肪的动物性食物，素是指各种蔬菜。荤与素同样都是人体所需的营养，如果长期偏食荤或素会引起体内营养失衡，不利健康。荤与素要有比例的合理科学搭配，才能满足人体的营养需要。

（四）酸与碱平衡

酸碱食物的划分，是以代谢产物的性质为标准。酸性食物是指禽、鱼、肉、蛋、米、面、油、酒、白糖等，含有磷、硫、氯等元素，消化代谢后在体内产生高酸性物质。碱性食物是指蔬菜、水果、豆制品、海带、碱性饮料、醋等，含有钾、钠、钙、镁元素，在体内代谢后产生碱性物质。人体内正常的酸碱值是 PH7.35～7.45，当人体无法自行调节，摄入过量的酸性物质时，就会造成酸碱失衡，在血液呈酸性时，就会导致酶促反应效率下降，血液黏度上升，免疫系统功能下降，就容易生病。所以酸与碱要平衡，使体内的酸碱值保持在正常的范围内。

（五）干与稀平衡

有些人一日三餐只吃干食，不吃稀食，这样的饮食不科学。只吃干食不吃稀食，会使体内水分补充不足，不能维持水平衡，影响体内新陈代谢功能。每餐要干稀搭配平衡，这样才能保证胃肠吸收效果，有利于吸收各种营养和补充水分，使营养比例适当，满足机体对各类营养和水分的需求。

（六）饥与饱平衡

饮食的饥饱程度直接关系到身体的健康程度。饥与饱也要平衡，过饥会使体内满足不了对各种营养的需求。过饱会造成胃肠负担过重，影响消化功能，使体内血液集中在胃肠，影响大脑的供血、供氧，每餐应以七分饱为宜。一些老年人胃病患者、糖尿病人宜多餐少食，这样有利于缓解病情。

（七）冷与热平衡

食物有冷性、热性、温性、凉性之别。要根据食物特有的四性，调剂日常饮食，首要的是要冷与热平衡。在夏季炎热，体内消耗增大时，就要喝清凉解暑的绿豆汤；冬天寒冷就要喝红小豆汤，吃些热量高的食物，以御寒；如果伤风感冒，就要吃些用辣椒、葱花、姜做的热汤面；冬天吃涮羊肉，要配凉性的白菜、粉丝、豆腐、菠菜等。这些都是冷有热补，热有冷补，使冷热平衡，维持机体稳定。

（八）入与出平衡

入与出平衡是指吃进去食物的总热量，与活动消耗的热量持平。如果入与出失衡，就会造成每天吃进的食物营养过剩，使多余的各种代谢物和热量在体内蓄积。体内脂肪物质多了，会沉积在心脑血管壁上，使血管变硬变窄，诱发动脉硬化和血栓；体内的蛋白质多了，会蓄积在肠道，促使毒素在体内反复循环，影响肾脏排泄；体内的糖含量多了，会增加胰岛负担，损害胰岛细胞，降低内分泌功能，诱发糖尿病。因此，每天要根据饮食总量来消耗热量，维持入与出平衡。

为了提高居民的健康意识，向居民提供最基本的、科学的膳食信息，倡导合理膳食和建议身体活动的健康生活方式，中国营养学会制定了各类人群膳食营养素参考摄入量标准。

附录：中国居民膳食营养素参考摄入量（DRIs）

表1 热量和蛋白质的推荐摄入量（RNIs）及脂肪供热比

年龄（岁）	热量[1]				蛋白质		脂肪占热量百分比
	RNI/MJ		RNI/kcal		RNI/g		
	男	女	男	女	男	女	
0 ~	0.4MJ/kg		95kcal/kg[2]		1.5 ~ 3g/（kg·d）		45 ~ 50
0.5 ~							35 ~ 40
1 ~	4.60	4.40	1100	1050	35	35	
2 ~	5.02	4.81	1200	1150	40	40	30 ~ 35
3 ~	5.64	5.43	1350	1300	45	45	
4 ~	6.06	5.83	1450	1400	50	50	
5 ~	6.70	6.27	1600	1500	55	55	
6 ~	7.10	6.67	1700	1600	55	55	

集成养生法

年龄（岁）	热量①				蛋白质		脂肪占热量百分比
	RNI/MJ		RNI/kcal		RNI/g		
	男	女	男	女	男	女	
7 ~	7.53	7.10	1800	1700	60	60	25 ~ 30
8 ~	7.94	7.53	1900	1800	65	65	
9 ~	8.36	7.94	2000	1900	65	65	
10 ~	8.80	8.36	2100	2000	70	65	
11 ~	10.04	9.20	2400	2200	75	75	
14 ~	12.00	9.62	2900	2400	85	80	25 ~ 30
18 ~							20 ~ 30
体力活动 PAL③							
轻	10.03	8.80	2400	2100	75		
中	11.29	9.62	2700	2300	80		
重	13.38	11.30	3200	2700	90		
孕妇		+0.84		+200	+5，+15，+20		
乳母		+2.09		+500	+20		
50 ~							20 ~ 30
体力活动 PAL							
轻	9.62	8.00	2300	1900			
中	10.87	8.36	2600	2000			
重	13.00	9.20	3100	2200			
60 ~					75	65	20 ~ 30
体力活动 PAL							
轻	7.94	7.53	1900	1800			
中	9.20	8.36	2200	2000			
70 ~	7.94	7.10	1900	1700	75	65	20 ~ 30
体力活动 PAL							
轻	7.94	7.10	1900	1700			
中	8.80	8.00	2100	1900			
80 ~	7.74	7.10	1900	1700	75	65	20 ~ 30

①各年龄组的热量的 RNI 与 EAR 相同；②为 AI，非母乳喂养应增加20%；③PAL 为体力活动水平。（凡表中数字空白处表示未制定该参考值）

表 2　常量和微量元素的推荐摄入量（RNIs）或适宜摄入量（AIs）

年龄/岁	钙 AI/mg	磷 AI/mg	钾 AI/mg	钠 AI/mg	镁 AI/mg	铁 RNI/mg	碘 RNI/μg	锌 RNI/mg	硒 RNI/μg	铜 AI/mg	氟 AI/mg	铬 AI/mg	锰 AI/mg	钼 AI/mg
0 ~	300	150	500	200	30	0.3	50	1.5	15AI	0.4	0.1	10	—	—
0.5 ~	400	300	700	500	70	10	50	8.0	20AI	0.6	0.4	15	—	—
1 ~	600	450	1000	650	100	12	50	9.0	20	0.8	0.6	20	—	15
4 ~	800	500	1500	900	150	12	90	12.0	25	1.0	0.8	30	—	20
7 ~	800	700	1500	1000	250	12	90	13.5	35	1.2	1.0	30	—	30
11 ~	1000	1000	1500	1200	350	男16 女18	120	男18.0 女15.0	45	1.8	1.2	40	—	50
14 ~	1000	1000	2000	1800	350	男20 女25	150	男19.0 女15.5	50	2.0	1.4	40	—	50
18 ~	800	700	2000	2200	350	15	150	男15.0 女11.5	50	2.0	1.5	50	3.5	60
50 ~	1000	700	2000	2200	350	15	150	11.5	50	2.0	1.5	50	3.5	60
孕妇														
早期	800	700	2500	2200	400	15	200	11.5	50	—	—	—	—	—
中期	1000	700	2500	2200	400	25	200	16.5	50	—	—	—	—	—
晚期	1200	700	2500	2200	400	35	200	16.5	300	—	—	—	—	—
乳母	1200	700	2500	2200	400	25	200	21.5	60	—	—	—	—	—

（凡表中数字空白之处表示未制定该参考值）

表 3　脂溶性和水溶性维生素的推荐摄入量（NRIs）或适宜摄入量（AIs）

年龄/岁	维生素A RNI/μgRE	维生素D RNI/μg	维生素E AI/mg a-TE*	维生素B₁ RNI/mg	维生素B₂ RNI/mg	维生素B₆ RNI/mg	维生素B₁₂ RNI/μg	维生素C RNI/mg	泛酸 AI/mg	叶酸 AI/μgDEF	烟酸 AI/mgNE	胆碱 AI/mg	生物素 AI/μg
0 ~		10	3	0.2(AI)	0.4(AI)	0.1	0.4	40	1.7	65(AI)	2(AI)	100	5
0.5 ~	400(AI)	10	3	0.3(AI)	0.5(AI)	0.3	0.5	50	1.8	80(AI)	3(AI)	150	6
1 ~	400(AI)	10	5	0.6	0.6	0.5	0.9	60	2.0	150	6	200	8
4 ~	500	10	4	0.7	0.7	0.6	1.2	70	3.0	200	7	250	12
7 ~	600	10	7	0.9	1.0	0.7	1.2	80	4.0	200	9	300	16
11 ~	700	5	10	1.2	1.2	0.9	1.8	90	5.0	300	12	350	20
14 ~	男800 女700	5	14	男1.5 女1.2	男1.5 女1.2	1.1	2.4	100	5.0	400	男15 女12	450	25
18 ~	男800 女700	5	14	男1.4 女1.2	男1.4 女1.2	1.2	2.4	100	5.0	400	男14 女13	500	30
50 ~	男800 女700	10	14	1.3	1.4	1.5	2.4	100	5.0	400	13	500	30
孕妇													
早期	800	5	14	1.5	1.7	1.9	2.6	100	6.0	600	15	500	30
中期	900	10	14	1.5	1.7	1.9	2.6	130	6.0	600	15	500	30
晚期	900	10	14	1.5	1.7	1.9	2.6	130	6.0	600	15	500	30
乳母	1200	10	14	1.8	1.7	1.9	2.6	130	7.0	500	18	500	35

＊a－TE 为 a－生育酚当量

（凡表中数字空白之处表示未制定该参考值）

第二篇　科学饮食

十一、养成良好的饮食习惯

无论何年龄段的人，在长期的生活实践中，一定要养成良好的饮食习惯，这是保证身体健康的一项重要措施。

（一）食物多样化

要注意品种选择，合理搭配主副食、荤与素、粗与细、干与稀、酸与碱、五谷杂粮、鱼肉奶蛋、豆类坚果、蔬菜水果、山野食物等，样样都食，不偏食，不挑食，均衡各种营养，使营养既合理又全面，以满足机体的营养需求。

（二）坚持吃早餐

早餐是一天中能量和营养的重要来源。不吃早餐会影响思维能力，大脑得不到充足的能量供应，使血糖下降，精神不振。不吃早餐，会加大中餐饭量，使胃机械性膨胀，损伤胃黏膜，易肥胖；不吃早餐易使胆汁中的胆固醇析出，易患胆结石；不吃早餐会增加血液黏稠度，使流向心脏的血流量不足，易患心脏病。不吃早餐不仅会对机体新陈代谢有严重影响，损害健康，还会影响工作效率和质量。因此，一定要坚持吃早餐，而且要吃好、吃饱。

（三）饮食要有节

饮食有节是饮食结构合理，品种多样化，口味适宜、饮食习惯良好。饮食有节即饮食定时、定量，不过饥、过饱、暴饮暴食、过热、过冷，不常吃零食。尤其是要忌晚餐过饱，吃过热过硬、刺激性强的食物。为使机体能得到足够的营养，饮食应当掌握在"饥不可太饥，饱不可太饱"的程度。饮食有节具有滋养脏腑，调和气血，增强体内各器官生理功能，促进健康的作用。

（四）饮食宜清淡

饮食应以清淡质软，有益消化为主。不宜多吃肥肉，多吃肥肉易发胖，血脂增高，诱发冠心病；不宜吃过咸的食物，过咸食物易诱发高血压等心脑血管病；不宜过甜，过甜增加胰岛负担，易患糖尿病；不宜过辣，过辣会使筋脉阻滞，引起血流不畅；不宜偏嗜冷饮，冷饮要适度，否则会伤阳损身。应多吃五谷杂粮，如新鲜蔬菜、瓜果、粗纤维食物。还可吃些醋，有益生津开胃，抑杀病菌，预防胃肠道病。清淡饮食要荤素搭配，营养均衡，既可满足营养需求，还能推迟心脑血管老化，有益健康。夏季饮食可多吃些含蛋白质高的食物，以补充身体能量的消耗。

（五）食物宜新鲜

要尽量多食新鲜食物，变质的食物，如腐败的肉、鱼，死亡的畜禽，霉变的粮食、豆类，腐烂的蔬菜、水果，酸败的油脂，隔夜长霉的茶水，过夜有异味的剩饭菜等不能食用，腌制过久的酸菜、咸菜、鱼、肉，熏制的肉、香肠等食品不宜多食，以免食物中毒或诱发致癌。

（六）烹调要科学

在用现代工艺生产的各类油炒菜时，油温不宜过热，否则会损失营养成分，产生过氧化物、醛类、酮类等不利于健康的化学混合物，要用急火快炒，不宜时间过长，以减少营养成分的损失。烧菜或煮饭不宜加碱，以防止破坏营养成分。吃菜不要光吃菜心，外部叶子营养也很高。淘米不要用力搓和长时间泡，以减少维生素的损失。菜要现吃现炒，先洗后切，洗后勿放置过久。装食物不宜用铝或塑料制品用具。

（七）饮食要规律

饮食要讲规律，这是保证身体健康的重要措施。无规律进食表现在时间不定，食量不定，饥一顿，饱一顿，这种饮食习惯会加重胃肠负担，影响消化和营养的吸收，无益于健康，是不可取的。要定时、定量，有规律地饮食，这是饮食养生的重要措施。

（八）饮食要愉快

饮食时心情要轻松愉快、乐观。如果心情不好，发怒、吵架、争论、紧张、忧虑、烦恼、哀伤等，不但会影响胃肠的消化和吸收功能，影响食欲，还会诱发疾病。因此，饮食时要创造一种轻松愉快、美满和谐的环境，让全家人在快乐的环境中用餐。中老年人因生理需要，在饮食营养方面有特殊的需求，要坚持"二、四、五"原则，二就是"两低"，即：低热量、低脂肪；四就是"四少"，即：少鱼肉、少盐、少糖、少辛辣；五就是"五多"，即：多蛋白质、多维生素、多粗纤维、多果蔬、多素食。要养成和保持良好的饮食习惯，为促进健康打下坚实的基础。

十二、饮食的注意事项

饮食得当对人体有益，饮食不当则无益。在日常生活中，有一些饮食习惯需要注意和克服。在饮食方面需要注意的事项有：

（一）不宜吃零食

零食大多是甜食，含有大量碳水化合物。经常吃零食会使机体能量失衡，引起发胖；会使血液一直集中在胃肠器官，影响大脑供血、供氧和机能的发挥；影响肝、胰的调节功能，加重胃肠负担，导致胃黏膜肿胀、出血、溃疡，影响胃肠消化功能。小孩吃零食过多，影响正餐，不利于生长发育。

（二）不宜吃"蹲食"

吃"蹲食"是一个不好的习惯。如果蹲着吃饭，就会使胃肠成牵拉状态，造成腹部受挤压，使腹部不舒服，全身血液不流畅，下肢发麻，致使胃肠不能正常蠕动，影响胃肠对食物消化和吸收。长期吃"蹲食"还易诱发胃肠疾病。

（三）不宜吃"快食"

吃"快食"是一个需要克服的习惯。吃饭过快，狼吞虎咽，会使食物咀嚼不细，唾液分泌不足，加重胃肠消化的负担，影响消化和营养的吸收。吃饭应细嚼慢咽，足量分泌唾液，有利于胃肠消化吸收。

（四）不宜吃"走食"

边走边吃是一个很不好的饮食习惯。吃"走食"既不卫生，也不文明，空气中的尘土、有害气体和微生物会随着食物进入口中，吃"走食"不但影响进食精力，还会影响胃肠消化吸收，影响健康。

（五）不宜吃"看食"

边吃边看书或看电视节目，会加重大脑工作量，分散进食精力，影响品味食物和消化液的分泌、胃肠血液供应，久而久之会造成消化不良。饮食时要集中精力，不可分散精力做其他的事情。

（六）不宜吃"烫食"

有些人喜欢吃高温烫食，这种习惯也不好。因为高温烫食易损坏口腔黏膜，使其充血造成口腔溃疡，降低保护口腔的功能，还会损伤食道黏膜和胃黏膜，降低消化功能，诱发胃肠疾病，破坏黏膜，易对牙龈造成损害，引起牙周病。

（七）不宜吃汤泡饭

汤（水）泡饭混在一起，食物没有经过充分咀嚼就滑到胃里，不但加重了胃肠负担，还使口腔唾液分泌得少，与食物混合搅拌不匀，汤水稀释了淀粉酶，味觉神经没有受到反应性刺激，减少胃肠道消化液分泌，影响对食物的消化和吸收，易造成胃肠功能紊乱和消化不良，影响健康。至于饭前喝汤、喝稀饭与吃汤（水）泡饭是两回事。

（八）不宜吃熏烤食品

现在大都市的人们，经常采购熏制食品，作为常吃食品，这是不可取的。因为食物在熏烤过程中，会产生如苯并芘等致癌物质，经常食用熏烤食品会增加患癌症的几率。另外熏烤食品在运输、销售环节中会受到污染，易患传染性疾病。

（九）不宜吃油炸食品

油炸食品反复用剩油，会有 10 多种有毒的不挥发物质，对人体有害。油炸食品脂肪含量高，经常食用这类食品会摄入高脂肪，引起胃肠消化不良，诱发胰腺疾病。特别是油条中的明矾是含铝的无机物，常吃油条可能对大脑及神经细胞有损害，易诱发痴呆症。

（十）不宜饭后吃冷饮

饭后人体活动量明显减少，代谢不活跃。如果饭后吃冷饮，会刺激胃肠，发生挛缩，导致酶促化学反应失调，影响消化，诱发胃肠疾病。还会由于体液代谢慢而积存体内，降低体温，影响人消除身心疲劳。

（十一）不宜长期素食

长期素食会使体内缺少必要的胆固醇、蛋白质、核黄素、维生素 B_{12} 等营养素，造成体内营养失衡。人体缺乏蛋白质、必要胆固醇、维生素 B_{12} 时，会出现贫血，抵抗力低下，易患疾病，体重减轻，创伤、骨折不易愈合，血浆蛋白降低，会引起心脑血管硬化、心脏病、水肿、中风、癌症等疾病。

（十二）不宜过度节食

从人的生理机能上看，每日要吃三餐，才能保证体内的营养需求。但有些人怕身体发胖，为减肥过度节食，一天只吃一顿饭，这样长期过度节食，会造成严重营养不良，各器官的功能衰退，内分泌紊乱、低血糖，降低免疫功能，有损健康。

（十三）不宜久吃"外食"

"外食"是指酒店、饭店、食堂做的饭菜。久食"外食"，易患传染性疾病；吃"外食"花费的时间长，不停地进食扰乱胃肠消化规律，易患胃肠疾病；吃"外食"大量摄入能量，会导致体内脂肪含量增加，易引发高血压、高血脂等心脑血管病、高血糖、糖尿病等疾病；"外食"用的调料、配料等有时很难保证都是从正常渠道进的货，隐患因素多。久吃外食是影响健康的不良因素。

（十四）不宜常吃夜宵

有些人喜欢工作或玩到午夜后吃夜宵，然后回家就睡觉。经常熬夜吃夜宵的人，因作息时间颠倒，会引起内分泌失调，影响各种生理功能；大量进食，食物长时间滞留在胃中，增加胃液分泌量，对胃黏膜造成刺激，容易导致胃肠疾病；进食后不运动，热量过剩容易肥胖，增高患高血压等心脑血管病的几率。因此，不宜常吃夜宵。

（十五）不宜吃腌渍类食品

酸菜、咸菜、臭豆腐、松花蛋等这类食品维生素含量低，还含有亚硝酸盐，挥发性盐基氮及硫化氨、铅，而且在腌渍、发酵过程中极易被微生物污染。常吃这类食品对人体有害，易诱发癌症。

（十六）不宜吃过咸的食物

有些人口特别重，喜欢吃过咸的食物，这种饮食习惯不好。吃过咸的食物会过量摄入氯化钠，造成体内钠的含量过多，体液增多，增加全身血液循环量，易导致心、肾负担过重。诱发高血压、胃溃疡、胃痛、肾结石、膀胱结石等疾病。因此，不宜吃过咸的食物。

（十七）不宜吃过甜的食物

糖虽然是维持生命的物质之一，但过量吃甜的食物则有损健康。如果长期过量吃甜食，会使体内血液中糖浓度增高，酸碱失衡，导致机体内分泌功能紊乱，免疫力下降，易诱发感冒、骨质疏松、肥胖、心脑血管硬化、高血压、糖尿病、胃溃疡、心脏病等疾病。因此，在日常饮食中不宜长期吃过甜的食物。

（十八）不宜常吃果脯、蜜饯类食物

果脯、蜜饯类食物是用浓糖浆浸渍的食品，在厂商制作过程中易受污染，不卫生；含有亚硝酸盐，进入人体后可生成致癌物质亚硝酸胺；含有较高盐分，会导致血压升高，加重肾脏负担；含糖量高会使体内糖浓度升高，酸碱失衡，加重胰岛负担，降低抵抗力；含有香精等添加剂，易损害肝脏。

因此，不宜常吃果脯、蜜饯类食物。

（十九）不宜常饮鲜榨果汁

很多人喜欢在街头摊点购买鲜榨果汁，还有的人在家里自制鲜榨果汁，都有许多隐患。一是不卫生。一些摊点设施卫生条件差，瓜果上的残留农药、化肥和细菌，未经消毒和清洗就榨汁，极不卫生，危害健康；二是机器有细菌。很多摊点，包括家庭对榨汁机没有彻底清洗，果汁残渣在机器里霉变，繁殖细菌，对人体有害；三是营养降低。榨汁后，人只喝汁，不吃"渣"，水果中的膳食纤维素、果胶等有营养的物质被破坏和浪费了，降低了营养价值。因此，不宜常饮鲜榨果汁。

（二十）不宜吃动物有害器官

动物体内的一些器官，是"生理性有害器官"，如兔体臭腺（有三对腺体）、畜甲状腺、畜肾上腺（俗称小腰子）、畜淋巴结（俗称肉枣）、禽尖翅（腔上囊）、羊悬筋（蹄白珠）、鱼黑衣（黑色膜衣），这些器官在吃时一定要摘除。如果吃了这些有害的器官，会造成体内甲状腺激素增加，干扰正常的内分泌功能和代谢，严重者恶心、呕吐、头痛、心悸、腹痛、腹泻、高烧、昏迷、感染疾病，诱发癌症，危害身体。因此，不宜吃动物有害器官。

（二十一）不宜久食反式脂肪酸食物

采用氢化工艺处理方法，把液态油脂变成固态或半固态油脂，使食物酥脆，延长食物的销售期，因而产生了反式脂肪酸。如人造黄油、烘烤食物、饼干、奶油蛋糕、西式糕点、油酥饼、马铃薯片、炸面包圈、炸薯条、油炸方便面、薄脆饼等食物。久食反式脂肪酸食物对身体危害很大。易导致血液黏稠度增高，形成血栓，增加患动脉硬化和冠心病的几率；使细胞对胰岛素的反应降低，增加患糖尿病的风险；易减少男性荷尔蒙分泌，抑制精子生成，影响性功能；影响孕期胎儿、婴幼儿和青少年中枢神经系统的生长发育；易出现嗜睡、情绪不稳、记忆力减退、幻觉、末梢神经病、肌无力等症状。因此，不宜久食这类食物。

（二十二）不宜用塑料袋（盒）蒸（装）食物

有些人经常使用塑料袋（盒）蒸热食物，这种习惯很不好。因为有些塑料袋（盒）制品加入了稳定剂和塑化剂，而这些稳定剂和塑化剂主要成分是硬脂酸铅，会造成蓄积性中毒。另外，塑料袋（盒）中含有聚氯乙烯成分，在加热过程中会产生大量的氯离子，与添加剂结合会产生很强的致癌物质，严重损害健康，尤其对少年儿童损害更大，影响智力和发育。

上述不良饮食生活习惯应予克服，这是促进身体健康的措施之一。

十三、饮食存在的问题

饮食关系到人们的健康程度。现在随着生活水平的提高，人们普遍增加了在饮食上的保健意识，虽然注重改善饮食结构，合理搭配营养，但有些人由于没有养成一个良好的饮食习惯，致使食物不能被很好地消化吸收，甚至损害健康。因为进食过程会对胃、肠产生刺激，通过神经反射传导到大脑。不良的饮食习惯会干扰大脑高级神经的正常活动，造成大脑神经内分泌紊乱，肠道菌群紊乱，引起内脏功能受损，新陈代谢失常，影响身体健康。

目前人们在饮食上存在的问题有：结构不当、顺序不当、时间不当、不吃早餐、饥饱无常、晚餐过饱、饮食过咸、饮料过甜、冷热过度、辛辣过度等。这些不良的饮食习惯，应予克服，以减低损害健康的因素。

（一）结构不当

膳食结构是指人消费的食物种类和数量相对构成。现在人们的饮食结构不当，对动物性食物及脂肪摄入量增大。而谷类、粗杂粮膳食纤维食物摄入量下降，导致饮食结构不合理。近十年来人们因饮食油腻而引起的肥胖、高血脂、高血压患病率上升了近一倍。

（二）顺序不当

饮食的顺序不当体现在：空腹喝饮料。空腹喝会刺激胃肠黏膜，导致胃痉挛，饱胀不适感觉；饭后喝汤。饭后喝汤会冲淡胃液，降低胃肠消化功能，会影响胃肠对食物的消化和吸收；先吃荤菜，后吃素菜。先吃肉、鱼、后吃蔬菜，影响胃肠正常消化，易诱发胃酸、呕吐、腹胀、腹泻等症状；饭后吃水果。饭后马上吃水果，水果与胃中食物参和在一起，容易发酵腐烂变质，产生毒素。

（三）时间不当

饮食时间不当是指早餐过早，午、晚餐过晚，进餐时间过短。早餐过早是在早 6：30 前进餐；午、晚餐过晚是指在中午 12：30 以后，晚 6：30 以后进餐；进餐时间过短是指每次进餐少于 15 分，进餐时狼吞虎咽，食物不能被充分咀嚼，加重胃肠负担，导致血液大量滞留在消化道，影响其他器官供血。

（四）不吃早餐

现在人们不吃早餐的比例增大，特别是大城市，尤其是年轻人以时间紧，忙，顾不上，不吃早餐的较多。因为早晨是人体胃肠功能开始启动，胆汁也开始进入分泌旺盛阶段，不吃早餐会损害这些器官的功能。早餐是人体一天中能量和营养的重要来源，长期不吃早餐对身体损害也大，会因营养不足而降低机体免疫功能。因此，要坚持吃早餐。

（五）饥饱无常

饥饱无常主要表现是经常饥一顿、饱一顿，进食不规律，干扰大脑高级神经的正常活动，造成脑、肠轴神经内分泌紊乱，引起内脏功能受损。如果饥饱无常，饥饿时几顿甚至几天不进食，无法满足机体对营养的需求；饱时突然大量进食，增加胃的负担，使之滞留而不能及时消化，易损害胃肠，降低胃肠消化功能，易患胆结石，损害身体健康。

（六）晚餐过饱

有些人的饮食习惯很不科学。早餐不吃或少吃，中午对付，晚餐过饱。晚餐高蛋白、高脂肪、高热量食物过多，久食这些食物易导致高血脂、高血压、高血糖和血液黏稠度增高，诱发动脉硬化和血栓，增加胰岛负担，降低糖耐量，易患糖尿病。晚餐过饱大量进食，会加重胃肠负担，消化液分泌量满足不了需求，影响消化和机体生理功能。长期晚餐过饱，导致营养过剩，身体超重、胖肥，降低基础代谢率，成为诱发各类疾病的重要因素。

（七）饮食过咸

饮食过咸会引起体内血脉瘀滞，上呼吸道感染，体内钠潴留，体液增多，增加肾脏过滤负担，降低肾脏功能，使口腔唾液分泌减少，溶菌酶相应减少，易使各种细菌、病菌侵入人体，造成体内细胞脱水现象，增大患高血压几率，危害身体健康。

（八）饮料过甜

现在有些人以加各类添加剂的高档饮料为日常饮用水。因这些饮料内糖的含量过高，使人体内对糖的摄入量增大，久之会降低机体的糖耐量，加速骨质流失，诱发骨质疏松，导致体内酸性物质过多，碱性物质减少，造成体内酸、碱失衡，易诱发各种疾病。

（九）冷热过度

冷热过度主要表现是过度吃冷的食物，或过度吃热的食物。过度吃各种冷冻食品会刺激胃肠发生挛缩，导致各种酶促化学反应失调，诱发胃肠疾病，损伤人体阳气，易生内寒，寒使气机凝滞，使血液运行不畅；过度吃热食，会烫伤食道，刺激胃黏膜，降低胃肠消化功能，伤害身体。

（十）辛辣过度

有些人过度吃大蒜、辣椒、葱等辛辣食物，会影响大脑高级神经的正常活动，破坏神经末梢的感觉，刺激胃肠，损伤胃肠黏膜，胃肠蠕动剧增，导致胃肠功能紊乱，烦躁易怒，大便干燥，损耗人体阴液，伤害肺脏，引发咽痒咳嗽，咯痰，胸闷喘息，筋脉拘挛，指甲干枯等症状，对身体无益。

十四、重视问题晚餐

现在有不少家庭养成这样一种生活习惯，即早餐简单，午餐对付，晚餐丰盛，把晚餐当成正餐。还有一些人下班后很少回家吃晚餐，忙于应酬，吃喝几个小时，吃完饭后马上睡觉，形成了"问题晚餐"，是诱发多种疾病，有损健康的不良因素。"问题晚餐"主要表现形式有：

（一）用餐过晚

目前，大城市里的家庭用晚餐时间普遍较晚，因各种原因，有的晚上8、9点才用餐。如果长期这样，必然扰乱胃肠消化规律，影响胃肠正常工作，引发胃肠疲劳和疾病，降低人体免疫功能。晚餐时间一般在6点左右为宜。

（二）比例不当

每日三餐进食量的比例应当根据每个人的健康状况和生活习惯而定。一般来说，早、午、晚餐的比例应为3∶4∶3；如果晚上9、10点钟睡觉，比例应为4∶4∶2，这种比例既能保证机体活动时有足够的能量供给，又能在睡眠时让胃肠得到充分休息。但是有很多人习惯了倒式三餐："早餐吃得少，午餐吃得好，晚餐吃得饱"的饮食方式。这种饮食方式与小肠的需求恰恰相反，对健康无益。

（三）食物丰盛

有些家庭晚餐食物过于丰盛，鸡、鸭、鱼、肉、蛋全有，摆满餐桌。久食这些高蛋白、高脂肪、高热量食物会使血脂的凝固性增强，极易沉积在血管壁上，诱发动脉硬化和血栓，易导致肝脏制造更多的低密度和极低密度脂蛋白，把过多的胆固醇运到动脉壁蓄积起来。每天的热量供应集中在晚餐，会加速糖耐量的降低，加重胰岛负担，促使胰岛衰老，易患糖尿病。

（四）过量饮酒

有些人晚间频密度应酬，一吃就是 3～4 个小时，过量饮酒，喝的酩酊大醉。过量饮酒，消耗人体内的维生素 B 族，还会抑制免疫系统制造抗体 B 细胞，易使体内增加细菌、病毒感染的机会，降低抵抗力。酒后能加速血液循环，使人兴奋，影响睡眠，还能使血糖水平下降，诱发"神经性血糖症"。过量饮酒是一种自我摧残健康的行为方式。应酬过多已是中年男人的一个负担，应予节制。总之，"问题晚餐"是影响健康的不良因素。为了健康应予以重视，注意克服"问题晚餐"的饮食习惯。

十五、饭后有损健康的习惯

有些人养成了一些饭后有损健康的习惯。以下饭后有损健康的习惯应予纠正：

（一）饭后剔牙

牙齿是人体最坚硬、用来咀嚼食物的器官。有些人在饭后用牙签剔牙，这种习惯不好。因为经常剔牙会使牙周组织长期受到刺激，影响牙齿坚固和咀嚼功能，易造成细菌感染，导致牙周炎、牙龈萎缩、牙齿松动等牙病。牙齿内有异物，可用刷牙、漱口办法解决。

（二）饭后吃冷饮

有些人在饭后立即吃冷饮，这种习惯不好。因为饭后吃冷饮，会使咽部和胃肠受到寒凉刺激，使咽部疼痛、咳嗽，引起胃肠蠕动亢进，消化功能紊乱，缩短食物在小肠内停留的时间，影响人体对营养的吸收。诱发腹痛、腹泻等症状。特别是患有胃肠疾病、儿童、老人更不宜饭后吃冷饮。

（三）饭后吃水果

饭后立即吃水果的习惯不好。因为食物在胃里消化需要 2 小时左右，而水果在胃里消化时间短。如果饭后立即吃水果，就会被先吃进的食物阻挡，水果在胃内停留的时间长，易腐烂滋生毒素，引起腹胀、腹痛、腹泻等症状。还会造成血糖浓度升高，增加胰腺负担，阻碍体内消化过程。

（四）饭后松裤带

有些人吃得过量、过饱常常饭后松裤带，认为这样舒服，这种习惯不好。如果经常吃得过饱，会造成胃肠负荷超量，从而促使胃肠蠕动加剧，此时松裤带会使腹腔内压下降，胃部下垂，发生腹胀、腹痛、肠扭转，影响胃肠消化吸收功能，易患胃下垂疾病。

（五）饭后看电视

有些人吃完饭后就立即看电视，这种习惯不好。因为饭后立即看电视，会使大脑中枢神经的兴奋点转移到电视节目上，导致对胃肠供血不足，影响对食物的消化，还容易引起眼睛的疲劳和头晕心悸，对身体无益。

（六）饭后饮茶

有些人饭后喜欢饮茶，这种习惯不好。因为茶叶中含有大量鞣酸，能与蛋白质合成具有收敛性的一种蛋白质，这种蛋白质能减缓胃肠蠕动，造成便秘，增加有毒物质对肝脏的毒害作用。茶叶还会抑制体内对铁元素的吸收，易诱发脂肪肝和缺铁性贫血。另外，饭后饮茶会冲淡胃液，影响正常消化。

（七）饭后生气

有些人饭后与人吵架、争论、生气，这种习惯更是要不得。因为饭后生气会使血液大量涌向面部和大脑，心跳加快，心脏收缩力增强，血压升高，血液变黏稠，减少胃肠和心脏血液供应，使大脑中枢神经和内分泌系统紊乱，降低免疫功能，诱发心脏病、哮喘病，加速肺功能衰退。

（八）饭后理发

有些人经常在饭后立即理发，这种习惯不好。因为饭后理发时要低头，低头必然与胃肠形成牵拉状态，影响对胃肠的血液供应，会使胃肠消化功能紊乱，影响对食物的消化和吸收，对身体无益。

（九）饭后洗澡

有些人喜欢饭后立即洗澡、洗桑拿，这种习惯不好。因为饭后洗澡由于水温的刺激，使体表血液流量急剧增加，会减少胃肠的血流量，降低胃肠的消化功能，引起消化不良、便秘、腹泻，对身体无益。尤其是心脑血管患者，更是不宜在饭后洗澡。

（十）饭后吸烟

有些人喜欢饭后吸烟，认为"饭后一颗烟，赛过活神仙"，这种习惯很不好。因为饭后吸烟的危害比平时更大，这是由于进食后的消化道血液流量增大，血液循环加快，这时大量吸收烟中的有害成分，会损害消化道、肝脏、大脑、心脑血管，诱发系列性疾病。

（十一）饭后运动

有些人喜欢饭后运动，这种习惯不好。因为饭后运动会减少对胃肠道血液的供应，干扰胃肠消化功能，影响胃肠对食物消化和吸收。特别是老年人心脑血管硬化、心脏和胃肠功能减退，饭后运动会诱发意外。

（十二）饭后唱歌

有些人喜欢饭后唱歌，抒发情感，这种习惯不好。因为饭后人的胃容量增大，胃壁变薄，血流量加快，此时唱歌会刺激胃肠使隔膜下移，腹腔压力增大，易引起消化不良，诱发胃肠炎、消化性溃疡疾病，对身体无益。

（十三）饭后卧床

有些人喜欢饭后立即卧床休息，这种习惯不好。因为饭后卧床弯腿，会对胃肠造成牵拉，形成压力，影响肠胃消化，减弱肌肉力量，易发生肌肉纤维萎缩，降低新陈代谢功能，造成精神不振、倦怠无力等症状。克服上述不良生活习惯，就会减少对身体的损害，有益健康。

十六、注重提高食物质量

食物质量如何关系到人的健康程度。提高食物质量不仅能提高生活质量，还能提高人的健康指数。因此，人们在日常饮食中要注重提高食物质量。

提高食物质量主要包括：选用类别合理、天然绿色、烹饪得当、比例适当、营养密集、色香味俱全食物；选用低脂肪、优质蛋白、粗纤维、多种维生素、多种氨基酸、多种微量元素、低糖、低盐食物；果蔬要洗净，生熟食物要分开，不宜混放，肉食蛋品要煮熟，彻底灭杀细菌病毒，熟食要放入冰箱存放，食前要热透，不吃腐烂变质食物。提高食物质量实际上就是减少有损健康的因素，增加有益健康的因素，为强壮身体奠定良好的基础。

（一）选用主食类食品

我国的主食大多为谷物，是人体热能的主要来源，大约占食物能量的60%左右。主要有：大米、白面、玉米、小米、高粱米、荞麦面、薏米、黑米、豆类等食物，由于各种谷物中所含营养成分和功效不同，应选择粗加工粮食，以粗细搭配为原则。其余的能量由鱼、肉、蛋、奶等副食品提供，但总能量不宜超过标准，否则会引起体重超重。那些日常饮食只吃副食，很少或不吃主食的人，应当改变不良的饮食习惯。

（二）选用蔬果类食物

科学饮食的方法之一，是每日注意多食用蔬菜、水果。因为蔬菜、水果富含人体所必需的优质蛋白质、脂肪、碳水化合物、粗纤维、糖类、维生素、矿物质、果胶、抗氧化剂、无机盐、微量元素、有机酸、氨基酸、赖氨酸、硫化合物、黄酮类等营养成分。但各种蔬菜和水果的营养成分、含量、功效各有不同，因此，要经常调剂品种，成人每日摄入新鲜蔬菜应为500g左右，水果应为300g左右，使营养互补、均衡，增强食物的功效性。

（三）选用油脂类食物

油脂类食物是人们日常饮食的重要组成部分。油脂具有很重要的营养功效，能给机体提供热能，加速脂溶性维生素的吸收，提供不饱和脂肪酸，油脂类食物应以选用植物油为主，因为植物油不饱和脂肪酸含量高，可适当吃些动物油。但每日摄入烹调油应控制在 25～30 克，不宜超量，长期超量摄入油脂类食物，易诱发胆固醇含量高、动脉硬化、冠心病等疾病。人们在日常饮食中切勿长期缺乏或过多食用某一种不利于健康的食物，要注重改善结构，平衡饮食，营养搭配，讲究食物质量。

十七、蔬菜的种类、营养构成

蔬菜是人们日常饮食中的重要组成部分，富含蛋白质、脂肪、碳水化合物、维生素、矿物质、微量元素、粗纤维、氨基酸等营养成分，对维护人体健康起着重要的作用。蔬菜的种类可分叶菜类、瓜茄类、根茎类、菌藻类、鲜豆类，其营养构成及特点虽然有很大差别，但都是人体需要的营养食物。

（一）叶菜类

叶菜类蔬菜包括油菜、白菜、菠菜、苋菜、韭菜等。富含蛋白质、脂肪、糖类、碳水化合物、粗纤维、维生素、矿物质、微量元素、氨基酸、胡萝卜素、叶酸，特别是维生素 B_2 较丰富，是人体必需的营养食物。

（二）瓜茄类

瓜茄类蔬菜包括茄子、蕃茄、南瓜、黄瓜、冬瓜、苦瓜、南瓜、丝瓜、辣椒等。富含蛋白质、脂肪、糖类、维生素、矿物质、微量元素、粗纤维、碳水化合物、有机酸，其中维生素 C 含量较高，是维护人体健康不可缺少的食物。

（三）根茎类

根茎类蔬菜包括土豆、芋头、胡萝卜、萝卜、元葱、大蒜、藕、竹笋等。富含蛋白质、脂肪、碳水化合物、粗纤维、维生素、胡萝卜素、尼克酸、矿物质、微量元素，其中维生素 B_2、C 含量较高，是人体必需的营养食物。

（四）菌藻类

菌藻类蔬菜包括食用菌，蘑菇、木耳、银耳、香菇等，海藻类食物有海带、海白菜、紫菜、海茸等。菌藻类食物富含蛋白质、粗纤维、碳水化合物、糖类、氨基酸、微量元素、胡萝卜素、维生素，其中维生素 B_1、B_2 含量较高，菌藻类食物碘、硒、铁、锌，高于其他食物 10 余倍，是人体的必需的食物。

（五）鲜豆类

鲜豆类蔬菜包括豆角、长豆、毛豆、豌豆、扁豆、豇豆等。富含蛋白质、脂肪、糖类、碳水化合物、粗纤维、胡萝卜素、维生素、矿物质、微量元素，其中维生素 B_2 含量较高，也是人体不可缺少的食物。

十八、特殊食物及其作用

营养专家研究表明：有益于身体健康、抗衰老、延年益寿的食物是：抗氧化食物、碱性食物、弱碱性食物、膳食纤维素食物、植物性激素食物、微量元素锌食物和生食蔬菜食物。这些食物具有特殊的作用，有明显的健身功效。

（一）抗氧化食物

抗氧化食物是指富含维生素 C、维生素 E、胡萝卜素的食物。如红心地瓜、菠菜、绿葱、胡萝卜、芥菜、菜花、南瓜、番茄、油菜、辣椒、卷心菜、大枣、大蒜、猕猴桃、草莓、白萝卜、橙、柑橘、桂圆、柚、雪里蕻、小白菜、甘蓝、刺梨、豆类、花生、乳制品、鱼类、贝类、瘦肉、莴苣、植物油等。

（二）碱性食物

碱性食物有：大白菜、生菜、马铃薯、海带、菠菜、卷心菜、胡萝卜、山楂、番茄、竹笋、柑橘类、葡萄、香蕉、西瓜、板栗、草莓、柿子、燕麦、荞麦、玉米等杂粮，还有醋，醋虽然是酸味，但属于碱性食物。

（三）弱碱性食物

弱碱性食物有：大豆、豆腐、绿豆、油菜、芹菜、元葱、南瓜、黄瓜、番薯、莲藕、茄子、蘑菇、牛奶、萝卜、豌豆等。

（四）膳食纤维素食物

膳食纤维素含量高的食物有：水果、薯类、蔬菜、全麦粉、燕麦、玉米、绿豆、荞麦、杏仁、糙米、芝麻、黑豆、毛豆、海带、豆腐等。

（五）植物性激素食物

植物性激素含量高的食物有：小麦胚芽、香蕉、大豆、苹果、番茄、大蒜、元葱、绿葱、红薯等。

（六）微量元素锌食物

微量元素锌含量高的食物有：鱼类、牡蛎、贝类、花生、芝麻、木耳、瘦肉、枸杞等。

（七）生食蔬菜食物

适合生吃的蔬菜有：黄瓜、青萝卜、白萝卜、番茄、元葱、青椒、卷心菜、莴苣、苦瓜、芹菜、绿葱、小白菜等。这些蔬菜中富含维生素 C 和抗氧化物质，凉拌或蘸酱都行，生食可避免损失维生素。但生食这些蔬菜要用清洁液浸泡 10 分钟，去除蔬菜表面上的有害物质，如：农药、化肥、细菌和寄生虫卵等，确保饮食安全。上述七类食物的作用在于：能清除体内垃圾自由基，减少自由基对身体的伤害，中和体内的蛋白质、脂肪消化分解出的酸性物质，调节人体酸碱平衡，促进新陈代谢，排除毒素，维护机体组织稳定，增强免疫功能，抗衰老，促进健康。

十九、特殊元素的保健功效

有些食物中的特殊元素具有特殊的保健作用，经常摄入这些特殊元素有强壮身体的保健功效。

（一）多糖增强免疫力

多糖并非指食用的蔗糖，而是指植物某种特殊的生物活性的多糖化合物，如香菇多糖、枸杞多糖、海带多糖、灰树花多糖、灵芝多糖、甘草多糖等。多糖具有明显的调节人体生理节律，增强免疫力的功能。富含多糖的食物有：香菇、枸杞、海带、灵芝、灰树花等，多食这些食物可摄入丰富的多糖，以增强机体免疫力。

（二）类黄酮保护心脏

存在于一些食物中的类黄酮，是一类植物色素的总称，为三元环化合物，有明显的保护心脏作用。类黄酮的作用在于：可作为抗氧化剂，能阻止氧气与低密度脂蛋白黏合，是血小板的抑制剂，减低血小板黏性，防止心脑血管栓塞，降低患心脏病的几率。富含类黄酮的食物有：元葱、苹果、茶、豆制品、葡萄等，中老年人常食这些食物大有益处。

（三）白藜芦醇降血脂

葡萄中所含的白藜芦醇是一种植物抗毒素，具有明显的降血脂、抗病毒、抗菌、抗血栓、抗癌功效。能有效地预防高血脂、心脏病、前列腺癌、子宫内膜癌等疾病。富含白藜芦醇的食物有：葡萄、花生等，因葡萄皮含白藜芦醇丰富，要吃葡萄皮。

（四）谷胱甘肽抗衰老

有些食物所含的谷胱甘肽是由谷氨酸、半胱氨酸、甘氨酸组成，是一种很强的抗氧化剂。具有明显的抗衰老，清除自由基，排除毒物，促进糖原分解，平衡血糖，抗癌功效。富含谷胱甘肽的食物有：牡蛎、糙米、元葱、豆类、鲭鱼、大蒜、卷心菜、香菇、海带、胡萝卜等。常食这些食物能提高人体免疫功能，预防疾病，抗衰老，有益身体。

（五）抗性淀粉减肥瘦身

抗性淀粉是指在人体小肠中不吸收的淀粉及其降解产物。具有饱腹防饿，减肥瘦身，调节血糖，降低胆固醇，促进毒物排泄，预防糖尿病、心脏病、肠癌等功效。富含抗性淀粉的食物有：玉米、面粉、薯类、土豆、通心粉、麦豆、香蕉等，常食这些食物有益身体。

（六）胱氨酸护发美发

胱氨酸中的硫元素和维生素 C 有明显的防止脱发，维持头发亮泽，护发美发功效。富含胱氨酸的食物有：玉米、芝麻、燕麦、猕猴桃、大白菜、大豆、荞麦、水果、绿色蔬菜、蛋类等，常食这些食物有益护发美发。

二十、常食有色食物有益健康

食物因颜色不同，所含的营养成分和功效也不同。在日常饮食中多吃些有色食物，能均衡营养，有益健康。

（一）红色食物

红色食物主要有：红枣、红苹果、红薯、红辣椒、番茄、红萝卜、胡萝卜、石榴、杨梅、草莓、山楂、枸杞子、西瓜、红葡萄酒等。富含番茄红素、胡萝卜素、氨基酸、钙、锌、铁、多种维生素等营养成分。常食红色食物具有抗氧化作用，清除自由基，抑制癌肿形成和扩散；对男人极为有益，提高性功能，增强免疫力，预防前列腺疾病、高血脂、高血糖、高血压；分解、排除毒素，抗衰老，减肥健体。

（二）绿色食物

绿色食物主要有：菠菜、莴苣、油菜、芥菜、生菜、香菜、小白菜、韭菜、芹菜、西兰花、青椒等。富含维生素C、胡萝卜素、硒、铁、钼、纤维素等营养成分。常食绿色食物有维持体内酸碱平衡，增强体内生理功能，提高免疫力，促进细胞增长，促进消化，滋阴润燥，散血解毒，防止便秘，减轻辐射线伤害，强力抗肿瘤的作用。

（三）黑色食物

黑色食物主要有：黑木耳、黑豆、香菇、黑芝麻、黑芝麻酱、黑糯米、桑葚、乌梅、黑葡萄、黑加仑等。富含多种氨基酸、钙、镁、锰、锌、铁、硒、钼、多种维生素、亚油酸，还含有清除眼疲劳的原青花素等营养成分。常食黑色食物具有提高免疫力，增强血管弹性，防止胆固醇蓄积，补血益气，增智补脑，利水解毒，润肺乌发，滋阴补肾，保护视力，美容护肤，通便涤肠，预防动脉硬化、癌症，维持人体离子平衡，强壮机体的作用。

（四）白色食物

白色食物主要有：牛奶、豆腐、白皮蒜、燕麦、白萝卜、冬瓜、竹笋、白薯、菜花、大白菜、包心菜、茭白等。富含维生素C、抗氧化剂、膳食纤维等营养成分。常食白色食物有消除体内自由基，增强免疫功能，降血糖、血脂、血压，抑制有毒物质在体内形成，预防胃肠疾病，加速毒物排除，延缓衰老，保护心脏的作用。

（五）黄色食物

黄色食物主要有：玉米、小米、南瓜、香蕉、柠檬、黄豆、芒果、菠萝、柚子、大柿子、橙子、橘子等。富含胡萝卜素和维生素 A、C、D 以及多种微量元素等营养成分。常食黄色食物有健脾益胃，保护肝脏，护肤美容，改善视力，提高精力，补充元气，促进代谢，缓解疲劳，排除毒素，降低疾病发病率，强壮筋骨的作用。

（六）蓝色食物

蓝色食物主要有：海带、海白菜、紫菜等海洋食品，还有蓝莓。富含螺旋藻、多种氨基酸、多种微量元素、多种维生素、细菌抑制分子、抗氧化剂等营养成分。常食蓝色食物具有增强免疫功能，益肠胃，促进消化，美容护肤，抗辐射，抗肿瘤，抗艾滋病的作用。

（七）紫色食物

紫色食物主要有：紫茄子、紫葡萄、紫菜、紫色元葱、紫包心菜等。富含芦丁、维生素 C、碘、钙、铁、胆碱等营养成分。常食紫色食物具有预防高血压等心脑血管疾病、甲状腺肿大、不明出血，增强记忆力，促进骨骼牙齿健康的作用。

（八）糙米

糙米是指粗加工的稻米，它不像大米雪白细腻，但保留的营养成分多，富含维生素 B 族、维生素 E 等，对人体十分有益。常食糙米具有清除自由基，中和体内酸碱度，预防湿疹、皮肤病，滋润肌肤，乌黑头发，促进胃肠蠕动，美容护肤，延缓衰老等功效。因糙米口感较粗，质地紧密，不宜煮熟，可先用冷水浸泡 2 小时后再煮。

二十一、摄取最佳营养有益健康

日本人长寿的重要因素是合理饮食。饮食特点是：食物种类多，荤素搭配合理，营养均衡，每日有鱼、肉、蛋、海鲜、海藻、菌类、蔬菜、豆类、水果、坚果等，营养供应充足，体内血糖、血脂稳定。我们应当效仿日本人的饮食方式，摄取最佳营养。未来的医学不必再给患者打针吃药，而是指导人们关注饮食和生活方式，加强疾病预防。

（一）最佳营养的含义

最佳营养就是通过每天摄取最佳数量、品种的食物，为身体提供最好的营养物质，增强免疫力，减少患病风险，消除疾病隐患，保持最佳健康状态。概括地说最佳营养就是多品种、低碳糖、高营养、抗糖化、抗氧化食物。多品种，就是食物种类多，荤素搭配、营养均衡；低碳糖，就是低碳低糖，少吃精制米面，少吃糖；高营养，就是多吃鱼类、果蔬、天然植物油；抗糖化，就是通过减少血糖波动和对胰岛的刺激，减少细胞的糖基化，防止衰老和心脑血管病变；抗氧化，就是多摄取抗氧化食物，清除自由基。最佳营养是增强体质，促进健康的营养。

（二）多食绿灯食物

绿灯食物是含有人体必需的营养素，对人体有益的食品。主要有：鱼类、海鲜、海藻类、蛋类、乳类、坚果类、菌类、蔬菜、水果等，绿灯食物属于低碳、低糖、低热量、低脂肪食品，多食有益身体。

（三）限食红灯食品

红灯食品是由厂家生产，只提供热量、盐、糖、油脂，人体必需营养素含量少的食物。主要有：各种糖、含糖食品、面包、饼干、炸薯条、炸薯片、方便面、午餐肉、肉松、果脯、蜜饯、果冻、人造黄油、奶油、香肠、腊肉、水果罐头、肉罐头、高糖饮料、含糖调料、各种糕点、冰淇淋等。红灯食品属于高糖、高热量的垃圾食品，对人体有害，应予限食。每个人的营养方案要根据自己的生活水平、身体状况的不同而制定，没有一套固定的营养方案。但要想健康应从自我做起，摄取最佳营养，改善身体素质，为健康长寿奠定良好的基础。

二十二、远离垃圾食品

食品具有两重性，有益食品促进健康，垃圾食品损害健康。垃圾食品是对指人体有害的东西。主要有两种来源：一种是身体无法排泄的东西，另一种是被人们吃了的垃圾食品。现在市场上垃圾食品品种、数量、种类越来越多，对各类人群的健康危害也越来越大，可在体内积累毒素，导致基因异常，诱发疾病，这个现象不容忽视。一个人不应当把自己的胃交给别人负责。

（一）垃圾食品的种类

垃圾食品是指厂商采用现代工艺手段，提升色、香、味，增加食品诱惑，是反式脂肪酸的产物，对身体无益，甚至可能损害人们健康的食品。垃圾食品等大体分为14类：

（1）油炸类食品

这类食品破坏维生素，使蛋白质变性，降低营养价值，易使人出现嗜睡、震颤、出汗、肌无力、记忆力下降，诱发心脑血管疾病和癌症。

（2）烧烤类食品

这类食品在制作时存在大量有害物质，燃料燃烧、油脂、肉食品本身、发色剂、香味剂在烧烤时会产生苯并芘、多环芳烃、亚硝胺等致癌物质，损害肝肾。

（3）麻辣烫类食品

这类食品以麻、辣、烫为特色，会刺激口腔、食管、胃肠黏膜，发生充血、水肿，诱发消化系统疾病。

（4）腌制类食品

这类食品影响黏膜系统，对胃肠有伤害，会加重肾脏负担，易诱发高血压疾病。

（5）加工类食品

这类食品亚硝酸盐、防腐剂、色素、保鲜剂含量高，会加重肝脏负担，诱发癌症。

（6）方便类食品

这类食品主要指膨化食品、方便面，盐、防腐剂、色素、香精含量高，营养价值低，易损肝脏。

（7）汽水可乐类食品

这类食品磷酸、碳酸、糖分含量高，会影响、抑制体内对钙的吸收，尤其是对少年儿童成长发育不利，常喝易有饱胀感，影响食欲。

（8）冷冻甜品类食品

这类食品主要有各种雪糕、冰淇淋、冰棍，奶油和糖分含量高，易引起肥胖，代谢异常，影响正餐。

（9）饼干类食品

这类食品食用香精、色素含量高，热量高，维生素低，营养价值低，易损害肝脏功能。

（10）果脯、蜜饯类食品

这类食品富含亚硝酸盐、防腐剂、保鲜剂、香精、高盐，维生素低，易损伤肝脏。

（11）罐头类食品

这类食品主要是鱼肉类、水果类罐头，热量高，破坏维生素，使蛋白质变性，营养价值低下，易引发肥胖。

（12）霉变类食品

这类食品主要有粮食、花生、油类、肉类、鱼类、豆类，发生霉变时会产生大量的病菌和黄曲霉素，被人们食用后，轻则发生腹泻、呕吐、眼花、头昏、肠炎等症状，重则可致癌。

（13）过氧脂质类食品

这类食品主要有炸过的肉、虾、鱼、花生等食用油，是一种不饱和脂肪酸的过氧化物，放置久后会生成过氧化脂质，进入人体后会破坏体内酸碱平衡，加速机体衰老。

（14）含铅类食品

这类食品主要是含铅量高或用铅制品器具蒸煮食品，人体摄入铅过多，会破坏神经细胞内遗传物质，脱氧核糖核酸的功能，使大脑多巴胺和 5 - 羟色胺含量明显降低，造成神经质传导阻滞，引起记忆力衰退、痴呆、智力发育障碍、早衰。

（二）垃圾食品的危害

垃圾食品对健康有危害。常食垃圾食品易产生代谢综合征，如肥胖、高血糖、高血压、高血脂、糖耐量异常、高胰岛素血症。以代谢综合征为特点的富贵病，已成为威胁人们健康的最大杀手。低脂高糖的饮食导致肥胖；肥胖导致高血压、高血脂、高血糖；"三高"又导致糖尿病、心脑血管病、癌症等，系列化地损害健康。因此，人们要远离垃圾食品，多食绿色、天然食品，为健康创造良好的物质条件。在我国要抵制"饮食西化"倾向，有效降低对国民身体的损害。

二十三、注重天然饮食法

人们在日常生活中要注重天然饮食法，这是一种最佳的饮食方式。天然饮食法就是要选用无污染、安全、可靠有营养的食物，增加有益健康的因素。

（一）选用绿色食物

有机的纯天然、绿色食物是指按照特定的方式生产，没有污染，安全、可靠的食物，是人们饮食的重要基础。它不仅指人每天食用的绿色蔬菜，还包括粮油、果品、饮料、肉禽、蛋奶、水产、豆类食品。绿色食物能为人们提供最佳的能量、营养，在促进健康方面发挥着重要的作用。经常吃天然、绿色食物对增强人体免疫功能，提高身体素质，促进健康有积极的作用。

（二）合理搭配食物

人们在日常的饮食中，切不可偏食、挑食，食物单一化。合理搭配食物，不但能成倍地增加营养价值，还能满足机体对营养的需求。主食中要增加有机糙米、粗杂粮的比例，少吃精米、精面，搭配膳食纤维多的蔬菜、水果，这样不但能大大提高营养价值，还能增强胃肠消化功能，加速体内毒物排泄，提高免疫力，增强体质。

（三）坚持生吃蔬菜

要养成生吃蔬菜的习惯，凡是能生吃的蔬菜要经常吃。新鲜蔬菜含有丰富的营养，有重要的植物化学成分，在体内可产生有助于消化的酶，对增强免疫力、防癌起着重要作用。但胡萝卜、番茄、山药、西兰花、菠菜、竹笋、茭白、空心菜及各种豆角不宜生吃。生吃不易被消化吸收，浪费营养，还会产生腹胀，豆角类还有毒素，对身体无益。生吃蔬菜时要注意卫生，可用清洁液浸泡，去掉蔬菜表面上的残留农药和化肥，蘸醋和蒜，以杀死细菌和病毒。但不可多吃，以防止引起消化系统疾病。

（四）良好饮食习惯

养成良好的饮食习惯至关重要。良好的饮食习惯对健康有促进作用，否则就会损害健康。良好的饮食习惯应当是：用餐定时、定量，细嚼慢咽，心情愉快，用餐顺序是汤类、芽菜、蔬菜、淀粉类、蛋白质、脂肪类食物，品种多样化。烹制食物时间不宜过长、过烂，尽量减少植物化学成分和营养的损失，只有这样才能吃出健康。

二十四、有益大脑的食物

大脑是人体的司令部，对营养的需求远远大于其他器官。一些特殊食物对健脑益智有很好的作用。

（一）鱼

鱼对促进智力发育，补脑、健脑的作用十分明显，也是人们喜吃的食物之一。富含卵磷脂、蛋白质、钙、Ω-3脂肪酸。常食鱼具有改善记忆力，防止记忆力衰退，活化大脑神经，对大脑生理活动能产生良性刺激，增强思维和分析能力，延缓脑细胞衰退等功效。

（二）牛奶

牛奶能为大脑提供所需的多种营养成分。富含蛋白质、钾、磷、钙、维生素 B_{12}、D、核黄素等，这些营养物质能满足大脑的需求。常食牛奶具有促进儿童智力发育，改善记忆力，延缓脑细胞退化，维护大脑神经系统功能，稳定情绪，改善睡眠等功效。

（三）鸡蛋

鸡蛋富含的蛋白质、卵磷脂、甘油三脂、卵黄素、胆固醇等营养成分，适合于各类人群健脑，补脑需要。对婴幼儿智力发育十分有益。具有对神经系统保护作用，增强记忆力，提高认知能力，延缓脑细胞衰退，维护大脑神经系统功能等功效。

（四）核桃

核桃富含不饱和脂肪酸、蛋白质、维生素等成分，可营养大脑，促进脑细胞的生长，对健脑、补脑有明显的作用，也是被公认的益脑食品。具有延缓脑细胞衰老速度，促进婴幼儿智力发育，增强记忆力，提高思维能力，消除大脑疲劳，维护大脑神经系统功能，抑制脑细胞衰退等功效。

（五）香蕉

香蕉是低热量食物，且富含磷、色氨酸、维生素 B_6、钾离子、低热量等，是健脑发育不可缺少的营养成分。常食具有健脑、补脑，增强记忆力，缓解脑疲劳，促进大脑神经系统正常运转，预防脑细胞异常，延缓脑细胞衰退等功效。

（六）南瓜

南瓜富含胡萝卜素、维生素 A、C、钾、锌等成分。常食具有清心醒脑，缓解大脑疲劳，预防神经衰弱、记忆力衰退，改善大脑思维，活化大脑神经，维护大脑神经系统功能等功效。

（七）葵花籽

葵花籽富含铁、锌、钾、镁、维生素 E 等营养成分，是健脑益智的佳品。常食具有增强记忆力，促使大脑思维敏捷，防止脑细胞老化、衰退，缓解大脑疲劳等功效。3 岁以内的婴幼儿不宜食用，以免发生意外。

（八）海带

海带富含卵磷脂、亚油酸、卵磷脂、磺类物质，是健脑、补脑不可缺少的营养物质。常食具有增强记忆力，改善大脑思维方式，预防大脑细胞衰退、神经衰弱，缓解大脑疲劳，维护大脑神经系统功能等功效。

二十五、有益心脑血管的食物

心脑血管在人体中起着输送血液、氧气、营养的作用，对维护健康发挥着重要作用，心脑血管状况关系到一个人的健康程度。心脑血管疾病有高血压、低血压、冠心病、动脉硬化、心绞痛、心肌梗塞、高血脂症、心律失常、中风等，严重威胁和损害人体健康。保护血管就是使血管有弹性、软化、坚韧，血管与饮食关系密切，保护血管就要从饮食入手。有些食物对养护心脑血管，减少发病风险，促进健康有很好的作用。

（一）元葱

元葱富含的前列腺素 A、二烯丙基二硫化物、硫氨基酸等营养物质，对养护心脑血管十分有益。具有扩张心脑血管，减少心脑血管压力，稀释血液，降低血黏稠、血脂，增强纤维蛋白溶解酶的活性，预防动脉粥样硬化，防止对体内组织供应的血液、氧气、营养受阻，维护心脑血管正常运转等功效。

（二）玉米

玉米富含脂肪、不饱和脂肪酸、亚油酸等营养物质，对心脑血管有益。具有促进人体脂肪、胆固醇的正常代谢，降低血糖、血脂、血压，抑制和减少胆固醇在心脑血管壁上的蓄积，软化血管，增强心脑血管输送血液、氧气和营养的功能，减少患病几率等功效。

（三）大蒜

大蒜富含的挥发性辣素，可和维生素 B_1 产生"蒜胺"物质，促进葡萄糖转化成能量，对心脑血管十分有益。具有降血脂、血压、血糖、胆固醇，抑制和消除蓄积在心脑血管中的脂肪，减少胆固醇在心脑血管壁上的沉积，通畅心脑血管通道，提高输送血液、氧气、营养的能力，降低心脑血管疾病发病几率等功效。此外，大蒜和阻断亚硝胺在体内的合成，因此，具有防癌作用。

（四）西红柿

西红柿富含的维生素 C、芦丁是养护心脑血管的重要物质。具有提高机体抗氧化能力，降低血脂，激活体内歧化酶活性，抑制血液高凝状况，清除体内垃圾自由基，软化血管，增强血管弹性，预防毛细血管病变和形成血栓等功效。

（五）茶叶

茶叶富含的茶多酚是对心脑血管有益的营养物质。具有降血脂、胆固醇，增强机体抗氧化能力，清除自由基，预防动脉粥样硬化，增强红细胞弹性，软化血管，预防血栓，增强心脑血管输送血液、氧气、营养功能，维护心脑血管正常运转等功效。

（六）苹果

苹果富含的有机酸、类黄酮、钾、维生素 C、E 等营养物质，对心脑血管十分有益。具有降血脂、血压、胆固醇，分解蓄积在体内的脂肪，预防动脉硬化、血栓，改善供血、供氧、供营养状况，降低心脑血管疾病发病几率等功效。

（七）燕麦

燕麦富含粗纤维、亚油酸、油酸、皂甙素、芦丁、可溶性纤维－β 葡萄糖、钙、磷、镁、锰等成分。具有降低血清胆固醇、甘油三酯、β 脂蛋白，升高必需胆固醇，降低非必需胆固醇，防止胆固醇在血管壁上蓄积，降低血脂，预防动脉硬化，心脑血管疾病，维护血管弹性等功效。

（八）黑木耳

黑木耳富含蛋白质、卵磷脂、甘露聚糖、粗纤维、麦角固醇、植物胶质、钙、磷、铁等营养成分。具有稀释血液，降低血黏稠，抗血小板聚集，降低血液凝结，防止血栓，疏通血管，维护血管弹性等功效。

（九）葡萄

葡萄富含烟酸、葡萄酸、酒石酸、柠檬酸、白黎芦醇、逆转醇、黄酮类物质、铁、磷、钙、钾、钠等营养物质。具有维护心脑血管弹性，增强血管功能，疏通血管，促进血液循环，防止血栓形成，预防冠心病发生发展等功效。

（十）山楂

山楂富含蛋白质、脂肪、多种维生素、脂肪分解酶、粗纤维、硫胺素、核黄素、碳水化合物、胡萝卜素、总黄酮、山楂酸、尼克酸、枸橼酸、柠檬酸、烟酸、解脂酶、皮苷、钙、磷、铁等营养物质。具有增强消化酶的活性，扩张血管，增加冠状动脉流血量，预防动脉粥样硬化，增强心肌收缩力等功效。

二十六、有益皮肤的食物

人的皮肤很重要，皮肤的好坏不但关系到人的形象，还关系到人的社交公关能力。经常食用一些有益皮肤的食物，有益于增强皮肤弹性、活力，护肤美容，有利于延缓衰老，外树形象，内增社交和公关能力。

（一）牛奶

经常饮用牛奶对皮肤很有益处。这是因为牛奶中富含的蛋白质、维生素、微量元素有明显的改善皮肤细胞活性，促进皮肤血液循环，增强皮肤弹性和活力，减缓形成皱纹，延缓皮肤衰老功效。晚上入睡前饮牛奶效果更佳。

（二）肉皮

经常食用肉皮、猪蹄对皮肤很有益处。这是因为肉皮、猪蹄中富含胶原蛋白和弹性蛋白，能满足皮肤的营养需求，促使皮肤细胞吸收和贮存水分，使皮肤细胞有活力，丰润饱满，平展光滑，增加皮肤弹性，减少皱纹，延缓皮肤衰老等功效，但不宜过量食用，否则会增高体内脂肪和胆固醇的含量。

（三）蜂王浆

经常食用蜂王浆对皮肤有好处。因为蜂王浆营养十分丰富，含有大量易被人体吸收的氨基酸、糖类、维生素、微量元素等营养成分，常吃蜂王浆具有使皮肤有活力、有光泽、有弹性，红润细嫩，形象艳美、亮丽等功效。食用蜂王浆以早、晚饭前空腹为宜，温开水冲服。

（四）葵花籽

经常吃葵花籽有益皮肤。葵花籽富含蛋白质、脂肪、多种维生素、多种微量元素、尼克酸、亚油酸等成分。具有保护皮肤免各种射线辐射，增强皮肤微血管通透性，加速皮肤血液循环，预防皮肤粗糙、色素沉着，增强皮肤

第二篇　科学饮食

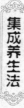

弹性，保持皮肤细嫩，延缓皮肤衰老等功效。

（五）红枣

经常吃红枣对皮肤有益。红枣富含蛋白质、糖类、单宁、天然植物酸、多种维生素、多种微量元素、多种氨基酸等成分。具有振奋精神，增强精力，清除自由基，改善皮肤营养，活化皮肤细胞，增强皮肤弹性、活力，使人面色红润，保持皮肤细嫩，延缓皮肤衰老等功效。

（六）三纹鱼

三纹鱼富含 $\Omega-3$ 不饱和脂肪酸、虾青素，具有促进皮肤贮存水分，滋润肌肤，强力抗氧化的作用，能有效抗击自由基，延缓皮肤衰老和减少皱纹生成，保护皮肤免受辐射侵害。三纹鱼可清炖、蒸、做汤，每周吃 2~3 次为宜。

（七）荔枝

荔枝富含蛋白质、脂肪、糖类、粗纤维、无机盐、维生素 A、B、C、苹果酸、柠檬酸、多种微量元素等成分。具有促进脑部毛细血管的血液循环，加快营养和氧气的输送，增强皮肤弹性和活力，美白肌肤等功效。

（八）白萝卜

白萝卜富含蛋白质、脂肪、糖类、粗纤维、维生素 A、B_1、B_2、C、多种氨基酸、多种酶、多种微量元素等成分。具有促进胶原蛋白合成，促进脸部血液循环，清除体内毒素，减少黑色素分泌，增强皮肤活力，美容养颜等功效。

（九）胶原蛋白食物

胶原蛋白是由生物大分子结成的胶类物质，是构成韧带、结缔组织、肌健最主要的蛋白质成分。常食胶原蛋白食物，能加速面部血液循环，增强皮肤贮存水分的功能，维持皮肤细胞水分平衡，增强皮肤活力、弹性、提高皮肤保湿能力，滋润皮肤，促进皮肤细胞生长，美容养颜，延缓皮肤衰老，使人年轻貌美，形象艳丽。可预防皮肤弹力下降、黑斑、雀斑、老年斑、皱纹，皮肤干燥无光泽。富含胶原蛋白的食物有：猪皮、猪尾、猪蹄、牛蹄筋、鸡皮、鸡翅、甲鱼、牛尾等。

（十）维生素 C 食物

维生素 C 是一种强力抗氧化剂，不但能增强人体免疫功能，抵御病毒细菌入侵，还能帮助人体制造胶原蛋白，增强皮肤细胞活力、弹性，抗皮肤老化，延缓皱纹生成，美容养颜，延缓衰老。富含维生素 C 的食物有：草莓、苦瓜、西瓜、柑橘、猕猴桃、大枣、冬枣、红辣椒、西兰花等。

（十一）维生素 A 食物

维生素 A 是可防止皮下脂肪氧化，促进皮肤血液循环，加快皮肤血液营养输送，延缓皱纹生成，增强皮肤细胞活力，防止皮肤干燥无光泽，美容养颜，延缓皮肤衰老。富含维生素 A 的食物有：莴笋、杏、桃、带鱼、动物肝脏、红薯、菠菜、莴笋、胡萝卜、元葱、蛋类、韭菜等。

（十二）软骨素食物

人体皮肤分为表皮、真皮、皮下组织三层，而真皮影响皮肤美容。真皮是由弹性纤维构成的，它是由硫酸软骨素构成的。经常食用软骨素食物可使皮肤细胞有活力、有弹性，皮肤水分充足，防止皮肤干燥，延缓皱纹生成，保持皮肤光泽细腻，美容养颜，延缓皮肤衰老。富含软骨素食物有：猪骨汤、羊骨汤、鸡骨汤、鱼汤、牛骨汤、鸭骨汤等。

（十三）碱性食物

碱性食物是指食物进入人体经消化代谢后最终呈碱性，它和酸性食物是矛盾统一体，维持体内碱酸平衡。一旦酸碱失去平衡，则会引发疾病。经常食用碱性食物，使体内血液呈弱碱性，减少乳酸、尿素等酸性物质含量，减轻对皮肤的侵害，可增强皮肤活力、弹性、光泽，防止皮肤松弛无力，延缓皮肤衰老。碱性食物有：蔬菜、水果、粗粮、豆制品、海带等。

（十四）核酸食物

核酸食物能发挥遗传因子功能，活化全身细胞，增强皮肤细胞活力，促进皮肤细胞生长，加快皮肤血液循环，改善皮肤营养，预防皮肤干燥、无光泽、老年斑、黑色斑、雀斑，防止过早生成皱纹，美容养颜，美白皮肤，延缓皮肤衰老。富含核酸的食物有：牛奶、豆类、虾、蟹、沙丁鱼、肝脏、菠菜、文蛤、蛎蝗、鱼、银耳、西红柿、蜂蜜、蜂王浆、香菇等。痛风、高血尿酸、肾功能异常者，不宜食用核酸食物，以免加重病情。

二十七、有益抗衰老的食物

有些食物所含特殊营养成分，具有明显的抗衰老功效。经常食用抗衰老食物，对于增强机体生理功能、延缓衰老、增强体质、健康长寿有促进作用。

（一）蜂胶

蜂胶富含多种维生素、天然生物素、天然核酸、多种微量元素、萜烯类、类黄酮双萜、黄酮类化合物、高良姜素、胰蛋白酶等成分。具有促进新陈代谢，改善体质，调节血脂、血压、血糖、胆固醇，促进细胞再生，改善血管弹性，预防心脑血管、高血压、糖尿病，抗氧化，消除自由基，延缓衰老等功效。

（二）石榴

石榴富含多种维生素、多种氨基酸、抗氧化剂、多酚、有机酸、石榴酸、胡萝卜素等成分。具有抑制细胞病变，调节血脂、血糖、血压、胆固醇，软化血管，增强血管弹性，清除血管壁上的沉积物，增强机体免疫功能，预防心脏病、动脉硬化、抗氧化，清除自由基，强力抗衰老等功效。

（三）牛蹄筋

牛蹄筋富含多种维生素、胶原蛋白、动物胶原、弹性蛋白、天冬氨酸、甘氨酸、精氨酸、胺氨酸、多种微量元素等成分。具有增强新陈代谢功能，改善全身微循环，促进皮肤细胞吸收和贮存水分，滋润肌肤，促进皮肤红润细嫩，美容养颜，延缓衰老等功效。

（四）蓝莓

蓝莓富含粗纤维，维生素 A、C、E、超氧化物歧化酶、鞣花酸，类黄酮、胡萝卜素、鞣龙单片、花色素苷、及多种酶等成分。具有增强机体生理功能，提高免疫力，预防冠心病，增强血管弹性，促进新陈代谢，促进血液循环，调节神经，活化大脑细胞，抗氧化，清除自由基，延缓衰老等功效。

（五）冬枣

冬枣富含粗纤维，天门冬氨酸、苏氨酸、丝氨酸、胡萝卜素、维生素 A、C、E，其中维生素 C 的含量为百果之首。具有提高免疫力，促进新陈代谢，促进血液循环，调节神经，调节血脂、血压、血糖、预防动脉硬化、冠心病，强力抗氧化，清除体内自由基，延缓衰老等功效。

（六）黄豆

黄豆富含蛋白质、脂肪、维生素 A、B_1、B_2、E、粗纤维、多种氨基酸、异黄酮、卵磷脂、皂甙、蛋白活性肽、异鹰瓜豆碱、胆碱、植物固醇、钙、磷、铁等成分。具有增强机体免疫功能、性功能、消化功能，促进细胞更新，减缓细胞退化，预防冠心病、动脉硬化、糖尿病、消化不良，调节血脂、血糖，促进新陈代谢，延缓机体衰老速度等功效。

（七）猕猴桃

猕猴桃富含多种维生素，其中维生素 C 含量很高，粗纤维、解朊酶、果酸、鞣酸、精氨酸、谷光甘肽、猕猴桃碱、钙、磷、铁等成分。具有抑制癌细胞生长和恶化，调节血脂、血糖、血压，促进新陈代谢，加速血液循环，预防心脏病、肥胖症、肝炎，抑制皮肤氧化，清除体内有害的代谢物质，抗氧化，延缓衰老等功效。

（八）芝麻

芝麻富含维生素 B_1、B_2、E、亚硝酸、亚油酸、花生四烯酸、蛋黄素、钙、磷、铁、钾、镁、不饱和脂肪酸等成分。具有抑制氧化脂质对人的损害，促进新陈代谢，加速血液循环，预防贫血、便秘，活化细胞，促进细胞更新，增强细胞活力，维护皮肤弹性，滋养皮肤，抗氧化，延缓衰老等功效。

（九）枸杞

枸杞的抗衰老作用高于其它水果。富含维生素 B_1、B_2、C、枸杞多糖、核黄素、芸香甙、多种氨基酸、亚油酸、肽类、胡萝卜素、钙、磷、铁、硒、钾、甜茶碱等成分。具有增强机体免疫力，抵抗病毒细菌感染，抑制不良细胞变异，促进新陈代谢，保护神经，加速细胞生长，提高皮肤吸氧能力，美容养颜，抗衰老等功效。

（十）西红柿

西红柿富含维生素 A、B_1、B_2、C、D、P、胆碱、胡芦巴碱、蕃茄红素、蕃茄碱、谷胱甘肽、胡萝卜素、抗坏血酸、氧化酶、柿胶酚、尼克酸、果胶溶解酸、钙、磷、铁等成分。具有促进机体产生抗体，提高免疫功能，抗病毒病菌，润肺祛痰，预防动脉硬化、出血、体热、色素沉着，保持皮肤洁净，护肤美容，延缓衰老等功效。

（十一）山里红

山里红是一种抗衰防老有奇效的水果。富含山楂酸、柠檬酸、苹果酸、泛酸、烟酸、尼克酸、酒石酸、维生素 B_1、B_2、C、钙、磷、铁、钾、镁、硒、锰等成分。具有增加动脉血流量，改善心肌缺血症状，增强心脏功能，调节神经，改善情绪，增强记忆力，增加肌力，强筋壮骨，促进消化，增强食欲，降血脂、血压，预防心脑血管病、老年痴呆症，维护细胞功能，抗衰老等功效。

（十二）胡萝卜

胡萝卜富含蛋白质、脂肪、碳水化合物、胡萝卜素、粗纤维、酶、维生素 B_1、B_2、C、叶酸、果胶酸钙、木质素、多种氨基酸、钙、磷、铁、铜、镁、锰、氟等成分。具有促进机体新陈代谢，健脾化滞，养护眼睛，改善视力，促进消化，预防高血压、神经官能症、动脉硬化、中风，促进胃肠蠕动，加速体内有毒物质排泄，抑制癌细胞转移，防癌抗癌，延缓衰老等功效。

二十八、有益消化的食物

人的胃肠消化系统对食物有选择。选用一些食物能增强胃肠消化系统功能，促进消化，有益健康。

（一）禽内金

鸡、鸭、鹅内金是胃的内壁，食药同源。禽内金含有消化酶和胃激素，能促进胃液和胃酸的分泌量，增强胃肠消化功能，具有强力促进胃肠蠕动，加快食物消化和吸收的作用。

（二）酸奶

酸奶是牛奶的一种，除含有牛奶全部营养外，还富含乳酸、益生菌，能将牛奶中的乳糖分解为乳酸。乳酸具有抑制体内霉菌的生长，防止腐败菌分解蛋白质产生的毒物堆积，补充胃肠道乳酸酶，增强肠道抗体，加快食物消化速度，预防高血脂、肠癌，增强机体免疫功能的作用。

（三）鲢鱼

鲢鱼又称鳙鱼，有白鲢、花鲢之分。富含蛋白质、不饱和脂肪酸、多种氨基酸、多种维生素、动物胶质、钙、磷、铁、锌、镁、硒等营养成分。具有暖胃健脾，和中益气，美容养颜，预防脾胃虚寒、消化不良等功效。鲢鱼可清蒸、红烧、做汤食用。

（四）西红柿

西红柿中所富含的蕃茄红素，具有促进消化、利尿，协助胃液消化分解脂肪，抑制细菌和真菌生长，抵抗病毒侵蚀的作用。所含的苹果酸，甲酸、柠檬酸等，可保护维生素 C 在烹饪过程中的稳定性，不降低营养价值。

（五）苹果

苹果所含纤维素、鞣酸、果胶质、类黄酮、有机酸、果胶等营养成分。具有增强消化系统功能，促进胃肠蠕动，加快消化、吸收食物，分解排泄体内毒素，预防动脉硬化、心脑血管病、便秘，调解血糖的作用。

（六）扁豆

扁豆又称芸豆，有红、黑、白等皮色。富含蛋白质、维生素 B、C、泛酸、酪氨酸酶、钙、磷、铁、锌等营养成分，营养和药用价值很高。具有健脾和中，祛湿止渴，补肾生精，防治脾胃虚弱、消化不良、肠胃炎症、腹泻等功效。可用扁豆20 克、大米 50 克做粥食用。

（七）姜

姜是一种营养价值很高的保健食品。具有刺激胃肠消化道中的神经末梢，促进胃肠蠕动、胃液、消化液的分泌，增强胃肠消化功能，抑制人体对胆固醇的吸收，抗衰老等功效。可用适量生姜、大米 50 克做粥食用。

（八）山楂

山楂是人们喜爱食用的佳果之一。富含山楂酸、蛋白质、抗坏血酸、苹果酸、枸橼酸、多种维生素、多种微量元素、解脂酶等成分。具有助脾健胃、促进胃液分泌，消食化积等功效。可生食，或用山楂熬水，做粥食用。

二十九、有益睡眠的食物

一个人的睡眠质量高低，与健康有着密切的关系。高质量的睡眠对健康十分有益。有些食物对睡眠有促进作用，应坚持经常食用。

（一）蛋白质类食物

蛋白质是人体的重要组成部分，是构成生命的物质基础，人体的生理活动都是通过蛋白质来实现的。经常吃富含蛋白质的食物，如：牛奶、肉、蛋类、鸡、火鸡、鸭、鱼、虾、豆类、莲子、小米、桂圆、葵花籽、糯米等，可调节大脑神经系统，促进睡眠。

（二）清淡类食物

清淡食物可防止上火，防止产生疲惫状态。清淡食物有：大枣、韭菜、大蒜、葱、山药、燕麦片、蜂蜜、菠菜、荠菜、全麦面包，经常吃这些清淡食物，可补充人体所需的各种维生素、纤维素、各种微量元素，减少脂肪、糖、钠、胆固醇的摄入，减轻血管负担，补充各种营养，可调节大脑神经系统，促使睡眠进入正常状态。

（三）水果类食物

水果类食物有明显的活化大脑细胞，调节神经系统的作用。经常吃苹果、梨、香蕉、葡萄、橘子、猕猴桃、草莓、桑葚、红枣、桂圆、樱桃、西瓜、木瓜、芒果等水果，可补充各种维生素、钾、铁、钙、多种微量元素，有明显的调节神经，促进睡眠的作用。

（四）多样化类食物

人的饮食如果偏食或挑食，会使体内缺乏营养，而满足不了大脑神经需要，抑制睡眠神经发挥作用。因此，应当饮食多样化，坚持粗细、荤素、水果、蔬菜科学合理搭配，使体内均衡营养，以满足大脑神经系统对营养的需求，有益睡眠。

三十、有益抗过敏的食物

人体过敏是一种多发、常见的病症，主要有：皮炎、湿疹、荨麻疹、过敏性鼻炎、过敏性哮喘及海鲜、花粉、化妆品等引起的各种过敏症状。其主要原因是由于机体免疫系统功能低下，人体对过敏原的耐受性降低造成的。严重者除服用抗过敏药治疗外，应针对性食用一些食物，调解免疫系统，修复过敏细胞，提高人体对过敏原的耐受性，改善过敏体质，防止过敏的发作与复发，达到脱敏祛病，增强体质的目的。

（一）大枣

大枣中富含的环磷酸腺苷具有明显抗过敏作用。经常食用大枣可提高体内血浆和免疫细胞中环磷酸腺苷与环鸟酸腺苷的含量，有效抑制过敏反应，改善过敏体质。

（二）蜂蜜

蜂蜜含有一定量的花粉粒和蜂毒，具有抗过敏的作用。经常食用蜂蜜，可调节机体免疫功能，修复过敏细胞，提高人体对过敏原的耐受性，防治过敏性哮喘和对花粉的过敏反应。

（三）胡萝卜

胡萝卜富含 β - 胡萝卜素具有明显的抗过敏功效。经常食用胡萝卜能调整细胞内的平衡，抑制过敏细胞的敏感，有效防治花粉过敏症、过敏性皮炎等症状，改善过敏体质。

（四）木瓜

木瓜富含木瓜碱、齐墩果酸具有抗过敏的作用。经常食用木瓜可增强机体免疫功能，修复过敏细胞，调解细胞平衡，提高人体对过敏原的耐受性，防治过敏性哮喘和过敏性鼻炎等症状。

（五）金针菇

金针菇的菇柄中富含一种蛋白具有较强的抗过敏功效。经常食用金针菇可调节机体免疫力，增强机体脱敏功能，修复过敏细胞，防止过敏性哮喘、鼻炎、皮炎等症状，改善过敏体质。

（六）草莓

草莓富含蛇麻醇酯、非瑟酮、草莓氨，具有较强的抗过敏功效。经常食用草莓可提高机体免疫力，维护细胞平衡，修复过敏细胞，抑制过敏原，防治多种过敏症状，改善过敏体质。

三十一、有益中老年人健康的食物

人的不同年龄对食物的选择性较强。有些食物对 40 岁以上的中老年人群体，具有特殊的营养和保健功效。

（一）抗氧化类食物

人从 40 岁以后身体素质呈滑坡趋势，机体生理功能、免疫力、体能开始下降，特别是体内自由基、脂肪、胆固醇沉积在各个器官，易诱发各类疾病。因此，在日常饮食中应多食维生素 A、C、E、硒等抗氧化类食物。抗氧化类食物具有清除体内自由基，预防脂肪、胆固醇在心脑血管壁上蓄积，减少患病的几率，维持体内稳定，延缓衰老，增强体质等功效。抗氧类食物有：猕猴桃、草莓、蓝莓、石榴、白萝卜、胡萝卜、胡麻仁、莲子、木瓜、大枣、冬枣、枸杞、葡萄、蜂胶、蜂王浆、小球藻等。

（二）增强免疫力类食物

中老年人由于免疫功能下降，易诱发各种疾病。经常吃富含维生素C、鱼类食物，如白萝卜、猕猴桃、草莓、冬枣、大枣、鲭鱼、三纹鱼、鲶鱼等，具有明显的降血脂、血压、血糖，增强免疫功能功效，对疾病有预防作用。

（三）钙类食物

中老年人随着年龄的增长，使钙质的吸收减少，多有缺钙现象，往往发生骨质疏松症。因此要多吃些富含钙的食物，以满足体内对钙的需求，保持骨骼强健。富含钙的食物有：牛奶、虾皮、芝麻酱、骨汤、玉米、杏仁、蚕豆、荞麦、沙丁鱼等。为促进钙的吸收应多锻炼，多晒太阳。

（四）蛋白质类食物

人在衰老的过程中，体内蛋白质以分解为主，合成功能逐渐降低，体内对蛋白质的需求增大。因此，应多食富含蛋白质类食物。富含蛋白质的食物有：牛奶、豆制品、鱼类、蛋类、肉类、禽类、果蔬类等，以满足体内对蛋白质的需求，降低蛋白质分解的速度，延缓衰老。

（五）不饱和脂肪酸类食物

不饱和脂肪酸食物可降低血脂，防止肥胖、高血压、高血脂、心脏病、乳癌、结肠癌、前列腺癌发病几率。经常食用不饱和脂肪酸食物，如橄榄油、葡萄籽油、花生油、豆油、香油，不但能保持正常血压、血脂，还能增强免疫力，提高抗病能力，增加有益健康的因素。

（六）密集类食物

中老年人由于胃肠功能呈下降趋势，要坚持食用富含多种维生素、多种氨基酸、多种微量元素、膳食纤维的食物，如牛奶、谷类、豆类、水果类、蔬菜等功效密集性的食物。这些食物科学搭配，营养价值互补，不但能满足机体对营养的需求，还能提高免疫功能，延缓衰老。

（七）清淡类食物

清淡食物可减少钠、糖、胆固醇的摄入，防止高血压、高脂血症。经常吃清淡食物，少油腻，如红、黑、黄、白、绿色蔬菜、水果、谷类、豆类、大枣、山药，不但能满足机体对多种维生素、多种氨基酸、多种微量元素、粗纤维、可溶性纤维、胡萝卜素等营养物质的需求，还能降体内燥火，稳定血压，降胆固醇、血糖、血脂，提高免疫功能，延缓衰老，预防疾病。

（八）补脑类食物

大脑是人体的重要器官，对营养有特殊的需求。富含卵磷脂、脑磷脂、谷氨酸食物，能对大脑生理活动产生良性刺激，活化大脑细胞，提高大脑的活动功能，延缓大脑的老化和衰退，抗衰老。应多食：玉米、蛋黄、核桃仁、松子仁、香榧、葵花籽、大豆、蜂胶、鸡蛋、海带、鱼类、牛奶、南瓜等食物。

（九）防大脑异常类食物

大脑异常是指因脑细胞老化、死亡，导致弥漫性脑萎缩，神经元纤维变性，广泛性神经细胞脱落，持续性高级神经功能活动和脑循环发生障碍，脑结构变化，记忆、语言、思维、分析、判断、认知、能力支配等，渐进性加重的疾病。大脑异常虽然有多方面的原因，但主要与饮食相关。应多食防大脑异常的食物：动物肝脏、肾、鸡肉、蛋类、鲭鱼、豆类、芋头、花生、蚕豆、小麦、青菜、水果、枸杞、银杏等。

（十）增强活力类食物

中老年人随着年龄的增长，活力、体力、精力日趋下降，机体生理功能渐进式降低。有些食物具有增强活力，体力、精力的功效，能使中老年人保持充足的活力、体力、精力的食物，强精健体、防老抑衰。应多食：鱼翅、甲鱼、海参、海带、紫菜、裙带菜、石榴、枸杞、豆制品、牛肉、猪肉、鸡肉、狗肉、海鲜、香榧、扁豆、山药、蜂蜜、粟子、白果、杏仁等。

（十一）坚果类食物

中老年人随着年龄的增长，大脑功能日逐降低。因此，应多食些坚果类食物，如：核桃、葵花籽、杏仁、腰果、香榧、松籽仁等。坚果类食物富含不饱和脂肪酸、蛋白质、维生素、微量元素、氨基酸等成分，经常食用可满足大脑营养需求，延缓大脑细胞衰退速度，促进大脑细胞神经生长因子，维护大脑功能，防止老年痴呆症。

三十二、有益清除体内垃圾的食物

体内垃圾是指人在饮食、吃药，吸入有毒有害气体、粉尘、微粒，新陈代谢过程中，不断产生的一些废物，如自由基、肌酐、尿素氮、氨类、胍类化合物、多肽类物质等。这些体内垃圾分布在各个器官，影响人体健康。人体虽然有一定的清除体内垃圾，净化血液的能力，但当体内垃圾蓄积过多，不但影响机体生理功能，还会诱发各类疾病，损害健康。有些食物所含的特殊营养物质，具有清除体内垃圾的功效，对维护健康有重要作用。

（一）豆腐渣

豆腐渣富含大量的粗纤维，能清除附着胃肠消化系统的杂质和毒物，促进脂肪代谢和分解，加速食物中的糖分代谢，调节血糖，预防糖尿病、动脉硬化、肥胖症、便秘，促进胃肠蠕动，软化粪便，滑肠润燥，吸附肠内胆固醇、脂肪，缩短致癌物质在肠内停留时间，防治消化系统疾病等功效。

（二）粗杂粮

粗杂粮富含粗纤维，如玉米、高粱米、大豆、大麦、荞麦、杂豆、小米、燕麦等。这些食物具有增强胃肠消化功能，缩短毒物在体内滞留时间，降低肠内燥火，通畅大便，调节胃肠内环境，平衡体内酸碱度，减少发病危险因素等功效。

（三）海带

海带富含粗纤维、褐藻胶酸、食物纤维藻酸、海藻氨酸、胶质等成分。具有抵抗放射性辐射，加速放射性辐射有毒物质排泄，预防化疗产生的副作用，净化血液，平衡体内酸碱度，维持体内稳定，减少致癌物质蓄积，降低癌症发生几率等功效。

（四）绿茶

绿茶富含茶多酚、鞣酸、五羟黄酮、绿原酸、解毒因子、茶碱等成分。具有高强度抗癌，分解、抑制致癌物质在体内蓄积，降低癌症发病的危险性，预防血黏稠、心脏病、高血脂、动脉硬化疾病。茶叶中的解毒因子，能将体内有毒物质迅速从小便中排出，可减轻尼克丁毒物对身体的伤害程度等功效。

（五）木耳

木耳富含甘露聚糖、木糖、胶质、麦角固醇、粗纤维、磷脂等成分。具有维护神经细胞功能，清肺益气，清洁血液的毒素，将残留在呼吸道和消化系统灰尘杂质吸附和聚集排出体外，清涤胃肠，疏通血管，预防动脉硬化、心脏病、脑血栓、血凝、血黏稠、高脂血症、糖尿病等功效。

（六）蔬菜

蔬菜尤其是绿叶蔬菜多为碱性，富含优质蛋白、低脂肪、粗纤维、多种维生素、多种微量元素、多种氨基酸、多种特殊营养成分。能中和体内代谢过程中产生的酸性物质，保持体内呈弱碱性，维持酸碱平衡，从而清洁血液中的有毒物质，维护体内稳定，减少发病的危险性。

（七）黄鳝

黄鳝是一种营养价值高，肉味鲜美的河鲜水产品。富含蛋白质、脂肪、钙、磷、铁、维生素 A、B_1、B_2、C、黄鳝鱼素 A、黄鳝素 B、尼克酸、组氨酸、烟酸、烟酰胺、泛酸等成分。具有增强机体各器官生理功能，滋补五脏，调节血糖，促进胰岛素分泌，预防糖尿病、代谢紊乱、虚劳消瘦、神经麻痹、口眼歪斜，分解体内毒素，加速排出体外等功效。黄鳝可炒、烧、炸、煮、炖皆宜。

（八）冬枣

冬枣富含蛋白质、脂肪、碳水化合物、粗纤维、苏氨酸、天门冬氨酸、丝氨酸、抗氧化剂、烟酸、泛酸、胡萝卜素、维生素 A、B_1、B_2、C。具有促进新陈代谢，促进血液循环，调节神经、血糖、血脂、血压，预防心脑血管动脉硬化、高血压，强力抗氧化，清除体内自由基，抑制毒素聚集，分解毒素，加速排除体外，提高免疫功能，增强体质，延缓衰老等功效。

（九）小球藻

小球藻富含蛋白质、胡萝卜素、天然核酸、天然生物素、藻多糖、纤维素、活性生长因子、叶酸、亚油酸、多种维生素、多种微量元素等成分。具有促进人体新陈代谢，促进血液循环，改善微循环，降血压、血脂、胆固醇，调节内分泌，促进胰岛素分泌，预防心脑血管病、动脉硬化、糖尿病、营养不良、头发早白、消化不良，有效分解因重金属、农药、化学污染物造成的毒物，排除体内有毒物质，维持体内稳定等功效。

（十）山药

山药富含蛋白质、淀粉、淀粉酶、胡萝卜素、胆碱、黏液质、消化酶、多酚氧化酶、烟酸、精氨酸、自由氨基酸、多种维生素、多种氨基酸等成分。具有增强心脑血管弹性，降低心脑血管发病率，增强消化功能，增强食欲，预防糖尿病、肥胖症、身体虚弱、遗精盗汗，加速排出体内毒物，净化肺脏等功效。

三十三、有益调节内分泌的食物

内分泌系统由胸腺、脑垂体、甲状腺、肾上腺、胰腺、性腺组成，在人体中与神经、免疫系统配合，通过血液、细胞外液，分泌激素来调控人体的代谢和生理功能，对维护健康发挥重要作用。内分泌失调，易诱发各类疾病，有损健康。因此，有针对性地食用一些食物，对调节内分泌，促进健康有益处。

（一）醋泡双黄

醋泡双黄就是醋泡黄豆、姜。因黄豆、姜都是黄色的食物，故称"双黄"。黄豆富含植物激素、蛋白质、脂肪、卵磷脂、性激活素、异黄酮、多种维生素、蛋白活性肽、多种微量元素、氨基酸等营养成分；姜富含姜酚、姜醇、姜烯酮、挥发油、姜辣素、姜油萜、氨基丁酸、水物酸化合物、多种维生素和微量元素等营养成分。醋泡双黄就是将 2 斤黄豆炒熟，加 1 斤生姜（去皮切 0.5cm 厚）放入玻璃容器内，再倒入三瓶 9° 白醋，泡三个月后，每天吃一次（饭前、饭后都可），一次吃 20 粒黄豆、二片姜。可调节体内胰岛水平，增强胰岛敏感性，激活胰岛细胞，增强胰岛功能，促进胰岛素分泌，降低血糖，对糖尿病有明显疗效。

（二）黄色食物

黄色食物主要有黄豆、玉米、南瓜、香焦、木瓜等。黄豆的营养成分已述。玉米富含蛋白质、植物性蛋白、木聚糖、谷固醇、卵磷脂、亚油酸、谷胱甘肽、不饱和脂肪酸、多种维生素和微量元素等营养成分；南瓜富含蛋白质、硫胺素、苯丙氨酸、异亮氨酸、免疫活性蛋白、抗坏血酸、氧化酶、多种维生素和微量元素等营养成分；香焦富含蛋白质、色氨酸、抗坏血酸、核黄素、硫胺素、多种维生素和微量元素等营养成分；木瓜富含蛋白质、脂肪、皂苷、黄酮素、木瓜蛋白酶、凝乳酶、抗氧化剂、齐墩果酸、多种维生素和微量元素等营养成分。经常食用黄色食物可调节胰岛水平，促进胰岛素分泌，降低血糖，防治糖尿病，增强代谢功能，增强女性荷尔蒙分泌能力，促进胃液分泌，促进消化吸收。

（三）绿色食物

绿色食物主要有芹菜、黄瓜、韭菜、西兰花。芹菜富含蛋白质、脂肪、苯肽类物质、硫胺素、核黄素、尼克酸、抗坏血酸、挥发油、环巴六醇、补骨脂素、甘露醇、多种维生素和微量元素等营养成分；黄瓜富含蛋白质、葫芦素、丙醇二酸、抗坏血酸、硫氨酸、精氨酸，多种游离氨基酸、核黄素、多种维生素和微量元素等营养成分；韭菜富含蛋白质、脂肪、硫胺素、胡萝卜素、抗坏血酸、皂苷、核黄素、多种维生素和微量元素等营养成分；西兰花富含蛋白质、脂肪、萝卜硫素、葡糖醛酮、抗坏血酸、、异硫氰酸盐、莱菔硫烷、二硫亚酮、多种维生素和微量元素等营养成分。经常食用绿色食物，可调节胰岛水平，增强胰岛敏感性，促进胰岛素分泌，降低肠胃对葡萄糖的吸收，防止葡萄糖转化为脂肪，控制糖尿病，可促进性激素分泌，提高性功能，能促进胃液分泌，有益消化吸收，有益肾、肝、脾，维持体内荷尔蒙分泌的平衡。

（四）新鲜蔬果

各类新鲜蔬菜、水果是身体不可缺少的营养食物，对维护健康起着重要作用。各类新鲜蔬菜、水果富含蛋白质、脂肪、碳水化合物、膳食纤维、植物花青素、多种氨基酸、多酚、黄酮、叶酸、挥发油、卵磷脂、植物胶脂、葡萄糖、胡萝卜素、抗氧化剂、多种维生素和微量元素等营养成分。经常食用新鲜蔬菜、水果，可增强机体内分泌功能，有益协调统一各器官，增强各器官功能，缓解氧化应激，减少肌肉衰减，增强免疫功能，提高抑制癌细胞能力，预防疾病，延缓衰老，增强体质。

（五）荞麦面

荞麦面富含蛋白质、脂肪、碳水化合物、粗纤维、亚油酸、烟酸、酪氨酸、总黄酮、叶绿素、荞麦碱、硫氨酸、异亮氨酸、核黄素、赖氨酸、精氨酸、芦丁、维生素 B_1、B_2、E、铬、镁、磷、铁、锌、钙等营养成分。用荞麦面做饼，经常食用可调节胰岛水平，增强胰岛细胞敏感性，提高糖耐量，降低脂肪对糖的吸收，促进糖代谢，促进胰岛素生成和分泌，防治糖尿病。

（六）紫元葱

紫元葱富含蛋白质、脂肪、碳水化合物、粗纤维、胡萝卜素、挥发油、植物花青素等、硫化硒、谷胱甘肽、抗坏血酸、硫醇槲皮苦素、核黄酸、硫脲丁酸、元葱精油、不饱和硫代亚磺酸酯、类黄酮、烟酸、多种维生素和微量元素等成分。经常食用紫元葱可促进细胞对糖的吸收利用，提高糖耐量，调节胰岛水平，促进胰岛素分泌，对控制血糖，防治糖尿病有益处。

（七）莴笋

莴笋富含蛋白质、脂肪、碳水化合物、胡萝卜素、多糖、粗纤维、叶酸、乳酸、莴笋素、琥珀酸、尼克酸、烟酸、苹果酸、芳香烃羟化脂、多种维生素和微量元素等营养成分。经常食用莴笋除维持水盐平衡，促进消化，增进食欲外，还能阻止肝脏对胰岛素的干扰，激活胰岛细胞，促进胰岛素分泌，提高糖耐量，促进糖代谢，降低血糖，防治糖尿病。

（八）大蒜

大蒜富含蛋白质、脂肪、碳水化合物、大蒜素、大蒜碱、蒜氨酸酶、大蒜酶、抗凝集素、糖苷烯丙基、硫化丙烯、天然络合剂、丙基二硫醚、半胱氨酸、肌酸酐、多种维生素和微量元素等营养成分。经常食用大蒜除增强机体免疫功能，刺激人体产生干扰素，刺激雄性激素，抑制癌细胞的作用外，还能调节内分泌平衡，刺激胰岛细胞，增强敏感性，加速糖的分解和代谢，控制糖尿病。

三十四、有益女性健康的食物

女性的特殊生理问题决定了对食物有特殊的需求。女性的饮食应以生津养阴，滋补肝肾，健脾益胃，稳定体内环境，美容养颜，延缓衰老为主，忌吃辛辣刺激，性热上火，煎炸熏烤，高脂肪、高糖食物。经常食用一些有益女性的食物，具有延缓衰老，促进健康的作用。

（一）富含粗纤维食物

粗纤维食物对每个年龄段的人都很重要，尤其是女性。经常食用富含粗纤维食物，可维护胃肠道健康，减少患胃肠道疾病，增强胃肠消化系统功能，排除体内废物及毒素；还能预防心脏病、糖尿病、色斑、雀斑、皮肤松垂。富含粗纤维食物有：红薯、谷类、蔬菜、水果、玉米、黑米、全麦、粗杂粮、红豆、花生、燕麦等。

（二）富含维生素 A 食物

维生素 A 是维护人体生理功能的重要元素，能增强免疫力，促进生长发育，调节眼部神经，增强视力。女性经常食用富含维生素 A 的食物，可增加体内抗体，抵御病毒细菌入侵，增强抗病能力，促进眼部血液循环，清热明目，防止皮肤氧化，增强皮肤弹性和活力，保持皮肤光滑，改善肤色。富含维生素 A 的食物有：红薯、动物肝脏、莴笋、杏、桃、香菇、菠菜、胡萝卜、带鱼、芒果、蜂蜜、韭菜、菠菜、蚕豆、木瓜、奶制品、蛋类、元葱、绿豆、南瓜等。

（三）富含维生素 C 食物

维生素 C 是抗氧化剂，是水溶性维生素，主要作用是提高机体免疫力，清除体内垃圾自由基，预防心脏病、心脑血管病、牙周病、癌症，保护人体细胞不受破坏，强化骨骼和软骨功能。女性经常吃富含维生素 C 食物还能减少皮肤黑色素沉着、黑斑、雀斑，增强皮肤活力和弹性，保持皮肤光滑细嫩，加速面部血液循环，延缓皮肤衰老。富含维生素 C 的食物有：木瓜、冬枣、牛奶、菠菜、柠檬、山药、芹菜、元葱、蕃茄、大枣、豌豆、猕猴桃、草莓、谷类、西兰花、红辣椒、橙子等。

（四）富含维生素 B_6 食物

维生素 B_6 是水溶性维生素，是人体脂肪和糖代谢的重要物质，也是促进女性雌性激素代谢的必需物质。女性经常食用维生素 B_6 食物，可促进雌性激素分泌，增强性功能，缓解性冷淡，提高性生活质量，稳定情绪，缓解疲劳乏力，缓解经前综合征。富含维生素 B_6 的食物有：花生、香菇、荞麦、肉类、卷心菜、核桃、哈密瓜、胡萝卜、芝麻、蛋类、甘蔗、元葱、葵花籽、坚果、金枪鱼、三纹鱼、沙丁鱼、香蕉等。

（五）富含维生素 E 食物

维生素 E 食物是一种抗氧化剂，能清除人体垃圾自由基，促进新陈代谢，提高免疫功能。女性经常食用维生素 E 食物，能促进面部血液循环，贮存皮肤水分，提高皮肤保湿能力，增强皮肤活力和弹性，改善皮肤质感，减少皱纹，延缓皮肤衰老，美容养颜。富含维生素 E 的食物有：蛋类、牛奶、金枪鱼、羊肉、南瓜子、杏仁、核桃仁、大豆、沙丁鱼、玉米粉、绿叶蔬菜、动物肝脏、荞麦、花生、蕃茄酱、芝麻酱、豆芽、黄豆芽、瘦肉等。

（六）富含钙食物

钙有"生命元素"之称，有益于骨骼和牙齿生长，维护心脏律动和肌肉功能的作用，是人体含量丰富的矿物质。女性在 20 岁后需要补足钙，防止骨质疏松，维护生理正常功能。特别是在怀孕期、哺乳期和绝经期，对钙的需求量增大，每日必须补充 1500 毫克钙。富含钙的食物有：骨汤、海鲜、荞麦、大蒜、葱、桃、牛奶、骨粉、沙丁鱼、小鱼干、玉米、豆类、谷类、花生、鲶鱼、芝麻酱、虾皮、鸭肉等。

（七）富含镁食物

镁是维护人体生理功能，维持生命活动的重要元素。能增强免疫系统功能，增强持久耐力，强健骨骼，调节神经和肌肉活动，预防高血压、高血糖、高胆固醇、冠心病、糖尿病等疾病。女性经常食用富含镁的食物，对促进身体健康很有益处，不但可以防治各类疾病，还能延缓衰老。富含镁的食物有：豆类、玉米、鱼类、花生、杏仁、乳制品、茴香、蘑菇、大蒜、菠菜、坚果、苹果、荞麦、海鲜、柿子等。

（八）富含铁食物

铁是促进人体造血的重要元素，没有铁就不可能健康。而女性月经会流失大量的铁，所需铁要比男性多。因此，女性要经常食用富含铁的食物，以补充足量的铁，维护正常生理功能。富含铁的食物有：玉米、杏仁、牡蛎、木耳、海带、芝麻、花生、大枣、沙丁鱼、羊肉、桃、荞麦、禽肉、香菜、蜂蜜、草莓、南瓜、豆制品、水果干、动物血、动物肝脏等。

（九）富含钾食物

钾有维持人体血压正常，调节神经系统，增强肌肉功能的重要作用。女性经常食用富含钾的食物，可预防血压升高、情绪不稳、精神紧张、疲劳乏力，调节血糖，增强肌肉活力，体形健美。富含钾的食物有：香蕉、香菇、海带、粘米、杏、芋头、大豆、瓜类、葵花籽、大蒜、芋头、红薯、肉类、金枪鱼、黄花鱼、花生、毛豆、蕃茄酱等。

（十）富含叶酸食物

叶酸属 B 族维生素，广泛存在于绿叶蔬菜中。叶酸不但对任何年龄段的人都重要，而且对孕妇尤为重要，特别是在妊娠初期，如果体内缺乏叶酸，可导致胎儿畸形、唇裂、脑神经发育受损。孕妇在孕期一定要摄足叶酸食物，使胎儿发育正常。富含叶酸食物有：绿叶蔬菜、牡蛎、香菇、南瓜、豆类、杏、芝麻、脱脂干酪、蛋黄、葵花籽等。

（十一）海藻类食物

海藻类食物富含维生素 A、B_1、B_2、B_{12}、C、E、多种氨基酸、钙、磷、铁、镁、钠、铜、硒、岩藻黄质、$\Omega-6$ 脂肪酸。女性经常食用海藻类食物，具有预防缺铁性贫血，头发变脆，改善皮肤营养，促进皮肤光泽，增强皮肤弹性，减少色素斑点沉着，减肥美体等功效，海藻类食物有：海带、紫菜、海白菜、发菜、海木耳等。

三十五、有益病人的饮食

患有多种疾病的病人，除了通过医疗、医药进行治疗康复外，饮食对病人的康复起着重要的作用。

（一）普通食物

普食适用于病情较轻，病情稳定，消化功能正常，无咀嚼、吞咽障碍以及康复期的病人。在烹调方法上不易油炸、煎烤、多糖、多盐、油腻、辛辣。在吃法上应一日三餐，定时、定量。特殊病人可少食多餐，同时佐以水果，以满足机体对营养的需求。

（二）软质食物

软食是介于正常饮食与半流质食物之间，适用于胃肠功能低下，咀嚼吞咽困难，患有严重消化道疾病的病人。在烹调方法上要切碎煮软、少渣滓、少粗纤维、少糖、少盐、少脂肪、少辛辣，多摄入维生素、菜汁、果汁。在吃法上应一日4餐，但不宜吃得过饱。

（三）半流质食物

半流质食物是以消化、吞咽方便的稀饭、面条、馄饨等为主。适用于口腔疾病，胃肠道手术，五官手术，咀嚼吞咽困难，消化道疾病严重的病人。在烹调方法上应少油炸、少煎烤、少盐、少糖、少辛辣、少粗纤维、少油腻。在吃法上可一日5~6餐，细嚼慢咽，以满足机体对营养的需要。

（四）流质食物

流质食物是以牛奶、豆浆、鸡汤、米汤、菜汤、麦乳精、蛋羹、藕粉等为主，适用于重症病人，胃肠、肝胆、剖腹产、癌症等大手术，严重的口腔、胃肠道疾病，急性感染病人。在吃法上可一日6~8次，少食多餐。因流质食物只适用于特殊病人的特殊饮食，食物供给的营养和热量严重不足，故不宜久用。

（五）高蛋白食物

高蛋白食物是含蛋白质较高的食物，适用于体重较轻、营养不良、手术前、病后恢复期的病人，还有各种慢性消耗性疾病、肿瘤、伤寒、肺结核、肝炎、肝硬化、孕妇、乳母、运动员、强体力劳动者、生长发育期的儿童，都需要高蛋白食物。一日两餐有高蛋白食物为宜。

（六）高营养食物

高营养食物是一种不需要经过消化而直接被吸收的营养食品，主要有氨基酸、葡萄糖、脂肪酸、维生素、微量元素、无机盐等配制而成。患有感染、脑外伤、严重烧烫伤、胃病、血浆蛋白低下、病后康复、消耗性疾病、放射线化疗、肿瘤病人，都需要高营养饮食。一日三餐均可食用。

三十六、有益老年人的饮食

老年人因年龄大、体质下降、生理功能减退、脾胃消化功能降低，对日常饮食有特殊的需求。老年人健康的饮食有：素食、杂食、软食、淡食、少食、温食。

（一）素食

有些老年人晚餐以高脂肪、高蛋白饮食为主，这对健康无益。因为经常食用鸡、鱼、肉、蛋等高脂肪、高蛋白食物，会加重胃肠负担，容易诱发肝、胆、胰腺等疾病，胆固醇过高，诱发动脉硬化、肥胖症，使过多的蛋白质吸收不了的部分滞留于肠道，产生硫化氢、氨等有害物质，易诱发癌症。老年人晚餐应以素食为主，多吃新鲜蔬菜、水果单调，对健康有益。

（二）杂食

有些老年人日常饮食单调，偏食挑食，对健康无益。因为饮食单调，会导致营养缺乏，无法满足机体对营养的需求。老年人饮食应以杂食为主，饮食多品种，力争做到粗细粮、主副食，荤与素的合理搭配，多食用玉米、小米、豆类、麦、黑木耳、海带、藻类、香菇等食品，均衡营养，满足机体对营养的需求，对健康有益。

（三）软食

有些老年人胃肠功能减退，经常食用硬饭菜，对健康无益。因为经常食用硬饭菜，会加重胃肠负担，引发腹痛、腹胀，加之牙齿缺失，不能很好地咀嚼食物，不利于消化吸收，还容易损坏牙齿。老年人应以食用软食为主，食物不宜过硬或过粘，烹调方法少煎、炒、烹、炸，多用炖、煨、煮、蒸等方法，多食馒头、花卷、包子、馄饨、面条、饺子、面片汤等食物，对健康有益。

（四）淡食

有些老年人饮食过咸、过油腻、过辛辣、过甜，对健康无益。因为老年人饮食过咸，易诱发或加重高血压，损害心脏、肾脏，增大患胃癌的风险；过油腻则不易消化，诱发高血脂、肥胖症；过辛辣易对胃黏膜造成不良刺激，诱发或加重胃炎、胃溃疡；过甜容易降低糖耐力，造成糖代谢紊乱，诱发高血糖、糖尿病。老年人饮食应以清淡为主，不可过咸、过油腻、过辛辣、过甜，对健康有益。

（五）少食

有些老年人每餐，尤其是晚餐吃的过多，过饱、对健康无益。因为每餐过多、过饱会加重胃肠负担，影响晚间睡眠，还会加重胰岛细胞过度分泌，降低胰岛细胞功能和糖耐量，会诱发糖尿病。老年人日常应每餐少食，七、八分饱为宜，不但能减轻胃肠负担，还有益于健康。

（六）温食

有些老年人经常吃太烫、太凉的食物，会对健康无益。因为吃的太烫、太凉的食物，易损伤胃肠和食道黏膜，诱发腹痛、腹泻。对患有慢性胃肠疾病的人会加重病情。老年人日常饮食应以温食为主，即不能太烫，也不能太凉，有利于维护胃肠功能，促进胃肠消化吸收，对健康有益。

三十七、孕妇不宜吃的食物

孕期是一个重要的特殊时期。在这个时期内，如果饮食得当就会孕育出一个健康、聪明的孩子，如果饮食不当就会影响胎儿的生长发育，甚至造成畸形和先天性疾病。孕妇不宜吃的食物主要有：

（一）不宜喝饮料

有些孕妇经常喝一些刺激性饮料，这种习惯不好。因为刺激性饮料，如咖啡、可乐、浓茶、巧克力等饮料，所含有咖啡因、高糖、磷酸、碳酸、古柯酸，这些物质会加重母体食道肌肉松弛，促使胃酸由母体进入胎儿血液中，对胎儿的发育极为不利，在妊娠 2～3 月，饮用饮料会刺激子宫收缩，造成子宫痉挛，易引起流产、早产，严重危害孕妇和胎儿。孕妇应坚持饮白开水，对胎儿有益。

（二）不宜吃熏烤类食物

熏烤的食物，如烤鸭、烤鹅、烤香肠、熏鸡、熏兔、烤肉串，这类食物在熏烤的过程中不但会受到污染，还会产生苯并芘、多环芳烃、亚硝胺等致癌物质。这些有害物质进入孕妇体内会使细胞发生变异，不但影响孕妇身体健康，还会严重危害胎儿生长发育。

（三）不宜吃腌渍类食物

腌渍类食物有咸菜、酸菜、臭豆腐、腐乳、泡菜等。这类食物在制作过

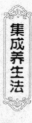

程中大量放盐，易受污染，会有亚硝酸胺等物质进入孕妇体内，易影响黏膜系统，损害胃肠，易造成胃肠、肾脏功能紊乱。诱发高血压、胃肠炎，影响对胎儿的供血、供氧，在妊娠初期可造成染色体断裂和畸形，损害胎儿。

（四）不宜过多吃凉食

有些孕妇经常过量吃冰淇淋、冰棍、冰糖葫芦、凉菜等凉食，这种饮食习惯不好。因为经常吃凉食，尤其是在怀孕晚期，孕妇的胃黏膜大量充血，如果过量吃凉食，使体内温度急剧变化，不但使血液在流通中受到寒冷刺激，阻碍血液循环，还会使胃黏膜受刺激，易诱发急性胃炎、腹疼、腹泻、呕吐，这种刺激还有可能导致宫缩，引发早产、流产。

（五）不宜饮酒、吸烟

有些孕妇经常饮酒、吸烟，这种习惯很不好。因为酒类中所含的酒精，可通过母体血液侵入胎儿体内，危害胎儿；香烟含有尼古丁、焦油、苯并芘、亚硝胺等有害物质，不但影响孕妇身体健康，还会严重影响胎儿正常生长发育。

（六）不宜吃密饯、果脯类食物

有些孕妇经常吃密饯、果脯类食物，这种习惯没有益处。因为密饯、果脯类食物在加工制作过程中易受污染，富含亚硝盐、防腐剂、高盐、高糖、香精、色素、甜味素、保鲜剂，这些有害物质不但会损害孕妇肝脏，还会对胎儿造成危害，影响胎儿正常生长发育。

（七）不宜吃油炸类食物

油炸类食物所用的油是反复使用，含有较高的油脂过氧化物质、致癌物质。如果孕妇经常吃高热量、低维生素的油炸类食物，会引发高脂血症、血管硬化、冠心病，损害肝脏、肾脏、胰腺，通过血液严重影响胎儿正常发育。

（八）不宜吃罐头类食物

无论是水果罐头，还是鱼肉罐头基本都属于垃圾食品。这类罐头在加工过程中，各类维生素、微量元素都被严重破坏，所含的蛋白质易出现变性，糖分较高，被孕妇摄入体内后，易使血糖升高，加重胰腺负担，不但对孕妇无益，还会损害胎儿正常发育。

（九）不宜吃油条

孕妇经常吃油条无益。这是因为油条在加工制作时，需添加明矾，明矾属富含铝的无机物，在高温炸油条时，脂肪、维生素被氧化，产生有害物质，破坏食物中的蛋白质、维生素，降低营养价值。吃油条不但损害孕妇健康，还会影响胎儿大脑发育，损害神经系统，增加先天性痴呆儿发病率。

（十）不宜吃月饼

月饼虽然是人们在中秋佳节必吃的食品，但孕妇不宜吃。因为在加工制作月饼过程中，添加高糖、高脂肪等原料，孕妇吃月饼易增加血液黏稠，诱发高血脂急性胰腺炎、心脏缺血、心肌梗死、冠心病等，危害胎儿正常发育。

（十一）不宜吃过甜食物

孕妇经常吃过甜食物，损害的是两代人。孕妇可使血糖升高，在体内产生糖化，随血液流动，黏住蛋白形成"蛋白质高度糖化终产物，"导致加大吸收胰岛素，降低糖耐量水平，为乳腺癌细胞生长创造条件；增加非必需胆固醇的含量，抑制钙、维生素和其他营养成分的吸收利用，使胎儿因缺乏营养影响骨骼、牙齿和大脑神经系统的正常发育。

（十二）不宜吃过咸食物

孕妇经常吃过咸食物危害性较大。这是因为过多摄入盐分可使心脏和血管受到影响，使水分和盐分在体内滞留，引起神经激素的变化，易诱发肺水肿、肋膜积水、腹胀、下肢积水、血压升高、妊娠毒血症，羊水变异等疾病，对胎儿可造成系统性的影响和损害。

（十三）不宜吃热性调料

热性调料主要有胡椒、花椒、八角、茴香、五香粉等。孕妇如果经常吃这些热性调料，会消耗胃肠道的水分，减少胃肠液分泌，导致肠道干燥，形成便秘，使体内燥火升高，对胎儿发育不利。

（十四）禁吃霉变食物

易引起霉变的食物主要有：大米、小米、玉米、江米、花生、薯类等。霉变食物含多种霉菌毒素，尤其是黄曲霉素，毒性很强。孕妇如果食用霉变食物会发生急性或慢性食物中毒，对胎儿造成损害。尤其是妊娠2～3个月危害性更大，会使胎儿畸形，诱发遗传性疾病。因此，孕妇在孕期禁吃霉变食物。

（十五）不宜吃三种鱼

孕妇不宜吃鲨鱼、鲭鱼、旗鱼等三种鱼。因为这三种鱼的汞含量较高，而汞俗称为水银，是内聚力很强的化学物质，有毒并能在体内蓄积，会破坏胎儿中枢神经系统，损害智力，影响胎儿生长发育，严重者可造成胎儿畸形、痴呆。

三十八、少儿饮食的注意事项

少儿是正在生长发育，健康成长的特殊群体。少儿的饮食对促进生长发育，健康成长起着重要作用。少儿饮食的注意事项有：

（一）不宜吃零食

有些少儿喜欢吃零食，这种饮食习惯不好。因为经常吃零食，会使胃肠处于不停顿的工作状态，得不到休息，会破坏胃肠蠕动的消化规律，降低正餐食欲，易诱发胃肠消化系统疾病。

（二）不宜吃暴食

有些少儿遇到可口、好吃的饭菜就暴饮暴食，进食过多，这种习惯不好。因为经常暴食，会加重胃肠负担，影响胃肠蠕动和消化，食物长时间在胃里，会发酵腐败，产生毒素，对身体无益。

（三）不宜吃偏食

有些少儿喜欢吃的食物就多吃，不喜欢吃的就少吃或不吃，经常挑食、偏食，这种饮食习惯不好。因为长期偏食会造成某些食物养分过剩，某些营养成分供应不足，会影响正常的生长发育。

（四）不宜吃甜食

有些少儿喜欢吃过甜食物，嗜糖如命，这种饮食习惯不好。因为长期吃甜食，会加重胰岛负担，影响胰岛素的分泌，使体内糖耐量降低，易造成体内代谢异常，诱发肥胖症、龋齿等甜食综合征。

（五）不宜吃咸食

有些少儿长期吃过咸或盐渍食物，这种饮食习惯不好。因为长期吃过咸的食物，会使体内钠盐含量升高，加重心脏、肾脏负担，使血管变脆，易诱发心脑血管病、胃炎，对身体无益。

（六）不宜吃走食

有些少儿吃饭时走动，这种饮食习惯不好。因为经常吃走食，会分散大脑精力，影响食欲，不能很好地咀嚼食物，影响胃肠消化，易诱发胃肠消化系统疾病。

（七）不宜吃素食

有些少儿长期吃素食，这对身体无益。因为少儿是正在长身体的关键时期，需要大量的蛋白质、脂肪、微量元素、维生素、糖类等营养物质，而这些营养物质又大量存在于动物性食物中。因此，要荤素合理搭配，补充一定量的肉蛋食品，增加所需要的营养。

（八）不宜吃笑食

有些少儿在吃饭时精力不集中，说笑或互相打闹，这种饮食习惯不好。因为长期吃笑食或互相打闹，易使食物误入食管，引起呛咳，甚至堵塞气管，导致生命危险。

（九）不宜过多喝饮料

少儿过多喝饮料对身体无益。这是因为饮料中常含有人工合成色素、糖精、甜味素、香精、柠檬黄、喹啉黄、诱惑红、苯甲酸钠等，特别是含糖量较高，口感甜腻，过多喝饮料会影响食欲，稀释胃内的消化液和酸度，影响消化吸收和胃液的杀菌作用，诱发血糖升高、肥胖症、代谢异常、腹痛、腹泻、抵抗力下降，阻碍儿童生长发育等系列性疾病。

三十九、有益健康的食用油

食用油是人们日常饮食的组成部分，可分为植物油和动物油两大类。植物油来源于植物的种子、豆类和果实，富含不饱和脂肪酸、维生素等，营养价值高；动物油来源于肉类、乳类中所含的脂肪，含有大量的胆固醇，如过量食用，易增加患心脑血管、动脉粥样硬化疾病的几率，应适量食用。市场上供应的植物油可分三种：高级烹饪油、调和油、色拉油。色拉油是精品油，是由植物原油经过加工，去掉油里的游离脂肪酸、过氧化物、杂质和水分提炼而成。科学选用食用油，对促进健康有积极的作用。

（一）橄榄油

产自西方的橄榄油是最佳的食用油。富含亚油酸、单不饱和脂肪酸、维

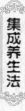

生素 A、D、K、E 等营养成分。常食橄榄油具有增强钙在骨骼中沉着，延缓脑萎缩，降胆固醇、血脂、血糖，软化血管，养胃健脾，减低患心脑血管病几率，美容养颜，延缓衰老等功效。橄榄油是天然的色拉油，清淡有香味，适合做汤、凉拌菜，中老年人常食为宜。

（二）葡萄籽油

葡萄籽油是以意大利新鲜葡萄为原料，采用天然压榨的加工方法，提取的一种极佳的食用油。富含花青素、不饱和脂肪酸、单不饱和脂肪酸、多不饱和脂肪酸、多种维生素、多种微量元素等营养成分。具有超强抗氧化，清除自由基，抗病毒，抗辐射，抗癌，预防动脉硬化、心脏病、老年痴呆，降血脂、血糖、胆固醇，延缓衰老，保护视力，美容护肤，缓解关节炎症，消除亚健康状态等功效。可用于煎、炒、烹、炸、凉拌、做汤，有明显的提鲜作用。早、晚饭前空腹食用一小勺，效果更佳。

（三）葵花籽油

葵花籽油是从向日葵中提取的植物油。富含亚油酸、a－亚麻酸、植物固醇、磷脂、维生素 A、E 等营养成分。常食葵花籽油具有降低胆固醇，调节血压，维持血压平稳，预防夜盲症、支气管炎，延缓衰老，抗癌等功效。其油质纯正，色泽清亮，芳香可口，可用于炒菜、凉拌。

（四）花生油

花生油是从花生中提取的植物油。富含亚油酸、麦胚酚、维生素 A、E、D、K、胆碱、花生四烯酸、天然多酚类物质、植物固醇、白黎芦醇、单不饱和脂肪酸、卵磷脂等营养。常食花生油具有降低胆固醇含量，调节血脂，保护血管，预防血栓，降低患心脏病、糖尿病几率等功效。

（五）豆油

豆油是人们常用的一种植物油。富含异黄酮、卵磷脂、亚油酸、维生素等营养成分。常食豆油具有抗癌，延缓衰老，有益心脑血管等功效。豆油、橄榄油、花生油应交替使用，以有效补充营养，增加食疗的功效。

（六）香油

香油是从芝麻中榨取的，也称芝麻油、麻油。富含不饱和脂肪酸、棕榈酸、花生四烯酸、亚油酸、维生素 E 等营养成分。具有降低胆固醇，软化血管，解毒补液，消疮肿，润燥通便，抗衰老等功效。香油生熟皆宜，与病无禁忌，但腹泻患者不宜食用。体胖、高血脂、动脉粥样硬化、心脏病等心脑血管、糖尿病患者宜常食用。植物油有保质期，过了保质期容易产生氧化物、游离脂肪酸等物质，对健康不利，因此要食用在保质期内的植物油。

除经常食用上述植物油外，还应食用一些动物油。虽然吃动物油易诱发肥胖症、冠心病、动脉硬化等疾病，但一点动物油不吃对健康也无益。因为动物油含有对心血管有益的多烯酸、脂蛋白等，具有改善颅内动脉营养和结构，预防脑中风、高血压的，保护脏器，保护皮肤，维持体温的作用。如果常年只吃植物油会促使体内过氧化物增加，与人体蛋白质结合形成脂褐素，在器官中沉积，影响人体对维生素的吸收，易使人体衰弱，增大患结肠癌、乳腺癌的发病率，诱发动脉硬化、肝硬化、脑血栓等疾病。正确吃法是植物油、动物油搭配或交替食用，比例是 10∶5，使几种油取长补短，有益健康。

四十、常食蜂产品有益健康

近年来，在我国蜂产品的营养、保健、食疗功效受到人们的重视。蜂产品在健康食品消费中所占的比重很大，已成为人们喜欢食用的保健食品。

（一）蜂产品的保健功效

蜂产品包括：蜂蜜、蜂王浆、蜂花粉、蜂胶，是天然营养品和健康长寿食品，含有天然转化糖和许多生物活性物质。它的食用、药用、保健价值很高，坚持食用能维持人体血液中电解质平衡的作用，保护心脑血管，改善肝功能，活血化瘀，改善微循环，调节血糖、血压、血脂，抗氧化，增强免疫力，缓解疲劳，清咽利喉，促进消化，润肠通便，抗菌消炎，抗病毒，改善睡眠，美容养颜，抑制癌症，延缓衰老，强身健体，预防脑梗塞、动脉粥样硬化、糖尿病、白发、胃病、皮肤病、妇科病、口腔病，对促进健康具有明显的作用。

（二）蜂产品的食用方法

有些人食用蜂蜜、蜂王浆、蜂花粉用开水冲，这种方法不当。因为，用开水冲会破坏营养成分。蜂蜜、蜂王浆、蜂花粉最佳的食用方法是生食，或用40℃以下的温开水冲服。成人每日早晚饭前服用 3~5 克即可。糖尿病患者和 6 个月内婴幼儿不宜服用；在初次服用蜂胶制品前，要做过敏试验。因为，蜂胶成分复杂，可能含有一些易引起过敏反应的物质。第一次食用前，用少量蜂胶涂抹在皮肤表面，皮肤无红肿或瘙痒等过敏反应后再食用。不宜使用铁器皿存储蜂蜜，因铁元素会破坏蜂蜜的营养物质，宜用玻璃容器。应到正规商场选购品牌蜂产品，以确保质量和食品安全。

四十一、汤的保健功效

汤是人们的日常饮食不可缺少的佳肴，它有独特的保健功效。适量喝汤对促进健康有明显的作用。

（一）骨头汤

动物骨头汤中含有胶原蛋白特殊营养成分，多种对人体有营养、滋补保健功效的物质。可有益造血，益肾填精，增强体质，防治皮肤干燥、无弹性、松弛、皱纹、骨质疏松、神经衰弱、微循环障碍、头晕、胸闷等症状，延缓衰老。对儿童生长发育极为有利。

（二）鸡汤

鸡汤对术后恢复，体弱多病者十分有益，可加快咽喉及支气管黏膜的血液循环，增强黏液分泌，抑制和清除呼吸道病毒，缓解咳嗽、咽干等症状，对支气管炎、感冒有明显的防治效果。

（三）鱼汤

鱼汤营养十分丰富，含有一种特殊的脂肪酸，对呼吸道发炎、哮喘病、各类炎症有明显的防治作用。可减少、减轻发病的几率和症状，还有明显的补钙作用。做鱼汤应选用野生鱼、深海鱼为宜。

（四）海带汤

海带汤含有丰富的微量元素碘，而碘是在合成甲状腺激素、促进和调节人体生长发育及新陈代谢方面起着重要的作用。常喝海带汤能促进皮肤血流加快，增强人体新陈代谢功能。

四十二、合理搭配功效强的食物

人们在日常饮食中所摄入的食物有几十种，而每种食物都有它的营养特点和功效。如果根据食物的不同营养特点和功效，选用一些协效性突出的食物，合理搭配，就会大大提高营养价值和功效，有益健康。

（一）海带与芝麻

海带是人们喜爱食用的海产品之一，富含碘、钙、磷、锌、硒、维生素 B_1、褐藻酸、胡萝卜素、纤维素等成分。芝麻所含蛋白质高于肉类，氨基酸、卵磷脂、脂肪、维生素 E 十分丰富。海带与芝麻合用，凉拌或做汤，具有促进血液循环、新陈代谢，降血压、血脂、胆固醇，加速排除体内废物、毒素，促使头发乌黑秀美，促使甲状腺素合成，预防白血病、甲状腺肿大、血管硬化、肥胖、便秘、胃癌、甲状腺癌，美容养颜，延缓衰老等功效。

（二）山药与鸡肝

山药是滋补佳品，有补精益气，健脾益肾，修复胃黏膜、胃溃疡的作用。鸡肝富含铁、铜、锌、维生素 A、B，有促进雌性激素的合成，益气补血作用。山药与鸡肝合用炒，具有调养气血，促进皮肤血液循环，增强皮肤细胞活力，美容养颜等功效。

（三）玉米与松仁

玉米的营养价值是被人们所公认为"食物黄金"，富含大量纤维素、维生素 E。具有开胃、健脾、利尿、除湿，预防老年黄斑性病变，清除体内自由基作用。松仁富含油酸、亚麻油酸等不饱和脂肪酸，是保健的佳品。玉米与松仁合用炒菜，具有增强抗自由基的活性，增强皮肤细胞功能，预防色斑、老年斑，增强皮肤活力、弹性，减少皱纹生成，延缓皮肤衰老，抗眼睛老化，预防视力减退、便秘等功效。

（四）黄豆与鸡翅

黄豆富含蛋白质、卵磷脂、植物激素、异黄酮等成分。鸡翅蛋白质含量很高，并富含多种维生素、多种微量元素、胶原蛋白。黄豆与鸡翅合用做汤，加佐料，具有提高体内雌激素水平，增强面部皮肤弹性，滋润皮肤，温中补气，添精益髓，强筋健骨，缓解疲劳等功效。

（五）豆腐与鱼

豆腐富含脂肪，具有降低胆固醇的作用，但蛋氨酸含量相对少一些，苯丙氨酸含量高。而鱼含蛋氨酸、赖氨酸、维生素 D 很丰富，苯丙氨酸含量较少；鱼脂肪中含有二十五碳五烯酸的不饱和脂肪酸、牛磺酸是对人体有益的营养成分。豆腐与鱼合用一起炖，具有降低胆固醇，提高机体对蛋白质、钙的吸收率功效。

（六）肉与蒜

用猪、牛、羊肉烹制出的各种菜肴营养丰富，味道鲜美。肉类中含有丰富的维生素 B_1，但维生素 B_1 在体内不稳定，停留的时间较短，易随小便大量排出。而大蒜中含有的蒜氨酸和蒜酶，肉与蒜合用会产生协调作用，使肉

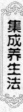

中的维生素 B_1 和蒜素结合生成蒜硫胺素，延长维生素 B_1 在体内的停留时间，提高吸收利用率，吃肉时吃点生蒜，可提高营养价值，消除身体疲劳，补益虚损，增强体质。

（七）白果与小米

白果是银杏树的成熟种子，被誉为"百果之王"，可炒熟吃，也可做菜。富含蛋白质、脂肪、碳水化合物、钙、磷、铁、核黄素、胡萝卜素、多种维生素、生物黄酮类、多种微量元素等成分。小米营养价值很高，富含蛋白质、脂肪、碳水化合物，多种氨基酸、糖类、钙、磷、铁等营养成分。白果与小米合用做粥，具有温肺益气，定喘止咳，化湿除痰，治疗遗精、遗尿，健脾益胃，清热除烦，滋养肌肤，缓解疲劳，补益虚弱，延缓衰老等功效。

（八）羊肉与元葱

羊肉肉质细嫩，营养价值高，是人们喜欢吃的食物。富含蛋白质、脂肪、多种维生素、多种微量元素、膳食纤维素、钙、磷、铁、铜、锌等成分。元葱含有二烯丙基二硫化物，是唯一含前列腺素 A 的蔬菜。羊肉与元葱合炒，会使营养升级，具有降低血液黏稠、血脂、胆固醇，预防血栓、动脉硬化、前列腺炎、体质虚弱，益气养血，提高御寒能力，中和体内酸碱度功效。

（九）苦瓜与排骨

苦瓜是一种药食同源的保健佳肴，其营养和保健价值很高。富含蛋白质、脂肪、苦瓜多肽、碳水化合物、多种氨基酸、多种微量元素、多种维生素等营养成分，维生素 E 含量高。苦瓜与排骨合用做汤，具有强力调节血脂，快速降低血糖、血压，预防糖尿病、甲状腺功能亢进、慢性肝炎、青光眼，清热明目，提高免疫力等功效。

（十）海鲜与蔬菜

海鲜虽然是人们喜欢吃的佳肴，但它是"高嘌呤"高酸性食物，如果过量摄入，易使体内代谢紊乱，增加血尿酸浓度，诱发痛风，无益健康。在吃海鲜时应多吃些新鲜蔬菜，可降低尿酸浓度，中和体内酸碱度，加速尿酸排出，可大大降低患痛风的几率。

（十一）狗肉与黑豆

狗肉价值营养很高，是人们喜爱食用的佳肴，富含蛋白质、脂肪、粗纤维、维生素 A、C、E、核黄素、胡萝卜素、多种氨基酸、钙、锌、铁、钾、磷、钠等营养成分。黑豆营养价值很高，有降血脂，抗氧化，清除自由基，健胃理气，美容养颜作用。狗肉炖黑豆，是冬季滋补佳品，具有产生大量的热能，预防体质虚弱、心脑缺血病、关节炎、精神不振、精血不足、腰酸肾虚、眩晕失眠、类风湿，消积健胃，补虚壮阳，增强体力，改善视力等功效。

（十二）香椿与鸡蛋

香椿是香椿树结的一种幼芽叶，清脆鲜嫩，颜色碧绿，营养价值很高。富含蛋白质、脂肪、维生素 C、E、磷、铁、钙、胡萝卜素、粗纤维、核黄素、含多种氨基酸等成分。鸡蛋含有多种氨基酸、卵磷脂、胆固醇、钙、磷、铁、维生素 A、D、B_2。香椿与鸡蛋合炒，具有明显的滋补机体虚弱，缓解疲劳，改善睡眠，调节神经，提高食欲，清热解毒，抗菌消炎，健胃理气，润泽肌肤，杀虫疗癣，通利小便，防治腹泻，抗细菌侵害，预防子宫炎、尿道炎，提高免疫力的功效。香椿在腌制过程中含亚硝酸盐较多，食用前用开水焯一下即可。

（十三）泥鳅与芋头

泥鳅鱼味道鲜美，肉质细嫩，营养丰富，富含蛋白质、脂肪、维生素 A、烟酸、钙、磷、铁、不饱和脂肪酸等成分。芋头营养丰富，富含蛋白质、脂肪、维生素 A、B_1、B_2、不饱和脂肪酸、多种氨基酸、钙、磷、铁、钾、钠、镁、胡萝卜素、皂角甙、粘胶等成分。泥鳅与芋头合用做汤，具有增强免疫功能，滋补体质虚弱，益胃宽肠，益髓添精，预防高血压、贫血、心脑血管病，排除体内湿热毒素，抗癌等功效。

（十四）大枣与木耳

大枣保健功效十分明显，药食同源，在我国食用大枣历史悠久。富含多种维生素，其中维生素 C、P 是百果之冠，被誉为"活维生素丸"，胡萝卜素、多种氨基酸、钙、磷、铁等成分。木耳营养价值很高，富含蛋白质、脂肪、碳水化合物、多种维生素、多种氨基酸、多种微量元素等成分。大枣与木耳合用做汤，具有提高免疫力，滋补体质虚弱，补血益气，滋养肌肤，美容养颜，降低血黏稠、调节血压、血脂，减少发生心脑血管、心肌梗死，脑血栓几率，预防便秘、癌症等功效。

（十五）黄豆与骨头

黄豆的保健功效很明显，营养丰富，富含蛋白质、脂肪、碳水化合物、

163

植物雌激素、黄酮醇、麝香草酚、胆碱、烟酸、卵磷脂、皂苷、维生素 A、B$_1$、B$_2$、E、钙、磷、铁、镁等成分。猪、羊骨头中含有大量钙、胶原蛋白。黄豆与骨头炖汤，具有延缓机体衰老，滋润肠道，补养虚损，强力补钙，抑制体内非必需胆固醇，维护血管弹性，预防高血脂、脂肪肝、消化不良、脾胃虚弱、皮肤干燥、骨质疏松、心脑血管疾病等功效。

（十六）虾皮与萝卜丝

虾皮营养价值很高。富含蛋白质、脂肪、氨茶碱、多种氨基酸、多种维生素、钙、磷、镁、铁、钾、碘，其中钙、蛋白质的含量是鱼、蛋、奶的几倍至几十倍。萝卜富含蛋白质、脂肪、木质素、芥子油、淀粉酶、碳水化合物、多种维生素、多种氨基酸、多种微量元素等成分。虾皮与萝卜丝等合用做汤，具有强力补钙，防治体质虚弱、骨质疏松、脾胃虚弱、消化不良、食欲低下，促进胃肠蠕动，有助消化，抵抗细菌病毒，预防癌症等功效。

（十七）玉米与豌豆

玉米所含的粗纤维素、蛋白质、脂肪、糖类、维生素 A、E，具有促进排除体内毒素，降低胆固醇，保护皮肤，预防动脉硬化、冠心病、高血压、脂肪肝、便秘，降低抗癌药物对人体影响的作用。豌豆富含蛋白质、脂肪、碳水化合物、粗纤维素、多种维生素、多种微量元素、胡萝卜素，具有增强消化功能，降低血糖、胆固醇，美容养颜，延缓皮肤衰老，预防癌症等功效。鲜熟玉米与豌豆合用炒菜，可起到蛋白质、氨基酸互补作用，从而提高营养价值。

（十八）羊肝与胡萝卜

羊肝富含蛋白质、脂肪、多种氨基酸、多种微量元素、多种维生素，其中维生素 A、铁高于其它动物肝脏。胡萝卜营养价值很高，富含蛋白质、多种氨基酸、酶、维生素 A、B$_1$、B$_2$、C、钙、磷、铁、镁、锰、铜等成分。羊肝与胡萝卜一起熘炒，有很强的互补性，可使多种脂溶性维生素、胡萝卜素、铁，更好地被体内吸收利用，具有补血益肝，预防角膜干燥症、夜盲症、视力低下、皮肤粗糙，增强消化系统功能，促进胃肠消化吸收，促进非必需胆固醇代谢，清热明目等功效。

（十九）猴头菇与鸭

猴头菇形似金丝猴，有"植物肉"美誉，营养价值很高。富含蛋白质、脂肪、多肽、多糖、钙、磷、镁、酰胺类、多种氨基酸、多种维生素，其中 B 族维生素含量高。鸭是人们喜欢食用的禽类之一，富含蛋白质、脂肪、碳水化合物、多种氨基酸、多种维生素、钙、磷、铁、钾、氯、钠等成分。猴头菇炖鸭能提高营养价值，具有防治消化不良、胃溃疡、慢性胃炎、神经衰弱、健忘失眠，对糖尿病、阴虚体弱、肿瘤放疗患者有食疗功效。

（二十）竹笋与银耳

竹笋按季节采摘，有冬笋、春笋、毛笋、鞭笋之分，属天然绿色食品。富含低脂肪、低糖、高纤维、富含多种维生素、多种微量元素、多种氨基酸等成分。银耳是一种寄生菌类食物，富含蛋白质、碳水化合物、多种微量元素、多种氨基酸、硫、铁、钙、磷、镁、钠、钾等成分。竹笋与银耳合用做汤，可提高营养和药用价值，具有滋补强身，和血补气，润肺补肾，生津止咳，益胃润肠，滋润皮肤，养颜美容，促进消化，改善睡眠，降低血脂，防治高血压、冠心病、支气管炎、肺心症、便秘等功效。

四十三、增强男人性功能的食物

男人性功能低下是由于体内血清睾酮（雄性激素）水平降低。成年男人的性功能与饮食有密切关系。经常食用枸杞、蜂蜜、鞭类、核酸、海鲜、银杏、大蒜、果仁、种仁、香蕉、松果体素等食物，可促进精子生成，增加精子数量，提高精子质量，预防睾丸萎缩性退变，防治精血再生性障碍，具有增强性功能的作用。

（一）枸杞

枸杞的营养价值和保健作用为历代养生、医学专家所推崇，尤其是在增强性功能方面有独特的作用。有提高机体组织和性器官兴奋的作用，刺激性腺及内分泌腺，促进荷尔蒙的分泌，增加精子生成量，提高性的耐力，改善性生活质量。

（二）蜂蜜

蜂蜜中富含植物雄性生殖细胞和内分泌素，具有明显的刺激、活跃性腺、生殖系统神经，促进精子生成，提高性持久和耐力，增加性吸引力，增强性功能，恢复男人性爱后体力、精力的作用。蜂蜜与芝麻同服用，效果更佳。

（三）鞭类

动物性的鞭类具有明显增强性功能的作用。如牛鞭、羊鞭、狗鞭、鹿鞭等，这些鞭类富含雄性激素，能促进性腺和雄性激素分泌，增强性器官的敏感性和兴奋性，大幅度地改善性功能。

（四）核酸

核酸食物对增强性功能作用明显。如果体内核酸充足，就会促进性腺分泌更多的雄性激素，缓解 ED 症状，提高性欲，增强性功能，延缓性功能衰退。核酸的食物来源有：贝类、燕麦、海鱼、虾、海藻、肉类、动物肝脏、绿色蔬菜等。

（五）海鲜

海鲜是滋补性功能的理想食品，尤其是牡蛎富含微量元素锌和磷。锌和磷是男人体内不可缺少的重要元素，是性功能的"和谐素"，如果缺锌和磷会导致精子数量不足，性欲低下，性功能障碍，严重影响性生活质量。因此，经常食用海鲜以补充足够的锌和磷，对于增强男人性功能很有益处。

（六）银杏

银杏有强力提高性功能的作用。如果男人性生活质量差，可食用银杏酚，每次 40~60 毫克，3 次／日。银杏酚的功效在于强力促进脑部和全身血液循环，促进脑中枢神经兴奋，增强性欲。

（七）大蒜

大蒜增强性欲的效果很明显。如果每天生食 800 毫克大蒜，可迅速促进男、女全身血液循环，激发性欲，刺激性器官兴奋，提高性耐力，增强性功能，对于提高性生活质量大有益处。

（八）果仁

果仁、种仁富含维生素 B、E、矿物质、蛋白质。这些营养成分具有明显的刺激性腺分泌雄性激素，提高性欲，激发性冲动，提高性耐力的作用。果仁、种仁的食物来源有：葵花籽、杏仁、松子仁、核桃仁、夏果、鲍鱼果、花生、芝麻、豌豆、小麦、玉米等。

（九）香蕉

香蕉中含有一种丰富的蟾蜍色胺的化学物质。这种化学物质能直接作用于大脑，使大脑中枢神经兴奋，加速雄性激素的分泌，并产生性的欲望和快感，增强性功能。

（十）松果体素

人工合成的松果体素又称褪黑素，对增强性功能具有明显的作用。如果经常服用松果体素，可大幅度增强性功能，改善性生活质量。褪黑素是由色氨酸转化来的，只有补足色氨酸，才能有更多的褪黑素。色氨酸的食物来源有：牛奶、海蟹、肉松、鸡肉、鸡蛋、葵花籽等。

（十一）鹿茸

鹿茸是一种历史悠久的传统性药材。具有补肾壮阳，补气血，益精髓，强筋骨等功效。对防治精亏血虚，阳痿滑精，性耐力低下，眩晕耳鸣，腰膝酸软，疲倦乏力等有明显的疗效。

（十二）山药

山药又称山薯、淮山、薯蓣，药食同源，既是一种保健食品，又是中药材。具有明显的防治肾虚阳痿，早泄滑精，健忘失眠，益气补血，强筋壮骨等功效。可取鹿茸5钱（多至一两）长毛切片，山药一两为末，用纱布将鹿茸和山药包好，用38°白酒浸泡半月后可饮用，日服三小杯，酒尽再浸泡一瓶，饮后将鹿茸焙干，作药内服效果更明显，具有强力增强性功能作用。

还有海狗肾、豆类、谷类、乳酪、蕃瓜、菠菜、驴肉、狗肉、韭菜、竹笋、红莲子、海带、紫菜等，都是滋养性功能的理想食品，具有补肾壮阳，提高男人性功能的作用。除食物外，精神状态与性功能也有关。人在沮丧没精神时，性器官也一样，性功能低下；当心情舒畅时，性器官也精神抖擞，意气风发，性欲旺盛。

四十四、预防老年性痴呆的食物

老年性痴呆是一种严重危害老年人健康的疾病。主要是由于脑退行性病变和脑血管性病变所致，常见的有阿尔茨海默病和血管性痴呆。患老年性痴呆的原因常有遗传家族史、感染、铅中毒、外伤，长期缺乏叶酸、维生素B_1、B_{12}，代谢性疾病。从食物上预防老年性痴呆是一种积极有效的方法。

（一）锰

锰在大脑组织中能激活三磷酸腺苷，在脑神经系统中起着调节、缓解神经过敏和焦躁不安的作用。老年人缺锰会导致神经系统失调，智力下降，记忆力减退，反应迟钝。富含锰的食物有：海带、坚果类、大蒜、蜂蜜、绿叶蔬菜、莲子、蛋黄、蘑菇、银耳、芥菜、全谷类等。

（二）锌

锌有维护脑组织更新，增强记忆力，延缓大脑衰老，防治神经失常的作用。富含锌的食物有：牡蛎、海鲜、芝麻、花生、白萝卜、栗子、大豆、海带、南瓜、莴苣、胡桃、大白菜、沙丁鱼干、羊肉、南瓜子、芹菜等。

（三）硒

硒虽然人体需要量很少，但不能缺乏。如果体内缺硒，会使酶的催化作用减弱，脂质过氧化反应强烈，可促使大脑神经失调、大脑和机体衰老。富含硒的食物有：动物肾脏、牛羊肉、鱼类、贝壳类、大蒜、全谷类、菌类、乳制品、蛋、高丽参、红葡萄等。

（四）锗

有机锗的供氧功能强，有提高大脑中的超氧岐化酶活性，保护大脑的作用。富含锗的食物有：蘑菇、牛奶、玉米、大蒜、猴头菇、海鲜、芝麻、海藻、蛋类、蚕蛹等。

四十五、预防情绪失常的食物

情绪是人对客观事物态度的反映，人的七情六欲都是通过情绪体现出来的，情绪与健康有密切的关系。良好情绪能促进健康，不良情绪会促使人的心理、精神失衡，对健康有负面影响。从饮食上注意，有针对性地选用一些食物，可预防情绪失常，稳定情绪，为健康提供保证。

（一）预防发怒食物

由于与能量代谢有关的 B 族维生素消耗过多，加之肉类、糖类食物摄入超量，体内的肾上腺素水平高，易使人冲动，脾气暴躁，出现健忘失眠，焦虑不安，精神烦躁等症状。预防发怒的食物有：山楂、萝卜、莲藕、玫瑰花泡绿茶等。常食这些食物可顺气止痛，健脾开胃，养心安神，稳定情绪，增强自主控制能力。

（二）预防多疑食物

多疑是一种对人和事不相信，缺乏事实根据，按照自己假设目标，形成惯性思维的心理变态行为。患有多疑的人大多苍白、消瘦、体弱。主要是由于体内蛋白质、脂肪、卵磷脂、肉碱、锌等，摄入不足。预防多疑的食物有：猪肉、牛羊肉、禽类肉、牛奶、乳制品、大豆、绿色蔬菜、绿茶、冬虫夏草等。常食这些食物可镇静神经，抑制神经发散性联想，稳定情绪，缓解焦虑，使人精神处于愉悦状态。

（三）预防悲观食物

有悲观情绪的人，往往降低自己优势，认为啥都不如别人，忧郁不安，牢骚抱怨，自我指责，情感抑郁，性格孤僻，自我封闭。其原因是氨基酸、维生素 C、镁等食物摄入不足。预防悲观的食物有：冬枣、花豆、南瓜子仁、黑豆、鱼片、苹果、香蕉、橙子、葡萄、鸡汤、猕猴桃、白萝卜、草莓等。每日要保证食 20 多种主副食物，以均衡营养，满足机体需要。

（四）预防抑郁食物

在各类人群中所发生的抑郁症是一种严重的情绪疾病，严重危害健康。主要表现为：无法应对外界压力，心情沉重痛苦，自卑焦虑，冷漠厌世，寝食不安，情绪低落，精力不济，行动迟钝，甚至想自杀，自主控制能力极低。主要原因是：脑内参与神经细胞传递的化学物质水平降低，体内酸碱失衡，饮食单调，营养不足。预防抑郁症的食物有：猪肉、牛羊肉、牛奶、豆腐、菠菜、青椒、猕猴桃、香蕉、樱桃、白萝卜、草莓、大枣、苦瓜、动物血、禽类肉、绿茶等。食物要多样化，荤素搭配，满足机体对营养的需要。严重者应到医院心理咨询机构诊治。

四十六、预防职业病的食物

由于人们分工不同，所从事的职业不同，有些特殊职业会导致职业病，损害健康。有针对性地食用一些食物，可有效地预防和降低职业病的发生，为人们健康增加有益的因素。

（一）从事脑力工作者

从事脑力工作者，耗损脑细胞较多。应多食蛋白质含量高的食物，如核桃、芝麻、蛋黄、牛奶、莲子、鱼类、动物脑、豆制品、禽类、苹果、金针菇、香菇、绿色蔬菜、糖、钙、铁、维生素 B 族、卵磷脂等食物。以补充脑细胞的消耗，修复、更新脑细胞，维护大脑功能，益智健脑。

（二）从事射线工作者

从事电脑、拍 X 光片、摄影的工作者，经常接触放射线，损伤组织细胞。应多食用富含蛋白质、矿物质和维生素的食物，如海带、海白菜、紫菜、卷心菜、胡萝卜、蜂蜜、鱿鱼、大蒜、菠菜、柿子、樱桃、海虾、元

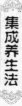

葱、芝麻、绿茶等食物，以补充因放射线性损害引起的组织蛋白质的分解，加速放射线性物质的排泄，减少对身体的伤害。

（三）从事粉尘工作者

从事石灰、水泥、清扫、煤矿、纺织、翻砂、铸造、教学的工作者，经常接触粉尘对呼吸道和肺部有损伤。应多食用粗纤维食物，如动物血、黑木耳、燕麦、玉米、谷类、全麦、豆类、苹果、香蕉、萝卜、花生、卷心菜、栗子、李子、梨等食物，以减轻粉尘在呼吸道和肺部的附着，加速排出体外，预防矽肺。

（四）从事噪声工作者

从事振动、噪声工作者，损伤听觉器官，噪声通过植物神经系统，能抑制胃肠功能及消化腺的正常分泌，降低消化功能。应多食富含维生素 B 族，增进食欲的食物，如全谷类、荞麦、玉米、羊奶、牛肉、豆类、牛奶、鱼类、花生、紫菜、动物肝脏、肾脏、甘薯、豌豆、蜂蜜、菠菜、香蕉、全麦等食物，以提高听力，促进消化，增进食欲。

（五）从事高温工作者

在高温环境下的工作者，由于机体大量出汗，使体内钠、钾、盐、维生素 C 损耗多。应多食富含钾、维生素 C 的食物，如香蕉、菠菜、大蒜、海带、鱼类、马铃薯、香菇、肉类、乳类、黄花菜、绿叶蔬菜、芋头、番茄、草莓、猕猴桃、大枣、芒果、木瓜、辣椒、菠萝等食物，以补充体内钠、钾、盐、维生素 C 的消耗。

（六）从事铅物工作者

从事铸造、印刷、电焊、玻璃工作者，接触铅物质使体内铅蓄积较多。应多食碳水化合物，富含钙、铁、锌、硒、镁及维生素 B、C 等食物，如蛋类、鱼类、乳类、贝壳类、骨头汤、杏仁、芝麻酱、桃、葱、无花果、虾、豆制品、紫菜、香菇、动物血、木耳、动物肝脏、绿叶蔬菜等食物，以抑制体内对铅的吸收，减少铅的蓄积。

四十七、抑制非必需胆固醇的食物

胆固醇是一种油脂性物质，是人体不可缺少的一种重要营养物质，它不仅是身体的组成部分，还是组成细胞膜，形成胆酸和合成激素的重要原料。人体获取胆固醇有两种途径：外源性摄入和内源性合成。外源性摄入主要来源于动物性食物，其中含量丰富的是禽卵和动物脏器，植物来源的食物不含有胆固醇；内源性合成是指人体肝脏每天根据身体的需要自身合成，并分泌出一定量的胆固醇。人体内的胆固醇有两种，一是必需胆固醇（高密度脂蛋白胆固醇）；二是非必需胆固醇（低密度脂蛋白胆固醇）。必需胆固醇就是适量的胆固醇，具有维护细胞的稳固性和弹性，防止红白血球流散，参与重建有免疫功能的白血球，维持神经信号传输，维护动脉畅通，保护心脏，对维护人体健康起重要作用。非必需胆固醇就是超量、多余的胆固醇，血液里的非必需胆固醇越多，聚集在动脉壁上的就越多，使动脉管腔逐渐变窄，甚至发生阻塞，影响血液、氧气和营养的输送。多余的胆固醇还可增加红细胞的脆危性，易引起细胞破裂，增大患动脉粥样硬化、中风等心脑血管疾病、脂肪肝疾病的几率，对身体无益。人体内的胆固醇是少了不行，多了也不行，其含量要维持在正常的范围内。一般人每日摄入 500 毫克为宜，血脂异常者每日胆固醇摄入量不应超过 300 毫克。

（一）海带

海带抑制非必需胆固醇作用十分明显。所富含的特殊营养成分牛磺酸、食物纤维褐藻酸，具有降低胆汁和血液中的胆固醇，分解非必需胆固醇，抑制其吸收，将其迅速排出体外的作用。

（二）苹果

苹果富含粗纤维素、果胶、维生素 C、苹果酸成分。具有降低低密度脂蛋白胆固醇，降低血液中的中性脂肪含量，提升高密度脂蛋白胆固醇水平，有益心脑血管的作用。

（三）大蒜

大蒜中富含二烯丙基硫化合物、大蒜素成分。具有降低血液中胆固醇，减少体内非必需胆固醇的含量，增加必需胆固醇的含量，减少心脏的发病率的作用，有益身体。

（四）木耳

木耳富含的粗纤维、植物胶质，是对人体十分有益的营养物质。具有减少血液中非必需胆固醇的含量，提升高密度脂蛋白胆固醇水平，有益心脑血管的作用。

（五）胡萝卜

胡萝卜所含的果胶酸钙、木质素，有较强的降低非必需胆固醇的作用。

在体内与胆汁酸发生化学反应后，从而降低血液中胆固醇的含量，能迅速分解非必需胆固醇并将其排出体外。

（六）山楂

山楂富含山楂酸、粗纤维、枸橼酸营养成分。具有分解非必需胆固醇，降低血液中胆固醇的含量，抑制体内胆固醇合成酶活性的作用，可防止非必需胆固醇升高。

（七）玉米

玉米富含维生素 E、钙、磷、硒、卵磷脂等营养成分。具有加速体内非必需胆固醇的分解，将其随大便排出体外，降低血液中胆固醇水平的作用。

（八）豆制品

豆制品富含粗纤维、植物激素、卵磷脂、蛋白酶抑制素、各种活性物质成分。具有降低非必需胆固醇，防止心脑血管硬化及血栓形成，降低血脂水平的作用。

（九）杏仁

杏仁富含杏仁甙、胡萝卜素、脂肪酸营养成分。具有降低体内血液中的三酸甘油脂，降低非必需胆固醇和血脂含量，改善血液循环，防止心脑血管硬化及血栓形成的作用。

四十八、缓解滑坡健康的食物

滑坡健康是处于一种比没病差，比有病强的生理状态。但这种状态要引起重视，应从饮食、锻炼、心理、行为方式、生活习惯方面预防。有些食物对缓解滑坡健康有很好的作用。

（一）增强免疫力的食物

免疫力低的人体质虚弱，精力不济，精神不振，浑身乏力，心情烦躁，食欲低下，睡眠不佳，进取心不强，易患疾病。经常吃富含维生素 C 的食物，如猕猴桃、冬枣、大枣、白萝卜、草莓、深海鱼炖豆腐、海带等，可缓解症状。

（二）缓解压力的食物

中年人最大的精神隐患是欲望过高，心理失衡，情绪低落，负担过重，压力过大，精神紧张。压力过大是导致中年人滑坡健康的因素之一，易诱发系列性疾病。经常吃富含维生素 C 的食物，或维生素 C 片剂，可缓解压力。

（三）抗疲劳的食物

中年人过度疲劳，有损健康。经常吃富含维生素 B 族、高蛋白、铁、钙、镁、脂肪酸、碱性、咖啡因等食物，能中和体内"疲劳素"，调节新陈代谢，促进肾上腺素分泌，提神醒脑，消除疲劳，恢复体能、体力、精力。

（四）缓解焦虑烦躁的食物

有些人因不顺心、不如意事情，造成情绪性焦虑烦躁。经常吃富含磷、钙的食物，如牛奶、乳制品、豆制品、玉米、牡蛎、栗子、葡萄、蛋类、菠菜、鸡、土豆、橙子、牛肉、海带、蜂蜜、苹果等，可缓解症状。

（五）缓解大脑疲劳的食物

有些人操劳过度，造成大脑疲劳，精力不济，记忆力衰退。经常吃富含卵磷脂、脂肪酸、亚油酸、胆碱的健脑食物，如花生、松子、榛子、核桃、瓜子等，对缓解大脑疲劳有明显的作用。

（六）缓解眼睛疲劳的食物

长时间看书、看电视、看电脑，会使眼睛疲劳，眼视神经紊乱。经常吃富含维生素 A 的食物，如鳗鱼、羊肝、猪肝、牛肝、牛奶、带鱼、胡萝卜、元葱、蜂蜜、番茄、韭菜、菠菜等，可缓解症状。

（七）缓解神经过敏的食物

神经过敏的人易使神经发散性联想，情绪激动，看问题和处理事情偏激，做事成功率低，影响人际关系。经常吃蒸鱼、绿色蔬菜、元葱、葡萄等，具有安定神经，缓解紧张情绪的作用。

（八）缓解脾气暴躁的食物

脾气暴躁的人自主控制能力低，极易影响家庭关系、人际关系，做事成功率低。经常吃富含钙的食物，如牛奶、芝麻酱、乳制品、虾皮、小鱼干、萝卜等，有助于消除火气，稳定情绪。

四十九、特殊年龄需要着重补充的营养

人随着不同的年龄，所需要的营养也不同。只有在均衡营养，合理搭配

食物的基础上，着重补充一些必需的食物，才能确保身体健康。

（一）0～4岁补蛋白质

蛋白质是人体的重要组成部分，是构成生命的物质基础，没有蛋白质就没有生命。婴幼儿是身体快速发育时期，如果缺乏蛋白质就会影响发育，免疫力下降。蛋白质的食物来源有：母乳、牛奶、乳制品、肉类、禽蛋类、鱼类、豆类、谷类、蔬菜类等。

（二）5～10岁补锌

锌是促进婴幼儿生长发育，合成蛋白质和胶原蛋白的必需物质，参与调节机体新陈代谢。缺锌将会引起发育缓慢，性发育迟缓，味觉迟钝，食欲不振，厌食不安，免疫力下降，易患反复性感冒。锌的食物来源有：牡蛎、海鲜、芝麻酱、花生、黄豆、坚果、海带、蛋黄、牛奶、栗子、蜂蜜等。

（三）11～14岁补钙

钙是构成骨骼和牙齿的主要成分，也是机体组织不可缺少的重要物质。钙能使人的骨架坚固，，维持神经活动传导的作用。缺钙会影响儿童生长发育，引起儿童"佝偻病"影响机体正常运转。钙的食物来源有：骨头汤、乳类、芝麻酱、豆类、沙丁鱼、玉米、杏仁、荞麦。也可补充钙制剂和维生素D。

（四）15～18岁补铁

铁是体内制造血红素、红细胞、血红蛋白，促进发育，维持生命的重要物质。特别是在月经期的女性要特别补足铁，以满足体内生理需要。缺铁会导致贫血、儿童发育迟缓、免疫力低下。铁的食物来源有：芝麻酱、木耳、虾皮、荞麦、谷类、燕麦、乳类、大豆、牛肉、沙丁鱼、动物肝脏、绿豆等。

（五）19～26岁补维生素

维生素C是人体内不可缺少的营养，是一种抗氧化剂，具有组织生长、修补、解毒，增强免疫力，缓解压力，减轻饮酒和吸烟对身体影响的作用。缺维生素C就不能清除体内垃圾自由基，降低对病毒和致癌物质的免疫功能。维生素C的食物来源有：白萝卜、草莓、冬枣、大枣、猕猴桃、木瓜、芒果、大蒜、苦瓜、番茄及绿叶蔬菜等。

（六）27~36岁补叶酸

叶酸是人体不可缺少的物质，具有调节机体新陈代谢，维持神经系统正常运转的作用。缺叶酸对身体不利，特别是在孕期影响胎儿发育，孕期女性要补足叶酸，预防胎儿畸形。叶酸的食物来源有：菠菜、小白菜、深绿色蔬菜、水果类、橙汁等。

（七）37~46岁补维生素E

维生素E是人体内的一种抗氧化剂，具有预防心脑血管疾病，帮助体内利用氧气，维护细胞功能，防止血栓、动脉硬化，抑制自由基形成，延缓衰老，增强抵抗力的作用。缺维生素E会导致造血功能下降，影响清除自由基，加快衰老。维生素E的食物来源有：花生、金枪鱼、植物油、动物肝脏、南瓜、坚果、蛋、大豆、豌豆等。

（八）47~50岁补脂肪酸、锌

女人要补脂肪酸，男人要补锌。脂肪酸对女人具有缓解更年期不适症状，减轻焦躁不安，食欲不振的作用。锌对男人具有预防前列腺炎、前列腺增生，促进精子生成，增强性功能的作用。脂肪酸和锌的食物来源有：海鲜、大豆、鸡、牡蛎、花生、海带、蚕蛹、茶叶、香醋等。

（九）51~62岁补粗纤维

粗纤维在人体内具有重要作用。它可预防心脑血管、高血压、高血脂、糖尿病、肥胖症、内分泌失调、便秘、肠癌等疾病。缺粗纤维可诱发系列性疾病。粗纤维食物的来源有：全麦、粗杂粮、木耳、豆类、苹果、花生、香蕉、萝卜、卷心菜、栗子、燕麦等。

（十）63~66岁补维生素D

维生素D具有促进钙、磷的消化吸收，防止钙质流失，骨质疏松，强壮骨骼的作用，降低患膀胱癌、乳腺癌、结肠癌的几率，缺维生素D易诱发骨质疏松、骨骼脆化等症状。老年人应少食热量高的食物，多食含维生素D的食物。维生素D的食物来源有：牛奶、蛋黄、大马哈鱼、鲭鱼、动物肝脏、香菇、燕麦、银杏等。

五十、服药禁忌的食物

服药期间有些食物会与药物发生功能性排斥，产生毒副作用，轻者损害

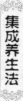

健康，重者会危害生命。因此，有些食物在服药期间禁忌服用。

（一）镇静药与柚子

在服他汀类药（如伐他汀）、钙桔抗剂（如舒乐安定）时，禁食柚子。这是因为柚子中所含的成分会与上述药物发生不良反应，产生功能性排斥，严重者会引发室性心律失常、心室纤维颤，危及生命。

（二）抗过敏药与肉制品、奶酪

在服用抗过敏药物期间禁食肉制品、奶酪。这是因为肉制品、奶酪富含组氨酸，组氨酸在人体内会转化为组织胺，而抗过敏药阻滞组织胺分解，会使组织胺在体内蓄积，干扰中枢神经系统，诱发头痛、头晕、神志不清、心慌、胸闷、气短等不适症状，对身体无益。

（三）抗生素与果汁、牛奶

在服用抗生素前后二小时内禁食果汁、牛奶。这是因为果汁中富含的果酸会加速抗生素溶解，产生毒副作用，降低药效；牛奶则会降低抗生素药效，还会产生副作用，对身体不利。

（四）布洛芬与咖啡、可乐

在服用布洛芬（芬必得）药物时禁忌食用咖啡、可口可乐。这是因为布洛芬对胃黏膜有很强的刺激性，而咖啡中所含的咖啡因和可口可乐中含有的古柯碱都会刺激胃酸分泌，会促使布洛芬加剧对胃黏膜的刺激，产生毒副作用，严重者可造成胃溃疡、胃出血、胃穿孔等疾病。

（五）钙片与菠菜

在服用钙片前后两小时内禁食菠菜。这是因为菠菜中含有大量草酸钾，进入人体后的草酸根离子与钙结合，容易生成草酸钙、会阻止吸收钙，还易形成结石，对身体无益，尤其是在成长发育期的儿童、少年尤为无益。

（六）阿司匹林与果汁、酒

服用阿司匹林禁食果汁、酒。这是因为果汁会加剧阿司匹林对胃黏膜的刺激，诱发胃溃疡、胃出血等疾病；人喝酒后在体内被氧化成乙醛，再进一步被氧化成乙醇，而阿司匹林阻滞乙醛氧化成乙醇，使乙醇在体内蓄积，损伤肝脏，诱发疾病，有损健康。

（七）维生素 C 与虾

服用维生素 C 片剂时禁忌食用虾。这是因为虾富含的铜会与维生素 C 发生排斥，氧化维生素 C 使其失效，而且虾中的五价砷还会与维生素 C 发生负面反应，生成对人体有毒的"三价砷"，因此，服维生素 C 片剂期间禁忌吃虾。

（八）痢特灵与酪胺类食物

在服用痢特灵半个月内禁忌食用富含酪胺、多巴胺食物。这是因为痢特灵能在体内抑制单胺氧化酶发生作用，而单胺氧化酶是肝脏中的一种物质，具有对酪胺、多巴胺等所含有毒物质的解毒作用。而这些有毒物质不及时排出体外，会蓄积在体内，引起头痛、痛晕、昏迷、恶心、呕吐、腹痛、腹泻、呼吸困难等症状。富含酪胺、多巴胺食物有：香肠、动物内脏、牛肉、鱼类、啤酒、发酵食品、菠菜等。

五十一、科学搭配食物

随着人们健康意识的增强和生活水平的提高，人们在饮食方面不只是要求吃饱、吃好，而且还要求饮食符合营养，有益强健身体。科学饮食在养生保健中起着重要作用。同样是吃，但吃法不同，对食物特性应了解，对吃什么，怎么吃有很大学问。科学饮食就是把性能基本相同或相似的食物相互搭配，能增强原有食疗功效和营养保健作用。要根据食物的多样性、营养性、功效性进行合理的搭配与组合。科学饮食的着眼点是：什么食物对身体有好处，就吃什么食物。有目的的选择、搭配、组合食物是科学饮食的基础。对人体大有益处的并不是精米细面、大鱼大肉、山珍海味，而是营养丰富、合理搭配的粗茶淡饭。食物搭配得越好，饮食的可食性和效果就越明显。以下食物的搭配与组合是经过长期的实践检验的，均无副作用，可放心使用。

（一）晨起吃姜、喝水

早晨起床后要晨练，晨练可使人的全身各部位都得到锻炼，为一天的工作、学习打下良好的基础。在晨练前要排空大、小便，使体内没有负担，运动起来轻松愉快，运动的效果自然会好。在运动前要吃姜、喝水。

姜

含有姜酚、姜醇、姜烯、姜油萜、姜烯油、姜烯酮、姜酮、氨基丁酸、谷氨酸、赖氨酸、淀粉、多元酸、柠檬醛、水芹烯、芳香醇、人参萜、三醇、龙脑、枸橼酸、挥发油、姜辣素、水杨酸化合物、油树脂、多种氨基酸及一些活性物质。具有降低胆固醇含量，为大脑提供更多的营养物质和氧气，兴奋神经，补脑益智，增强大脑活力，参与细胞免疫，促进血液循环、胃液分泌、排汗，预防关节痛、腹痛、胃痛、痛经、扭伤、挫伤、胃脾虚寒、食欲不振、前列腺肥大，散寒解毒，治疗初期感冒、健脾暖胃，增强胃肠消化功能，利胆益气，提高溶菌酶活性，抗菌消炎，抑制体内过氧化脂质的产生，稀释血液，防血栓、心肌梗塞，对心脑血管有良性刺激作用，促进新陈代谢，抗衰老等功效。用生姜片抹头发，可刺激头部神经，加速头部血液循环，促进毛发生长。

食用方法：

晨起床后，先吃一公分厚的姜，再喝二杯温开水，跑步锻炼，不但能补充一夜间人体缺乏的水分，而且清洁肠胃，消除污染物质，有利排毒，促进细胞新陈代谢，滋润机体，稀释血液，降低血黏稠度，护肤养颜。

（二）蜂王浆

蜂王浆是工蜂咽囊腺分泌的专供蜂王和蜂幼虫食用的乳白浆状物质，又名蜂乳，是一种具有高活性成分的营养滋补佳品，适用于各类人群。

含有蛋白质、蛋白质活性物质（类胰岛素、活性多肽、γ 球蛋白）、脂肪、葡萄糖、16 种维生素，硫胺素、生物素、凝血生素、吡哆醇、醋酸、丁酸、苹果酸、琥珀酸、叶酸、泛酸、葵烯酸、王浆酸、黄酮类物质、生物喋呤、类腮腺激素、肌醇、核糖核酸、脱氧糖核酸、天门冬氨酸、生殖腺内分泌素、乙酰胆碱、庶糖酶、淀粉酶、葡萄糖氧化酶、过氧化酶、还原酶、磷酸酶、类蛋白酶、辅酶、活性酶，类似乙酰胆碱物质，铬、铁、锌、铜、锰、硒、镁、钾、硅、钠、钴等成分，是医疗保健效果极佳的天然上等食品。具有清除自由基，滋补强身，益肝健脾，增强免疫功能，提高抗体水平，增强吞噬不良细胞的能力，健脑益智，促进精力旺盛，刺激大脑、脑下垂体和肾上腺，促进组织供氧、供血，增强细胞活力，调节内分泌功能，激发胰岛类 β 细胞功能，提高胰岛素活性，促进胰岛素分泌，调节神经，调节血糖，促进细胞再生，增加肺部吸氧量，促进胃酸分泌，增进食欲，改善睡眠，促进生长发育，提高记忆力，护肤养颜，促进蛋白合成和新陈代谢，镇静安神，调节血压，促进脂肪代谢，增强消化功能，增强造血机能，病后康复，增强抵抗力，延缓细胞衰老，促使皮肤细嫩，增强机体活力，延年益寿等功效。可预防神经衰弱、动脉硬化等心脑血管、糖尿病、肝炎、胃病、十二指肠溃疡、风湿、类风湿、肿瘤等疾病。

食用方法：

每天早晨起床后，先吃姜、喝二杯温开水再跑步，跑完步后，再用温开水空腹吞服 3～5 克蜂王浆即可。胃酸过多的胃病患者，不宜空腹食用，否则会对消化道造成较强刺激，因此饭后 1 小时食用为宜。不宜用开水或茶水冲服蜂王浆，以防止降低营养。因蜂王浆中含生物活性酶物质，蜂王浆必须冷冻保藏。在用前化 10 分钟即可食用，用后剩余的再置入冰箱冷冻。蜂王浆连续服用两个月后，停用半个月，让体内调整营养平衡。小孩、孕妇、低血压、低血糖、体质过敏、肠道功能紊乱、糖尿病、胃酸过多者不宜食用。

（三）醋泡黄豆

醋泡黄豆是日本流行的保健食品。米醋中含有 20 多种氨基酸和 16 种有机酸，这些有机酸对人体有促进糖代谢，加快恢复疲劳的功效。米醋泡黄豆是将醋和黄豆的功效合为一体，完全保留醋和黄豆的营养成分，对人体健康十分有益。能平衡人体血液中的酸碱值，有助于消化，使消化系统分泌大量消化液，增强消化功能，抗衰老，降低衰老过程中的过氧化脂质的形成，扩张血管，增强肾、肝功能；可预防动脉硬化和脑血栓，降低血压，缓解心脏病，防骨质疏松、糖尿病，抑制胆固醇增高，促进血液循环，润泽肌肤，美容护肤。

食用方法：

将一斤左右干黄豆洗净后用锅炒熟，放在玻璃罐中，倒入优质 9 度米醋浸泡（比例 1∶2），一周后即可食用，每天早、晚饭前空腹吃 15～20 粒。

（四）燕麦粥

煮燕麦粥分别加薏米、小米、黑米。

1. 燕麦

燕麦，又称野麦、雀麦。含丰富的蛋白质、脂类、碳水化合物、粗纤维、燕麦糖、钙、磷、铁、锌、锰、维生素 B_1、B_2、E、P、亚油酸、皂甙素、葡萄聚甙糖、卵磷脂、烟酸、叶酸、芦丁、可溶性纤维 - β 葡萄糖、赖氨酸、亚油酸、不饱和脂肪酸，是一种低糖、高蛋白质的食品，营养价值很高。具有降低血清总胆固醇、甘油三酯及 B 脂蛋白的作用，能升高血清高密度脂蛋白，对原发性和继发性高血脂有疗效。可保持毛细血管的正常弹性，减少患心脑血管病的风险，预防高血压、高血脂、动脉硬化、脂肪肝、冠心病、贫血、浮肿、便秘、骨质疏松、肠胃功能衰退，促进伤口愈合，防止贫血，增强消化吸收功能，有助于控制血糖，激活吞噬细胞能力，提高免疫功能，促使人体释放睾丸素，缓解 ED 症状，增强性欲，改善性生活质量，提高更年期女性性欲等功效。

2. 薏米

营养丰富，含蛋白质、粗脂肪、碳水化合物、粗纤维、淀粉、白氨酸、氨基酸、离氨酸、鲑卵酸、乾醮氨酸、夫氨酸、烟酸、赖氨酸、亮氨酸、精氨酸、酪氨酸、磷酸、甾醇、生物碱、薏苡素、三萜化合物、薏茨仁油、薏茨仁酯、薏茨内酯、铁、钙、磷、钠、铜、镁、锌、硒、维生素 A、B_1、B_2、B_{12}、E 等成分。具有促进新陈代谢、病后康复，抑制骨骼肌肉痿缩，增强肾功能，预防慢性肠炎、消化不良、浮肿、脚气、降血压、血糖、胆固醇扩张肺血管，改善肺脏血液循环，刺激末梢神经，抑制细胞异常性繁殖，防治赘病，滋养肺阴，治肺损咯，健脾益胃，清热排脓，利水渗湿，护肤美容，改善皮肤，有益皮肤健美，对癌细胞有阻止和杀伤作用，能增强机体抗病能力和提高白细胞的吞噬能力等功效。

3. 小米

小米，又称粱米、粟米、粟谷。营养丰富，含蛋白质、脂肪、碳水化合物、糖类、粗纤维、胡萝卜素、烟酸、磷、铁、钙、碘、铜、维生素 A、B_1、B_2、E 等成分。具有明显的抗衰老作用，保护红细胞膜，有益于心脏、肝脏、内分泌和其他脏器，促进血液循环和内分泌，补养气骨，消除暑热，促进胰岛素生成，防止糖尿病，滋养肾气，清暑热，利小便，健脾和中，补虚损等功效。是脾胃虚弱，反胃呕吐，精血受损，产后虚弱，食欲不振患者康复的营养食品。

4. 黑米

黑米，又称血糯米，分血型、香型、线型，不仅营养丰富，还有药用价值。性味甘温，营养丰富，男女老少皆宜。黑米之"黑"是米内含有大量的黑色素，它是黑米的精华。黑米含有蛋白质、脂肪、碳水化合物、钙、磷、铁、镁、锌、钼、硒、维生素 B_1、B_2、B_6，其中赖氨酸、精氨酸比普通米高 2 倍多。具有促进内分泌，促进唾液分泌，滋阴补肾，益气强身，宁心益寿，健脾开胃，补肝明目，止咳喘，养精固涩，活血补水，提高人体血色素和血红蛋白的含量，抗衰美容，防癌抗癌，防病健身的功效。对流感、脱发、气管炎、咳嗽、贫血、肾病、早白发，有很强的医疗保健作用。

食用方法：

每天早上取燕麦、薏米、小米、黑米比例为 5：1（燕麦 5，其余为 1），煮粥喝一小碗。

（五）七谷饭

七谷饭是指将高粱米、糙米、大麦、黑米、绿豆、红小豆、荞麦粒七种谷类米，按比例混合做干饭或粥食用。具有均衡营养，平衡体内酸碱度，提高食疗功效作用。

1. 高粱米

高粱米，又称红粮、红米、蜀黍、木稷，是高粱加工后的成品粮，可做米饭、粥，也可磨粉制作各种面食，曾是中国东北地区人们主要食粮之一。

富含醇溶性蛋白质、脂肪、碳水化合物、粗纤维、丹宁、维生素 B 族、钙、磷、铁、色氨酸、植酸、植酸酶、赖氨酸等营养成分。具有和胃健脾，凉血解毒，温中消积，调节血糖，防治消化不良、脾虚湿困、小便不利、湿热下痢等功效。

2. 糙米

糙米是水稻初加工成的米，更多保留了糊粉层的粗纤维、维生素和矿物质成分，比精白大米更有营养，老幼皆宜，是中国人民主口粮之一。富含蛋白质、脂肪、糖分、淀粉、碳水化合物、粗纤维、核黄素、尼克酸、植酸、植酸酶、硫胺素、肌醇、植酸、三烯生育粉，阿魏酸、维生素 B_1、B_2、C、E、烟酸、钙、磷、铁、钾、镁等成分。具有促进大脑血液循环、新陈代谢，增强肾脏功能，补液添精，刺激胃液分泌，有助于消化，健脾益胃，补中益气，养阴生津，强筋壮骨，通调血脉，明目聪耳，降低胆固醇、血脂，促进体内毒物排出，预防心脏病、心脑血管病、贫血、中风、皮肤粗糙、营养不良、脚气、病后体弱，提高胰岛素的敏感性，抑制糖耐量受损，延缓机体衰老等功效。

3. 大麦

大麦富含蛋白质、脂肪、碳水化合物、粗纤维、B－葡聚糖、尼克酸、维生素 B 族、D、E、钙、磷、铁等成分。具有降胆固醇，清热利水，宽肠益胃，消食开胃，预防心脏病、糖尿病、白内障、脚气、癞皮病、气少乏力、面黄肌瘦、癌症等功效。

4. 绿豆

绿豆，又称青小豆，在中国栽培史悠久，营养丰富，用途广泛，是一种很好的食疗食品。

富含蛋白质、脂肪、碳水化合物、粗纤维、维生素 A、B_1、B_2、C、E、K、钙、磷、硒、铁、镁、钾、钠、铜、锌、硒、胡萝卜素、单宁质、硫脂、核黄素、硫氨酸、植物甾醇、烟酸、蛋氨酸、赖氨酸、叶酸、苯丙酸等营养成分。具有防治动脉粥样硬化、高血压、糖尿病、肾病、胃肠炎、咽喉炎、皮肤感染、视力减退、疮肿烫伤、丹毒、水肿、红眼病，降胆固醇、血脂、血压，调和五脏，清热解毒，止渴利尿，补充营养，缓解疲劳，增强体力，利尿润燥，解酒排毒等功效。不宜用铁锅煮绿豆，防止绿豆中的单宁质与铁发生化学反应，生成黑色单宁质，使绿豆变成黑色，影响人体消化

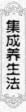

吸收。

5. 红小豆

红小豆，又称朱小豆、赤豆、红豆。

含有蛋白质、脂肪、碳水化合物、粗纤维、烟酸、胱氨酸、磷脂、钙、磷、铁、钾、锌、锰，多种维生素等成分。具有滋补强身，健脾养胃，抗菌消炎，解除毒素，增进食欲，促进胃肠蠕动，防止便秘，中和体内酸碱值，降胆固醇，保护人体免受有害金属和射线伤害，促进胰岛素分泌，调节血糖，养心补肾，排脓消肿，减肥健美等功效。

6. 荞麦粒

荞麦粒是未加工的原粮，营养丰富。

富含蛋白质、脂肪、碳水化合物、粗纤维、赖氨酸、精氨酸、酪氨酸、烟酸、油酸、亚油酸、芦丁、维生素 B_1、B_2、E、钙、磷、铁、镁等成分。具有软化血管，维护心脑血管系统功能，健脾益气，消食化滞，清热解毒，调节血糖、血脂，预防脑出血、高血压、高血脂、糖尿病、便秘等功效。

7. 黑米

黑米的营养成分和功效已前述。

食用方法：

将高粱米、糙米、大麦、黑米、绿豆、红小豆、荞麦粒按 5：1：1：1：1：1：1 比例混合，淘净后加开水泡 1 小时蒸饭，也可做粥。可提高营养价值，增加食疗功效。吃完七谷饭后，要多喝水。因为粗粮中的粗纤维需要足够的水分，才能保障胃肠正常消化吸收。

（六）七豆浆

七豆浆就是用黄豆、黑豆、青豆、豌豆、红小豆、花生、山核桃仁按一定比例混合做成的豆浆。

1. 黄豆

黄豆是豆类中营养价值最高的品种，在百种天然食品中名列榜首。

含优质蛋白质、脂肪、粗纤维、维生素 A、B_1、B_2、C、E、烟酸、胆碱、植物激素、卵磷脂、多种矿物质、不饱和脂肪酸、异黄酮、异丙酮、性激活素、无机盐、异鹰爪豆碱、蛋白活性肽、大豆低聚糖、蛋白酶抑制素、肌醇六磷酸酶、植物固醇、多种氨基酸、蛋氨酸、皂甙、钙、磷、铁、钾、镁、硒等成分。具有很强的抗癌作用，能大量补充人体不能合成的 8 种必需的氨基酸。黄豆中的多种活性物质，能降低胆固醇，防止心脑血管硬化及血栓形成，预防冠心病、冠状动脉硬化、老年痴呆、骨质疏松、神经衰弱、前列腺疾病、消化不良、高血压、贫血，增强人体内分泌、免疫力、胃肠和性功能，健身宁心，调节血脂，益气养血，健脾宽中，清肺化痰，调节胰岛水平，降血糖，对糖尿病有一定疗效。调节激素，润肠通便。美容润肤，抑制肥胖，黄豆中的磷脂在人体水解后可生成胆碱，胆碱又进一步生成乙酰胆碱，补充大豆磷脂能减缓细胞的退化与死亡，抗衰老，能焕发人的精神和活力，促进生长发育。

2. 黑豆

又称乌豆，性平味甘，不仅营养丰富，还有药用价值。有丰富的植物蛋白质、脂肪、碳水化合物、粗纤维、维生素 A、B_1、B_2、C、尼克酸、赖氨酸、苏氨酸、蛋氨酸、染料木苷、花青素、异黄酮、亚油酸、卵磷脂、亚麻酸、胡萝卜素、铁、钙、钾、磷、镁、硒、皂甙，含有大量能降低恶性胆固醇中的大豆球蛋白、亚油酸、卵磷脂以及降低中性脂肪的亚麻酸等成分。具有软化血管，扩张血管，促进血液流通，有益气血，利尿消肿，明目宁心，降血压，预防动脉硬化，补肾添精，乌发、健脾、治失眠、肾虚、便秘、补肾、解毒，强筋壮骨，美容养颜，抗氧化，抗衰老等功效。

3. 青豆

青豆属于大豆类的一种，与黄豆的营养成分相同。含蛋白质、脂肪、粗纤维、碳水化合物、维生素 B_1、B_2、钙、磷、铁、烟酸。具有补肝养胃，宽中利肠，降气止呃，益肾补元，滋补强壮等功效。

4. 豌豆

豌豆，又称青小豆、毕豆、麦豆、荷兰豆。营养丰富，含蛋白质、脂肪、碳水化合物、粗纤维、维生素 A、B_1、B_2、C、钙、磷、铁、钠、钾、胡萝卜素、硫胺素、核黄素、烟酸、尼克酸等。具有调理脾胃，益气和中，通乳消胀，降低胆固醇，防糖尿病，生津止渴，延缓糖尿病症状，促进病后康复，抗癌等功效。

5. 红小豆

红小豆的营养成分和功效已前述。

6. 花生

人称长生果，含蛋白质、脂肪、碳水化合物、粗纤维、维生素 A、B_1、B_2、D、E、K，钙、磷、铁、卵磷脂、脑磷脂、脂酶、赖氨酸、尼克酸、谷氨酸、儿茶素、烟酸、天门冬氨酸、硫胺素、消化酶、核黄素、抗纤维蛋白溶解酶、不饱和脂肪酸、植酸、亚油酸、植物固醇、贝塔谷固醇、氨基酸，含生物活性很强的天然多酚类物质——白藜芦醇等成分。具有明显的抗癌、抗血栓和抗衰老作用。可预防动脉硬化、心脏病、贫血、关节炎，抑菌抗毒，滑润肠道，使血液中血小板沉积在血管壁的数量降低，抑制纤维蛋白的溶解，增加血小板的含量，改善血小板的质量，降血压、血脂、胆固醇，增进记忆力，增强骨髓造血机能，预防再生障碍性贫血、心脑血管疾病，增强毛细血管收缩功能，改善心脑血管循环，延缓脑功能衰退，生发乌发，延缓衰老，防治癌症等功效。

7. 山核桃仁

山核桃仁，又称胡桃。营养丰富。含蛋白质、脂肪、脂肪油、碳水化合物、卵磷脂、不饱和脂肪酸、蛋白质糖类、纤维、丙酮酸、Y–生育酚、亚油酸、亚麻酸、抗坏血酸、精氨酸、核黄素、硫胺素、胡萝卜素、抗氧化剂、抗氧化褪黑激素、维生素 B_1、B_2、C、E、镁、钙、磷、铁、锰、钾、锌、铬等成分。具有促进代谢，补气益血，滋养血脉，补肾益脾，健脑益智，益肺定喘，润肠通便，促进葡萄糖利用，促进细胞生长，肌肤光泽，促进睡眠，增加血液中褪黑激素浓度，预防高血压、贫血、动脉硬化、心脑血管病、冠心病、尿路结石、头晕耳鸣、阳痿遗精、性功能衰退、神经衰弱，增进食欲，乌黑头发，定喘化痰，增强记忆力，强化骨骼，抗衰老等功效。还可排胆石，胆石的形成与饮食有关，主要是由于食物中的黏蛋白与胆汁中的钙离子和非结合型胆红素结合，便形成了胆结石。而核桃仁含有一种丙酮酸的物质，能阻止黏蛋白和钙离子、非结合型胆红素的结合，并能使其溶解、消退和排出。

食用方法：

每天晚间将七种豆按比例（黄豆3，其余为1），用凉水泡上，第二天早上用自动豆浆机打浆，饭后喝一碗，晚上再喝一碗。豆浆的营养价值要高于整粒熟豆类。熟豆类虽好，但碳水化合物在体内难消化，易造成肠胀气，使人感到不舒服。而豆浆既保存了营养成分，又减少难以消化的成分，其营养价值大大提高，非常适合各类人群饮用。

喝豆浆的注意事项：

不宜在豆浆中加红糖。因红糖含有机酸，能和豆浆中的蛋白质结合，产生变性沉淀物。

不宜用豆浆冲鸡蛋。鸡蛋中的黏液性蛋白质容易和豆浆中的胰蛋白酶结合，不能被人体吸收，从而降低营养价值。

不宜用保温瓶装豆浆。这是因为豆浆中的皂甙能除掉保温瓶里的水垢，人喝了以后对身体有害。

不宜过量喝。一次过量喝豆浆会造成食物性蛋白消化不良，出现腹痛、腹泻等。因此，最佳食量1~2小碗为宜。

要补锌。豆类中含有抑制剂、皂角素、外源凝集素，这些都是抗营养因素，不利于人体对营养的消化吸收。因此，长期饮用豆浆要补充微量元素锌。但七豆浆中的花生含锌丰富，一般可解决这个问题。

急性胃炎患者和慢性浅表性胃炎患者不宜用豆浆，以免刺激胃酸分泌过多，加重病情，引起胃肠胀气。

（七）牛奶

牛奶营养极为丰富，基本上能提供人体所需要的各种营养，也是除母乳外婴儿生长发育的最佳营养品。

富含蛋白质、脂肪、碳水化合物、生理水、乳脂、乳糖、钙、磷、铁、锌、钾、铜、钼、锰、多种氨基酸、乳清酸、蛋氨酸、左旋色氨酸、维生素A、B_1、B_2、B_{12}、C、E、多种免疫球蛋白、3 羟 - 3 甲基戊二酸等成分。具有抑制胆固醇沉积于动脉血管壁，促进胃液分泌、胃肠蠕动，促进消化吸收，保护胃黏膜，修复溃疡面，预防情绪异常、高血压、心脑血管硬化、脑溢血、脑血栓、骨质疏松、肠燥便秘，降低胆固醇，促进脂肪代谢，抑制脑兴奋，促进睡眠，补血添精，生肌益气，安神益智，养胃健脾，抑制肠内造成中毒等功效，也是补钙佳品。

食用方法：

成人每天早、晚饮 2 杯牛奶，控制在 500 毫升以内，可满足一天所需的氨基酸，80% 的钙，热量需要量的 11%。过量饮用可生成对血管非常危险的分子——高半胱氨酸，造成动脉硬化、狭窄。不宜空腹饮用，因为牛奶中的蛋白质经过胃与小肠消化，转化成氨基酸才能在小肠被吸收。而空腹喝牛奶在胃里很快排空，蛋白质来不及吸收即被排到大肠，不但浪费营养，还会使蛋白质在大肠内变成有毒物质。应先吃一些面包、馒头、饼干等固体食物再饮用牛奶，这样有利于蛋白质的消化吸收。胃肠不适和腹泻患者不宜饮用。

（八）素炒木耳、胡萝卜、元葱、香油

1. 黑木耳

黑木耳，又称云耳，是一种生长在阴湿树干上的食用真菌。营养极为丰富，含有蛋白质、脂肪、植物胶质、卵磷脂、脑磷脂、糖类、甘露聚糖、葡萄糖、木糖、戊糖、甲基戊糖、铁、钙、磷、维生素 B_1、B_2、胡萝卜素、烟酸、粗纤维、甾醇、麦角、磷脂、植物固醇等成分。还含有一种对人体有益的植物胶质，是一种天然的滋补剂。具有增强机体细胞免疫和体液免疫的功能，清除消化、呼吸系统的灰尘杂质，清洁消化、呼吸道，维护神经细胞，清洁血液和解毒，清肺益气，补血活血，抑制血液凝固，促进胃肠蠕动，清涤肠胃，减少食物脂肪的吸收，预防冠状动脉粥样硬化、心肌梗塞、血栓、胆结石、高血压、血管硬化、贫血、失眠、便秘、癌症，养血益胃，润肺生津，降血黏稠度，疏通血管，降血凝、血脂、血糖、胆固醇，增强身体免疫功能，抑制肿瘤、抗癌等功效。对患有高血压、高血脂、高血糖、糖尿病、肥胖症患者十分有益。因木耳含有一种腺嘌呤核苷的物质，具有抗血小板凝集作用，故有咯血、呕血、便血、鼻出血的患者不宜食用。宜用凉水泡发干木耳。因为木耳是一种菌类，新鲜时含水量较大，干燥后变成革质，用凉水泡发，缓慢浸透，使木耳吸足水分，可恢复到生长期的状态，吃时爽口、脆嫩。

2. 胡萝卜

胡萝卜，又称红萝卜、黄萝卜、丁香萝卜。

营养价值较高，富含蛋白质、脂肪、碳水化合物、糖类、胡萝卜素、粗纤维、维生素 A、B_1、B_2、B_{12}、C、K、E、D、挥发油、咖啡酸、赖氨酸、槲皮酸、山奈酚、绿草酸、多种酶、木质素、硫胺素、核黄素、尼克酸、挥发油、叶酸、果胶酸钙、没食子酸、对羧基苯甲酸、山奈酚槲素、钙、磷、铁、镁、锰、铜、氟等成分。胡萝卜素具有维生素 A 的活性，可在人体内转变成为维生素 A，维护人体上皮细胞功能，保护视力，促进儿童生长发育，增强免疫力有明显作用。具有降压强心，明目健脾，润燥化滞，刺激胃肠蠕动，促进消化，增加冠状动脉血流量，降血压、血脂、胆固醇，促进肾上腺素的合成，恢复体力，消除疲劳，恢复肌肉功能，清除人体衰老的隐患自由基，减肥美体，抗衰老等功效。还含干扰素诱导剂、木质素，可增强免疫功能，有抗病毒、抗癌作用。胡萝卜素是一种脂溶性食物，在烹调时要放些油炒，才能被人体更好的吸收。

3. 元葱

元葱，又称玉葱、球葱、葱头、皮牙子，性温，味辛酸，是一种集营养、医疗和保健为一体的特殊蔬菜。

富含蛋白质、脂肪、碳水化合物、粗纤维、胡萝卜素、植物花青素、挥发油、钙、磷、铁、硒、维生素 A、B_1、B_2、C、硫化硒、谷胱甘肽、烟酸、柠檬酸、苹果酸、硫质、硫黄、硫醇槲皮苦素、咖啡酸、核黄酸、尼克酸、抗坏血酸、磺脲丁酸、甲基半胱胺酸、邻羟基桂皮酸、羟基桂皮酸、原儿荼酸、芥子酸、二烯丙基二硫化物、稀丙基、甾体类、不饱和硫代亚磺酸酯、三硫化合物、γ-谷胺酰多肽、二烯丙基硫醚、谷光甘肽、元葱精油、硫氨基酸、半胱氨酸、前列腺素红、前列腺素 A、屈配糖体、类黄酮、蒜素、栎皮黄素、甲磺丁脲等成分。具有增强纤维蛋白溶解的活性，抑制高脂肪饮食引起的动脉硬化，预防脂肪肝、动脉粥样硬化、呼吸道疾病、反复性哮喘、中风、血栓，舒张血管，增强血管弹性，减少外周血管和冠状动脉的阻力，改善循环系统，改善大脑血液供应，消除心理疲劳和过度紧张，降血压、血糖、血脂、胆固醇，提高胃肠道张力，刺激胆汁分泌，促进消化液分泌，促进消化，促进细胞对糖的利用吸收，提高糖耐量，降低患糖尿病几率，增加肾血流量，促进肾脏排尿、排毒、钠盐的排泄，维护体内清洁，杀菌抗病毒，抑制体内矿物质流失，增加皮肤光滑度，改善关节柔韧性，强健骨骼，防止骨质疏松，阻止癌细胞生长等功效。对风寒感冒、心腹疼痛、胸闷失眠、风湿病、百日咳、二便不畅、肺结核、白喉等疾病有疗效。生食元葱降血糖、血压、血脂效果尤为明显。

4. 香油

香油，又称芝麻油、麻油，是由芝麻榨成的油，生熟皆食，诸病无忌。含有丰富的不饱和脂肪酸，油酸、亚油酸、甘油酸、甘油脂、微量维生素A、E等成分。具有润燥补液，解热毒、食毒，通便生肌，降血脂，防动脉硬化，软化血管，清除心脑血管壁上多年沉积的胆固醇的功效。

食用方法：

取1根胡萝卜、1两干黑木耳水发，半个元葱、10毫升香油放一起素炒，每晚吃一顿。

（九）六君子汤

六君子汤就是香菇、海带、紫菜、黑芝麻、虾皮、菠菜汤。

1. 香菇

香菇，又称冬菇、香蕈，有"菇中之王"，"植物皇后"美誉，味道鲜美，是人们喜食的食物。

富含蛋白质、脂肪、碳水化合物、粗纤维、阳离子动物纤维、植物多糖、维生素 B_1、B_2、B_6、B_{12}、C、D、18 种氨基酸、30 种酶、烟酸、组氨酸、苯丙氨酸、亮氨酸、天门冬素、腺嘌呤、甘露醇、松茸醇、麦角固醇、正戊基、泛酸、乙基酮、钙、磷、铁、钠、钾、铜、锌、氟、氯、硒、锰、嘌呤衍生物素、生物碱、香菇嘌呤、香菇素、香菇多糖、核酸类物质、香蕈素、β - 葡萄糖甘酶、干扰素诱导剂等成分，是天然维生素的健康食品。具有显著增强机体对肿瘤的免疫力，促进新陈代谢，养血补气，增强机体活力，开胃助食，预防心脑血管疾病、动脉硬化、心肌梗塞、骨质疏松、肝硬化、皮肤炎症，维护血管功能，改善神经系统功能，促进钙质吸收，诱导人体产生干扰素，增强抗病毒和甲状腺功能，滋阴润肺，壮骨活血，益气健脑，抑制体内胆固醇的形成与吸收，预防动脉硬化、肺病、血管变脆、食物中毒，提高体内排毒能力，加速体内毒物排出，降胆固醇、血糖、血脂、血压，能激活心脑血管免疫细胞，解除红细胞聚集，络合死亡的红细胞，消除微循环障碍，防止心脑血管老化。在多糖体的作用下，能增强人体网状内皮系统吞噬不良细胞作用，激活 T 细胞和 B 细胞，促进抗体的形成，有助于抗衰老和抗癌，减少结肠、前列腺癌风险，有独特的保健功效。

2. 海带

海带，又称海草、昆布，有"长寿菜"之称。富含蛋白质、粗蛋白、粗纤维、碘、钙、钾、铁、钴、钠、锰、硅、琼脂、褐藻胶酸、胡萝卜素、核黄素、维生素 A、B1、B_2、B_6、C、E、K、昆布素、淀粉硫酸脂、活性多肽、褐藻酸钠盐、亚油酸、食物纤维藻酸、牛磺酸、脯氨酸、藻朊酸、卵磷脂、硫酸多糖、岩藻多糖、甘露醇、谷固醇、元褐藻氨酸、不饱和脂肪酸EPA、酚类物质、黄酮类二十八烷醇、海藻氨酸等成分。具有健脑、补钙、排毒，抑制胆固醇吸收，预防高血压、高血脂、骨质疏松、白血病、骨痛病、甲状腺病、心脏病、脑中风、动脉硬化，补肾通便，治疗心脑血管疾病，活血化瘀，清热利水，降低血浆纤维蛋白原含量，扩张血管，降低血黏稠度，强壮机体等功效。食物纤维褐藻酸有抗癌、排毒，抑制胆固醇的吸收，促进体内放射线物质排泄，碘有助于甲状腺激素的合成，通过加快组织细胞的氧化过程，促进人体新陈代谢。海带不宜长时间浸泡，以防营养流失、溶解。做汤时可放一点醋，使海带中的"藻朊酸"溶解，松软可口。

3. 紫菜

紫菜，又称紫英、子菜。含丰富的蛋白质、脂肪、糖、纤维咔啉、类化合物、无机盐、维生素 A、B_1、B_2、B_{12}、C、M、胡萝卜素、烟酸、尼克酸、叶黄素、红藻素、胶质、钙、磷、铁、锌、碘、镁、硒、锰、叶绿素、红藻素、核黄素、硫胺素、粗纤维、胆碱、甘露醇、半乳糖酶、牛磺酸、糖原酶等成分。具有提高免疫力，增强记忆力，促进新陈代谢，加速毒物排出，保护肝脏，益胃健脾，预防动脉硬化、甲状腺肿瘤、支气管炎、水肿、高血压、贫血、过敏，清热利尿，养心补肾，和血益气、降血压、非必需胆固醇，治胃溃疡，促进毒物排出，维护肠道健康，抗衰老，抗癌症等功效。

4. 黑芝麻

芝麻有黑芝麻、白芝麻之分。黑芝麻含有丰富的蛋白质、脂肪、糖类、种仁类油脂、不饱和脂肪酸、亚硝酸、油酸、甘油酸、亚油酸、软脂酸、硬脂酸、亚麻仁油酸、花生酸、卵磷脂、维生素 A、B_1、B_2、D、E、蛋黄素、钙、磷、镁、钾、铁、铬等成分。具有预防贫血、肠燥、便秘，防止过氧化脂质对人体的危害，活化脑细胞，益脑补肾，降低血清胆固醇，预防贫血，头晕耳鸣、身体虚弱，净化血液，清除血管蓄积物，滋养肝脏，防止形成胆结石，促进胆汁分泌，改善血液循环，促进新陈代谢，增强组织细胞活力，抗氧化活性及免疫激活作用。参与细胞免疫反应，维护皮肤的弹性，保持皮肤柔嫩，细腻光滑，润泽颜面，缓解关节酸痛，抗癌，延缓衰老等功效。

5. 虾皮

虾皮是海产小毛虾经煮熟、晒干等工序加工而成的一种食品。营养成分高，含蛋白质、脂肪、碳水化合物、钙、磷、铁、硒、锌、维生素 B_1、B_2、E、烟酸等成分。具有刺激性器官的发育，补肾壮阳，通乳去毒，增强性功能，抑制早泄、性欲减退、肾虚阳痿，强力补钙，抗衰老等功效。

6. 菠菜

菠菜，又称菠棱菜、皇菇菜、赤根菜、波斯菜。红嘴绿哥菜，营养价值很高，是人们喜食的蔬菜之一。含有蛋白质、脂肪、碳水化合物、胡萝卜素、粗纤维、钙、磷、铁、钾、镁、维生素 A、B_1、B_2、C、E、核黄素、叶酸、烟酸、硫氨素、尼克酸、抗坏血酸、菠菜叶素、水溶性纤维素、芳香甙、A－生育酚、6－羟甲喋啶二酮、植物蜕皮类固醇、辅酶 A_{10} 等成分。具有有助于提高体内蛋白质转化成肌肉速度，提高肌肉质量，补血滋阴，治疗坏血，促进胰腺分泌，养护视力，美容养颜，健脾益气，通利五脏，刺激胰岛素生成，促进毒物排出，养血润燥，改善眼视力，促进胃液分泌，促进机体发育，增强免疫功能，预防胃热、口臭、口角溃疡、舌炎、皮肤干燥、糖尿病、坏血病、胃肠积热、便秘、便血、痔疮，抗衰老等功效。但含有大量的草酸，影响钙的吸收，在食用前用开水烫一下，可去掉80%以上的草酸，使营养被人体吸收。

食用方法：

取干香菇6~7个，用70℃水泡发后，切丝，海带30克、紫菜5克、黑芝麻3克、虾皮5克混合做汤，每天吃一顿。做香菇汤时不宜用铁、铜锅，以避免养分流失。汤类不宜过夜，过夜汤会产生对人体有害的亚硝盐。剩余汤可置于冰箱冷冻。

（十）强力滋补汤

强力滋补汤就是用灵芝、三七、羊肉、枸杞、山药、黑芝麻、姜做成的汤。强力滋补汤对中老年人养生保健，延缓衰老，增强体质，大有益处。

1. 灵芝

灵芝，又称神芝、灵芝草、芝草、瑞草、仙草，是多孔菌科植物赤芝的全株。灵芝历史悠久，中国古代认为灵芝具有健身益体，长生不老，起死回生的功效，被视为仙草。近年来被开发出多种以灵芝为主要成分的系列性医疗保健产品，深受人们喜欢。

灵芝富含蛋白质、脂肪、多糖、粗纤维、腺苷、多肽、赖氨酸、亮氨酸、生物碱、嘧啶、内脂、钙、磷、铁、锌、钾、铜、钠、灵芝酸、有机锗、维生素 A、B_1、B_2、B_6、B_{12}、C、K、E 等营养成分。具有很强的抗辐射、解毒、抗癌症作用，通过免疫系统遏制癌症发生，保护心脏，改善心肌微循环，增加冠脉血流量，益心养气，增强神经系统功能，增强免疫功能，降血糖、血脂、血压，增强体质，改善亚健康状况，缓解疲劳，提高精力，增强性功能，安眠提神，健脾开胃，促进肝脏对药物、毒物的代谢，强壮身体，防治脑血栓、肾虚、心绞痛、冠心病、心脑血管病、糖尿病、内分泌失调、肾炎、神经衰弱、再生障碍性贫血、营养不良、更年期综合征、风湿、类风湿关节炎、多发性皮肌炎、银屑病、频繁感冒、肝炎、癌症等功效。

2. 三七

三七，又称田七、人参三七、三七、金不换、开化三七，是疗效很好的保健品。

富含二十一种皂甙活性物质、十七种氨基酸、十一种微量元素、葡萄糖、维生素 A、B 等成分。具有很强的止血、生血功能，能促进和改善冠脉微循环，扩张血管，明显降低动脉血压和外周血管阻力，增加血液输出量，减缓心率，降低心耗氧量，促进血液循环，预防脑血栓、高血压、冠心病、心绞痛、神经性头痛、甲状腺肿大、久泻久痢、脑动脉硬化，增强免疫功能，缓解疲劳，养肝明目，提高精力，改善记忆力，镇痛宁神，抗衰老，抗氧化，降血脂，氧化非必需胆固醇，增加黏膜微循环，加速黏膜修复，促进溃疡愈合，增强巨噬细胞的吞噬功能等功效。

3. 羊肉

羊肉是人们喜食的温补强身的佳品。富含蛋白质、脂肪、碳水化合物、钙、磷、铁、铜、锌、维生素 B_1、B_2、胡萝卜素、尼克酸、烟酸等营养成分。具有益气补湿，补肾壮阳，生肌健力，养血散寒，止血消肿，预防肺结核、气管炎、营养不良、盆血、哮喘、久病虚弱、阳痿早泄、性功能低下、腰膝酸软等功效。

枸杞、山药、黑芝麻、姜的营养成分和功效书中已述，不再详述。

食用方法：取灵芝 10 克、三七 6 克、羊肉 50 克、枸杞 10 克、山药 15 克、黑芝麻 5 克、姜 6 克，加少许糖、料酒，文火熬汤 30 分钟喝汤吃肉，每周吃二次即可，患有热病者不宜食用。

（十一）牛蹄筋汤

牛蹄筋是一种人们喜食的营养佳品。富含蛋白质、脂肪、碳水化合物、动物胶质、钙、磷、铁、维生素 A、B、C、D、天冬氨酸、甘氨酸、精氨酸、胺氨酸、胶原蛋白、弹性蛋白等营养成分。牛蹄筋中的胶原蛋白，为生物大分子结成的胶类物质，是构成肌健、韧带及结缔组织最主要的蛋白质成分。具有明显抑制中枢神经过度兴奋，改善神经衰弱、失眠、焦虑，补肝强筋，强健腰膝，增强体力，改善机体生理功能，加速新陈代谢，促进皮肤细胞吸收和贮存水分，防止皮肤弹力下降，防止皮肤干燥、起皱、脱水现象，改善皮肤活力，增强皮肤弹性和韧性，促进皮肤光滑细腻，丰润饱满，平展光滑，使多皱的皮肤皱纹消失，激活抑黑因子，美白肌肤，美容养颜，延缓皮肤衰老，防治进行性营养障碍，改善全身微循环，减缓冠心病和缺血性脑病症状，延缓机体衰老等功效。猪皮、猪蹄、猪尾也有类似功能，可经常食用。

食用方法：

将熟牛蹄筋切成小碎块，先用开水焯一下，然后用水煮半小时待汤有浓状时，加葱、姜、大料、香菜、香油、菠菜（或小白菜、黄瓜）即可食用。因牛蹄筋不易被消化，故胃肠功能虚弱者不宜多食。

（十二）黄豆芽菠菜汤

黄豆、菠菜的营养成分和功效书中已述。黄豆芽是营养价值很高的健身佳品。

黄豆发芽时豆子内部储存的淀粉和蛋白质，在酶的作用下会分解，转换成人体所需要的糖类和赖氨酸，使豆类中的淀粉和蛋白质利用率大大提高；黄豆含有较高的植酸，发芽后可去掉植酸，将无机硒转化为有机硒，其含量是普通大豆的 110 倍，胡萝卜素可增加 1 ~ 2 倍；维生素 B_2、B_{12}、C、E、尼克酸、天冬氨酸、叶酸、大豆皂甙、卵磷酸、钙、磷、铁、锌的含量可增加 2 ~ 4 倍；维生素 B_{12} 可增加 10 倍；黄豆中含有胰蛋白酶抑制剂，影响人体对营养的消化吸收，发芽后这类物质被降解破坏，大大提高营养价值；黄豆芽中含有一种硝基磷酶的物质，能有效防治癫痫病；含有丰富的抗氧化剂绿原酸，可减缓或切断人体蛋白受损伤的氧化反应，清除自由基，加速体内毒物排泄；黄豆芽中的叶绿素能分解人体内的亚硝酸氨，预防癌症；黄豆芽中还含有一种干扰素诱导剂，能诱生干扰素，提高人体抗病毒、抗癌症能力；黄豆芽中含有大量的大豆皂甙可降低血脂，减少高血压、动脉硬化和心脏病的发病几率；黄豆芽中含有大量的抗酸性物质，可增强抗老化功能，减少体内乳酸堆积，消除疲劳。具有促进钙的吸收，维护皮肤弹性，防止皮肤色素沉着、皮肤衰老、减少皮肤皱纹生成，促进大脑智力，防止发生老年性痴呆，促进胰岛素分泌，改善组织细胞对胰岛素敏感性，清热解毒，健脾和胃，利尿防湿，促进肝气疏通，美容养颜等功效。

食用方法：

用适量黄豆芽与菠菜做汤。因菠菜含有较多草酸，用开水焯一下，使营养价值互补，提高食物营养的功效性。

（十三）鲭鱼

鲭鱼，又称黑鲩、青鲩、乌鲭。含蛋白质、脂肪、碳水化合物、钙、磷、锌、硒、碘、钾、铁、氧化物、维生素 A、B₁、B₂、D、烟酸、核酸、尼克酸、脂肪酸、二十六碳五烯酸、二十二碳六烯酸、a-亚麻酸、花生四烯酸、甲硫氨酸、牛磺酸、脯氨酸、赖氨酸、高核酸、氨基酸、ω-3 多不饱和脂肪酸、多烯不饱和脂肪酸等成分。具有改善血管弹性，保护血管内皮细胞，减少脂质沉积及改善纤溶功能，补气养胃，化湿利水，滋养细胞，祛风解烦，补蛋白质、钙，降血脂、胆固醇、血糖，增强内分泌功能，促进胰岛素生成，预防糖尿病、冠心病、心脑血管病、胃寒冷痛、心肌梗塞，促进血管扩张和血液循环，减缓血液凝集速率，健脑益智，促进神经发育，促进精子生成，促进前列腺素的合成，促进钠盐排泄，防大脑功能衰退、老年痴呆、中风及阿尔茨海默氏症，增强人体抵抗力，促进机体分泌给人带来快乐情绪的血清素，延缓衰老，抗癌等功效。除鲭鱼外，还要常食鲑鱼、鲔鱼、海鳗、刀鱼等深海鱼，都有明显的保健功效。

食用方法：

将鱼开膛洗净后，红烧、清炖、清蒸即可。吃鱼时要限制葵花油和豆油的摄入，因为这些油会降低鱼对细胞的保护作用。

（十四）莴笋

莴笋，又名莴苣、生菜、千金菜、白苣等。植株矮小，叶呈扁圆，狭长形和卵圆等。叶可作蔬菜生、熟食，茎肥大如笋，肉质细嫩。营养丰富，含有蛋白质、脂肪、糖类、碳水化合物、粗纤维、胡萝卜素、维生素 A、B₁、B₂、C、钙、磷、铁、钾、镁、硅、锌、碘、氟、尼克酸、叶酸、乳酸、莴笋素、苹果酸、琥珀酸、烟酸、芳香烃羟化脂等成分。具有抗癌、防癌，激活胰岛素，提高糖耐量，改善糖代谢，防止糖尿病，维持水盐平衡，刺激消化液分泌，促进胃肠蠕动，促进消化，增进食欲，调节情绪，保护牙齿，促进排尿，预防缺铁性贫血、高血压、心脑血管硬化、心脏病、神经官能症、失眠、乳汁不通、小便不利、尿血，促进新陈代谢，调节情绪，保护牙齿，促进儿童发育，抗癌等功效。

食用方法：

将一根莴笋去皮，切块用开水焯一下，可炒、凉拌。早晚各吃 4～6 小块，有眼疾患者不宜多食，多食可致视力模糊。莴笋性寒味苦，脾虚的人和产妇慎食。年轻人不宜多食，多食会抑制精子生成。

（十五）西兰花、鸡蛋炒西红柿

1. 西兰花

西兰花，又称绿花菜、青花菜，属十字花甘蓝种蔬菜，1～2 年生草本植物。在我国属外来菜，原产地中海东部，80 年代我国大量引种成功。由幼嫩的花梗和无数小花蕾组成，色泽鲜绿，味道鲜美，营养价值很高，是一种人们喜欢吃的高档菜。

西兰花营养丰富，含蛋白质、糖、脂肪、碳水化合物、粗纤维、萝卜硫素、胡萝卜素、葡糖醛酮、抗坏血酸、黄酮类化合物、莱菔硫烷、异硫氰酸盐、二硫亚铜、叶酸、果胶、维生素 A、B_1、B_2、B_6、C、K、E、钙、磷、铁、锌、锰、镁、钾、铬等成分。具有增强抗氧化基因及免疫细胞中的多种酶，增强抗氧化功能，提高清除自由基能力，阻止胆固醇氧化，降血压、血脂、血糖，有效降低肠胃对葡萄糖的吸收，控制糖尿病情，防止血小板凝结，减少心脏病、中风、动脉硬化发病率，消理心脑血管，改善脑循环，增强免疫功能，增强肝脏的解毒能力，减少细菌病毒感染，提高机体免疫力，增强应激能力，刺激呼吸道抗氧化酶发挥作用，抑制污染空气、花粉、香烟、尾气经呼吸道进入人体的自由基，抑制黑色素的形成，美容护肤，保护消化道，有肋减肥，抑制幽门杆菌预防高血压、心脏病、呼吸道炎症、哮喘、过敏性鼻炎、慢性阻塞性肺病、糖尿病、骨质疏松，减少食道癌、胃癌、乳腺癌、直肠癌、肺癌、皮肤癌、胆囊癌发病率等功效。

2. 鸡蛋

鸡蛋营养非常丰富，含有人体所需要的各类营养成分，被誉为"上帝赐给人类的天然健康食品"、"脑神经营养因子"、"长寿因子"、"人类健康的活性营养库"美称，其营养价值仅次于母乳，是老少皆宜的食物。

富含蛋白质、脂肪、碳水化合物、维生素 A、B_1、B_2、B_6、B_9、B_{12}、E、D、磷、锌、铁、钙、铬、硒、卵磷脂、卵黄磷蛋白、脑黄金、硫胺素、核黄素、氨基酸、不饱和脂肪酸等成分。具有促进肌肉生长，有益心脏，促进体内能量代谢，健脑益智，改善记忆力，促进神经系统和身体发育，增强生理功能，保护肝脏，提高人体血浆蛋白量，增强免疫功能，降低血清胆固醇，预防动脉硬化等心脑血管疾病、消除运动疲劳，老年性大脑衰退，利咽润肺，清热解毒，治疗咽病、目赤、疟疾、腹泻、烧伤、湿疹，美容养颜，抗衰老，分解和氧化体内的致癌物质，抗癌等功效。裂纹蛋、臭鸡蛋、贴壳蛋、死胎蛋、发霉蛋因有细菌、变质不宜食用。

3. 西红柿

西红柿，又称番茄、番柿，有"维生素仓库"美誉。营养丰富，含蛋白质、脂肪、碳水化合物、苹果酸、柠檬酸、腺嘌呤、葫芦巴碱、胆碱、葡萄糖、果糖、甲乙酸、反乌头酸、苹果酸脱氢酶、抗坏血酸氧化酶、果胶溶解酸、果胶、柿胶酚、尼克酸、烟酸、黄酮类、胡萝卜素、谷胱甘肽、番茄红素、番茄碱、粗纤维、灰分、钙、磷、钾、硫、铁、维生素 A、B_1、B_2、C、D、P 等成分。能使人体产生一种抗感冒的解热物质，抵抗感冒病毒，可显著止血，清热消暑，健胃消食，促进消化，补肾利尿，促进红细胞形成，凉血平肝，护肤美容，抗衰老，预防心脑血管病、动脉硬化、急慢性肝炎、急慢性胃肠炎、食欲不振、头昏心悸、色素沉着，润肺祛痰、止咳，帮助血液白细胞清除自由基，美容养颜，抗癌等功效。不宜常食带尖的西红柿。西红柿的尖是过量使用生长激素或喷洒不当形成的问题产品。长期食用带尖的西红柿可导致部分生理器官功能发生变化，易患肝，易致胎儿畸型。要选大小适中，软硬适度，通体一色，色泽均匀，果实圆正，切开后多汁的西红柿。西红柿不宜在冰箱存放，以免降低营养价值。美国专家最新研究发现，西兰花炒西红柿有很强的抗癌功效。这是因为西兰花的抗癌功效，来自其所含的硫化葡萄糖式，进入人体后会分解一些小分子化合物，抑制癌症生成和扩散。西红柿的抗癌作用得益于番茄红素，两种蔬菜混合吃，会大大增加协效性，对食道癌、肺癌、胰腺癌、乳腺癌、大肠癌、前列腺癌、胃癌、淋巴等癌症的抗癌功效尤为明显，可称为"抗癌新秀"。

食用方法：

西兰花 20 克，成均匀小块，用盐水泡 10 分钟，1 个西红柿，1 个鸡蛋炒熟即可。

（十六）海茸

海茸是一种海产品，生长在南极洲的低温岩石海域，因长年吸取寒气，其所含的海藻精华均高于一般的海藻类。营养价值极高，在我国内较为罕见，历来被欧美国家视为绝佳美食。

富含蛋白质、碳水化合物、多糖、氨基酸、粗纤维、胡萝卜素、海藻胶、褐藻多糖、海藻胶原蛋白、尼克酸、烟酸、不饱和脂肪酸、硫胺素，维生素 A、B_1、B_2、B_6、B_{12}、C、K、E、钙、磷、铁、钾、钠、碘、锌、锰、铬等成分。具有改善血液循环，增强皮肤活力、弹性，减少皱纹生成，激活抑黑因子，美容养颜，是天然美容圣品，促进新陈代谢，改善体内环境，增强免疫功能，抗病毒细菌，防治疾病，健脑益智，改善大脑中枢神经，减肥美体，改变体内酸碱度，抗疲劳，促进体力恢复，促进病后康复，抗衰老，抗癌等功效。

食用方法：

取适量海茸用温水泡二小时后，即可配以各种配料、凉拌、炒菜、煲汤等，美味可口，营养极易为人体吸收。

（十七）海参

海参，又称刺参、海黄瓜、海鼠、砂喔、沙参、花刺参、梅花参，是名贵的高级海产品，营养丰富，是高蛋白、低脂肪的滋补上品，肉质细嫩，富有弹性，鲜美爽口，是人们喜食的珍肴佳品。

富含精蛋白、蛋白质、刺参蛋白、黏蛋白、胶原蛋白、脂肪、粗脂肪、谷胱甘肽、海参岩藻多糖，海刺参记忆蛋白肽、海参酸性黏多糖、碳水化合物、硫酸软骨素、海参素、谷氨酸、硫胺酸、核黄素、烟酸、高甘氨酸、羟赖氨酸、牛磺酸、精氨酸、总黄酸、羟脯氨酸、色氨酸、海参素甲、固醇、三萜醇、有机活性因子、多肽、刺参脂质、刺参皂甙、钙、磷、铁、铜、钾、碘、镁、锌、钒、硒、锰、硅、钼、锗、维生素 A、B_1、B_2、C、P 等营养成分。具有提高机体免疫力，激活人体健康修复系统，有助于多种慢性疾病的康复，增强性功能，调节性激素，清除自由基，激活胰岛细胞活性，增强造血功能，刺激骨髓红细胞生长，促进儿童生长发育，抑制血小板聚集，抑制癌细胞的生长和转移，促进脂肪代谢，抑制脂肪肝，降血脂，胆固醇、血液粘稠，改善调理内分泌，刺激胰岛分泌，缓解糖尿病情，快速抗疲劳，调节神经系统功能，促进甲状腺素分泌，补肾益精，养血益气，滋养肌肤，阴阳双补，润燥通便，促进伤口愈合，和胃消炎，缓解疲劳，补肾滋阴，预防冠心病、糖尿病、高血压、老年痴呆、血管硬化、脑血栓、神经衰弱、哮喘、精血亏损、阳萎梦遗、腰膝乏力、细胞老化、皮肤老化、再生障碍性贫血、体质虚弱、耳鸣眩晕、尿频尿急、失血过多，抗单纯性疱疹病毒，防治性机能减退、消耗性疾病、放化疗后身体虚弱，改善体虚症状，养颜美容，抗衰老、抗癌等功效。

食用方法：

海参用凉水发 24 小时后，破肚去内脏，可清炖、红烧、做汤、凉拌。因海参性滑，胃虚腹泻者不宜多食。

（十八）淡菜

淡菜，又称海红、红蛤、壳菜、贴贝，是海蚌的一种，煮熟剥壳晒干而成，因加工时未加盐，味道鲜美，故称"淡菜"，有较强的滋补作用，是人们喜食的海产品之一。

富含蛋白质、脂肪、碳水化合物、碘、钙、磷、铁、多种维生素、多种氨基酸、不饱和脂肪酸等成分。具有促进机体生长发育，促进细胞更新，调节新陈代谢，促进血液循环，滋养皮肤，降低胆固醇，补肝益肾，增添精血，防治高血压、动脉硬化、更年期综合征、体质虚弱等功效。

食用方法：

用温水发5小时，可煲汤、凉拌。

（十九）干贝

干贝，又称江珧柱，是海产品软体动物贝类江珧的后闭壳肌，味道鲜美，营养丰富。

富含蛋白质、脂肪、碳水化合物、糖分、灰分、碘、钙、磷、铁、钾、镁、硒、锌、多种维生素、多种氨基酸、谷氨酸钠等成分。具有补肾滋阴，健脾养胃，改善体质，降血压、胆固醇，软化血管，防治动脉硬化、头晕目眩、口渴咽干、脾胃虚弱、消化不良、高血压、虚痨咯血、小便不利、久病虚损等功效。

食用方法：

干贝冷水发后可煲汤、做馅、凉拌、炒肉。蛋白过敏者不宜食用。

（二十）荞麦饼

荞麦，又称乌麦、花荞、甜荞、荞子、玉麦、三角麦、花麦。

含蛋白质、脂肪、碳水化合物、粗纤维、淀粉、总黄酮、赖氨酸、精氨酸、油酸、叶绿素、芦丁、胡萝卜素、钙、磷、钾、镁、铁、锌、铜、硒、钠、铬、芸香素、荞麦纤维素、荞麦碱、硫胺素、尼克酸、异亮氨酸、含硫氨基酸、苏香族氨基酸、丙氨酸、色氨酸、甘氨酸、蛋氨酸、苯丙氨酸、天冬氨酸、脯氨酸、丝氨酸、核黄素、烟酸、亚油酸、不饱和脂肪酸、葡聚糖、维生素 A、B_1、B_2、P 等成分。具有保护心脑血管系统，维护造血系统功能，增强血管壁的弹性、韧度和致密性，促进代谢葡萄糖，预防高血压、脑溢血、糖尿病、血细胞的凝集、心脏病、动脉硬化等心脑血管病，促进细胞增生，降血脂、血压、血糖，促进糖代谢，降低红细胞压积，抑制血小板聚集，改善血黏稠状态，扩张冠状动脉增强血流量，促进血液循环，特别是铬进入人体后与氨基酸的合成代谢，促进胰岛素生成，增强内分泌功能，润肠通便，延缓衰老，抗癌等功效。

食用方法：

取50克荞麦面，放一个鸡蛋，少许食盐、葱花，用水和稀，放在锅里摊饼。

（二十一）豆腐渣

豆腐渣被誉称为"胃肠清洁夫"。含蛋白质、钙、粗纤维等多种营养成分。具有促进胃肠蠕动，助消化，防便秘，促进肠内有毒和致癌物质的排出，吸收肠内的胆固醇，有助于清除消化系统内不利于人体的杂质，吸附食物中的糖分，减少肠壁对糖分的吸收，减轻胰脏负担，预防糖尿病、肥胖、动脉硬化、骨质疏松等功效。

食用方法：

将自制豆浆的豆腐渣，放油、盐、葱花、少许香油，炒熟食用。

（二十二）酒泡葡萄

葡萄，又称蒲桃、草龙珠。含有蛋白质、脂肪、碳水化合物、粗纤维、葡萄糖、果糖、蔗糖、维生素 B_1、B_2、C、铁、钙、磷、钾、钠、胡萝卜素、烟酸、葡萄酸、酒石酸、草酸、柠檬酸、苹果酸、鞣花酸、白藜芦醇、单宁、聚合型花青素、硫胺素、抗坏血酸、核黄素、逆转醇、黄酮类，还含有睡眠辅助激素——褪黑素等成分。具有保护心脏，促进胰岛素分泌，提高糖耐量，健脾开胃，增强食欲，促进消化，清热降火，养阴补液，降血压，预防冠心病、肝炎、肝硬化，促进皮肤白嫩，增强肾脏功能，调节心搏，强化筋骨，维护心脑血管功能，保护肝脏，减轻疲劳，促进睡眠，养血益气等功效。美国伊利诺伊大学约翰佩·朱托领导的研究小组发现葡萄含有一种最强的抗癌物质——白藜芦醇和黄酮类化合物。用酒泡葡萄经过氧化，可防细胞癌变和抑制恶变的细胞扩散，减少血小板活动，防止血栓等功效。

食用方法：

用紫皮葡萄5斤，用清洁液浸泡半小时后洗净，装入玻璃罐中，再倒入三瓶38°粮食白酒，泡一周后即可食用。每天晚饭后连皮吃6~8粒。

（二十三）葡萄酒泡元葱

葡萄和元葱的营养成分及其功效已述。食用方法：用泡葡萄（除去葡萄）的酒2斤，加3个紫色元葱，元葱要切成丝，置入玻璃罐中泡2天后即可饮用。每天晚餐时喝一小杯（不吃元葱），具有强力防止和降低高血压的功效。

（二十四）鲜玉米

玉米，又称苞谷、玉蜀黍，营养丰富，人称"食物黄金"，是具有多种保健作用的食物。

含蛋白质、脂肪、糖类、植物性蛋白、碳水化合物、粗纤维、淀粉、无机盐、钙、铁、镁、钾、磷、硒、维生素 A、E、B_1、B_2、B_6、谷固醇、木聚糖、玉米油、亚油酸、赖氨酸、硫胺素、核黄素、叶酸、烟酸、卵磷脂、不饱和脂肪酸、谷氨酸、核氨酸、尼克酸、谷胱甘肽、叶黄素、玉米黄质等成分。具有给人体提供热量，降低血清胆固醇，预防动脉硬化、神经麻痹、胃肠病、肾炎水肿、糖尿病、高血压、脑功能衰退、眼睛昏花、脂肪肝、肥胖症、冠心病、心脑血管病、骨质疏松、皮肤干燥、气管炎、大肠癌、皮肤癌、子宫癌、肺癌，消除自由基，抗氧化、抗衰老，抑制细胞病变，增强细胞活力，促进细胞再生，软化血管、溶解血液栓塞，促进血液畅通，利胆利尿，防止皮肤病变，减轻皮肤干燥，维护心肌正常功能，加速胃肠蠕动和消化，增加胆汁，减少人体对毒素的吸收，促进人体废物排泄，通畅大便，加快机体新陈代谢，激活胰岛细胞，调节内分泌，促进胰岛素分泌，调节血糖、血脂，滋润皮肤，美容养颜，促进病后康复，促进伤口愈合，抑制抗癌药物对人体产生的副作用等功效。

食用方法：

在市场上购买熟鲜玉米，用开水煮十分钟即可食用，晚餐一次吃半穗。在做玉米面糊糊、玉米楂粥、玉米面大饼子时，要适量放些面碱。这是因为玉米里含有结合型烟酸，不易被人体吸收，长期食用易患皮肤病，因此，放些碱可使玉米中的烟酸释放出来，变成游离型烟酸易被人体吸收，可大大增加营养价值。

（二十五）芡实

芡实，又称鸡头实、刺莲藕、雁头，为睡莲科多年生水生草本，种子为球形，药食同源。

富含蛋白质、脂肪、粗纤维、碳水化合物、硫胺素、烟酸、核黄素、胡萝卜素、抗坏血酸、维生素 A、B_1、B_2、B_{12}、C、E、钙、磷、铁、钾、锌、镁、硒等成分。具有促进精力，促进激素分泌，改善睡眠，防治脾胃虚弱、泄泻久痢、早泄、尿频、腰膝酸软、固肾益精等功效。

食用方法：

取适量芡实与大米、高粱米一同做粥吃。

（二十六）扁豆

扁豆，又称芸豆、南扁豆、娥眉豆、皮色有红、黑、白扁豆，营养价值很高，为豆类植物之上品。

富含蛋白质、粗纤维、蔗糖、可溶性纤维、碳水化合物、维生素 B_1、B_2、C、烟酸、酪胺酸、尼克酸、泛酸、植物醇、酪氨酸酶、肽蛋白酶抑制物、氰甙、豆甾醇、淀粉酶抑制物、血球凝聚素、钙、磷、铁、锌等营养成分。具有益肾生精，健脾和中，消暑除湿，增强精力，促进智力发育，预防心脏病、高血压、肾炎、细胞癌变、消化不良、胃肠炎症、腹泻、湿重、白带过多，延缓衰老等功效。

食用方法：

可用将扁豆煮熟做豆包、米粥、大米饭。腹胀者不宜多食，易加重病情。

（二十七）蚕豆

蚕豆，又称佛豆、胡豆、罗汉豆、倭豆、化豆。

富含蛋白质、脂肪、糖类、碳水化合物、粗纤维、磷脂、胆碱、黄酮醇、五羟黄酮、硫胺素、核黄素、胡萝卜素、烟酸、脂肪酸、龙克酸、丙氨酸、酪氨酸、葫芦巴碱、呱啶酸－2、维生素 B_1、B_2、C、K、钙、磷、铁、钾、钠、镁等营养成分。具有预防心脑血管病、动脉硬化、高脂血症、冠心病、肾亏遗精，降胆固醇，调节神经，补中益气，涩精止带，改善记忆力，缓解疲劳，健脾利湿，有益肾脏，止血利尿，补肾消肿，减肥美体等功效。

食用方法：

将干蚕豆用水泡 5 小时后，煮熟加盐每次吃 10 粒。也可同猪肉、大豆同煮食。蚕豆要煮熟，否则会引起过敏性反应。因蚕豆不易消化，故胃肠功能低下者慎食。

（二十八）大蒜

大蒜为百合科多年生草本植物大蒜的鳞茎，性热温辛，古称胡蒜。原产于亚洲西部，后引种于我国。大蒜有紫皮蒜、白皮蒜之分，被誉为"广谱抗菌素"。

含丰富的蛋白质、脂肪、糖、碳水化合物，维生素 A、B_1、B_2、C、E、钙、磷、铁、锌、锗、硒、铜、镁、肌酸酐、大蒜素、大蒜碱、蒜氨酸酶、大蒜氨酸、大蒜酶、抗凝集素、糖苷烯丙基，含硫化合物、二烯丙基硫化合物、硫化丙烯、蒜硫胺素、天然络合剂等成分。具有增强机体免疫功能，减少血液中胆固醇，杀菌抗病毒，抑制各种炎症发烧，降血脂、血压、胆固醇、血糖，促进胃消化液分泌，增强食欲，增强消化功能，改善皮肤血液循环，促进肌肉活动，安定紧张情绪，缓解压力，消除疲劳，增强体力，改善亚健康状况，抑制放射线对人体的伤害，减轻辐射带来的不良后果，抑制人体对亚硝胺等致癌物的吸收，刺激体内产生干扰素，提高免疫力，刺激雄性激素，促进精子生成，增强性功能，促使人体从食物中摄取的葡萄糖，在细胞中不断分解，进行转化为能量，预防动脉硬化、高血压、脑血栓、肝炎、流感、痢疾、胆管病、老年痴呆、铅中毒、食道癌、胃癌，活化肝细胞，清除自由基，减少癌症发病几率，抗衰老等功效。对白内障、关节炎、糖尿病、冠状动脉硬化、心律紊乱、心脏病有疗效。

在蒜头的鳞中含有两种叫蒜氨酸和蒜酶的成分。只有把蒜捣碎，两种物质才相互接触，在蒜酶的作用下，才能使蒜氨酶得到分解，生成有挥发性的大蒜素，蒜辣素是一种无色油状液体，它重于水，有很强的杀菌力，这些蒜素食后进入人体时，能与细菌的胱腚酸反应生成结晶状性沉淀，从而破坏细菌的繁殖和增长。英国大蒜研究所所长卢恩尔说："你若想长寿活到90岁以上，大蒜应该成为你食物的基本组成部分。"

食用方法：

每天或隔天一次，取2瓣蒜捣碎，在空气中氧化10分钟，待功效充分发挥后食用。因大蒜有较强的刺激性和腐蚀性，多吃容易上火、耗血，对眼睛有刺激作用，易引发眼睑炎、结膜炎，有碍视力，故不宜多食。在服用双黄连期间不宜吃大蒜。因为大蒜属辛辣之物，与双黄连药性相反，同服会导致药效下降。眼、腹泻、肝、肾、膀胱炎、重症患者在治疗期间应免食大蒜，以免加重病情。大蒜不可与蜂蜜同食，防止发生功能性排斥。

（二十九）花生、核桃仁酱

花生、核桃仁的营养成分和功效已述。花生、核桃仁酱中含有大量的单一不饱和脂肪酸，可降低人体内的胆固醇含量，调节血脂，减低脂溶性维生素吸收，减少患心脏病和糖尿病的几率，还有利于减肥瘦身。

食用方法：

一次用2两花生、核桃仁放在微波炉中加工熟后，再用粉碎机打成酱。每天吃两汤匙，多吃效果更明显。尤其与一些含热量较低的全麦面包、蔬菜、水果等食品搭配，婴幼儿常服有益生长发育、健脑。患有胃病、痛风、高血脂、对果仁过敏者不宜食用。

（三十）黑芝麻酱

黑芝麻酱营养十分丰富，有显著的养生保健作用。黑芝麻的营养成分和功效已前述。

食用方法：

购买成瓶的黑芝麻酱，每天晚餐食用1汤匙即可。

（三十一）养颜菜

养颜菜就是用藕做主料，加若干配料做成的菜。

藕，又称莲藕、藕丝菜，属睡莲科植物，是荷花的地下茎，是一种很好的水生蔬菜。

含有蛋白质、脂肪、糖、碳水化合物、粗纤维、黄酮类、鞣质、淀粉、胡萝卜素、天门冬素、天门冬醒胺、维生素 A、B₁、B₂、C、B₁₂、E、丹宁酸、泛酸、叶酸、烟酸、生物碱、莲心碱、胡芦巴碱、集性儿茶酚、新绿原酸、异莲心碱、钙、磷、铁、锌、铜、钾、锰、硒、钛等成分。具有防治高血压、咯血、贫血、尿血、便秘，肥胖症、动脉硬化，降血压、胆固醇，收缩血管，止血散瘀，生津止渴，养心益胃，促进胃肠蠕动，加速体内毒物排泄，补脾涩肠，清肺利气，安神补气，固肾利精，调气舒郁，消除疲劳，抗氧化，清除自由基，抗衰老等功效。

食用方法：

将 6 个香菇用温水泡发后切碎，加 200 克肉馅，适量加葱、姜、盐、酱油、淀粉、白糖拌匀，切开一个藕后把拌好的肉馅塞入藕孔中，用藕节封住孔，放入蒸锅蒸 25 分钟即可食用。味道鲜美，营养丰富，经常食用美容养颜功效十分明显。

（三十二）冬瓜汤

冬瓜，又称白瓜、东瓜、枕瓜。营养价值很高，是深受人们喜爱的蔬菜之一。含丰富的蛋白质、碳水化合物、粗纤维、胡萝卜素、糖类、钙、磷、铁、碳类、丙醇二酸、尿酶、胡芦巴碱、组氨酸、维生素 A、B₁、B₂、B₆、C、E、维生素 C 含量是西红柿的 1.2 倍，冬瓜是瓜菜中唯一不含脂肪的瓜菜。具有清热解毒，利水化痰、消肿，抑制糖类物质转化为脂肪成分，减少体内脂肪，减肥美容，增进形体健美的功效。是肾炎、慢性支气管炎、高血压、冠心病及浮肿患者的康复保健养生佳蔬。

食用方法：

将适量的冬瓜切成片，轮流放一种海鲜（牡蛎、虾皮、海米、虾爬）做汤，淋上橄榄油即可食用。

（三十三）联盟汤

联盟汤就是将大枣、银耳、红莲子、桂圆放在一起做汤。

1. 大枣

大枣，又称红枣、干枣、枣子。民间有"常吃大枣，健康不老"之说，是理想的延年益寿保健食品。

含丰富的蛋白质、脂肪、碳水化合物、糖类、粗纤维、淀粉、胡萝卜素、核黄素、尼克酸、枣酸、氨基酸、苹果酸、酒石酸、精氨酸、黄酮类化合物、三萜类化合物、单宁、硝酸盐、环磷酸腺苷、山楂酸、谷氨酸、有机酸、鞣酸、维生素 A、B₁、B₂、C、P、磷、钙、铁、钾、镁、铝，其中维生素 C 是苹果的 75 倍，桃子的 100 倍。具有增强机体活力，补中益气，促进新陈代谢，增强肌力，降胆固醇，缓解疲劳，预防动脉硬化、急慢性肝炎、肝硬化、贫血、铝中毒、皮肤粗裂、记忆力衰退、倦怠无力、脾胃虚弱、心脑血管病、血虚面黄、失眠、情绪不稳，扩张血管，增加心肌收缩力，改善心肌营养，增强心肌收缩力，维护心脏正常功能，补血补肾，养血安神，消除疲劳，抑制肝炎病毒活性，减轻毒性物质对肝脏的损害，保护肝脏，养胃健脾，利于体内蛋白合成，升高白血球，抗多种过敏症，提高体内单核吞噬细胞系统的吞噬功能，抗衰老，抗癌等功效。其所含红山楂酸，如每天口服 25 毫克，两周后本身的抑癌效果可高达 60% 以上，有明显的抗癌作用。吃完枣后，将一颗枣核含在嘴里 5 分钟，有促进唾液分泌的作用。但儿童及有吞咽功能障碍的人，不宜采用此法。大枣多食会胀气，偏热体质、舌苔黄的人不宜食用。吃枣后不宜立即吃高蛋白食品，如海鲜、奶制品，因为大枣中的维生素 C 会使两种食品中的蛋白质凝结成块，不宜吸收。应在 1~2 小时后再食高蛋白食品。

2. 银耳

银耳，又称雪耳、白木耳。

含丰富的蛋白质、脂肪、碳水化合物、多糖、粗纤维、胶质、维生素 A、B_1、B_2、B_6、C、E、P、17 种氨基酸、酸性异多酚、多缩戊糖、甘露糖、麦角甾醇、海藻糖、多糖类物质、多糖 A 等成分。具有增强机体免疫功能，防止出血，润肺益智，养心安神，补益脾胃，补肾强精，益气和血，生津养阴，养颜美容，补脑健心，刺激淋巴细胞，增强白细胞的吞噬能力，增强机体抑制癌细胞生成和灭杀能力，预防虚劳咳嗽、慢性支气管炎、虚热口渴、肺原性心脏病，抗辐射等功效。

3. 红莲子

含蛋白质、脂肪、碳水化合物、淀粉、柿子粉、生物碱、黄酮类、维生素 A、B_1、B_2、C、E、荷叶碱、金丝草甙、莲心碱、异莲心碱、植物固醇、钙、铁、磷、锰、铜、钛、钾。其中所含的钾为动植物之首，每 100 克含 2057 毫克，磷高达 285 毫克。具有养心安神，益智健脑，补气降压，化瘀止血，健脾补肾，养血固精，增强男性功能，有助于人体进行蛋白质、脂肪、糖类三大代谢和酸碱平衡，预防神经衰弱、慢性胃炎、大肠功能退化、消化不良、食欲不振，抗衰老等功效。

4. 桂圆

桂圆，又称龙眼。有"果中精品，老弱皆宜"之美誉，是滋补佳品。

含蛋白质、脂肪、碳水化合物、粗纤维、葡萄糖、蔗糖、氮、果酸、有机酸、尼克酸、维生素 A、B_1、B_2、C、钙、磷、铁、钠、钾、镁、多种含氮物质等成分。具有养血安神，调节神经，补气养心，补脾益胃，益肾壮阳，补精益髓，降低血压，预防心脑血管疾病、神经衰弱、记忆力减退、产后虚弱、失眠、贫血、体质虚弱、津液不足，增进红细胞活性，调解机体生理功能，延缓衰老，抗癌等功效。

食用方法：

一人食用可取大枣 5 枚水发，银耳 5 克水发，红莲子 6 粒，桂圆 3 枚，加少许冰糖，煮汤约 20 分钟，即可食用。

（三十四）组合坚果

组合坚果有鲍鱼果、长寿果、夏威夷果、香榧、榛子、腰果、杏仁、松子仁、南瓜子、葵花籽、栗子。组合坚果具有均衡营养，功效互补，对人体有明显的补养作用。

1. 鲍鱼果

鲍鱼果是一种营养价值很高的坚果。富含蛋白质、优质油脂、胡萝卜素、烟酸、维生素 B_1、B_2、E、钙、磷、铁等营养成分。具有增加脑内神经递质的释放，促进神经细胞的修复，改善脑循环，改善大脑中枢神经，防止大脑衰老、老年痴呆、健脑益智，改善记忆力，保护肝脏，促进儿童大脑发育，补血补虚，预防高血压、冠心病、动脉硬化，改善体质，促进病后康复，对体弱、易饥饿的人，有明显的补养作用。

2. 长寿果

长寿果，又称碧根果，产于美国，为胡桃科落叶乔木胡桃的果实，属纯野生山核桃，是高营养的天然绿色食品。

富含蛋白质、脂肪、碳水化合物、粗纤维、胡萝卜素、亚油酸、甘油酸、核黄素、硫胺素、抗坏血酸、丙酮酸、氨基酸、烟酸、尼克酸、维生素 B_1、B_2、C、E、钙、磷、铁、钾、钠、锌、锰、铬、硒、镁等成分。具有改善体质，促进机体新陈代谢，养护大脑神经细胞，满足大脑基质的需要，增强记忆力，健脑益智，促进儿童大脑发育，降血脂、胆固醇，抑制肠道对胆固醇的吸收，对机体有很好的补养功效。

3. 夏威夷果

夏威夷果，又称澳州胡桃，昆土兰栗，是一种原产于澳州，属山龙眼科常绿高大乔木的树生坚果。其外果皮青绿色，内果皮坚硬，呈褐色，果仁香酥滑嫩可口，有奶油香味，有"干果皇后"之誉。

富含蛋白质、脂肪、粗纤维、磷脂、碳水化合物、烟酸、亚油酸、尼克酸、亚麻酸、不饱和脂肪酸、丙酮酸、氨基酸、酪氨酸、钙、磷、铁、钾、锌、锰、铜、铬、钴、维生素 A、B$_1$、B$_2$、B$_{12}$、C、E、K 等成分。具有改善机体新陈代谢，平衡体内酸碱度，增强免疫功能，抵御病毒侵害，改善大脑神经细胞，增强记忆力，健脑益智，补中益气，缓解疲劳，恢复体力，促进病后康复，预防心脑血管、冠心病、心肌梗死，延缓衰老等功效。

4. 香榧

香榧，又称榧树、玉榧、野杉子，为红豆杉科，属常绿乔木，是世界稀有树种。香榧主要生长于高山密林，土地肥沃，气候适宜，自然环境优越的我国安徽省黄山黟县一带。一年开花，二年结果，三年成熟，种子核果状，呈椭圆形，为紫褐色，药食同源，是干果中的珍品。

香榧富含蛋白质、脂肪、碳水化合物、粗纤维、多糖、胡萝卜素、脂肪油、灰分、硫胺素、核黄素、尼克酸、硬脂酸、亚油酸、油酸、棕榈酸、草酸、挥发油、鞣质、多种维生素、钙、磷、铁、脂碱，粗榧植物碱等成分。具有防治心脑血管硬化、心脏病、小儿遗尿症、痔疮、体质虚弱，润肺化痰，滑肠消食，健脾补气，润燥通便，杀虫驱虫，抑制淋巴细胞白血病等功效。

5. 榛子

榛子，又称山板栗、尖栗、槌子，果形似栗子，外壳坚硬，果仁有香气，油脂量大。营养价值很高，有"坚果之王"美誉，是人们食用历史最久的坚果。

富含蛋白质、脂肪、糖类、碳水化合物、粗纤维、硫胺素、核黄素、胡萝卜素、烟酸、尼克酸、不饱和脂肪酸、紫杉酚、维生素 A、B$_1$、B$_2$、C、E、钙、磷、铁、钾、锌等营养成分，所含脂溶性维生素易被人体吸收。具有降血脂、血压，养护眼睛视力，明目健行，益气壮力，补脾健胃，预防心脑血管硬化、体质虚弱、肺肾虚、夜尿多等症状，促进病后康复，对体质虚弱有很好的补养作用，防治卵巢癌，乳腺癌、缓解病情，延缓衰老等功效。

6. 腰果

腰果是一种营养丰富的坚果，原产于美洲，后引种于中国海南、云南。

富含蛋白质、脂肪、碳水化合物、淀粉、糖类、钙、磷、铁、锌、镁、钾、维生素 A、B$_1$、B$_2$、B$_6$、C、亚油酸、亚麻酸、不饱和脂肪酸、抗氧化剂等营养成分。具有预防动脉硬化、高血脂、心脑血管病、心脏病、脑中风、心肌梗死，补充体力，增强体质，消除疲劳，润燥通便，产后催乳，美容养颜，延缓衰老，抑制癌症等功效。

7. 杏仁

杏仁，人称抗癌之果。含丰富的蛋白质、脂肪、碳水化合物、粗纤维、维生素 A、B$_1$、B$_2$、B$_6$、C、E、氨基酸、脂肪油、脂肪酸、多种氨基酸、油酸、钙、磷、铁、胡萝卜素、樱甙酶、樱叶酶、樱皮甙、扁桃甙、a－亚麻酸、苦杏仁酶、苦杏仁甙、游离氨基酸、生育酚、黄酮类物质、植物固醇、鞣花酸、烟酸，杏仁甙经消化分解后所产生的氰氢酸和苯甲酸是捕杀癌细胞的能手，有明显的抗癌作用。具有开胃生津，润肺定喘，修复上皮细胞、祛痰、止咳、平喘，增强人体免疫功能，降低血液中的三酸甘油脂和胆固醇，防治心脑血管疾病，降低心脏病发病率，对呼吸中枢有镇静作用，改善血液循环，提高精力，振奋精神，润滑肠壁，促进肠道蠕动，延缓细胞和机体衰老，抗癌、防癌等功效。

8. 松子仁

营养丰富，富含蛋白质、脂肪、碳水化合物、钙、磷、铁、维生素 B$_1$、B$_2$、B$_5$、E、植物蛋白、磷脂、20 多种氨基酸及丰富的挥发成分。具有增强免疫功能，抗辐射，增强耐力、体力，缓解疲劳，滋阴润肺，散水气，利关节，平眩晕，促进胆固醇代谢，润肠通便，消除动脉血管壁上的沉积物，预防心脑血管疾病、头晕、眼花、心悸盗汗，抗衰老，强身益寿等功效。

9. 南瓜子仁

含蛋白质、脂肪、碳水化合物、粗纤维、钙、磷、铁、锌、钴、维生素 A、B$_1$、B$_2$、C、芦巴碱、腺嘌呤、精氨酸、烟酸、抗坏血酸、尼克酸、硫胺素、核黄素、瓜氨酸、天门冬素、多缩戊糖、甘露醇、脲酶等成分。具有补中益气，健脾和胃，消炎止痛，解毒杀菌，保护眼睛视力，预防心脑血管疾病，有益心脏，促进胰岛素分泌，降低血糖、血压，防肝肾病变，驱蛔虫，提高精子的数量和质量等功效。

10. 葵花籽

葵花籽，即向日葵的种子，主要作油料和食用。含有丰富的蛋白质、脂肪、碳水化合物、粗纤维、钙、磷、铁、锌、铜、硒、维生素 A、B$_1$、B$_2$、C、E、油酸、甘油酸、亚油酸、硬脂酸等成分。具有益气力，润五脏，降低胆固醇，治疗冠心病、高血压，防动脉硬化，延年益寿等功效。葵花籽的每日食量不要大于 30 克，如果摄入过量，即转化为脂肪和糖类储存于体内，使身体发胖。葵花籽还含有抑制睾丸成分，易诱发睾丸萎缩，影响生育功能，故育龄青年不宜多食。

食用方法：
四种果仁炒熟后每天晚饭前吃 6 克左右。

11. 栗子

栗子，又称板栗、大栗，性味甘温，营养价值高。含蛋白质、脂肪、碳水化合物、粗纤维、淀粉、脂肪酸、硫胺素、核黄素、尼克酸、抗坏血酸、镁、钙、磷、铁、钾、维生素 C、B_1、B_2、胡萝卜素、烟酸、不饱和脂肪酸等成分。具有提供热能，抵御寒冷，补肾强骨，健脾养胃，益气壮力，活血止血，止咳化痰，预防高血压、动脉硬化、冠心病、反胃腹泻、腰脚软弱、阳痿早泄、腰膝酸软、疲劳乏力，骨质疏松、心肌梗塞、口腔溃疡、小便频多，促进生育，抗衰老，益寿延年等功效。因栗子含糖量高，糖尿病患者不宜多食。少儿消化能力差，也不宜多食。开口的熟栗子不宜吃，因为炒栗子时锅里的砂子和糖在高温时会生成焦糖，变成黑色，使开口的栗子容易粘到这些有害健康的黑焦糖。上蜡的炒栗子对身体危害更大，易导致脑部神经及肝脏器官病变，不宜使用。

食用方法：

将上述坚果取适量，混合在一起大约 50 克左右，用微波炉烤熟食用。

生的坚果含有较多的植物酸，其中有一种叫丹宁的植物酸，人吃多了会发生胃胀，呕吐、食欲减退等不适反应，故炒熟了吃会降低植物酸；因坚果中的膳食纤维，在阻止人体对有害物质吸收的同时，也会阻止人体对食物中蛋白质、无机盐和矿物质的吸收，因此，正在生长发育期的少儿不宜多食；膳食纤维虽然能缓解便秘，但会引起胀气和腹痛，胃肠功能低下的人不宜多食，以免加重病情。

（三十五）苦瓜

苦瓜，又称锦荔枝、癞瓜、凉瓜、癞葡萄，属葫芦科，人称"植物胰岛素"。

富含蛋白质、脂肪、糖、粗纤维、碳水化合物、钙、磷、铁、维生素 B_1、B_2、C、胡萝卜素、淀粉、多种氨基酸、单磷酸腺苷、果胶、奎宁精、苦瓜多肽和生理活性蛋白酶等成分，活性蛋白酶能够增强体内免疫防御功能，增强免疫细胞的活性，其中所含的苦瓜素对癌症、艾滋病毒有明显的抑制作用。具有提高机体应急能力，增强免疫功能，维持心脏功能，预防心脑血管疾病、糖尿病、坏血病、粥样动脉硬化、感冒，养血益气，补肾健脾，除邪热，缓解疲劳，清心明目，益气壮阳，增进食欲，帮助消化，调节血脂，快速降糖，调节胰岛，修复 β 细胞，维持血压平衡，抑制病毒，分解病毒的核酸部分，防止病毒增殖，防治心肌炎引起的心功能障碍，清除体内有毒物质，促进新陈代谢，促进伤口愈合，有益皮肤再生等功效。常吃苦瓜还可增强皮肤活力，使皮肤变得细嫩健美，养颜美容等功效。

食用方法：

每天生吃 5～6 厘米长的苦瓜，因苦瓜含草酸较多，宜用开水焯一下食用。最好不要炒熟吃，炒熟会破坏营养成分。因苦瓜含有奎宁，有较强的抗生育活性植物蛋白，易导致不孕或畸胎，会刺激子宫收缩，故孕妇不宜多食。

（三十六）白萝卜

白萝卜是清补养生的佳品。含蛋白质、糖类、粗纤维、粗蛋白、淀粉酶、碳水化合物、维生素 A、B_1、B_2、C、多缩戊糖、甲硫醇、芥子油、钙、磷、铁、多种氨基酸、木质素、尼克酸、挥发油、胆碱、甘酶、能酶、双链核糖核酸、氧化酶素，特别是维生素 C 有较高的食疗价值，有丰富的干扰素诱导剂等成分。具有行气理气，消积滞，消除皮胃气机不通的胃部胀满、嗳气等症状，清热解毒，促进消化，化痰止咳，生津液，增进食欲，软化血管，稳定血压，预防冠心病、动脉硬化，促进脂肪代谢，清除体内垃圾自由基，增强机体免疫功能，润肠通便，刺激细胞产生干扰素，抗病毒等功效。所含纤维素、木质糖化酵素能提高体内吞噬细胞对癌细胞的杀伤力，有明显的抗癌作用。

食用方法：

每天生食 5~6 厘米即可。

（三十七）海白菜

海白菜，又称裙带菜，是海藻的一种，营养丰富，是人们喜爱吃的海洋经济蔬菜。

含有蛋白质、脂肪、多糖、维生素 B_2、C、胡萝卜素、碘、钾、铁、钙、钴、钠、镁、磷、蛋氨酸、脯氨酸、胺氨酸、海藻氨酸、硫酸多糖、谷因醇、褐藻胶等成分。具有清除汞、镉、铅等重金属和致癌物，预防动脉硬化、甲状腺疾病、白血病、心脑血管病，降血脂、血压，强壮机体，增强抵抗力，减少色斑，促进骨骼、牙齿生长，护发、护肤，改善皮肤细胞分泌，调节血液的酸碱度，促进减肥等功效。

食用方法：

将适量的海白菜用清洁液浸泡 10 分钟，以去掉因腌渍生成的亚硝酸盐，用清水洗净后，切成 2 公分小段，放入开水焯一下，捞出漂冷，每餐佐食。

（三十八）茄子

茄子，又称落苏、酷苏、茄瓜，为茄科植物的果实，营养价值很高，是人们经常食用的大宗蔬菜之一，被誉为"长寿维生素"。含有蛋白质、脂肪、碳水化合物、粗纤维、钙、磷、铁、钾、锌、铜、胡萝卜素、维生素A、B_1、B_2、P、E、C、D、葫芦巴碱、水苏碱、胆碱、龙葵碱、生物碱、龙葵素、皂甙、尼克酸等成分。具有增强血管韧性，保护微血管，活血化瘀，祛风通络，消肿止痛，清热解毒，降低胆固醇，调节中枢神经，维护神经肌肉的兴奋性，促进性腺和胃液分泌，增强毛细血管抵抗力，增强细胞的抗氧化作用，促进细胞新陈代谢，改善微细血管脆性和通透性，增强微血管循环功能，调节血压，维护心脏功能，预防心脏病、高血压、脑溢血、中风、视网膜出血、动脉粥样硬化、脑血管栓塞、出血性疾病、内痔出血、老年斑、咯血、紫斑症、坏血病、便秘，抗衰老，抑制癌细胞形成和增殖等功效。

食用方法：

茄子的食用方法很多，可红烧、清炖、清蒸、炒肉、炸茄合，也可与土豆同炖，可根据口味选择。

（三十九）芋头

芋头，又称"芋艿"，是老幼皆宜的滋补佳品。

富含蛋白质、脂肪、碳水化合物、粗纤维、糖类、钙、磷、铁、钾、钠、镁、硒、锌、氟、多糖类植物胶体、胡萝卜素、烟酸、皂角甙、粘液皂素、粘胶、维生素 A、B_1、B_2、C、E 等成分。具有增强免疫功能，调解机体酸碱平衡，益胃宽肠，促进消化，补中益肝，益气壮力，通便散结，添精益髓，保护牙齿，辅助治疗甲状腺肿、乳腺癌、乳腺炎、甲状腺癌、淋巴癌、大便干结、腹泻、虫咬蜂蜇、急性关节炎，促进通便排毒，保护人体组织器官，强力抗氧化，维护神经功能，促使皮肤润泽，增强性功能，改善性耐力等功效。

食用方法：

食用方法很多，可煮、烧、炒、蒸、煨、烤、烩，烹制各种菜肴。还可与玉米一起煮粥，切成块烧肉。因芋头中的黏液会刺激咽喉，一定要烹熟。芋头含淀粉较多，一次不能多食，以免滞气。

（四十）山药

山药又称玉延、修脆、佛掌薯，是薯蓣科植物薯蓣的块茎，药食同源，是滋补佳品。

富含蛋白质、脂肪、淀粉、糖类、酸浆素多糖类、胡萝卜素、止杈素、淀粉酶、粗纤维、粗蛋白、糖蛋白、多酚氧化酶、植物性荷尔蒙、水解可得赖氨酸、组氨酸、消化酵素、皂甙、补硫氨酸、尼克酸、游离氨基酸、植酸、核黄素、尿囊素、黏液质、消化酶、胆碱、自由氨基酸、多酚氧化酶、甘露聚糖、烟酸、精氨酸、维生素 A、B_1、B_2、C、钙、磷、铁、碘等营养成分。具有供给人体黏液蛋白质，防止血脂在心脑血管壁上蓄积，增强血管弹性和通透性，抑制动脉粥样硬化过早发生，增强软骨弹性，改善健忘，增强记忆力，益智健脑，健胃强脾，增强消化功能，补肺定喘，止咳祛痰，保持呼吸道和消化道湿润，排除有害颗粒物质，益肾添精，调节内分泌，改善糖代谢，提高胰岛敏感性，祛除黑斑，降低胆固醇，防止结缔组织萎缩，预防心脑血管、动脉硬化、过敏、肥胖症、类风湿关节炎、肝肾结缔组织萎缩、食欲不振、身体虚弱、遗精盗汗、萎缩性胃炎、脾虚腹泻、白带增多、糖尿病、胶原病、硬皮病、便秘，改善妇女更年期症状，延年益寿等功效。

食用方法：

山药食法有多种，可清蒸山药一次食用 3 公分，也可炖鸡、猪肉、羊肉、做米粥。因山药富含淀粉、糖分，故糖尿病患者不宜多食。

（四十一）大白菜

大白菜，又称结球白菜、黄牙菜、白菘、地菘。在我国是具有代表性的蔬菜之一，菜质软，清爽适口，营养价值很高，有"菜中之王"的美誉。

富含蛋白质、脂肪、碳水化合物、粗纤维、灰分、硫胺素、核黄素、胡萝卜素、尼克酸、抗坏血酸、视黄醇当量、钙、磷、铁、钠、钾、锰、锌、硒、钼、维生素 A、C、E、果胶等成分。具有维护心脏、神经、消化系统正常功能，通畅胃肠，养胃补虚，维护骨骼、牙齿、血管肌肉正常功能，促进伤口愈合，利水除烦，口干烦渴，促进胃肠蠕动，促进消化，通导大便，加速体内废物、毒素排泄，解毒醒酒，降低胆固醇，净化血液，促进新陈代谢，促进抗力形成，增强免疫力，减肥美体，有助退热，改善发热患者的病情，预防动脉硬化、贫血、结肠癌等功效。

食用方法：

食用方法很多，可炒、炖、烩、做馅、凉拌、腌制酸菜、咸菜。

（四十二）紫甘蓝

紫甘蓝，又称紫包心菜，营养丰富，是人们经常食用的蔬菜之一，在世界卫生组织推荐的最佳蔬菜类食物中，居第三位。富含蛋白质、碳水化合物、粗纤维、聚糖、硫代葡萄糖甙、硫氰酸盐、胡萝卜素、钙、磷、铁、钾、铜、锌、钠、锰、砷、硼、钼、维生素 B、B_2、C、E、U、胆碱、尼克酸、果酸、果胶、吲哚类、黄酮类化合物、丙二醇酸、丙烯基芥子挥发油、叶酸等成分，其中所含的异硫氰酸脂、萝卜硫素具有很强的抗癌作用。具有促进人体制造酶激素等活性物质，促进儿童骨骼的发育、血液循环、造血及血细胞生成，减少血液凝块，利关节，壮筋骨，利五脏，补肾强骨，健脑填髓，抑制脂肪、胆固醇在体内沉积，抑制人体内亚硝胺的吸收与合成，减轻胃痛、食欲减退、腹胀，促进溃疡愈合，提高胃肠内膜上皮细胞的抵抗力，抗甲状腺肿大，调节脂肪代谢，增强排毒能力，加速体内毒物排出，降血脂,预防体弱多病、发育迟缓、健忘耳聋、四肢无力、胃溃疡、肥胖症、高血脂,养颜美容,保护膀胱,抗癌等功效,特别是对膀胱癌、前列腺癌、结肠癌、卵巢癌,有明显的防治作用。

食用方法:

可炒、炖、凉拌、做馅、榨汁。因含粗纤维素,粗糙质硬,故腹泻、胃肠溃疡出血、婴儿及消化功能虚弱的人不宜食用。

(四十三)芹菜叶、土豆条汤

1. 芹菜

芹菜,又称药芹、香芹,为伞形科植物的全草。有水、旱两种,是人们喜欢食用的一种蔬菜。

营养丰富,含蛋白质、脂肪、碳水化合物、粗纤维、胡萝卜素、苯肽类物质、二氮苯、硫胺素、核黄素、钙、磷、铁、维生素 A、B_1、B_2、C、E、烟酸、尼克酸、抗坏血酸、挥发油、环巴六醇、黄酮类、甘露醇、毛地黄黄酮、补骨脂素等成分。具有促进代谢,分解脂肪,促进胃液分泌,改善血液循环,平肝清热,化湿健胃,祛风利湿,解毒消肿,降血压、胆固醇、血糖,防治冠心病、脑血栓、动脉硬化、肌肉痉挛、大脑炎、高血压、缺铁性贫血、神经衰弱、失眠头晕、疮肿,促使血管平滑肌舒张,抑制胆固醇、脂肪的吸收,保血益气,醒脑健神,减少细菌病毒对大脑的侵害,保护大脑功能,除热祛风,软化血管,促进胃肠蠕动和毒物排泄等功效。

2. 土豆

土豆,又称马铃薯、洋菜、地蛋、山药。营养丰富,是人们常食的蔬菜之一。含有蛋白质、脂肪、碳水化合物、淀粉、黏蛋白、钙、磷、铁、钾、镁、锌、维生素 B_1、B_2、B_6、C、V_6、烟酸、尼克酸、凝集素等成分。一个148 克重的马铃薯可提供人体每日维生素 C 的45%。具有增强机体免疫系统功能,健脾益气,益肾壮骨,消炎解毒,和胃调中,维持体内酸碱平衡,促进脂类代谢,中和酸碱度,补充钾离子,补血利尿,润肠通便,促进胆固醇的排除,改善心肌功能,预防高血压、心脑血管疾病、癌症等功效。

食用方法:

取适量芹菜叶洗净后,用开水焯一下,将土豆切成条与芹菜叶做汤,加适量橄榄油,即可食用,味道鲜美,增进食欲。芹菜茎可炒肉、凉拌、做馅。芹菜有抑制精子生成的作用,故年轻人不宜多食。霉烂或生芽较多的土豆,因含过量龙葵碱易中毒,不宜食用。

（四十四）黄瓜

黄瓜，又称王瓜、胡瓜，原产于印度，后传种于我国，是人们经常食用的一种蔬菜。

富含蛋白质、碳水化合物、粗纤维、胡萝卜素、葫芦素、维生素A、B_1、B_2、C、E、精氨酸、丙醇二酸、葫芦素C、糖类、甙类、多种游离氨基酸、抗坏血酸、烟酸、尼克酸、硫胺素、核黄素、钾盐、钙、磷、铁等成分。具有促进新陈代谢，促进肝脏康复，抑制糖类转化为脂肪，减少肥胖症发病几率，降血脂、胆固醇、血压、血糖，防止色素沉着，美容护肤，促进血液循环，排泄体内多余盐分，清热利水，除湿滑肠，利尿解毒，促进机体康复，预防高血压、高血脂、肾炎、膀胱炎、冠心病、浮肿，促进细胞分裂，延缓衰老，抗癌等功效。

食用方法：

可炒肉、做汤、凉拌、生食。因黄瓜性凉，虚寒型慢性支气管炎、结肠炎、胃溃疡等患者少食为宜。

（四十五）韭菜

韭菜，又称壮阳草、草钟乳，为百合科植物韭的叶，是人们喜食的佳蔬。

富含蛋白质、脂肪、糖类、碳水化合物、粗纤维、钙、磷、铁、胡萝卜素、核黄素、硫胺素、尼克酸、抗坏血酸、维生素A、B_1、B_2、C、E、生物碱、硫化物、挥发油、皂甙、抗生素物质等成分，其中维生素E的含量高。具有兴奋神经，壮阳补肾，化瘀解毒，促进胃肠蠕动，促进消化吸收，通络神经，杀菌消炎，温补肝肾，涩滑止遗，防治动脉硬化、白内障、肺心病、遗精阳痿、冠心病、营养不良、肺心病、大便干燥、习惯性流产，抗癌等功效。

食用方法：

可清炒、肉蛋炒、做馅、韭菜合子，韭菜于春、秋、冬肥嫩，味道鲜美，食则香，夏季不宜食用。酒后、疮痈、目疾者忌食。

（四十六）南瓜

南瓜，又称饭瓜、金冬瓜、蕃瓜、麦瓜、麦火腿，是药食同源的保健佳品。

富含蛋白质、脂肪、碳水化合物、多糖类、淀粉、免疫活性蛋白、抗坏血酸、氧化酶、粗纤维、硫胺素、胡萝卜素、核黄素、叶黄素、天门冬素、尼克酸、果胶、烟酸、亚麻仁油酸、赖氨酸、亮氨酸、苏氨酸、苯丙氨酸、异亮氨酸、软脂酸、硬脂酸、甘油酸、组氨酸、甘露酸、维生素 A、B_1、B_2、C、E、钙、磷、铁、锌、镁、锰、铬、硼、钾、钴等成分。具有增强机体免疫功能，能有效的保护机体受自由基和过氧化物的损害，促进脑垂体荷尔蒙的分泌，增强胰岛敏感性，促进胰岛素分泌，调节血糖，预防糖尿病、心脑血管病、冠心病、动脉硬化、神经病、白内障、高脂血症、高血压、肾脏病、营养不良、脾胃虚弱、多发性关节炎、下肢溃疡，降低胆固醇，抑制胆固醇在心脑血管壁上蓄积，促进新陈代谢，增强造血功能，补中益气，维护皮肤健康，消炎止痛，杀虫解毒，化痰止喘，润燥通便，减少毒素对人体的危害，抑制癌细胞的生长恶化，降低肺癌、前列腺癌风险等功效。

食用方法：

南瓜食用方法有多种，可炖、蒸、做汤，南瓜子可炒吃。

（四十七）黄花菜

黄花菜，又称金针菜、萱草，因花鲜黄色，故称为"黄花菜"，鲜美可口人们喜食，是一种药食两种的珍品。

营养价值高，富含蛋白质、脂肪、碳水化合物、胡萝卜素、硫胺素、核黄素、秋水仙碱、钙、磷、铁、钾、维生素 B_1、B_2、尼克酸、叶酸、烟酸等成分。具有健脑益智，健脾开胃，安神补气，止血消炎，稳定情绪，缓解疲劳，利尿凉血，宽胸膈，安五脏，利湿热，催乳汁，医牙病，治黄疸，降胆固醇，滋补身体，抗衰益寿，预防脑溢血、心脏病、动脉硬化、神经衰弱等功效。

食用方法：

取适量干黄花菜，温水发后，用肉类炒、炖、柔软清香。因鲜黄花菜含有秋水仙碱，可产生中毒，不可生食。

（四十八）竹笋

竹笋，又称竹芽、竹胎、竹萌、冬笋、虫笋、春笋、鞭笋，自古被列为山珍之一。

含丰富的植物蛋白、脂肪、糖类、碳水化合物、粗纤维、胡萝卜素、钙、磷、铁、锌、镁、维生素 A、B_1、B_2、C、D 等成分。具有促进胃肠蠕动，帮助消化，降低胃肠黏膜对糖的吸收，预防冠心病、动脉硬化、高血压、肥胖症、脂肪肝、消化不良、腹泻、便秘、肺热咳嗽、肾炎、浮肿、吸附油脂，促进毒物排出，减肥美容，抗癌等功效。

食用方法：

用于烧、炒、烩、炝、可拌配料，使用广泛，是很好的烹饪原料。因竹笋含有较多草酸，不宜与豆腐同食。

（四十九）苣荬菜

苣荬菜，又称苦菜、取麻菜、苣苣菜，属菊科多年生草本植物。长期生长在田间和荒野上，是一种生命力很强的野生菜。

含丰富的蛋白质、脂肪、碳水化合物、粗纤维、维生素 A、B_1、B_2、C、D，钙、铁、镁、钾、锰等成分。有较高营养价值和药用价值，除作药材外，植株的嫩茎、叶可生食。具有凉血利湿，清热解毒，消肿排脓，祛瘀止痛，补虚止咳等功效。

食用方法：

将适量的苣荬菜用清洁液浸泡 10 分钟洗净后，可蘸酱生食，清香爽口，风味独特，能增加食欲。

（五十）茼蒿

茼蒿，又称蓬蒿、蒿子杆、菊花菜，茎和叶可同食，鲜香脆嫩，营养丰富。

富含蛋白质、脂肪、碳水化合物、粗纤维、胡萝卜素、钙、磷、钾、铁、钠、多种维生素、多种氨基酸、挥发油、胆碱、腺体有机物、矿物盐、芳香精油、挥发油、黄酮类等营养成分。具有调节血液代谢，促进胃肠蠕动，消食开胃，温中理气，补脑益智，增强记忆力，养心安神，调节情绪，改善心境，愉悦心情，通利小便，消除水肿，维持体内水分平衡，预防冠心病、高血压、头痛、体质偏热、便秘等功效。

食用方法：

茼蒿用清洁液浸泡洗净后，可做汤、凉拌、涮火锅，还可与肉、蛋共炒。

（五十一）荠菜

荠菜，又称鸡心菜、清明草、血压草、地草、护生草、净肠草，是在田间、荒野上随处可见的野生菜，营养丰富的美味食品，民间有"阳春三月三，荠菜当灵丹"的说法。

含丰富的蛋白质、脂肪、碳水化合物、粗纤维，维生素 A、B_1、B_2、C、E、铁、钙、铬、镁、锰、锌、钾、铜、硒、胡萝卜素、尼克酸、荠菜酸、谷氨酸、生物碱、氨基酸、黄酮类等成分。具有清热解毒，凉血止血，腱脾益胃，明目利水，防治软骨病、胆结石、胃溃疡、肠炎、肺出血、视网膜出血、夜盲症、结膜炎、白内障、高血压、麻疹、皮肤角化、前列腺炎、肾炎、呼吸系统感染、泌尿系统感染等功效。

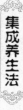
食用方法：

荠菜是色泽诱人，味道鲜美，药食同源的佳蔬。将适量的荠菜，用清洁液浸泡10分钟洗净后，可炒、烩、拌、做馅、做汤、蘸酱生食，熬荠菜粥。

（五十二）蒲公英

蒲公英，又称黄花地丁、婆婆丁，蒲公英属菊科，多年生草本植物蒲公英的带根全草。始载于《唐本草》，孙思邈《千金方》，苏颂《图经本草》、李时珍《本草纲目》，药食同源。

含丰富的蛋白质、脂肪、碳水化合物、有机酸、粗纤维，维生素 A、B_1、B_2、C、D、钙、磷、铁、钾、锰、硒、胆碱、葡糖、果胶、果糖、树脂、叶酸、叶黄素、皂甙、核黄素、胡萝卜素、蝴蝶梅黄素、叶绿醌、蒲公英甾醇、蒲公英素、蒲公英苦素、叶黄呋喃素、三萜醇、肌醇、天冬酰氨酸、苦味质、金东二醇、毛茛黄素等成分。蒲公英的药用价值很高，对白喉杆菌、痢疾杆菌、溶四性链球菌、金黄色葡萄球菌、肺炎、双球菌等各种革兰氏阳性菌有明显的抑制和杀灭作用。具有清热解毒，通乳益精，舒筋固齿，化痰止咳，防治上呼吸道感染、急性扁桃体炎、咽喉炎、结膜炎、疔疮热毒、流行性腮腺炎、急性乳腺炎、胃炎、肠炎、肝炎、泌尿系统感染、肿瘤，灭杀细菌病毒，增强机体免疫力等功效。

食用方法：

将适量蒲公英的嫩苗洗净后，可蘸酱生食。

（五十三）马兰

马兰，又称田边菊、红梗菜、鸡儿肠、毛蜡菜，是人们喜食的一种野菜。富含蛋白质、粗纤维、脂肪、糖、胡萝卜素、有机酸类、钙、磷、钾、维生素 A、B_1、B_2、C 等成分。具有止血凉血，清热利湿，治疗肝炎、疔疮肿痛、扁桃体炎、肺结核、口腔炎、结膜炎、乳腺炎、牙周炎、急性咽喉炎等功效。

食用方法：

取嫩茎叶用开水焯后漂冷去苦味，可炒、凉拌、蘸酱、做馅、做汤。还可与粳米煮成马兰饭，清香可口。

（五十四）蕨菜

蕨菜，又称鸟糯、龙爪菜、吉祥菜、龙头菜、锯菜、薏草。是人们喜食的一种野菜，被称为"山菜之王"。富含蛋白质、脂肪、糖类、胡萝卜素、纤维素、淀粉、灰分、维生素 B_1、B_2、C、钙、磷、铁、钾、锌、硒等成分。具有强胃健脾，活血消肿，祛风除湿，清热解毒，安神利尿，防治慢性胃炎、风湿性关节炎、尿路感染、高血压、冠心病、肥胖症、神经衰弱，抗癌等功效。

食用方法：

取嫩茎切成小段，可炒、烧、煨、凉拌，鸡蛋炒蕨菜，海米炒蕨菜，肉炒蕨菜，清香味美。

（五十五）紫薯

紫薯，又称黑薯，薯肉显深紫色，具有特殊的保健功能，在抗癌蔬菜中名列榜首，在国际市场上十分走俏。

含有蛋白质、脂肪、糖类、维生素 A、B_1、B_2、B_6、C、E、钾、钙、铁、锌、碘、锰、钠、铜、硒、磷、膳食纤维、花青素、黏蛋白淀粉、黏液多糖类物质、胡萝卜素、烟酸、赖氨酸、尼克酸、硫黄素、花色苷、去雄酮、叶酸、胶质类等成分，是上好的低脂肪、低热能食品。具有维护心脏功能，维护心脑血管弹性，益气生津，修补心肌，补中和血，强力抗氧化，清除自由基，保护视力，减少皮下脂肪，润滑关节腔和浆膜腔，刺激胃肠蠕动，促进排便、排毒，保持大便通畅，改善消化道环境，提高胰岛素的敏感性，防治便秘、胃炎、动脉硬化、冠心病、夜盲症、中风、脾虚水肿、火盛肠躁，降低胆固醇，抑制非必需胆固醇的生成，维持血液酸碱平衡，保持动脉血管弹性，防止脂肪在心血管壁上附着，预防心脑血管、胃肠道疾病，阻止糖分转化成脂肪的特殊功能，促进减肥，缓解疲劳，强筋壮骨，增强免疫力，改善亚健康状况，美容养颜，延缓衰老，抑制癌细胞生长，抗癌等功效。

食用方法：

每天同主食熟食半个紫薯，但不可过量，紫薯含有一种氧化酶，过量食用会碍胃滞气，引发腹胀。因含糖量高，多食可产生大量胃酸造成"烧心"。不宜食有黑色斑点的紫薯。表皮呈黑色斑点的紫薯是受黑色斑点病菌污染，这种黑斑病菌所排出的毒素，含有番薯酮和番薯酮醇，使紫薯变硬发苦，对人体肝脏有害。

（五十六）香蕉

香蕉，又称甘蕉、香牙蕉、矮蕉、天宝蕉、粉蕉。

营养丰富，含有蛋白质、淀粉、碳水化合物、糖、粗纤维、维生素 A、B_1、B_2、B_6、C、F、钙、磷、铁、镁、钠、铜、硫、钾、胡萝卜素、硫胺素、核黄素、烟酸、抗坏血酸、果胶、色氨酸等成分。具有调节人体酸碱平衡，降低体内对钠盐的吸收，增强免疫功能，抗各类感染，润肺止咳，生津止渴，通血脉，填精髓，清热润肠，消炎止痛，有助镇定安眠，降血压，防中风，防止高血压引起的脑溢血和中风，促进大脑产生 5 - 羟色胺，刺激大脑神经系统，养护血管，改善情绪，使人愉悦，减轻心理压力，缓解紧张情绪，减轻疲劳，促进脂肪代谢，预防心脏病发作，抑制抑郁，降低白血病、结肠癌、肾癌风险等功效。是高血压、脑溢血、心血管病、胃溃疡、便秘患者的进补康复食品。

食用方法：

每天吃 2 根香蕉。空腹不宜食香蕉，因香蕉中富含镁，会使血液中镁含量突升，造成人体血液中镁钙比例失调，对心脑血管产生抑制作用，不利于健康。因香蕉性寒、质滑，含钠盐多，故慢性肾炎、高血压、浮肿患者不宜多食。

（五十七）石榴

石榴，又称安石榴、番石榴、鸡矢果、香桃、金婴、丹若，为安石榴科，属落叶灌木或小乔木。石榴果大皮簿，味甜汁多，鲜美可口，药食同源，果皮药用价值高，全身都是宝，是人们公认的保健佳品。

富含蛋白质、脂肪、碳水化合物、粗纤维、维生素 B_1、B_2、C、E、钙、磷、钾、石榴酸、石榴多酚、石榴皮碱、甘露醇、没食子酸、草酸钙、苹果酸、熊果酸、生物碱、鞣花酸、花青素、胡萝卜素、黄酮类物质、黄酮甙、有机酸、抗坏血酸、抗氧化物等营养成分。石榴有特殊的保健作用，具有防治心脏病、心慌心悸、心早衰、哮喘、动脉硬化，养护心脏，生津解渴，消食开胃，促进消化，增进食欲，杀虫止痢，抑制细胞病变，清除血管壁上的蓄积物，排除心脑血管毒素，促进胰岛素分泌，降血糖、血脂、血压、胆固醇，软化血管，清除血液中多余的脂肪，抗病菌病毒，活血补血，平肝益肝，清热解毒，氧化非必需胆固醇，提高一氧化碳浓度，放松血管壁，有助于保护动脉畅通和血液顺畅，有助于局部创面愈合，预防动脉受阻，降低动脉硬化发病率，清除自由基，安神养颜，增强免疫力，强力抗衰老，能减少导致发炎的血细胞含量，阻碍酵素侵蚀软骨，防治骨关节炎，维护骨关节功能，增强性功能，促进性器官充血，提高性功能，保护前列腺，防治久痢、便血、脱肛、滑精、中耳炎、吐血、崩漏带下、前列腺癌等功效。

石榴汁与核桃仁同服可提高记忆力，健脑益智；与黑芝麻、巴旦木杏仁、松子仁、核桃仁共研成细末食用，可提高性功能，改善性生活质量，对精液少、精子成活率低的患者，疗效明显。

食用方法：

因石榴味酸，不宜空腹食用，每天晚饭后 1 小时食用一个石榴即可。不宜多食，多食损肺伤齿，生痰上火。感冒、便秘、糖尿病、实热积滞、尿道炎者，不宜多食，以免加重病情。

（五十八）人参果

人参果一年四季生长在我国祁连山下，果肉厚实多汁、无核，口感爽脆，淡雅清香，风味独特，是一种老少皆宜的天然营养保健水果，有很强的补养作用。

富含高蛋白、低脂肪、低糖、多糖、酶、粗纤维、碳水化合物、胆碱、烟酸、尼克酸、泛酸、天门冬氨酸、精氨酸、赖氨酸、生物碱、多肽、钙、磷、铁、钾、钠、铜、锌、锰、硒、维生素 A、B_2、B_{12}、C、E 等成分。含钙量是西红柿的 114 倍，黄瓜的 36.4 倍。具有增强机体免疫功能，激活人体免疫细胞，增强抵抗力，抗病毒、细菌侵害，促进新陈代谢，促进血液循环，调节大脑中枢神经，增强神经系统功能，改善微循环，益心养气，保护心脏，安神益智，降血糖、血压，提高糖耐量，降低患糖尿病几率，减肥美体，改善脸部皮肤细胞，增强皮肤弹性、活力，减少皱纹生成，增白美容，促进毒物排泄，增强骨密度，防止骨质疏松，增强体质，促进儿童生长发育，延缓衰老，抗癌等功效。

食用方法：
用清洁液浸泡 20 分钟，每天饭前一小时可食用一个。

（五十九）蓝莓

蓝莓，又称越橘、蓝浆果，果实呈蓝色，果肉细腻，果味酸甜，营养丰富，被联合国粮农组织列为人类五大健康食品之一。

富含蛋白质、脂肪、碳水化合物、粗纤维、果糖、鞣龙单片、超氧化酶、视紫质、鞣花酸、叶酸、花色素苷、类黄酮、维生素 A、B_1、B_2、B_6、C、D、E、P、钙、磷、铁、钾、锌、铜、镁、硒、锗、铬、胡萝卜素、未知酶、抗氧化剂、花青素、花色苷色素、黄酮类色素等营养成分。具有预防老年痴呆、认知能力退化、白内障、冠心病，通畅心脑血管，减缓大脑老化速度，增强视力、明目，提高视觉敏感度，防止视网膜病变，消除眼睛疲劳，提高夜间视力，调节神经，延缓脑细胞衰老，增强大脑功能，增强记忆力，抗氧化，强力清除自由基，抗尿路感染，显著抗衰老等功效。

食用方法：
用清洁液洗净后，每天可食用 30 克。也可饮用蓝莓果汁。

（六十）猕猴桃

猕猴桃，又称"阳桃"、"羊桃"，人称"抗癌珍果"。
含蛋白质、脂肪、酶、碳水化合物、粗纤维、糖、维生素 A、B_1、B_2、

B₆、B₁₂、C、E、果胶、粗纤维、猕猴桃碱、叶黄素、玉米黄质、钙、磷、铁、钠、钾、解朊酶、17 种氨基酸、果酸、果胶、柠檬酸、泛酸、叶酸、鞣酸、精氨酸、果酸查、谷胱甘肽，特别是维生素 C 含量高，每 100 克含维生素 C532 ～ 930 毫克。具有防止亚硝胺在人体内生成，阻断体内致癌物质的合成，抑制诱发癌细胞基因的突变，对癌症有明显的抑制作用，降血压、血脂、血糖、胆固醇，增进食欲，清热解毒，活血消肿，滋补强身，清热利尿，生津止渴，健脾开胃，有助消化，促进血液循环，防止血栓形成，有助于肉类纤维蛋白质的分解，清除体内蓄积的有害代谢物质，有效抑制皮肤内多巴醌的氧化作用，阻止体内铜元素流失，预防皱纹形成、黑色素沉淀，保持皮肤美白，促进皮肤制造胶原蛋白，促进皮肤细嫩光滑，使皮肤有弹性，美容养颜，预防心脏病、尿路结石、消化不良、关节炎、高血压、肝炎、肥胖等功效。对铝、汞或其他中毒性职业病有解毒作用，防治放射线损伤，降低白内障和黄斑变性发病率，延缓衰老等功效。

食用方法：

每天吃 1 个，可满足人一天的维生素 C 的需求。因猕猴桃性寒，故脾胃虚寒者应慎食，习惯性尿频和腹泻者慎食。猕猴桃不宜与牛奶和乳制品同食，因为猕猴桃中的维生素 C 易与奶制品中的蛋白质凝结成块，不但影响消化吸收，还会造成腹胀、腹痛、腹泻。

（六十一）雪莲果

雪莲果酷似红薯，营养丰富，果肉口感像水梨，多汁香甜脆爽，属低热量食品，原产自南美洲的安弟斯山脉，后引种于中国云南。

富含蛋白质、碳水化合物、粗纤维、淀粉、果糖、低聚果糖、葡糖、儿茶素、黄酮甙类、可溶性纤维、维生素 A、B₁、B₂、C、E、钙、镁、铁、钾、锌、硒、20 种氨基酸等营养成分。具有提高免疫功能，增强体内各器官功能，促进新陈代谢，促进血液循环，增强毛细血管通透性，增强胃肠消化功能，促使肠内产生有益菌的双歧因子，加速分解、排除体内有毒物质，调节神经，降低血脂、血压、胆固醇、血糖，预防糖尿病、下痢、面疮、暗疮、肥胖症，抗氧化，清除自由基，降低有毒致癌化合物的含量，强健身体等功效。

食用方法：

洗净削皮后可直接食用，可切块煲汤，也可榨果汁饮用。

（六十二）桑葚

桑葚，又称桑实、桑果，有黑白两种，营养丰富，功效明显，补益上品，是人们喜食的佳果之一。

富含蛋白质、糖分、碳水化合物、桑葚活性多糖、鞣酸、苹果酸、有机酸、黄酮类、芦丁、白藜芦醇、胡萝卜素、多种维生素、多种氨基酸、钙、镁、铁、锌、锰、铜等营养成分。具有调整机体免疫功能，抗肿瘤，养血益气，增强免疫力，促进红细胞生长，促进新陈代谢，保护心脑血管，阻止血液栓塞形成，补肝益肾，秀发明目，润肠通便，宁心安神，降低血脂，血糖，消肿止痛，强壮骨骼，改善皮肤血液供应，促进胃肠消化，防治冠心病、动脉硬化、体质虚弱、高血压、高血脂、神经衰弱、头晕耳鸣、肝肾虚损、阴血不足、便秘等功效。

食用方法：

可用鲜桑葚 200 克泡 1000 克低度白酒，15 日后可饮用，也可将桑葚与大枣熬汤食用。因桑葚偏寒，脾胃虚寒、糖尿病患者不宜多食。

（六十三）乌梅

乌梅性温、味酸，营养丰富。

富含碳水化合物、糖类、纤维素、苹果酸、柠檬酸、谷固醇、蜡样物、有机酸、琥珀酸、苦杏仁苷、甾酸、齐墩果酸、三萜、多种维生素、多种微量元素等营养成分。具有强力杀伤癌细胞，缓解癌症症状，消肿解毒，促进耳下腺分泌腮腺素，促进口腔腺体和胃酸分泌，抗菌消炎，生津止咳，健胃益脾，美容养颜，预防消化不良、食欲不振、慢性腹泻、湿疹癣病，抗衰老等功效。

食用方法：

乌梅可生食，做酸梅汤、乌梅酱，适量食用。因乌梅属酸性，胃酸多者不宜多食。

（六十四）草莓

营养丰富，被誉为"活的维生素制剂"、"矿物质制剂"。

富含蛋白质、脂肪、碳水化合物、钙、镁、磷、铁、钾、烟酸、胡萝卜素、粗纤维、蛇麻醇酯、苯酚、硫氨素、核黄素、尼克酸、苹果酸、草莓氨、柠檬酸、鞣花酸、果胶、异蛋白物质、单糖、非瑟酮、维生素 B_1、B_2、B_{12}、C 等成分。具有抗氧化，减缓大脑老化速度，提高记忆力，预防白血病、心脑血管疾病、动脉硬化、坏血病、心绞痛、脑溢血、高血压、高血脂、冠心病、烦热口渴、积食腹胀，养血润燥，生津开胃，促进消化，清肺化痰，补血补虚，利尿消肿，润肠通便，降胆固醇，消除体内自由基，可阻断体内导致炎症的多种酶，有助于控制 II 型糖尿病，刺激大脑神经信号通畅，保护正常细胞，促进神经细胞的分化和成熟，提高人体免疫力，抗病毒入侵，促进人体新陈代谢功效。对防治白血病、再生障碍性贫血、头颈癌、结肠癌、前列腺癌、口腔癌有一定疗效。

食用方法：

草莓的食用方法很多，常见的是把草莓用清洁液洗净后，每天吃 10 粒左右。可拌糖、拌奶食用，也可用榨汁机制成草莓汁。因草莓含草酸钙较多，故患有尿路结石和肾功能低下的人不宜多食。

（六十五）冬枣

冬枣主产于我国山东省沾化一带，皮薄肉脆，香甜可口，营养丰富，被誉为"百果之王"的佳品。

冬枣富含蛋白质、脂肪、碳水化合物、粗纤维、葡萄糖、芦丁、苏氨酸、天门冬氨酸、丝氨酸、环磷酸腺苷、胡萝卜素、钾、钠、铁、铜、维生素 A、E、C、P，维生素 C 的含量是梨的 100 倍，苹果的 70 倍，有"活维生素丸"之誉。冬枣具有强力抗氧化，清除体内自由基，抵抗多种病毒细菌，提高免疫力，调节免疫系统，促进血液循环，增强心肌收缩力。调节神经，调节血脂、血糖、血压，软化血管，保持毛细血管通畅，抑制胆固醇在血管壁上蓄积，促进新陈代谢，预防冠心病、动脉硬化、高血压、感冒，增强体质，延缓衰老，抗癌等功效。

食用方法：

每天可食 30 克左右，不宜过量食用，否则可伤脾胃，影响消化功能。食用冬枣后不宜立即吃海鲜、乳制品等高蛋白食物，因为冬枣中的维生素 C 会与高蛋白凝成块不宜被吸收，降低营养价值。二物可相隔 1 小时后食用。

（六十六）芒果

芒果，又称"望果"，即"希望之果"。原产于印度、马来西亚，后引种在我国，华南各省均有种植。果实椭圆滑润，果皮呈柠檬黄色，味道甘醇，形色美艳，故有"热带果王"之誉。

含有蛋白质、脂肪、碳水化合物、粗纤维、酶、糖、钙、磷、铁、胡萝卜素、核黄素、硫胺素、尼克酸、抗坏血酸、三萜酸、多酚类化合物、粗纤维、丹宁、蛇麻醇酯、维生素 A、B_1、B_2、B_6、C 等成分，维生素 C 的含量超过橘子、草莓。胡萝卜素含量居果类之首，是苹果的 80 倍，柑橘的 8 倍，鲜枣的 400 倍。具有调节血液中同型半胱氨酸含量，维护动脉健康，润泽皮肤，益眼降压，解毒消滞，清热生津，解渴利尿，益胃止呕，清除自由基，化痰去湿，抗氧化，抗衰老等功效。

食用方法：

购芒果要选色黄质软的成熟果。吃芒果忌食辛辣，肾病患者勿食，以防加重病情。芒果有大有小，每天大的吃一个，小的吃三个即可。

（六十七）山楂

山楂，又称山楂果、红果、山里红、胭脂果、山梨。属蔷薇科，落叶乔木，在我国已有3000多年的栽培史，是人们喜欢吃的果品。

含有蛋白质、脂肪、脂肪分解酶、粗纤维、碳水化合物、果胶、三萜皂苷类、牡荆素、有机酸、皂苷、鞣质、游离酸、脂肪酸、无机酸、硫胺素、核黄素、胡萝卜素、山楂酸、尼克酸、枸橼酸、烟酸、苹果酸、抗坏血酸、柠檬酸、黄酮类物质、解脂酶、维生素 A、B_1、B_2、B_6、C、E、K、皮苷、钙、磷、铁等成分，其中维生素 B_2 和钙的含量居水果之首。具有清除血管壁垃圾，扩张血管，保持血管畅通，增加冠状动脉流血量，调节心脏，改善心脏活力，增强心肌功能，兴奋中枢神经系统，促进脂肪类食物消化，加速脂肪分解，降血压、血脂、胆固醇，预防动脉硬化、心绞痛、心脑血管疾病、老年痴呆，辐射、腹泻、食欲不振，促进气管纤毛运动，化痰平喘，抑制细菌，健脾益胃，顺气止痛，增强消化酶的活性，促进胃液分泌，增强消化功能，减少自由基生成，增强免疫功能，清除肠道细菌和毒素等功效。医学专家测出在30种水果中，山楂的抗氧化酶占首位，达13.42%。久食山楂可清除体内垃圾自由基，抗氧化、抗衰老、抗癌，是中老年人理想的果品。

食用方法：

每天吃 5~7 枚。但不宜多食，多食则耗气损齿。有便秘或痔疮患者不宜多食，以免加重病情。孕妇不宜食，以免刺激子宫收缩，引起流产。

（六十八）枸杞

枸杞是一种具有强壮生命力及精力的植物，民间称枸杞为"驻颜维生素"。相传清末民初中医中药学者李清云活了256岁，主要得益于长期食枸杞。枸杞自古就是滋补养人的佳品。《保寿堂方》记载，古代有位人称"赤脚张"的异人，向猗氏县一位老人传授一种食用枸杞的方法，这位老人坚持食用活了100多岁，身体非常强健。历代医学家、营养学家、养生家都很看重枸杞的保健功效。

枸杞含蛋白质、脂肪、碳水化合物、粗纤维、糖类、抗氧化物、粗蛋白、粗脂肪、维生素 A、B_1、B_2、C、烟酸、甜菜碱、芸香甙、玉蜀黍黄素、氨基酸、菸酸、硫胺素、亚油酸、B－谷固醇、抗坏血酸、肽类、核黄素、胡萝卜素、枸杞多糖、酸浆果红素、钙、磷、铁、铬、镁、锌、铜、硒、锰、氟、锂、钠、硅、钾、钒等成分。具有促进血液循环，改善心肌缺血状态和动脉硬化程度，提高机体组织和性器官兴奋的能力，是水果伟哥，能增强免疫功能，滋补肝肾，抑制脂肪在肝细胞内蓄积，促进肝细胞再生，预防肾亏、遗精、阳痿、神经衰弱、贫血、老年痴呆、体虚消瘦、糖尿病、动脉硬化、脂肪肝，软化血管，降血糖、血脂、胆固醇，增强骨髓的造血功能，兴奋心脏，提高吞噬不良细胞的功能，增加白细胞，增强 T 淋巴细胞的转化率，抗癌等功效。枸杞返老还童强精壮体的作用表现在：促进新陈代谢，消除疲劳，改善心境，可抑制脂肪在体内蓄积，刺激性腺及内分泌腺，促进荷尔蒙的分泌，对丘脑垂体——性腺轴产生多层次的调节和保护作用，促进睾丸、生殖细胞正常发育，强化脑细胞和神经细胞的生理机能，避免人随年龄增长而出现血中积存毒素的现象，从而维护人体内各器官的正常功能，还可以提高皮肤吸氧能力，起到美容、美白作用，延缓衰老，保护神经元细胞，促进乳酸杆菌生长，有益消化。对体质虚弱、性冷淡、肝肾疾病、胃寒胃酸、便秘、失眠、贫血、脱发有很好的治疗效果。

食用方法：

每天取 20～30 克，水发后早晚饭前食用。由于枸杞温热身体效果很强，故患感冒、高血压、发烧、炎症、腹泻、脾气暴躁、面泛红光者不宜多食，以免加重病情。

（六十九）木瓜

木瓜，又称皱皮木瓜，蔷薇科，落叶灌木。营养价值很高，有"百益之果"之称，是药食同源的果中珍品。

含有蛋白质、脂肪、碳水化合物、粗纤维、胡萝卜素、皂甙、黄酮素、黄酮类物质、苹果酸、鞣酸、木瓜酵素、木瓜碱、木瓜蛋白酶、凝乳酶、抗氧化剂、果胶、维生素 A、B_1、B_2、C、E、钙、磷、铁、镁、钾、锰、锌、硒、17 种氨基酸等成分，其中苹果酸、酒石酸、枸橼酸、齐墩果酸含量较高。具有抗氧化，清除自由基，增强肝细胞功能，促进受损肝细胞修复，护肝降酶，分解肉食中的蛋白质，促进消化吸收，加速脂肪代谢，降血压、血脂，行气活血，软化血管，抗菌消炎，舒筋活络，止痛消肿，预防流感，胃溃疡、胃肠炎、消化不良，分解去除肌肤表面的老化角质层，抗衰养颜，阻止致癌物质亚硝胺的合成，抗癌等功效。

食用方法：

每天食半个木瓜，也可用糖、蜜煮熟拌均食用，还可凉拌下酒。木瓜有兴奋子宫平滑肌的作用，故孕妇不宜多食。

（七十）西瓜

西瓜，又称寒瓜，因从西方引进故称西瓜。西瓜是水果中果汁含量最高的，高达95%左右，有夏季"瓜果之王"美誉。

营养丰富，富含蛋白质、碳水化合物、粗纤维、蔗糖、果糖、葡萄糖、维生素 A、B、C、烟酸、有机酸、氨基酸、瓜氨酸、精氨酸、钙、磷、铁、锌、无机盐类、酶类等成分。具有促进新陈代谢，增强免疫功能，滋养身体，软化血管，解热祛毒，益肾利尿，消炎降压，扩张血管，抗坏血病，减少胆固醇沉积，防止皮肤晒伤，美容护肤，清肺润肠，生津开胃，调节心脏功能，增强男性功能，改善性耐力，防治心脏病、肝硬化、腹水、肾炎、前列腺癌、口腔癌、卵巢癌，美容养颜，抗衰老等功效。

食用方法：

可根据个人的食量食用。因西瓜性寒凉，含糖量高，体虚、胃寒、腹泻、腹涨、病后、产后、糖尿病患者不宜多食。

（七十一）菠萝

菠萝，又称凤梨、菠萝蜜，营养丰富，是人们喜食的水果。

富含蛋白质、脂肪、碳水化合物、多糖、菠萝蛋白酶、糖苷类物质、粗纤维、抗坏血酸、尼克酸、烟酸、有机酸、硫胺素、胡萝卜素、核黄素、五羟色胺、维生素 B_1、B_2、C、钙、磷、铁、钠、锌、钾等成分。具有促进新陈代谢，分解蛋白质，溶解纤维蛋白和血凝块，改善血液循环，促进组织修复，促进关节健康，减少感染症状，增强胃肠消化功能，补益脾胃，消暑止渴，利尿消肿，促进关节健康，预防形成血凝块、脑血栓，心脑血管疾病，抑制血小板聚集引起的心脏病发作和中风，缓解心绞痛症状，防治胃炎、感染、气管炎、高血压，缓解神疲乏力；改善亚健康状况，抑制癌细胞生长等功效。

食用方法：

将菠萝去皮切成片，放在盐水中浸泡 10 分钟，可破坏菠萝蛋白酶的致敏结构，减少菠萝蛋白酶对口腔黏膜的侵蚀，防止吃后发生过敏性反应。

（七十二）樱桃

樱桃，又称荆桃、莺桃、含桃、樱珠。成熟早，有"鲜果第一枝"的美誉，是一种高档的水果。樱桃味道甘美，营养丰富。富含蛋白质、脂肪、粗纤维、胡萝卜素、花青素、碳水化合物、尼克酸、鞣花酸、烟酸、褐黑素、钙、磷、铁、钾、锌、硒，其中铁含量比苹果、橘子、梨和葡萄高出 20 倍，维生素 A、B_1、B_2、C、E，维生素 A 比苹果、橘子、葡萄高出 4~5 倍，还含有多种氨基酸成分。具有祛风除湿，补血益气，透疹解毒，活血润肤，壮力，增强体质，防治瘫痪，促进血红蛋白再生，促进睡眠，预防糖尿病、缺铁性贫血、面色不佳、体质虚弱、皮肤粗糙、大便干结、中风，防治癌症等功效。

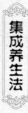

食用方法：

每次用清洁液浸泡 5 分钟，食用 3 两为宜。樱桃属热性，患热性病和喘咳者不宜食用。

（七十三）柑橘

柑橘为扁园形，红或黄色，营养丰富，果除鲜食外，还可做加工原料。

富含蛋白质、碳水化合物、糖类、粗纤维、胡萝卜素、类胡萝卜素、烟酸、尼克酸、核黄素、硫胺素、黄酮醇、苹果酸、柠檬酸、柠檬苦素、玉米黄质、琥珀酸、香豆素、橙皮油素、三萜类化合物、单萜、维生素 A、B_1、B_2、C、D、钙、磷、铁、钾等成分。具有促进新陈代谢，增强心脏功能，加大心脏排血量，增强毛细血管的韧性，扩大冠状动脉，增强肝功能，提高抗氧化能力，清除自由基，加速胆固醇的分解和代谢，降胆固醇、脂肪、血压，通调经络，生津润肺，化痰止咳，促进消化，消滞理气，健脾益胃，调节体液，护肤美容，预防心脏病、高血压、肝炎、皮肤角化、糖尿病、痛风、动脉硬化、酒精肝、婴儿发育迟缓、便秘，延缓衰老，防治胃癌、口腔癌、喉癌、乳腺癌等功效。

食用方法：

每天可适量食用，因柑橘含有较多有机酸，故空腹时不宜吃。食用柑橘前后一小时内不宜喝牛奶，以免牛奶中的蛋白质遇到果酸凝固，影响消化吸收。

（七十四）桃

桃，又称山桃、甜杨桃、蟠桃、蜜桃、寿桃、佛桃、雪桃、仙桃，有800 多个品种，全国各地均有种植。桃被作为福寿吉祥的象征，故有寿果、仙桃美称，桃营养价值很高。富含蛋白质、脂肪、碳水化合物、粗纤维、钙、磷、铁、钾、锌、铜、硒、维生素 A、B_1、B_2、C、E、烟酸、苹果酸、尼克酸、抗坏血酸、柠檬酸、葡萄糖、果糖、胡萝卜素、桃纤维素、果胶等成分。具有生津补益，活血祛瘀，安神助眠，消积活血，润肠通便，降压止喘，喘咳虚劳，预防缺铁性贫血、肾虚、腰酸腿软、头晕乏力、肥胖、糖尿病、心脏病，促进皮肤代谢，抗癌等功效。

食用方法：

用清洁液浸泡 5 分钟，成人一次食 2~3 个为宜。"桃养人"是指食桃适量，过量则无益。

（七十五）荔枝

荔枝，又称丹荔、离枝，性平、偏湿、味酸，药食同源，药用价值高，是保健佳品。

富含蛋白质、脂肪、碳水化合物、蔗糖、粗纤维、苹果酸、有机酸、果胶、游离氨基酸、多种维生素，钙、铁、磷、钾、多种氨基酸等营养成分。具有促进微细血管血液循环，生津益血，温中理气，防治贫血、心悸、失眠、脾虚久泻、病后体弱、气血不足、积食胃胀、皮肤干燥、口渴咽干，开胃健脾，补肾添精，平肝益肝，加速排毒，促进细胞生成，美容养颜，抗衰老等功效。

食用方法：

用清淡盐水浸泡荔枝外皮，每次可食 10 粒，不宜多食，多食会引起燥火、低血糖、皮肤过敏、头晕恶心等症状。不宜空腹吃，如果多吃一点可同时喝绿豆汤、绿茶以降燥火。

（七十六）柚子

柚子，又称文豆、香栾霜柚、油田柚，性寒味甜带微酸，营养丰富。

含蛋白质、脂肪、碳水化合物、粗纤维、胡萝卜素、类胰岛素、蔗糖、川皮甙、橙皮甙、果酸、有机酸、维生素 A、B_1、B_2、C、P、钙、磷、铁、锌、钾、钠、镁、多种氨基酸、皮苷等营养成分。具有防治心脑血管病、脑血栓、血黏稠、脑中风、冠心病、哮喘咳嗽、高脂血症、肥胖症、消化不良、便秘、肠癌、胃癌，降血糖、血脂、胆固醇，缓解疲劳，调节情绪，生津解渴，和胃化滞，促进胰岛素分泌，减少糖尿病的发病率，滋养皮肤，美容养颜，解酒毒，强化皮肤毛细孔功能，加快受伤皮肤组织的恢复，有助于钙、铁吸收，增强体质等功效。

食用方法：

一次可吃半个小柚子。脾虚腹泻者不宜多食，不能与药品同食。

（七十七）梨

梨，又称快果、雪梨，主要分白梨、秋子梨、砂梨、洋梨四类。

营养丰富，富含蛋白质、脂肪、碳水化合物、粗纤维、钙、磷、铁、钾、多酚、硫胺素、核黄素、尼克酸、苹果酸、柠檬酸、单宁酸、高浓度叶酸、果糖、葡萄糖、蔗糖、维生素 A、B_1、B_2、B_6、C、D、E 等成分。具有利肝保肝，养血生肌，清热降火，养阴补液，润肺止咳，促进消化，增进食欲，镇静降压，减肥瘦身，促进雄性激素分泌，调节甲状腺功能，预防肺结核、便秘、结肠癌等功效。

食用方法：

成人一次食 1~2 个，用清洁液浸泡 5 分钟。因梨性寒，胃寒、脾虚、腹泻、孕妇不宜食用。

（七十八）苹果

苹果，又称平波、频婆、林檎，民间有"常吃苹果，不求医"的说法，是理想的保健佳品。

营养丰富，含蛋白质、糖、粗纤维、钙、磷、铁、锌、钾、镁、硼、硫、钾盐、胡萝卜素、鞣酸、果胶、芳香醇类、苹果酸、有机酸、柠檬酸、枸橼酸、烟酸、叶酸、酚类、黄酮类物质、二十八烷醇、类黄硷素、多酚醇素、维生素 A、B_1、B_2、B_{12}、C、P 等成分。还含有一种叫栎精的黄酮化合物，通过新陈代谢产生的重要抗氧化物质，能大大减少癌症的发病率。具有增强免疫力，补心益气，改善记忆力，健脾开胃，促进消化，解暑生津，除烦强身，降血压、血脂、胆固醇，减少人体对脂肪、糖的吸收，提高好胆固醇含量，预防冠状动脉硬化、心脏病、心脑血管病、胃肠疾病、血栓、中风、老年痴呆、呼吸道疾病、泌尿系统病，刺激胃肠蠕动，增强胃肠消化功能，养心润肺，保肝护肝，调节血糖，降低血液中的中性脂肪含量，增强骨密度，补血补气，清除体内毒素，促进发育，提高智力，护肤养颜，抑制黑色素的形成，润燥通便，消食醒酒，促进儿童生长发育，抗疲劳，增强体力，抗癌等功效。

食用方法：

每天吃 1~2 个苹果，苹果因含有大量糖类、钾元素，故糖尿病、冠心病患者不宜多食。

（七十九）无花果

无花果，又称"映日果"，果实呈扁园形，果肉无核，色泽鲜艳，清香浓郁，肉质柔软，味甜爽口，药食同源，为滋补佳品。

富含蛋白质、脂肪、果糖、葡萄糖、粗纤维、果胶、多种酶、抗坏血酸、硫胺素、胡萝卜素、核黄素、醋酸、枸橼酸、酶素、苯甲醛、补骨脂素、抗癌素、佛手柑内脂、B－谷固醇，B－香树脂醇、苯甲醛、蛇麻脂醇、维生素 A、C、D、钙、磷、铁、镁、硒、锰、锌、铜、硼等成分，还含有一种类似阿司匹林的化学物质。具有促进新陈代谢，保护细胞的结构和功能，增强免疫功能，可稀释血液，增加血液流动，促进血液循环，使大脑供血量充分。对癌细胞有明显的抑制作用，能阻止癌细胞的蛋白质合成，使癌细胞因失去养分死亡，有很强的防癌、抗癌作用，增强免疫功能，健脾开胃，保喉润肺，消肿解毒，护肝益肝，促进消化，清热利咽，抑菌消炎，滋补强身，能增强皮肤表层黑色素细胞的密度，保护皮肤，净化肠道，减缓食品中糖的消化和吸收，防治白癜风，糖尿病，预防胃肠湿热、胃溃疡、癌变、腹痛腹泻、皮肤病、风湿性关节痛，增进食欲，增强性功能，改善性持续力等功效。

食用方法：

无花果即可当水果吃，还可炖鸡、猪肉、牛肉、羊肉，食疗作用明显。因无花果放置时间长，易产生白色"糖霜"，因此，应将无花果放入冰箱冷藏。

（八十）罗汉果

罗汉果，又称长单果、拉汗果、长寿果、神仙果、假苦瓜、光果木鳖，性凉味甘，是高甜度食物，可做甜味素原料。

富含蛋白质、脂肪、碳水化合物、粗纤维、糖苷、核黄素、硫胺素、尼克酸、抗坏血酸、亚油酸、油酸、硬脂酸、棕榈烯酸、癸酸、月桂酸、肉豆冠酸、维生素 B_1、B_2、钙、磷、硒等营养成分。具有清热凉血，生津止咳、醒脑提神，润肺化痰，益肝健脾，美容养颜，抗氧化，清除自由基，延缓衰老，润肠通便，防治感冒发烧、咽咳肿痛、大便秘结、肺结核、百日咳、心脑血管病、支气管炎、糖尿病、肥胖症、高血压等功效。

食用方法：

可用罗汉果20克泡茶饮用，也可炖鸭、烧兔，做大米粥。风寒咳嗽、脾胃虚寒者慎食。

科学搭配，组合食物，要尽量多用。"食无定味，适口者珍"。应坚持"突出重点，兼顾一般，轮流选用，坚持经常，注重实效"的原则，依靠科学饮食，促进身体健康。

五十二、缺乏营养的红色信号

营养是维持生命的重要物质。如果体内缺乏营养，就会通过身体有关部位显现红色信号。要及时预防，调整饮食，补充营养，促进健康。

（一）头发信号

头发干燥、无光泽、变细、脱发、发丝缠卷、易断是因为体内缺乏蛋白质、能量、维生素C、必需脂肪酸、铁、锌等。预防办法：要足量摄入主食、蛋白质、脂肪、牛奶、海鲜、木耳、白萝卜、猕猴桃、大枣、草莓、苦瓜等食物。

（二）头晕信号

头晕昏沉，神志不清，一般是由颈椎骨质增生或血黏稠引起的。血流减慢，血氧含量下降，影响大脑供血、供氧，体内缺乏降血脂和钙的营养。预

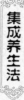

防办法：调整饮食结构，合理搭配，品种多样，改善调节血脂，多食蔬菜、水果、白萝卜、冬枣、猕猴桃、牛奶、鱼、虾、燕麦、木耳、藻类、芹菜、香菇、山楂、玉米、生姜等食物。

（三）口舌信号

口角发炎、干裂、舌头疼痛、舌炎、舌水肿等，是因为营养不足，缺乏维生素 B_2、B_6、C、核黄素、叶酸等。预防办法：多食粗粮，克服长期素食习惯，主与副、粗与细、荤与素食物合理搭配，均衡营养，多食芝麻酱、海带、动物肝脏、蛋黄、核桃、白萝卜、草莓、冬枣、苦瓜及绿叶蔬菜等食物。严重者每日可适量补充复合维生素 B 族药物制剂。

（四）鼻部信号

鼻子发红、脱皮、油腻大是因为体内缺锌。预防方法：要多食海鲜、牡蛎、花生、水果、香菇、动物肝脏、栗子、裙带菜、莴苣、蜂蜜、牛奶、萝卜、海带、坚果、羊肉、大豆等食物。

（五）视力信号

视力降低、夜盲症、眼球疼痛是因为体内缺乏维生素 A。预防方法：多食富含维生素 A 的食物，胡萝卜、羊肝、猪肝、蔬菜、蛋黄、奶油、核桃、油菜、辣椒、番茄、卷心菜、带鱼、橘、芒果、香蕉、菠菜、元葱、韭菜、绿豆、木瓜等。

（六）牙龈信号

牙龈出血，牙周疼痛，冷酸过敏是因为体内缺乏维生素 C。预防办法：多食富含维生素 C 的食物，草莓、白萝卜、苦瓜、大枣、冬枣、猕猴桃、菠菜、辣椒、西红柿、橙子、橘、动物肝脏、牛奶、马奶、羊奶、芦笋、大蒜、木瓜、卷心菜、山药、芹菜、哈密瓜等。

（七）指甲信号

指甲上有白点、断裂是因为体内缺乏铁、锌。预防办法：要多食富含铁、锌食物，牡蛎、海带、花生、木耳、香菇、芝麻、坚果、动物肝脏、羊肉、猪肉、南瓜籽、核桃、栗子、沙丁鱼、虾皮、芝麻酱，蜂蜜、大枣、桃、香菜、燕麦、谷类等。

（八）浮肿信号

清晨醒来后，眼睑、下肢、全身有明显的浮肿现象，一般是由肾病、心脏病引起的，还会伴有心慌、胸闷、气短等症状，抵抗力下降，体内缺乏维生素 C 等营养物质。预防办法：饮食要品种多样化，多食低脂肪、粗纤维、优质蛋白食物，多食粗粮、猕猴桃、草莓、蔬菜、香菇、木耳、海鲜、元葱、白萝卜、苦瓜、大蒜等食物。

（九）情绪信号

人发生情绪异常时，是因为体内缺乏某些营养所致。反应迟钝，郁郁寡欢，表情木讷，是体内缺乏蛋白质和铁的信号。应多食奶制品、木耳、肉类、海鲜、等高蛋白食物；心情不稳，急躁不安，健忘失眠，是体内缺乏维生素 B 族的信号。应多食动物肝脏、鱼、虾、肉类、桃核仁、绿叶蔬菜等维生素 B 族食物，可缓解上述症状。

（十）行为信号

人的一些行为异常，是与体内缺乏某些营养有关。行为孤僻，不善交际，动作迟缓，是体内缺乏维生素 C 的信号。应多食弥猴桃、苦瓜、白萝卜、草莓、番茄、苹果、白菜等含维生素 C 高的食物；手脚抽动，夜间磨牙，浅睡易醒，是体内缺乏钙的信号。应多食奶制品、鱼、虾、芝麻酱、骨头汤、绿色蔬菜等食物，可缓解上述症状。

五十三、均衡饮食五不宜

科学饮食讲均衡，这对促进人体健康很有益处。但均衡饮食方法要得当，否则会对身体无益。均衡饮食有五不宜：

（一）不宜只吃鱼不吃肉

有些人只吃鱼不吃肉，害怕吃肉会使体内血脂升高，给身体带来危害。但长期只吃鱼虽然能满足体内对蛋白质的需求，可导致体内缺乏锌、铁、钙等，造成营养不足，对身体无益。

（二）不宜不吃主食

有些人为减肥不吃主食，这种习惯不好。谷类作为主食是人体不可缺少的能量来源，谷类中的粗纤维、维生素、微量元素也都是其他食物所缺少的。谷类应占饮食结构的 55%～65%，不吃或少吃主食会导致体内能量摄入不足，营养失衡。

（三）不宜集中吃肉

有些人喜欢集中吃肉，一连吃好几顿、几天，这种吃法不科学。因为集中吃肉会使体内吸收率下降，而且因吃肉过量摄入蛋白质、脂肪，会加重胃肠、肾脏负担，血脂升高，很容易导致肥胖。

（四）不宜只吃粗粮

有些人为增加粗纤维摄入，只吃粗粮不吃细粮，这种饮食方法也不宜提倡。因为过多摄入粗粮，会使体内蛋白质、钙、锌、铁等营养吸收率下降。正确的饮食方法是一周吃四五次粗粮，而且与细粮搭配为宜。

（五）不宜滥补维生素

有些人喜欢长期过量地补充维生素片剂，而忽视靠饮食摄入维生素，这种习惯也不好。因为过量滥补维生素会对身体造成伤害，影响对其他微量元素的吸收，对心脑血管造成负面影响。维生素最好是靠饮食补充。在患病康复时的特殊时期，需要补充维生素片剂应遵医嘱。

五十四、不宜过多摄入的营养

人体离不开营养，但营养并非越多越好。人体对各类食物营养的需求是：适量有益，过量有害。

（一）不宜过多摄入蛋白质

蛋白质是生命的物质基础，是构成和促进细胞生长，维持机体新陈代谢，调节体内酸碱平衡的重要物质。蛋白质含量高的食物有：牛奶、羊奶、肉类、蛋类、豆类、鱼类、乳类等。如果过多的摄入蛋白质，会造成肾功能衰退及尿毒症，胃火过盛，食欲不振，内分泌功能紊乱等疾病。

（二）不宜过多摄入糖

糖是供给人体热量，调节机体组织功能的物质。含糖量高的食物有：各类糖果、白糖、红糖、砂糖、蜂蜜、饮料、甘蔗、西瓜。如果过多摄入含糖量高的食物，会造成体内胰岛负担，使胰岛素分泌量满足不了需求，体内酸碱度失衡，易患内分泌紊乱、糖尿病、生脓疮、肌肉松弛、龋齿和厌食等症状。

（三）不宜过多摄入脂肪

脂肪是提供人体能量的重要物质，与蛋白质、糖密切相关，有互补作用。脂肪含量高的食物有：肉类、乳类、鱼类、牛油、猪油、豆类、花生等。如果对饱和脂肪（固体脂肪），如肉类、乳制品摄入过多，会造成消化不良、腹泻、肥胖超重、高血脂、血黏稠、动脉硬化等心脑血管疾病。

（四）不宜过多摄入铜

铜是人体内核糖核酸制造，酶系统所必需的物质，与锌密切相关，有拮抗作用，缺铜会大量吸收锌，缺锌会大量吸收铜。铜含量高的食物有：海带、燕麦、香菇、动物内脏、坚果、大麦、杏仁、虾、海鲜等。如果过多摄入铜，会造成体内毒素增多，影响新陈代谢功能，神经系统失调，缩短体内细胞寿命等症状。

（五）不宜过多摄入铁

铁是促进机体生长发育，增强免疫功能，制造红细胞、血红素、血红蛋白所必需的物质。铁含量高的食物有：木耳、虾皮、沙丁鱼、芝麻酱、燕麦、谷类、草莓、乳类、牛肉、羊肉、海带、深绿色蔬菜等。如果过多摄入铁，会造成食欲减退、头晕疲劳、恶心呕吐、腹痛、腹泻、大便失常、免疫力低下等疾病，并易损伤肝脏。

（六）不宜过多摄入维生素 C

维生素 C 是抗氧化剂，是组织生长，排除体内毒素和自由基，预防心脏病，促进荷尔蒙分泌的物质。维生素 C 含量高的食物有：草莓、猕猴桃、大枣、冬枣、谷类、白萝卜、木瓜、苦瓜、番茄等。如果过多摄入维生素 C，会造成消化功能失调，食欲不振，头晕困倦，精神萎靡不振等症状。

（七）不宜过多摄入维生素 A

维生素 A 是增强免疫功能，防止细菌病毒感染，修复维护表皮组织，抗氧化所需的物质。维生素 A 含量高的食物有：动物性肝脏、带鱼、胡萝卜、木瓜、南瓜、牛奶、乳制品、蛋类、菠菜等。如果过多摄入维生素 A，会造成头痛眩晕，恶心呕吐，呼吸困难，头发脱落等症状。

五十五、不宜生吃的食物

有些食物生吃对健康有益，但有些食物生吃会对健康产生不利影响。不宜生吃的食物有：

（一）不宜生吃蜂蜜

有些人喜欢生吃蜂蜜，这种习惯不好。因为蜜蜂在酿制蜂蜜时，要采集一些有毒花粉，这些有毒花粉酿进蜂蜜后，人吃生蜂蜜后容易产生中毒。另

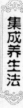

外蜂蜜在酿制、保管、运输、销售环节过程中，很容易被细菌污染。因此不宜生吃蜂蜜。

（二）不宜生吃鲜黄花菜

有些人喜欢生吃鲜黄花菜，这种习惯不好。因为鲜黄花菜中含有秋水仙碱，是一种有毒的物质，生食鲜黄花菜，使秋水仙碱进入人体氧化二秋水仙碱，其毒性大，对人体危害也大，食用3~20毫克即可至人死亡。因此，不宜生吃鲜黄花菜。

（三）不宜生吃鲜木耳

有些人喜欢生吃鲜木耳，这种习惯不好。因为鲜木耳含叶林类光感物质，生吃鲜木耳可引起日光性皮炎，使皮肤不舒服，严重者可导致皮肤水肿、疼痛、瘙痒等皮肤病。因此，不宜生吃鲜木耳。

（四）不宜生吃牡蛎

有些人喜欢生吃牡蛎，这种习惯不好。因为生牡蛎含有寄生虫、副溶性弧菌，生吃牡蛎后，寄生虫进入人体，会伤害肺脏，诱发胃肠发炎，严重者造成腹泻。因此不宜生吃牡蛎。

（五）不宜生吃豆浆

有些人喜欢生吃豆浆，这种习惯不好。因为生豆浆中含有抗胰蛋白酶、酚类化合物和皂素等有害成分，可导致影响人体对蛋白质的消化和吸收，刺激胃肠道，引起呕吐、恶心、腹泻，损害红细胞，甚至引起全身中毒。因此不宜生吃豆浆。

（六）不宜生吃豆角

有些人喜欢生吃凉拌豆角，这种习惯不好。因为扁豆、芽豆、芸豆、刀豆、四季豆等，生豆角含有一种毒蛋白"凝集素"是有害成分，这种物质在成熟的或较老的豆角中最多。生吃豆角会导致体内中毒，诱发胃肠道炎、腹泻。因此不宜生吃豆角。

五十六、不宜同食的食物

从现代营养科学观点看，多种食物搭配合理，就会起到营养互补，营养均衡，增强食疗功效的作用。但如果对食物性能和成分不了解或了解的很少，食物搭配不当，则易发生食物相克。食物相克大体有三种情况：一是两种食物在吸收和代谢过程中发生拮抗作用，互相排斥，影响营养吸收；二是两种食物在消化分解过程中，产生有害物质会损伤身体；三是由于食物分寒、凉、温、热四性，两种大寒或大热食物同食，会使人不舒服、上火，对身体无益。下列食物相克，不宜搭配同食：

（一）不宜同食橘子与萝卜

萝卜进入人体经消化后，能产生一种硫氰酸盐的物质，并很快代谢产生另一种抗甲状腺的物质——硫氰酸。如果同时摄入含有大量植物色素的橘子，橘子中的类黄酮物质在肠道中被细菌分解，会转化成羟苯甲酸及阿魏酸，它们可增强硫氰酸抑制或减弱甲状腺功能，引发甲状腺肿，因此，二者不宜同食。尤其是甲状腺患者要特别注意。

（二）不宜同食辣椒与黄瓜

辣椒含有丰富的维生素 C，是人们喜食的蔬菜之一。黄瓜中却含有维生素 C 分解酶，如果单食黄瓜，这种分解酶不失活性，如果二者同食，就会使辣椒中的维生素 C 被破坏，降低其营养价值。

（三）不宜同食青菜与醋

有人在炒青菜时喜欢加些醋，认为这样可增加味道，其实这不科学。青菜中含有大量的叶绿素，叶绿素在加入醋加热后不稳定；其分子中的镁离子会被酸中氧离子取代，而生成橄榄脱镁叶绿素，降低营养价值。

（四）不宜同食牛肉与栗子

有人在炖牛肉时加一些栗子，这也不科学。因为牛肉中的微量元素会与栗子中的维生素 C 发生反应，不但降低营养价值，甚至还会引起呕吐，不易消化，诱发胃胀和腹痛。

（五）不宜同食鸡蛋与豆浆

这两种食物同食会降低营养价值。豆浆中含有胰蛋白酶抑制物，能抑制人体蛋白酶的活性，阻止人体对蛋白质的消化吸收。鸡蛋里含有黏性蛋白，在与豆浆中的胰蛋白酶结合后，使蛋白质的分解受到影响，削减人体对蛋白质的吸收效果。

（六）不宜同食螃蟹与柑橘

柑橘有聚湿生痰的作用，而螃蟹性寒凉，如果二物同食必然相克，易导致凝痰气滞、呼吸困难，严重者会有生命危险。因此，不宜同食螃蟹与柑

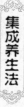

橘。尤其是肺功能虚弱、气管炎患者要忌同食二物。

（七）不宜同食鲤鱼与鸡肉

鲤鱼和鸡肉营养价值都很高，但鲤鱼下气利水，鸡肉补中助阳，功效正相反。鲤鱼含丰富的蛋白质、矿物质、氨基酸、酶类各种活性物质；鸡肉营养虽丰富，但成分多样复杂，易和鲤鱼相克。不宜同食二物是指不可同炒、煮，以免发生功效相抵现象。

（八）不宜同食胡萝卜与白萝卜

两种食物同食不科学。白萝卜维生素 C 含量高，对人体有益，而胡萝卜中含有一种抗坏血酸的分解酶，两种食物放在一起烧煮，会破坏维生素 C。因此，二物不宜同食。

（九）不宜同食鱼虾与水果

在吃完鱼虾后，不宜立即食用柿子、石榴、葡萄、山楂、苹果等含鞣酸较多的水果，否则会有损健康。鱼虾含有丰富的蛋白质和钙等营养物质，如果与上述水果同食，会使钙质和鞣酸结合成一种很难消化的物质，刺激胃肠，会出现恶心、呕吐、腹痛、腹泻，造成不适等症状。吃完鱼虾后，隔 2 小时再食用水果为宜。

（十）不宜同食山楂与海鲜

海鲜（鱼、虾、螃蟹、藻类、贝类）含有丰富的蛋白质、钙、铁、磷、碘等营养物质，山楂含有鞣酸。如果二物同食，会化合成鞣酸蛋白，这种物质在体内具有明显的收敛作用，影响胃肠蠕动，易引起恶心、呕吐、腹痛、便秘，增加肠内吸收毒素等症状。

（十一）不宜同食白薯与柿子

白薯味甘、性平，有强肾阴，益气力等功效，含糖量较高。柿子味甘，性寒，营养丰富，有润肺、清热等功效。但二物如果同食对身体无益。如果吃了白薯在胃里会生化反应出大量盐酸，这时再食用柿子，柿子会在胃酸的作用下发生沉淀。而沉淀物结凝在一起，易形成结石。

（十二）不宜同食南瓜与富含维生素 C 的食物

南瓜与富含维生素 C 的食物同食不当。因为南瓜含维生素 C 分解酶，如果与富含维生素 C 的食物，如番茄、辣椒、菠菜、油菜、小白菜等同食，会破坏、损失维生素 C，影响机体吸收维生素 C。

五十七、不宜久食逆式营养物

逆式营养物是指在食品加工过程中添加进去的合成物，使食品颜色鲜艳，口感诱人，属于垃圾食品。久食可造成机体营养缺乏，降低免疫功能，增大患糖尿病、心脑、血管病、心脏病，癌症的几率，损害健康。因此，不宜久食。

（一）含铝食物

含有大量铝的食物主要有：油条、麻花、膨化食品、炸薯条、炸薯片、虾条，油炸方便面、粉条、粉丝等。久食这类食物可降低免疫功能，损害神经系统功能，诱发记忆力衰退，加速衰老，阻碍各种微量元素的吸收，抑制青年、儿童骨骼发育，影响智力。因此，不宜久食。

（二）含磷酸食物

含有大量磷酸的食物主要有：可乐、汽水、冰淇凌、甜饮料，用嫩肉粉制作的肉类、肉菜等。久食这类食品可抑制体内对钙的吸收，影响少年儿童发育，降低糖耐量，诱发内分泌紊乱、代谢异常、骨质疏松症，损害神经系统功能，诱发记忆力衰退。因此，不宜久食。

（三）含亚硝酸盐食物

含大量亚硝酸盐食物主要有：各类腌菜、大酱、香肠、泡菜、腌肉料、嫩肉粉、粉红色熟肉等。久食这类食物可阻碍人体的血红蛋白转运氧气，消耗食品中的维生素 C、E，加重肝脏、肾脏负担，降低肠胃功能，诱发高血压、癌症。因此，不宜久食。

（四）含合成色素食物

含大量合成色素的食物主要有：日落红、红曲红、胭脂红、姜黄色素、苋菜红，诱惑红、苏丹红、谷氨酸钠、玫瑰红、亮蓝、柠檬黄等色素制作加工的食物。久食这类食物可抑制机体对微量元素的吸收，损害肝脏、肾脏功能，使体内毒素蓄积，降低免疫功能，增大疾病几率。因此，不宜久食。

（五）含嫩肉粉食物

含大量嫩肉粉食物主要有：餐饮系统制作的肉制品和肉菜，口感软嫩，连肉的纤维都感觉不到。嫩肉粉的基本配料是木瓜蛋白酶，能够分解蛋白质的酶类，使肉类变得松嫩。久食这类食物可损害机体生理功能，降低免疫

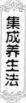

力、损害神经系统功能，造成内分泌紊乱，诱发癌症，损害健康。因此不宜久食。

（六）含过氧质类食物

含大量过氧脂类食物主要有：炸过的肉、虾、鱼、油条、花生等食用油，是一种不饱和脂肪酸的过氧化物，放置后会生成过氧化脂质。久食这类油炒的菜，会促使细胞老化，加速机体衰老，破坏体内酸碱平衡，损害机体生理功能，诱发高血压、心脑血管病，损害健康。因此，不宜久食。

五十八、慢性病患者不宜吃的食物

有些水果、蔬菜中的营养成分会对人体新陈代谢和药物代谢产生影响，发生拮抗作用，不适合中老年慢性病患者食用。慢性病患者要有选择地使用食物，以利健康。

（一）胆结石患者不宜吃胀气性食物

胆结石患者因胆囊内的结石会影响胆汁排泄，易造成消化不良，上腹部不舒服、饱胀等症状。如果食用白萝卜、芋头、南瓜、土豆、韭菜等胀气性食物，经过肠酵解后会产生硫化氢和硫醇，这类物质会抑制肠道对二氧化碳的吸收，产生肠胀气，加重病情，不利于胆结石病的康复。

（二）肾功能弱患者不宜吃多钾性食物

肾功能弱患者因排出体内代谢废物和毒素功能降低，不能很好地调节体内各器官的生理功能。如果食用桃、香蕉、龙眼、椰子、榴莲、果脯、猕猴桃等含多钾食物，可导致神经功能失调，使肾小球毛细血管和上皮细胞损伤，从而加重病情。

（三）甲状腺肿大患者不宜吃富含类黄酮食物

甲状腺肿大患者一般与体内缺乏碘，不能合成满足需要的甲状腺激素有关。如果食用大白菜、苹果、梨、葡萄、橘子等富含类黄酮食物，会使类黄酮物质在肠道转化成羟苯甲酶及阿魏酸，在体内产生一种抗甲状腺激素硫氰酸，从而抑制甲状腺激素的合成，加重甲状腺肿大。

（四）皮肤过敏患者不宜吃感光性食物

皮肤过敏患者是由于阳光中紫外线照射皮肤出现红、肿、痛、热等症状，医学上称日光性皮炎或紫外线过敏。因紫外线照射皮肤过敏患者，除避免照射做好防护外，还要避免食用感光性食物。如果食用芹菜、油菜、菠菜、苋菜、香菜、白萝卜、韭菜、芒果、柠檬等感光性食物，就会增加身体对紫外线的吸收，诱发或加重皮肤过敏。

（五）痛风患者不宜吃高嘌呤食物

痛风症患者是由于与饮食有关，机体嘌呤代谢紊乱，体内尿酸蓄积过多，不能及时排除体外。表现为关节红肿、热、痛，有针刺感，间隔性反复发作等症状。如果食用动物肝脏、脑、牛肉、羊肉、海鱼、鲶鱼、贝类、牡蛎、扁豆等含嘌呤高的食物，会导致血尿酸持续升高，加重痛风病情。

（六）肠道疾病患者不宜吃动物内脏

肠道疾病患者不宜吃含脂肪及胆固醇高的食物，如动物内脏、蛋黄、鱿鱼、乌贼鱼、鱼卵、肥肉等。这是因为高脂肪、高胆固醇食物能促使病变的胆囊收缩，引起疼痛，加重病情，不利于疾病的康复。

（七）呼吸道疾病患者不宜吃寒凉食物

呼吸道疾病患者不宜吃寒凉、辛辣食物，如冰淇凌、凉拌菜、辣椒、大蒜、葱、姜、韭菜等。这是因为寒凉、辛辣食物会刺激呼吸道，加重病情，不利于疾病的康复。

（八）肿瘤患者不宜吃高脂肪食品

肿瘤患者不宜吃高脂肪食品，如肥肉、动物油炒菜等。这是因为高脂肪食物可以促使中性类胆固醇与胆酸在体内合成，经过胃肠消化作用，会产生内源性的致癌物，加重肿瘤的症状，使病情恶化。

五十九、饮食与情绪的关系

饮食与情绪有密切关系。良好情绪饮食有益健康，不良情绪饮食会影响健康。

（一）饮食与情绪的关系

饮食与情绪有着密切的关系，人在精神状态好时吃饭就香，有胃口，消化也好；在精神状态不好时，没有食欲，吃饭不香。因此，注意饮食与情绪的关系，调节饮食中的情绪，有利于健康。

1. 良好情绪有益健康

人的消化系统对情绪的变化很敏感。在良好的情绪状态下饮食，胃肠蠕

第二篇　科学饮食

237

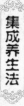

动加快，胃黏膜充血发红，消化液分泌增多，有利于食物的消化和吸收，对健康有益。

2. 不良情绪影响健康

人在仰郁、悲伤、失望、气愤等不良情绪状态下饮食，就会使胃肠蠕动减弱，胃黏膜缺血，胃消化液分泌减少，不利于对食物的消化和吸收，对健康无益。

（二）饮食注意调节情绪

人在饮食中不仅要注意营养，讲究饮食卫生，还要注意调节情绪，在良好的情绪下饮食，增强消化功能，消除致病因素，有益健康。

1. 餐前注意心理调适

饮食是满足机体生理需要一件重要事情，不能让生活中的压力、挫折、烦恼影响饮食。因此，餐前要注意心理调适，把不愉快、烦恼的事情排泄掉，力争创造良好的条件用餐。

2. 用餐注意集中精力

用餐时要尽量用自己喜欢吃的食物，注意集中精力，不宜边用餐、边看书、边说话、边思考问题。要优化用餐环境，可播放优美音乐，营造良好的用餐氛围。

3. 餐后注意心理调节

用餐后要注意心理调节，听一些轻松愉快的音乐，促进胃肠消化吸收，饭后散步有益加快胃肠蠕动；饭后不要马上工作或劳动，适当休息一下，有利于胃肠消化系统正常工作。

六十、长期服药需要补充的营养

一些患有慢性病的中老年人，长期同时服用多种药物，不但使多种药物相互作用，影响机体对营养的吸收，导致体内营养缺失，还会降低免疫功能，加速机体衰老，影响疾病的康复。因此，应及时从饮食中补充所需营养，有益于提高药物疗效和疾病的康复。

（一）服降糖药

糖尿病患者长期服用降糖药会出现舌、口腔溃疡、轻度浮肿、贫血、失眠等症状，这是因为降糖药阻碍肠道吸收维生素 B_{12} 造成的。应着重补充维生素 B_{12}，富含维生素 B_{12} 的食物有：南瓜、香菇、沙丁鱼、金枪鱼、牛奶、牛肉、羊肉、禽蛋、紫菜，动物肝脏、小虾等。

（二）服降脂药

高血脂患者长期服用降脂药会造成肌肉酸痛、全身乏力、疲劳、体力不支等症状，这是因为长期服用降压药会导致机体缺失辅酶 Q_{10}。辅酶 Q_{10} 能起到保护心肌细胞，增强体质、体能，恢复精力，缓解疲劳，养护心脑血管的作用。富含辅酶 Q_{10} 的食物有：鸡肉、鲭鱼、大豆、杏仁、糙米、樱桃、豆油、坚果、牛肉、鸭肉、动物肝脏、西瓜、全麦、豌豆等。

（三）服降压药

高血压患者长期服用降压药会造成四肢无力、消化不良、腹胀、腹痛等症状，这是因为长期服用降压药导致体内缺钾。缺钾会损害神经和肌肉机能，降低调节代谢功能。富含钾的食物有：香菇、土豆、香蕉、芋头、菠菜、海带、无花果、糙米、大豆、花生、乳类、啤酒酵母、海鱼等。

（四）服左旋多巴药

帕金森患者长期服用左旋多巴药，易造成口唇干裂、口炎、舌炎等症状，这是因为长期服用左旋多巴药，会干扰维生素 B_6 的正常代谢，应着重补充维生素 B_6 的食物。富含维生素 B_6 的食物有：香菇、大豆、糙米、全麦、荞麦、肉类、海鱼、元葱、土豆、红薯、胡萝卜、核桃、葵花籽、动物肝脏等。

（五）服阿司匹林药

动脉硬化、血栓患者长期服用阿司匹林药，会使体内流失钙，导致骨质疏松症状，影响健康。这是因为长期服用阿司匹林使体内维生素 D 代谢加速，导致钙缺失，因此，应着重补充维生素 D。富含维生素 D 的食物有：鲭鱼、鲱鱼、沙丁鱼、大马哈鱼、小鱼干、比目鱼、鱼肝油、香菇、全麦、蛋黄、燕麦、牡蛎等。

六十一、合理进补，有益健康

人们经常食用一些补品、补药、保健品，以补养机体气血不足，调节虚损，防治各种疾患，对促进健康起了一定的作用。但中老年人进补有禁忌，适度有益，不当有害。大量、长期服用补品、补药、保健品，会对身体造成危害。

（一）适度用补品

补品属于滋养性食物，如鱼翅、熊掌、燕窝、银耳等。从人体所需营养价值与其他食物相比，补品的营养价值不比一般食物高，有的甚至还低，满足不了人体的需要。如果长期只吃那些"珍贵"的补品，而忽视对其他食物的摄入，会导致营养失衡，营养不良，有损健康。因此，要适度用补品。

（二）适度用补药

补药是一种治疗性药物，如人参、鹿茸、熟地、山药、黄芪等中药或一些补血、补钙的微量元素等。这些补药对有病或体质虚弱需要康复的人，只要对症服药，会有补气活血、治疗疾病的作用。但补药有一定的禁忌症和适应症，并非人人都能用。对于健康人来说，经常服用这些补药，就会发生恶心、呕吐、流鼻血、发内热、胃部胀闷、腹泻甚至中毒的现象，破坏人体正常的生理平衡，引起副作用，有损健康。因此，中老年人要根据自身状况，选择合适的补药。服用补药要遵医嘱，对症适度用补药，防止盲目乱补，以免损害身体。

（三）适度用保健品

目前，各类保健品充斥市场，不乏有些假冒伪劣产品。人们在选用保健食品时，要根据自身需要，切勿轻信虚假广告宣传，盲目跟风滥用保健品，购买时要慎重，认准合格产品。保健品的作用在于对身体有促进、改善、调节、辅助等功效，与药品有区别，对促进健康有一定作用。有些保健品不能代替药物治疗，如果有些疾病症状，应去医院诊治。具有保健功能的保健品，适用于一些特殊人群。一些减肥、美容、改善性功能一类的保健品，如果滥用、过量用、长期用、或重复服用功能相同的多种保健品，还会蓄积毒素，引起不良反应，损害身体。因此，要适度用保健品。

六十二、正确使用保健食品

保健食品是以传统养生学与现代营养学及食品科学相结合，生产的食品，体现了现代食品科学的成果，是人们饮食的组成部分。正确使用保健食品有利于促进身体健康。

（一）保健食品的产生

保健食品是社会生产力发展，人们日益增长物资需求的产物。20世纪70年代前后，随着世界各国的经济发展，生活水平的不断提高，人们对生存环境和自身健康高度重视，远离各类添加剂、化学药物毒副作用的愿望日益增强，在世界范围内引发了注重健康的饮食和药物方面的变革。在药物研发上注重使用天然原料，在饮食上注重使用天然绿色，功效特殊的食品，这些保健食品是向大众型、健康型发展。保健食品的产生和食用，为提高各国人民的健康水平发挥了积极的作用。

（二）保健食品的内涵及功效

保健食品是根据人体的生理需要，或某些人群的特殊生理需要，经过加工的药食两用制品，能满足人体某些营养物质需求，是传统养生学与现代营养学及食品科学相结合的优势，具有特定保健功效的食品。其保健功效主要体现在：免疫调节，调节血脂，调节血压，调节血糖，延缓衰老，健脑益智，改善记忆，改善视力，清咽利喉，促进泌乳，促进排毒，抗疲劳，抗辐射，抗突变，减肥美体，护肤美容，改善营养，护肝益肝，改善睡眠，改善呼吸，防骨质疏松，润燥通便。其特点：一是具有食品的基本特征，以食品为主，或以食品为载体，适量加入药食同源之品，或有某些功能性成分，配方合理，科学加工而成，是食品的一种特殊类型；二是具有特定的保健功能，即普通食品所具有的营养之外的保健功能，具有明显的调节机体功能，改善机体素质的作用；三是适用于年老体弱，免疫力低下，病后康复等特殊需要的人群，经国家指定部门批准，发给保健品合格证书。

保健食品是以保健功能为目标，不但能满足人们对食品美味的需求，而且还能增强生理功能，改善身体素质，辅助治疗疾病，增强免疫力，预防疾病，促进机体康复，是有益人们健康的食品。

（三）保健食品的种类

与健康相关的食品具有多元化的特点，种类繁多。但从性能、特性、功效上划分，世界各国大体上有：自然食品，指不含任何药物、添加剂的食品；营养食品，指能补充和满足人体必需的各种营养成分的食品；健康食品，指包括维生素类及各种营养提取和掺有植物提取物的食品；有机食品，指用有机肥栽培的农作物及蔬菜；功能食品，指对人体具有特定保健功能的食品；生态食品，指以在无污染环境中生长的物质做原料制成的食品；新资源食品，指新研发、引进的符合国家规定、要求的食品。

（四）最佳保健食品的标准

目前，世界各国所研发的保健食品，品种不断增加，市场快速发展，充分说明人们生活水平不断提高，需求不断增长，保健食品对养护人们健康发挥了重要的作用。但在保健食品市场上，不乏有假冒伪劣产品，鱼目混珠，人们对此无所措手足，需要选择最佳的保健食品。最佳保健食品的标准是：

1. 纯天然类保健食品

这类食品以"纯天然"为主要特征，不含任何药物或添加剂的保健食品，没有任何污染，即突出安全因素控制，又强调产品优质和营养，安全系数大，为人们所崇尚和需求。

2. 健脑益智类保健食品

人们对这类保健食品的需求超过单纯健体型保健食品的需求，人们普遍认为健身必先健脑，健脑必然益寿。实践证明：深水海洋生物制品的健脑功效较明显。

3. 抗衰老类保健食品

这类食品已成为人们的主要需求。人们在日常饮食中虽然有抗衰老的作用，但还远远不能满足需要，要选择一些抗衰老类保健食品，进行补充，以延缓机体衰老的速度。

4. 科学进补保健食品

过去人们盲目进补，有益健康的功效并不明显。现在人们注重用科学进补代替盲目进补，对症性地补充人体无法自身合成，一般食物又缺乏的必需性营养成分，对促进健康发挥积极作用。

这四条标准，即是保健食品的发展方向，又符合人类的需要。要想确保保健食品的健康发展，最关键的是要建立公共认识和诚信体系，建立产、供、销、监管保障机制，为促进人类健康发挥重要作用。

（五）正确使用保健食品

要正确使用保健食品，才能增加健康的有益因素，否则会带来副作用。正确使用保健食品要强调：安全第一，不使用损害健康的假冒伪劣产品；不可代替药物，不能做为治疗用药；不能一日三餐当饭吃，取代传统食物；不能单靠保健品来维护健康；不能长期使用保健品。

目前保健食品分滋阴、壮阳、补血、补气四大类。补血和补气保健食品有互相补充的作用，对身体有益。滋阴和壮阳保健食品是一对矛盾体，阴虚者不宜选用壮阳的补益食品；而阳虚者不宜选用滋阴的补益食品，以避免发生功能性排斥的副作用，加重病情。在使用保健食品前要到医院检查确诊身体属于哪种体质，对症使用保健食品，确保安全和功效。

（六）功效特殊的保健食品

蛤什蟆油、螺旋藻、小球藻、蜂胶是功效特殊的保健食品，经常食用对促进人体健康有积极作用。

1. 蛤什蟆油

蛤什蟆系两栖纲蛙科，又称中国林蛙、田鸡、雪蛤，属野生的受国家保护动物。其雌蛙的干燥脂肪统称蛤蟆油，稀少珍贵，在清代被列为皇室贡品，享有滋补软黄金的美誉。

营养价值极高，富含蛋白质、脂肪、糖类、磷、锌、钼、硒、硫、多种氨基酸、不饱合脂肪酸、多种活性因子、核酸、雌激素、孕酮、维生素 A、B_1、C 等成分。具有润肺益肝，清脑明目，补肾健胃，滋阳生津，预防神经衰弱、记忆力衰退、精血不足、肺痨咳嗽、心悸失眠，促进人体免疫球蛋白的生成，增强机体免疫力，抵抗病毒，增强体质等功效。

食用方法：

蛤什蟆油传统的服用方法通常是高温炖煮，使大量低温生物失去活性，人体吸收有效成分不足 20%，影响疗效。用蛤什蟆油胶囊其有效成分吸收率达 80%，大大提高疗效，按说明书服用即可。

2. 螺旋藻

螺旋藻是 21 世纪被法国克里门特博士发现的一种保健食品。被联合国粮农组织、教科文组织、卫生组织等确认为"21 世纪最理想、最完美的食品，最佳保健品，超级营养品"，已被多国人民食用，取得了良好的保健功效。

螺旋藻营养丰富，是天然绿色保健食品。含有丰富的蛋白质、叶绿素、胡萝卜素、胆碱、亚麻酸、D－甘露醇、D－半乳糖、螺旋藻多糖硫酸脂、维生素 B_1、B_2、B_3、B_6、B_{12}、C、E、K，铁、钾、钙、锌、镁、硒、碘、磷，八种氨基酸等营养成分，1 克螺旋藻所含的维生素、微量元素等于 1000 克常见的绿叶蔬菜的总和。它的独特保健功效在于：能从多方面提高人体红蛋白生物活性，提高血红蛋白的活力，促进胸腺皮质度增加，增强骨髓细胞的增殖活力、促进 T 淋巴细胞生成，增强血液携氧的能力，改善大脑供氧状况；能防止形成低密度脂蛋白，降低胆固醇，疏通血管，保持血管弹性，促进血液循环，调节血脂，预防心脑血管疾病、血栓、动脉硬化、心肌梗塞等疾病；可全面修复、激活机体免疫系统，促进免疫器官的生长和血清蛋白的合成，增强免疫功能；能促进有氧代谢，能加速脂肪代谢和糖原的分解，降低乳酸水平，释放更多的能量，抗疲劳、抗氧化、抗衰老、抗辐射、抗癌，促进新陈代谢，预防糖尿病、肝病、肾病、肠胃病、高血脂病，恢复肝功能，美容、减肥健美，改善人体的酸性体质，平衡酸碱度，清除体内有害物质，阻止病毒侵害，促进青少年发育。长期食用可补充营养不足，有病治病，无病健身。

食用方法：

一天服用 3～5 克螺旋藻可满足一天的营养需求。

3. 小球藻

小球藻是一种类似红血球绿藻类植物，产于日本，风靡于各国的高级营养保健品。

小球藻富含蛋白质、藻多糖、胡萝卜素、天然核酸、天然生物素、叶酸、亚麻酸、亚油酸、纤维素、活性生长因子（CCF）、叶绿素、维生素A、B_1、B_2、B_6、C、E、D、钙、锌、铁、钾、镁、硒等成分。小球藻有特殊营养保健和调理作用，具有促进人体新陈代谢，提高免疫力，抵抗细菌、病毒入侵，清除自由基，活化机体细胞功能，修复受损基因，改善血液循环，激化淋巴细胞，增强认别吞噬不良细胞功能，抑制不良细胞变异、转移，增强心脑血管弹性，调节内分泌，促进细胞再生和胰岛素分泌，降低糖尿病发生几率，参与碳水化合物、蛋白质、脂肪代谢，增强造血功能，改善肺部呼吸功能，促进机体受损伤组织修复及伤口愈合，减轻重金属、农药、化学污染物造成的毒害，排除体内毒素，调节血压、血脂，降低非必需胆固醇，预防动脉粥样硬化、营养不良、贫血、消化不良、神经性厌食、胃溃疡、白发脱发、皮肤过敏、痛风、牙龈出血、前列腺肥大，促进病后康复，提高生育能力，促进生长发育，改善亚健康状态，抗衰老，抗癌等功效。

食用方法：

可到小球藻专营店购买，按说明食用。

4. 蜂胶

蜂胶是一种经加工而成的固体物质，有黏性，棕黑色，气味芬香，有神奇的保健作用，是人们公认的保健佳品。

富含多种维生素、天然生物素、天然核酸、多糖、钙、磷、铁、锌、硒、镁、锰、树脂香膏、蜂蜡、芳香挥发油、花粉、高良姜素、萜烯类、酶、有机酸、酚类、黄酮类化合物、野樱素、阿魏酸、芳香酸、当归酸、香豆酸苯局脂、没药醇、类黄酮双萜、脂类化合物、三十多种脂肪酸、胰蛋白酶等营养成分。具有增强免疫功能，降血脂、血压、血糖、胆固醇，活化神经，调节修复神经，促进新陈代谢，改善亚健康状况，增强体质，促进体内产生抗体，增强巨噬细胞功能，抗感冒，抗病毒，促进细胞再生，改善血管弹性，增强血管通透性，促进血液循环，改善微循环，改善睡眠，清除血管壁上蓄积物，增强内分泌功能，促进胰岛素分泌，降低血液黏稠度，促进机体受损伤组织修复和伤口愈合，增强造血功能，抗氧化，清除自由基，病后康复，防治胃溃疡、心脑血管病、高血压、肝炎、哮喘、口腔炎、高脂血症、糖尿病、皮肤病、营养不良、癌症，美容养颜，延缓衰老等功效。

食用方法：

蜂胶属于无毒物质，食用和外用安全可靠。但市场上不乏有假冒伪劣产品，因此，要购买正规厂家生产的品牌蜂胶，按说明服用，以确保疗效和安全。

六十三、合理安排三餐

在日常生活中，合理地安排好一日三餐，显得很重要。三餐要安排合理，品种多样，比例适当，定时定量，满足需要，细嚼慢咽，充分利用唾液分解食物，为身体健康增加有益的因素。

（一）早餐

早餐吃好。以富含蛋白质、碳水化合物食物为主，主要有：谷类、面食、瘦猪肉、蛋类、禽肉、低脂奶、新鲜蔬菜、水果等食物。煎炸类高脂肪、含有大量淀粉和糖分的食物不宜多吃，这类食物摄入脂肪和胆固醇过多，消化时间长，使血液久存腹部，影响其他器官供血，无法使大脑发挥最佳功能，影响工作和学习效率。

（二）午餐

午餐吃饱。以蛋白质含量高的食物为主，碳水化合物食物为辅。饭菜要丰盛，品种花样要多，量要足。主要有：鸡、鸭、鱼、肉、蛋、豆制品等高蛋白食物。吃这类食物可分解大量酪氨酸，进入大脑中转化成多巴胺和甲肾上腺素等化学物质，促使大脑兴奋，精力充沛，充满活力。为防止下午精力不济，应少吃甜食等食物。

（三）晚餐

晚餐吃少。以高糖、低蛋白食物为主，主要有：高碳水化合物、谷类、蔬菜等食物。因晚餐已接近休息和睡眠时间，为让胃肠得到有规律性的休息，进食量要少，以七分饱为宜。要少吃高蛋白、高热能、高脂肪食物，摄入清淡可口的食物，进入人体内，能提高脑中血清素的浓度，发挥镇静作用，使心态稳定，便于睡眠。饭后一小时可适当吃些水果补充维生素。要坚持与全家人在一起用餐，创造温馨、和睦、美好的气氛，既可增强食欲，促进食物消化和吸收，还可促进亲情，增进感情。

六十四、正确使用食疗方法

近年来有一定作用的食疗方法越来越受到人们的青睐，在预防和控制疾

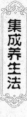

病、维护健康方面发挥了积极的作用。但也有些食疗方法被盲目夸大其作用，误导人们。因此，正确使用食疗方法就是显得十分必要。

（一）食疗的含义及作用

食疗是指在中医理论的指导下，根据疾病的病理、生理特点和发展趋势，结合患者特点和需要，制定个性化的饮食配方，运用食物特殊功效，起到调理、辅助防治疾病，加快康复，增强体质的作用。

（二）食疗的原则

1. 不可代替治疗原则

食疗不可代替药物治疗原则。因为什么药治什么病，药物疗效强，用药正确效果明显，用药不当就会产生明显的毒副作用。而食疗的功效远不及药物那样迅速和突出，因此，需要用药物治疗时，就一定要用药，不能延误治病，更不能用食疗代替药物治疗疾病。

2. 因人而异原则

食疗要坚持因人而异，辨证施治原则。因为每个人的年龄、性别、体质、病情不同，即使表现出来的是同一种病，可能每个人的病因都不一样。这就需要根据每个人的不同情况，自己选择食疗配方进行辨证施治，这样才能取得明显的功效。

3. 因时因地制宜原则

一年四季不同食疗方法也会不同。如春季是身体新陈代谢活跃的时期，人体阳气旺盛，因此，要着重补肝；夏季炎热、烦躁体能能量消耗较大，要着重吃些寒凉食物，降温防暑；秋季凉爽应着重吃些辛辣食物对祛除寒湿有益；冬季寒冷，应着重吃些高脂肪、高蛋白等补性食物御寒。要因时因地制宜，秉取对应性方法，并坚持经常进行食疗，把食疗贯穿在生活的全过程。

六十五、改善餐饮方式

餐饮方式是一个国家、民族长期形成的饮食习惯，是一个民族传统文化的组成部分，也是人们健康的基础，关系到一个国家、民族的兴衰。

（一）不良餐饮方式的危害

目前，在我国流行的餐饮方式是合餐方式。合餐，即是两人以上的人群围坐在一起，在同一地点、时间共用几个盛载食物的器皿。这种进餐方式从卫生和健康角度看极为不合理。因为，人们聚在一起，通过筷子和汤匙取食，筷子和汤匙在接触嘴时，不可避免地沾上人在咀嚼时口腔分泌出的唾液，使这些唾液反复混入菜中和汤里，如果进餐者有一人携带细菌、病毒，那么就会传染给别人，为传染病的传播提供了机会。在合餐饮食中常见的肝炎、结核、麻疹、伤寒、猩红热、流行性出血热、狂犬病、钩端螺旋体病、炭疽等是由唾液交叉传染的。合餐饮食方式是疾病的传染途径，危害人们健康。

（二）改变餐饮方式

目前，不良餐饮方式普遍存在，人们还没有充分认识其危害性。因此，首先要认识不良餐饮方式给健康带来的危害，注重把好"入口"，降低损害健康的因素。其次，要改变合餐饮食方式，尽量改用分餐方式，尽量减少在外用餐，以减少疾病传染源，减少不利健康的因素，讲究饮食卫生，打好健康基础，提高生命质量。

六十六、吃水果的最佳方法

水果是世界公认的健康食物，成熟的水果色、香、味俱佳，清脆爽口，人们喜欢食用。经常吃水果对于维护机体健康起重要作用。

（一）水果的保健功效

水果属于高纤维、低热量、优质蛋白质、高营养素的绿色食物，富含人体所需要的各种营养成分，具有明显的保健功效。各类水果富含蛋白质、脂肪、碳水化合物、粗纤维、植物化合物、多种维生素、多种微量元素、多种氨基酸、有机酸、鞣酸、无机盐、糖类、天然抗氧化剂、黄素蛋白儿茶素、黄酮醇、B－紫罗酮、抗癌活性物质等营养成分。具有增强体内各器官生理功能，促进血液循环，促进新陈代谢，改善亚健康状况，增强体质，调节神经，宁心安神，舒筋活络，补血养气，养护视力，抗氧化，清除自由基，分解排出毒素，提高免疫力，可激活细胞中的蛋白分子，阻止亚硝胺致癌物质的产生，有利于抗癌，降血糖、血脂、血压、胆固醇，通畅血管，预防疾病，促进消化吸收，益胃健脾，强化骨骼，润燥通便，增强性功能，改善性生活，缓解疲劳，稳定情绪，改善心境，愉悦心情，减肥美体，美容养颜，延缓衰老，均衡营养，维持体内酸碱平衡，降低发病几率，是促进健康的必需食物。

（二）吃水果的最佳时间

有人喜欢吃完饭后立即吃水果，这不科学。最佳的吃法是：在饭前1个半小时。一是因为水果中的许多成分是水溶性的，如维生素 C，可降低胆固醇水平的可溶性植物纤维——果胶等，水果属生食，吃生食后，再进熟食，体内就不会产生白细胞增高等反应，有利于保护人体免疫系统，从而增强防病和抗癌能力；二是其消化吸收不需要复杂消化液的混合，可迅速通过胃进入小肠吸收，其吸收率要高于吃饭后的吸收率，有利于身体对营养的吸收；三是饭前吃水果，可缩短在胃中的停留时间，大大降低其氧化腐败程度，减少不利因素对身体造成的损害。吃水果时要消毒、洗净，不宜用菜刀削皮，不宜过量食用。有些老年人和女性胃属虚寒，不适合饭前吃水果，这类人群可选择在两餐中间吃水果。

（三）吃水果的注意事项

水果虽然好吃，有益健康，但吃水果要注意有关事项，否则对健康不利。

1. 不宜盲目吃水果

水果不宜盲目吃。要有目的、有选择、有针对性地按性味吃水果。各种水果按性味划分，主要有三种：一是寒凉类，主要有柿子、西瓜、柑柚、橙子、香蕉等；二是温热类，主要有枣、橘子、杏、樱桃、菠萝、荔枝、桃等；三是甘平类，主要有苹果、山楂、李子、椰子、枇杷。要根据水果的三种性味，夏天宜吃寒凉类水果，冬天宜吃温热类水果，一年四季宜吃甘平类水果四季皆宜。

2. 不宜吃未成熟的水果

有些人喜欢吃未成熟的水果，如香瓜、杏、李子、乌梅、荔枝、桃子、草莓等，这对身体无益。因为未成熟的水果中含有毒素，吃了以后会发生中毒，危害身体。未成熟的水果各种营养成分没有上来，含有安息香酸、草酸等成分，吃入体后不易被氧化，经代谢后产生酸性物质，对人体不利。

3. 不宜吃瓜果皮

有些人吃瓜果连皮都吃掉，这种习惯不好。因为瓜果在生长过程中受到病虫害时，用农药多次喷杀，瓜果表皮被农药渗透较深，用清水无法洗掉。如果经常吃瓜果皮，农药残毒会蓄积在体内，易引起慢性中毒，损害肝脏、神经系统，对身体有害。吃水果要将皮削掉，对不能去皮的山楂、桃、草莓、大枣等水果，要用清洁液侵泡 15 分钟后再吃为宜。

4. 不宜吃烂水果

水果在采摘、运输、贮藏、销售等环节中，会使果皮、果肉部分受硬伤，使果皮软化，形成病斑，发生腐烂。有的人经常吃烂水果，这对身体无益。因为烂水果表皮上细菌繁殖过多，产生有毒物质，这些有毒物质可通过果汁向未腐烂部分渗透，造成果肉被污染。因此，即使去掉腐烂部分的水果，也不宜吃，以免产生副作用。

5. 不宜过量食用水果

有些人把水果当饭吃，过量食用，这种习惯也不好。虽然水果营养丰富，能满足机体对不同营养的需求，但过量食用会引起胃肠消化功能紊乱，诱发胃肠消化系统疾病，经常过量食用水果还会影响正餐，使体内营养失衡，影响各器官生理功能，造成体内违和，无益健康。

六十七、饮水的科学

水是维护健康的重要物质。饮水的科学原则是：适量、勤饮、补足，以维持体内水平衡，增加健康的因素。

（一）水在人体中的作用

水是生命之源，没有水就没有生命。生命活动的各个环节，都离不开水。人对水的需要仅次于氧气，水对维护健康起着重要作用。水是人体的重要组成部分，约占体重的 63% ~ 70%，水参与体内生理代谢，促进体内食物的消化、吸收和排泄，在体内形成各种体液来润滑关节、肌肉和各器官，维护生命的正常运转。适当饮水能帮助大脑保持活力，提高记忆力，加速各种营养物质的输送、利尿和排泄有害物质，降低有毒物质在肾脏中的浓度，避免损害肾脏，稀释有关代谢产物，保持皮肤滋润，消除污染，降低血黏稠度，促进造血系统正常运转，促进睡眠，能刺激神经抗抑郁症，润肠通便，预防心脑血管和泌尿系统感染等疾病，可减少致癌物质对膀胱的刺激，预防膀胱癌，促进细胞新陈代谢，调节机体生理功能，帮助人体抵抗细菌病毒的侵害，提高免疫力。

人体水分的摄入主要有三种途径：一是食物中所含的水。成人一般每日从食物中摄取 1000 毫升水分；二是饮水。成人一般每日饮水和其他饮料约 1200 毫升；三是代谢水。成人每日体内脂肪、蛋白质、碳水化合物代谢时氧化而产生的水，约 300 ~ 400 毫升。

人体水分的排出主要有四种途径：皮肤蒸发，每日排出水分约 500 毫升；呼出气体带出的水分，每日 300 ~ 500 毫升；随尿排出，每日约 1000 ~ 2000 毫升；随粪便排出的水分，每日约 150 毫升。人体就是通过每日生理需要摄入和排出水分，维持体内水分平衡。如果体内水分失衡将会影响身体健康。

（二）需要补充水的时间

饮水的原则应是：平时经常喝，体内缺水时要及时补充。人要在最需要饮水的时间及时补充水分，以满足机体对水的需求，维持水平衡。

1. 起床后补水

人体在夜间因呼吸、出汗、排尿消耗了大量的水分，导致血流缓慢，血液浓缩，机体代谢产物存积。早晨起床后饮水可满足体内对水的需求，促使血液正常循环，加速代谢产物排出，有利于参与机体一切生化反应，调节体温，预防心脑血管疾病。

2. 两餐间补水

人在两餐之间，胃内食物已经消化吸收，体内代谢产物急待排出，此时正是需要水的时候。及时补充水，会加速代谢产物排出体外，还会减轻肾脏和肝脏的负担，提高肾、肝新陈代谢功能。

3. 睡前补水

人在夜间睡前，胃内食物已消化吸收完毕，水分已基本消耗尽。此时血液开始浓缩，血小板凝聚能力增强，血液黏稠度升高，易造成各器官缺血、缺氧，形成尿路结石和泌尿系统疾病。此时补充水会预防泌尿系统疾病，维持体内各器官润滑。

（三）饮水的注意事项

饮水需要有一个正确的方法，才能既满足体内的需要，又能增加有益健康的因素。水的质量直接关系到机体健康。近年来，由于环境污染，导致水资源被污染、退化，严重影响了水的质量，对人们健康造成威胁。目前，有80%的传染病和各种营养障碍所引起营养失衡，都和水有关系。因此，要倡导科学饮水。

1. 不宜过量饮水

水虽然是人体的重要组成部分，对维护健康起着重要作用，但并不是饮得越多越好。成人每日一般在8杯左右，但要因人而异，不宜过量饮水。过量饮水会引起水中毒。水约占体重的65%～70%，在体内相对稳定。人体细胞的细胞膜是半透膜，水可以自由渗透，如果饮大量的水，血液和间质液中的水就会渗透到细胞内，使细胞肿胀而发生水中毒，会导致脑细胞水肿，加重心脏、肾脏负担，颅内压力增高，头痛、呕吐、乏力、嗜睡、呼吸减慢，严重时会昏迷。特别是肾脏病、心脏病、水中毒、肝功能异常、腹水患者不宜多饮水，以免加重病情。饮水要适量、多次、少饮、补足，才能有益健康。

2. 不宜口渴才饮水

口渴是人体缺水的信号。当人感到口渴时，体内细胞已处于脱水状态，机体内的水分已严重失衡。易导致大脑老化生理机能下降，血液浓度高，影响血液循环，易形成血栓、心肌梗塞、白内障、心律失常，体内有害物质蓄积，不利排毒，身体疲劳、乏力，引起全身不适。这时才喝水为时已晚，应该在不感到口渴时适量饮水为宜。

3. 不宜大量出汗后痛饮

有些人在运动大量出汗后痛饮，以为这样才解渴，其实这是一种不宜提倡的饮水习惯。大量出汗后痛饮，喝水多，出汗也多，会增加心脏、胃肠和肾脏负担，易造成心率失常，引起植物神经反馈作用，新陈代谢功能失调，排尿多，使体内钾流失过多，引起血糖升高，对身体无益。

4. 不宜经常饮用纯净水

市场上有些纯净水是假冒伪劣产品，细菌严重超标，危害身体。纯净水的矿物质流失，降低营养价值，也不利于健康。矿泉水是最佳的，含矿物质较多，有利于减少心脑血管硬化。还有饮牛奶、豆浆、茶水和白开水，这些有昂贵的饮料无法替代的特异生理活性，有利于增强机体免疫功能。

5. 不宜饮用饮水机的"常滚水"

不宜饮用饮水机的"常滚水"。因为饮水机内胆超过3个月不清洗就会滋生大量细菌、残渣、甚至红虫，这些物质进入体内，会引起消化、神经、泌尿和造血系统病变。热胆内反复加热，会使水老化，水的活性大大降低，损失营养，不易被机体细胞吸收；在长时间的加热下，会增加水中铁、铝、铵和亚硝酸含量。久饮这种水会使胃肠功能紊乱，易出现腹胀、腹泻，不利健康。饮水不要过热，过热会使口腔、食道和胃黏膜发炎，引发病变。饮水的最佳温度应在 18～45℃ 为宜。饭后不宜立即饮水，以免引起烧心，冲淡胃液，影响消化。最佳的饮水时间应在两餐之间，早晨起床后和睡觉前，在这时段内饮水可补充体内消耗掉的水分，扩张血管，稀释血液，保护心脑血管，有益身体。

六十八、功效特殊的绿茶

茶是人们喜欢的一种饮料，在诸多种茶叶中，绿茶的功效明显。经常饮用绿茶，对促进人体健康有明显的功效。

（一）绿茶的功效

绿茶人称抗癌茶、长寿茶。含有茶多酚、五羟黄酮、核原酸、单宁酸、咖啡碱、咖啡因、绿原酸、茶氨酸、鞣酸、EGCG 多酚化合物、多种维生素、多种矿物质、茶香油、茶碱、茶甘宁、表倍儿茶素、黄酮醇类、倍酸盐等成分。能提高人体免疫细胞的功能，增强抵抗病毒、病菌、真菌和寄生虫感染的能力；能有效清除自由基，抗氧化，防止细胞快速老化，延缓衰老；对部分细菌有抑制效果，调节肠道功能，改善消化不良，抑制细菌引起的急性腹泻；茶多酚与癌物质相结合，使其分解、抑制，具有很强的抗癌功能；降低胆固醇、血稠、高血压、高血脂，保护脑细胞，抑制细胞发生甲基化，防止细胞失去运动能力，预防心脑血管疾病、心脏病、肝病，排毒养颜，滋润皮肤，提高血管韧性，坚固牙齿，抗辐射，防止血小板黏附聚集，活血化瘀，预防老年痴呆等功效。

（二）泡绿茶的方法

茶水是良好的溶剂，人体营养物质的摄入、消化、吸收、利用全靠水运行。多喝水有"内洗澡"作用，是人体内生物过滤器，将有害物质排出体外，稀释血液，预防脑血栓。泡茶时，先用温开水泡 10 分钟，然后倒掉头遍茶。因为茶叶在栽培与加工过程中，会受到农药等有害物质的污染，这些污染物会在茶叶表面形成一定的残留。而泡茶时倒掉头遍茶可对这些残留物起到清除作用。不宜用保温杯泡茶，用保温杯长时间泡茶，茶叶在高温中会破坏茶叶中的维生素、茶香油、鞣酸、茶碱，降低营养价值。用玻璃、瓷杯，80 度水泡茶为宜，以防降低茶的营养价值。

（三）饮绿茶的最佳时间

饮茶的最佳时间。饮茶最佳时间是餐后 1 小时，因为饮茶提供维生素、铁等成分，有护心、抗癌、延缓衰老的作用。但茶叶中含有较多的鞣酸，会与食物中的铁结合，生成不溶性的铁质，影响铁的吸收。在餐后 1 小时饮茶，对铁的吸收影响不大。

（四）饮绿茶的注意事项

1. 不宜空腹饮浓茶

早起不宜空腹喝浓茶，因为清晨胃内食物已消化完，空腹饮茶会引起胃肠不适，损坏胃黏膜，诱发胃病。晚饭后也不宜饮茶，饮茶会引发脂肪肝。患有神经衰弱、便秘、缺铁性贫血、骨折、胃溃疡、重结石、发烧等病人不适饮茶。在饮茶后不要立即服药，因茶水中的鞣酸会与药物产生沉淀，发生抑制性反应，从而影响胃肠吸收，降低药效。

2. 不宜过量饮茶

茶叶中含有很多氟化物，如长期过量饮茶会发生氟中毒。氟虽然是人体必需的微量元素，但摄入氟的安全值为日 30 毫克，过量摄入会造成慢性中毒。中毒的表现症状为：氟斑牙和氟骨症，使牙齿表面出现斑点、条纹、黄色、黑色、褐色素沉着，严重者使牙齿大片缺损、掉牙。预防方法：成人每日饮茶不要超过 5 克。每天喝 8~9 杯茶为宜。

3. 不宜喝隔夜茶

有人喜欢隔夜茶，甚至喝隔几天的茶，这种习惯不好。这是因为茶水放置时间太久，易使细菌繁殖，损失营养，使茶水的质量降低，饮用对身体有害，故隔夜茶不宜饮用。

4. 不宜饮用餐厅的免费茶

餐厅里的免费茶大多是"垃圾茶"，从外型上看，"垃圾茶"均整度差，有灰尘、细末和叶梗，茶水味道都不大好，有怪味和浑浊杂质，残留农药和重金属超标，易引发血液病、肝肾中毒，损伤神经系统，因此，不宜饮用。

5. 茶杯要常清洗

茶叶中的茶多酚与茶锈中的金属元素发生氧化，会使茶杯内壁沉积出一层茶垢，这种茶垢是含有铅、铁、镉、砷、汞等重金属物质。如果不经常清洗茶垢，人们在饮茶时会进入体内与食物中的脂肪、蛋白质、维生素等营养成分产生生化合作用，阻碍机体对营养的吸收，严重者还会引起消化、神经、泌尿、造血系统功能紊乱，损害人体健康。

6. 绿茶与枸杞不宜放在一起冲泡

这是因为绿茶所含有大量鞣酸，具有很明显的收敛吸附作用，会吸附枸杞中的微量元素，形成人体难以吸收的物质，降低枸杞的营养价值。因此，绿茶与枸杞不宜同饮，可分开冲泡饮用。

7. 经期不宜饮绿茶

有些女同志在经期喝绿茶，这种习惯不好，会影响身体健康。因为经期会流失大量铁，而绿茶中含有较多的鞣酸，会与食物中的铁分子结合，形成沉淀物，抑制肠道黏膜对铁分子的吸收，对健康无益。

六十九、确保食品安全

食品安全问题是在世界各国普遍存在的问题，而且是一个国家发生饮食安全问题，会涉及其他国家，造成世界性或区域性食品安全问题。近年来，我国所发生的食品安全事件，让老百姓陷入巨大的健康威胁中，引起举国震惊。食品安全问题包括：一是防止食源性疾病；二是防止食物中毒。食源性疾病和食物中毒都是危害人类健康的重要因素。防止食源性疾病和食物中毒，确保食品安全是维护人类健康的重要措施。食品安全要着重抓好政府监管、行业自律、群众监督三个重要环节。应当加强世界各国间食品安全管理经验的交流与合作，探索保护、监督措施，解决新问题，为加强世界各国食品安全提供保障。

（一）预防食源性疾病

食源性疾病是指人们食用受污染的食物，摄入体内的病原体，使人发生传染性、中毒性疾病。食源性疾病在各国以不同的表现形式、程度损害人类健康，因此，要引起重视，加强预防。

1. 食源性疾病的来源

食源性疾病的来源是病从口入，通过不当饮食诱发的各类疾病。目前，食源性疾病大体上有五类：

（1）化学类危害

化学类危害，主要是指食物中含有化肥、农药、杀虫剂、兽药残留，用瘦肉精、催生剂、抗生素、激素、化学性污染、添加剂等饲养的猪、牛、鱼、蟹，形成食物链传给人。高温油烟含有分解产物，如酮、环氧丙醛低分子脂肪酸；锌器、铝器、铜器使用不当，引起金属溶解，染致食物有毒。这些都含有化学有害成分，摄入体内损害健康。

（2）污染类危害

污染类食物在各国普遍存在，主要是指致病微生物、细菌、病毒、野生动物污染、重金属污染、有机物污染、洗洁物品污染、水污染等对食物造成污染，使食物霉变、腐烂、变质，成为具有危害性的食物。摄入人体后易造成胃肠消化系统紊乱，产生肠毒素，刺激肠蠕动，产生肠痉挛，恶心呕吐，腹痛腹泻，肠炎痢疾等症状，若毒素进入血液还会引起发热、头晕、头痛，严重者可危及生命。

（3）烹调加工类危害

烹调加工类危害，主要是指人们在烹调加工食物时，由于方法不当，造成的危害。如烧烤食品、烟熏肉、烧焦饭、烤鸡、烤兔、烤鹅、烤鸭、烤肠、油炸、油煎、洋快餐等。还有剩饭菜，加热不够的食物，这类烹调加工的食品含有很多致病、致癌物质，摄入体内后对人造成系列性的危害。

（4）天然毒素类危害

天然毒素类危害，主要是指有毒植物和动物引发的，食物中含有植物毒素，真菌毒素，霉变毒素，如毒蘑、发芽土豆、动物毒素，如河豚鱼。这些有毒食物，摄入人体后对神经系统、消化系统、泌尿系统造成损害，诱发系列性疾病，严重者可危及生命。

（5）添加剂类危害

添加剂类危害，主要是指社会上的一些不法商贩，无证非法生产，在加工食品时滥用合成色素、苏丹红、谷氨酸钠、吊白块、玉金黄块红、乳化剂、酶制剂、增味剂、增稠剂、硫氰酸钠、姜黄色素、呈味核苷、双二钠、玫瑰红、碱性嫩黄、柠檬黄、乙酰化单甘脂、脂肪酸、硫酸铝钾、二氧化钛、苋菜红、柠檬黄、喹啉黄、二蓝光酸性红、诱惑红、苯甲酸钠、亮蓝、日落黄、胭脂红、甜味素、防腐剂、保鲜剂、增鲜剂、香味剂、火锅红、一滴香、稳定剂、绿色素、红色素、高弹素、嫩肉粉、鲍鱼素、辣椒精、肉宝王、肉香宝、加浓鸡精、烧烤香王、碱性嫩黄、增粗剂、膨松剂、增脆剂、工业硫黄、增白剂，用黄纳粉给小黄鱼染色，用避孕药喂母螃蟹和黄鳝，用工业双氧水和花红粉染虾仁，用二氧化硫熏蒸腐竹、黄花菜、鲜姜等，谋取暴利，坑害群众，摄入这类有毒有害食物严重损害健康。

2. 预防食源性疾病的措施

人们要想健康，必须要确保饮食安全，切实从饮食上把住病从口入关，预防发生食源性疾病。

（1）忌食非安全食品

忌食非安全食品，要选用正规厂家生产的加工或半加工食品。包装食品要注意查看有无商标、品名、产地、厂名、生产日期、保质期；罐头类食品要注意有无开裂和鼓起现象；尽量不购买烧烤、熏制、腌渍、煎炸、酱焖、特白馒头等食品；忌食不洁、腐败、变质、霉变食物，正确使用器具，严把病从口入关，提高食品的安全系数。

（2）忌食烧焦食品

忌食烧焦食物是保证饮食安全的重要措施之一。烧焦食物指烧烤、肉焦、饭焦食品，这类食品在制作过程中使蛋白质烧焦产生胰肽P，肉类中的氨基酸发生变性，产生苯并芘，食用后会损害神系统、消化系统，损害健康，增加致病、致癌发病率。

（3）忌食高温烹调食物

高温烹调是指100℃以上温度烹调的食物，如油炸、油煎、炸鸡翅、炸薯条、烧烤、焙烤、快餐等都属于高温烹调食物。这类食物在制作时造成维生素大量损失，会使油脂在高温下分解，蛋白质发生变性，生成异环胺类、高温氧化聚合毒物，丙烯胺等致癌物质，给人们带来极大的安全隐患。

（4）忌食添加剂食物

现在市场上出售的加工或半加工食物，几乎全都加入不该加入的添加剂，如色素、甜味素、香精、增白剂、防腐剂、增脆剂、工业硫黄、膨松剂。这些添加剂虽然使食物色泽鲜亮，味道鲜美，香气诱人，甜脆爽口，但对人的健康有很大危害。因此，要忌食添加剂食物。

（5）忌食剩饭菜

一些剩饭菜，尤其是放置几天的剩饭菜，在室温下时间越长其微生物、细菌繁殖越快，易造成食物腐败、变质，细菌繁殖到引起中毒的军团菌量，会生成亚硝酸盐等致癌物质。吃剩饭菜有时还会引起中毒，损害健康。熟食品食用前要热透，彻底灭杀细菌，不吃腐败变质食物，不喝不洁的饮用水，保证卫生。

（二）防止食物中毒

近年来，世界各国都发生过通过饮食而进入人体的病原体，致使人体患感染性或中毒性疾病，食物中毒事件，并以群体性事件居多。食物中毒包括细菌性中毒，动植物食物中毒，化学性食物中毒，一般是由于饮食不洁、霉变食物或食物中含有毒素所引起的，其中以细菌性食物中毒尤为常见。其表现症状是对机体造成不同程度的损害，甚至危及生命。因此，防止食物中毒，确保饮食安全，是维护人体健康的重要措施。

1. 防止喝豆浆中毒

现在越来越多的人喜欢喝豆浆，豆浆不但营养丰富，而且容易消化吸收。但喝没有煮透的豆浆会导致中毒。这是因为，生豆浆中含有毒素，如果没有煮熟，毒素没有被破坏，饮用就容易中毒。其表现症状为：恶心、呕吐、头晕、乏力、腹胀、腹痛，严重者腹泻，一般在 30 分钟至 1 小时可自愈。预防办法就是把豆浆彻底煮熟后再饮用。

2. 防止吃贝类中毒

贝类肉质鲜美，营养价值高，是人们喜欢吃的海鲜，但人们吃了被有毒藻类毒化的贝类就会中毒。主要有：蚶子、蛤香螺、疣织纹螺、砂海螂螺、小龙虾等，这些贝类在海洋中摄食了有毒的藻类以后，所产生的毒素和有毒的重金属被称为贝类麻痹毒，进入人体后 0.5 ~ 3 小时会出现麻痹神经，最初是舌、唇上下指端等神经末梢处感觉麻木，随后可发展到全身，会出现头痛、呕吐、语言意志模糊，自主行为受阻，严重者呼吸困难，胃功能衰退，甚至死亡。发生上述症状可迅速就医诊治，不宜延误。预防办法：切勿生食贝类，食前将外壳洗净，用清盐水漂滤 3 ~ 4 小时除去毒素，煮熟后再食用。

3. 防止吃蘑菇中毒

毒蘑又称为毒蕈，每年在各国都有人误食毒蘑而死亡。在世界各国有数百种毒蘑，可使人丧命的有几十种，主要有：白毒伞、毒伞、鹿花菌、褐鳞小伞、鳞柄白毒伞、包脚黑褶伞、秋生盔孢伞、肉褐鳞小伞等。毒蘑菇的毒性很强，人误食以后表现症状为：胃肠炎型、神经精神型、日光性皮炎型、溶血型、损伤脏器型，其中损伤脏器型为严重，死亡率很高。预防办法：不要随便采食不认识的蘑菇。

4. 防止吃久存蔬菜中毒

有很多人一次购买很多新鲜蔬菜存放数日再食用，这是一种不好的习惯，而且还有危险因素。存放数日的蔬菜，由于酶和细菌的作用，使硝酸盐还原成亚硝酸盐，这是一种有毒的物质，亚硝酸盐在人体内与蛋白质类物质结合，可生成亚硝酸胺类物质，诱发癌症。存放蔬菜不仅能产生有害物质，还能造成营养流失，降低营养价值。因此，存放蔬菜不宜超过 3 天，长期存放的蔬菜不宜食用。

5. 防止吃烂水果中毒

市场上销售的一些时令水果，由于运输、贮存不当或存放时间长，会发生腐烂。即使把腐烂部分用刀挖掉，剩下的未腐烂部分也会被产生的各种有害物质侵蚀，真菌在快速繁殖的过程中，会产生有毒物质－真菌毒素，有明显的致癌作用。人吃了烂水果后表现症状为：腹痛、腹泻，严重者会造成神经麻痹，语言意识不清。预防办法：忌吃烂水果。

6. 防止吃未腌透蔬菜中毒

有许多家庭腌制一些蔬菜，如：酸菜、雪里红、黄瓜、青罗卜、泡菜、芥菜疙瘩等。这些蔬菜经腌制后，不仅能提供多种维生素和无机盐，而且香脆可口是人们佐食的好菜肴。但如果用盐不足，没有抑制、灭杀细菌，吃未腌透的蔬菜会发生中毒。未腌透的蔬菜，细菌大量快速繁殖，将蔬菜中的硝酸盐还原为有毒的亚硝酸盐，人吃了以后，亚硝酸盐进入血液循环，大大减弱正常血红蛋白的运氧能力，会导致机体缺氧，引起一系列病理反应。预防办法：腌菜的盐量要大于 15%，腌制时间要在 45 天后食用。

7. 防止吃未熟豆角中毒

在我国各地一些集体用餐的单位，经常发生吃未煮熟的豆角中毒事件。由于豆角中含有皂素和红细胞凝集素两种毒素，对胃肠道有刺激性作用，可使人体红细胞发生凝集和溶血，在烧煮豆角过程中未熟透造成中毒。人吃了这种豆角在 2~3 小时后表现症状为：恶心、呕吐、烦躁不安、腹痛、腹泻，呼吸急促缺氧，严重者可脱水、呼吸麻痹、痉挛、肾功能障碍，危及生命。预防办法：发生中毒事件后立即就医诊治，豆角中所含的两种毒素，要经较长时间烧煮才能破坏分解。只要把豆角煮熟，使其外观失去原有绿色，吃起来没有腥味，就不会中毒。

8. 防止吃烂生姜中毒

姜是人们烹饪的调味品之一。虽然姜的营养价值很高，常食对人体有益处，但烂姜不能吃。因为烂姜会产生一种毒性很强的有机物－黄樟素，人常吃烂姜后在体内会蓄积毒素，损害肝脏，使肝细胞变异，诱发肝癌和食道癌。预防办法：忌吃烂姜。

9. 防止吃霉变食物中毒

玉米、花生、黄豆、大米、小麦、小米、高粱米等，因保管和存放不当发生霉变，含有大量霉菌，产生黄曲霉毒素、念珠菌毒素、岛青霉素、杂色曲霉毒素、黄米霉毒素、皱褶霉素，环氯霉素、展青霉素等。这些霉变的食物，不但毒性强，而且有高致癌作用。特别是黄曲霉毒素是一种剧毒物质，比氰化钾的毒性还高 100 倍。人吃了霉变食物危害很大，可引起肝硬变和肝坏死，诱发癌症。预防办法：禁吃霉变食物。

10. 防止吃洋快餐损害身体

洋快餐是从外国引进的食品，如麦当劳、肯德基等，其连销店遍布全国各地。洋快餐的厂商是为了获取利润，并不是为了中国人的健康。很多人经常吃洋快餐，还有的人把它当作主餐。其实洋快餐对人体的危害较大，尤其是对青少年危害更大。洋快餐一般由三类构成：一类是主餐类，有各种方便面、汉堡包、面包、炸鸡块（腿）、火腿肠、牛肉片等；二类是饮料类，有啤酒、可乐、汽水、果汁、咖啡等；三类是小吃类，有炸薯条、炸薯片、炸虾片、果仁、冰淇淋等。

洋快餐的特点是高蛋白、高脂肪、高热量，小吃和饮料则以高糖、高盐和多味精为主。人体所必需的膳食纤维素、维生素、微量元素则很少。久食对人体有危害：一是含钠高，钠主要来自食盐、高盐饮食使人降低抗病能力；二是冰镇饮料过冷，饮料过冷会对咽喉和食道过冷的刺激，使局部血管收缩，抵抗力下降，易感冒；三是重金属含量高，爆米花、罐装食品和饮料中重金属铅和铝含量超标，进入人体后影响神经系统功能，对儿童影响机体和智力成长发育；四是含有丙烯酰胺化合物（简称丙毒），是洋快餐的多种食物中含有的致癌毒素。因此，不宜久吃洋快餐，以避免损害身体。

饮食安全问题是人类自己造成的，社会化、生产工艺现代化，仅仅是人类错误的载体。现代文明带来的饮食安全问题，也提供了解决的办法。人们应持积极态度，共同面对食品安全问题，最大限度的减少食品安全问题对人类的危害。

七十、周日断食疗法

周日断食疗法是一种养生保健方法，对于促进身体健康有积极的作用。

（一）断食疗法的作用

每周日断食是一种对人体内进行一次修复的保健方法。人们连续 6 天的饮食，有时饮食过饱加重胃肠负担，造成胃肠疲劳，瘀积在肠道中的食物残渣发酵会产生毒素和致癌物质，有毒物质一部分会经肾脏、肠道或皮肤排出体外，但总有一些无法排出而停留在体内，随着血液流动遍布体内各器官，易造成肠胃麻痹。这些有害物质如果不及时排除，进入血液后轻者使人头晕、头疼，重者会引发心肌梗塞和各种疾病。因此，要给肠胃提供个修复日，即周日断食疗法。断食疗法是指周日一天不进任何固体食物，给身体一个自动清洁的机会，饥饿使体内的钠离子从细胞中析出，而钾离子便通过细胞空间填补它的位置，这是一种化学元素取代另一种化学元素的补救过程，使肠胃在生理上得到休息，可减少消化器官负担，排出粪便、毒素和有害物质，清除体内垃圾，起到净化身体的作用。

（二）断食疗法的功效

断食疗法有明显的功效。能给消化系统一定的休息和修复时间，增强人体调节、修复功能，促进体内环境稳定；促进新陈代谢和细胞吸收营养的能力，促进细胞更新和再生；能增强抗氧化能力，可硬性阻断营养来源，减少自由基对自体的氧化率；有利于增强对细胞的压力，提高细胞抵抗外界不利因素的影响，成倍增长白细胞，形成抗病毒、细菌抗体，产生内源性治疗疾病因子，增强免疫功能；有利于防止营养过剩，增强体质，使身体充满活力，延缓衰老，有益身心健康。为保证周日这一天人体的基本营养需求，可饮低能量液体饮料。

（三）断食疗法的注意事项

断食疗法对身体虽有益处，但并非人人适合。患有肾病、糖尿病、心脏病、胆囊病、结核病、精神病、产妇、手术后、癌症的病人，因身体虚弱不宜进行断食疗法。断食前要检查一下身体，看看是否适合断食。断食要在医生指导下进行。断食中不宜饮刺激性饮料，禁烟、酒，不宜热水浴，以免发生意外。

七十一、大力改善全民营养状况

强壮一个国家，应从每个国民做起；强壮一个国民，要从改善营养做起。要变吃饱不饿的生存式饮食，为有选择、健身的科学饮食，通过营养预防疾病，强体健身，提高民族素质。因此，要大力改善我国全民营养状况。

（一）全民营养状况不容忽视

目前，我国全民营养状况，存在着不容忽视和亟待解决的问题，一是营养失衡；二是营养不良；三是危害健康。营养失衡：饮食结构不合理，高脂肪、高糖、高热量、高蛋白质饮食过多，食物单调，种类偏少，膳食纤维食物、抗氧化食物摄入严重不足，不能满足人体的营养需求。营养不良：营养不良的群体主要是农村和患有长期消耗性疾病的患者，如长期发烧、消化系统疾病、血液病、贫血、甲亢、内分泌失调、癌症等，在治病或康复期营养不足，满足不了机体需要。危害健康：因营养失衡，营养不良，易导致体内酸碱度失衡，患有消化系统疾病，降低机体免疫系统功能，削弱肌肉力量，影响新陈代谢，降低性功能，体质虚弱，诱发各类疾病，危害身体健康。因此，在大力开展全民健身工程的同时，要把解决饮食存在的问题，改善全民营养状况，作为一项重要工作来抓，为强壮国家，提高民族素质奠定良好的基础。

（二）加强营养立法

我国平均寿命比日本低 10 岁，应当引起我们的深思和重视。我国和日本长寿民族形成的巨大差别，主要问题不是遗传、环境，而在生活方式方面。生活方式包括饮食、运动、心理，但最关键还是吃喝这两个维持生命最基本的方式。简单地说：日本人会"吃"，而我们远不如人家。日本靠立法管吃。二战结束后，日本将改善全民营养工作当成一项国策，先后颁布营养立法 10 多部，覆盖了日本全社会，全方位地靠立法管吃，这是日本人长寿的一个重要原因。而我国虽然出台了一些法规，在改善全民营养方面也取得了一些成效，但和日本比尚有不足。需要广泛借鉴日本的先进经验，针对我国居民营养现状，制定更加完善的立法，靠法规管好全民的饮食，靠专业营养师进行正确营养指导，预防营养不良和失衡，提高全民健康水平，赶上长寿国家。

（三）加强营养教育

改善全民营养状况，要从基础性工作做起，加强营养教育。目前，我国营养教育工作滞后，与日本比差距过大。营养学在我国属于预防医学的一个分支，重点是对病人的营养调理和辅助配合治疗，而社会上烹饪技术的培训，多是侧重"色、香、味"，真正意义上的营养则很少。应当说，近几年来，我国在健康促进，预防服务，国民健康教育，医疗保障方面，做了大量的工作，取得了不少进步。但在推动健康生活方式，预防各类疾病，提高身体素质方面，还有许多重要工作要做。要有专门机构，专业队伍，形成健康教育网络，对全民进行营养教育。在幼儿园、学校、食堂、宾馆、酒店，要配备营养师，普及健康知识，教人如何吃才能吃出健康，形成政府进行科学指导，人人注重生活方式，讲究营养的上下联动机制，切实改变想吃什么就吃什么的生存方式饮食，树立什么有营养就吃什么的科学饮食观念，调整饮食结构，荤素搭配，膳食平衡，注重饮食方式，靠营养健身，增加有益健康的因素。

（四）大力发展营养产业

目前，我国营养食品开发不够，营养产业还处于需要大力发展的阶段。虽然超市、商店里的各类食品琳琅满目，但食品的开发还停留在注重色、香、味、行（方便）阶段，只能算是食品，离营养食品尚有很大距离。而营养食品要产业化，今后营养产业要转向注重营养，增进健康的发展方向。营养食品一要系列化，营养产业从研发到生产，要系列、组合式形成产业链，开发系列化多种营养产品；二要营养化，要杜绝反式脂肪酸食品，注重选用天然、绿色食品，多种营养科学搭配，均衡营养，满足机体需要；三要功能化，要研发针对儿童、老人、孕妇、疾病患者等特殊群体专用的功能性食品，使营养食品大众化。切实通过大力发展营养产业，为全民健身提供良好的物资基础。

第三篇　按摩保健

按摩在古时称干浴，是古代遗留下来的非常简单的自我保健方法之一。唐代著名养生家司马永祯在《天隐子》一书中说："平常摩擦皮肤温热，去冷气此所滑畅外也。"明代著名长寿专家冷谦在所著《修龄要旨》书中，比较详细地记载从头面部到足部的自我按摩方法。按摩可通过刺激体表末梢神经，扩张浅层皮肤毛细血管，调节神经系统的平衡，促进机体血液循环，增强免疫系统功能，预防各种疾病，延缓衰老，从而达到养生健身的目的。

一、搓百会

用右手搓百会穴 100 下。百会穴位于头顶正中凹陷处，是人体各个经络汇聚的地方，因而得名百会。百会穴还被称为长寿穴，这是因百会穴是人体所有的阳气汇聚的地方，阳经和阴经也都汇聚在头部，贯通全身。经常搓百会穴具有提升阳气的作用，可养护机体，调节肝脏机能，促进新陈代谢，可醒神开窍，健脑益智，活化大脑功能，防治失眠、多梦、健忘、胃下垂、头晕、胸闷、气短、中风、血压高、神志不清、应激能力差、轻微脑血管病、经脉瘀滞、气血不通，还可缓解疲劳，减轻工作和精神压力，稳定情绪，振奋精神，延缓衰老，强身健体。

二、梳头

用木质或角质梳具，在头部前后，左右反复梳理 100 下。人的头部是身体的主宰，有百会等 10 多个重要穴位，头皮层下有一个神奇的造发系统，这个系统的每一层组织，都在不断地吸收营养和氧气来维持头发的生长。经常用梳具梳头能刺激头部经络和内脏相应于头表的全息穴位，通过对头皮穴道的按摩，改善大脑皮层的兴奋与抑制过程，疏通头部及颈项经络，有助于驱散头部的风湿病邪，促进头部血液循环，增加头部血流量，改善头部皮肤及头发营养，减少脱发、白发、断发、皮屑，促进头发乌黑，调节中枢神经的功能，刺激皮下腺体的分泌，预防大脑老化，通调气血，通达阳气，祛瘀充氧，调理脏器，提高机体抗病能力，促进细胞新陈代谢，醒脑爽神，防治神经衰弱、偏头痛、高血压，缓解压力、紧张和疲劳，防治多种疾病，有益健康。

三、搓脸

先将两手搓热，用两手掌由前颜往鼻两侧自上而下搓，直到下颌，然后由下而上搓至前颜 100 下。促进面部血液循环，和血通脉，延缓面部早衰，促进脸面皮肤细嫩，增强皮肤抗黑色素的沉淀能力，有效促进皮肤颜色复原，增强面部肌肤抗风寒能力，减少面部皱纹，预防伤风感冒、神经衰弱、颜面肌肉痉挛、面部神经麻痹，促使面部光泽红润，清热安神，聪耳明目，抗衰老。

四、搓太阳穴

用左右手大拇指同时搓太阳穴 200 下。太阳穴是人体的一个重要穴位，是阳气汇集处，阳经和阴经交汇处，贯通全身。搓太阳穴可通达阳气，通调气血，促进头部血液循环，疏通头部经络，增加头部供氧量，缩短入睡时间，促进深度睡眠，提高睡眠质量，防治失眠、健忘，健脑益智，调节全身神经系统，促进新陈代谢，增强机体各系统生理功能，缓解压力和疲劳，助益健康。

五、搓鼻

先用右手掌放在鼻尖上以顺时针搓 100 下，再用左手掌逆时针搓 100 下。鼻是呼吸道门户，是防止致病微生物、灰尘、脏物等入侵人体的第一道防护，是人体新陈代谢的重要器官之一。搓鼻可改善鼻黏膜的血液循环，增强鼻对天气变化的适应能力，预防感冒，预防呼吸道疾患，防治慢性鼻炎、过敏性鼻炎、鼻塞，疏通脉络，宜通肺气，增强呼吸道功能，刺激嗅觉细胞，使嗅觉灵敏。

六、搓鼻沟

用左右手食指同时搓鼻沟 200 下。鼻沟周围神经丰富，贯通全身神经系统，与大脑睡眠抑制神经关联密切。搓鼻沟可增强大脑睡眠抑制神经敏感性，缩短入睡时间，促进深度睡眠，大幅度提高睡眠质量，调节脸部神经，改善机体血液循环，疏通脉络，通调气血，增强呼吸功能，防治鼻炎、感冒，增强免疫功能，促进新陈代谢，增强体质。

七、搓耳廓

用双手按摩耳廓 100 下。人的耳廓正面有 300 多个穴位，背面有 50 多个穴位，这些穴位与人的腑脏经络有千丝万缕的联系。耳廓外侧所对应的是人体脊柱部位，它是全身神经的总干事。搓耳廓等于搓脊柱，可疏通经络，使气血运行畅通，能让人体神经系统经常处于一种奋进的状态，激发身体活力，促进耳部血液循环，调节体内正气，增强机体新陈代谢和免疫功能，预防感冒和耳疾，保持体内生理平衡，精力旺盛。

八、扣耳

用两手掌心分别紧贴双耳两侧耳轮 100 下。扣耳也称"鸣天鼓"，可保护、增强听力，防治耳聋、耳鸣、听力减退，通过耳穴刺激心脏、肺和其他各个器官，改善脑及肺功能，促进新陈代谢，头脑清醒，防止眩晕，调节脏腑，恢复机体脏腑功能，缓解疲劳，有很强的防病健身功效。

九、拽耳垂

用两手分别拽两侧耳垂 100 下。耳垂上有许多穴位，这些穴位与体内各器官都有联系，耳垂为耳全息的头面区，眼穴就在耳垂中。常拽耳垂可刺激耳垂穴位，刺激颔下脉腮下腺、舌下腺，有疏通经络，调节神经，畅通气血，清醒头脑，眼明神足，通肾补气，防面瘫、防白发、防失眠、增强内分泌功能，缓解疲劳，祛病健身功效。

十、转目

两目瞪圆，先顺时针转 20 下，再逆时针转 20 下。转目时要慢，然后紧闭一下，再骤然瞪圆双目。转目能锻炼眼肌，刺激眼部神经，调节视神经功能，促进眼部血液循环、视觉明朗，清脑明目。可防眼疲劳、视力减退、眼花、青光眼、白内障等眼疾，有益眼部健康。

十一、搓脑垂体

双手手指置于脑后高骨处，交替搓 100 下。脑垂体是重要分泌功能区，支配着人的生长发育、生殖和机体代谢。搓脑垂体可使松果体释放出一种化学物质——有益于青春活力和健康的内啡肽、美拉托宁，具有美容养颜，增强记忆力，促使感觉灵敏，机体代谢，肾上腺皮质激素分泌，甲状腺激素分泌，通调督脉，温经活络，散风祛邪，疏通阳脉，预防头晕、头痛、神经衰弱，维持体内稳定，调控体内的老化生物钟，抗衰老等功效。

十二、搓甲状腺

用两手指分别搓左右颈部甲状腺各 50 下。甲状腺是人体重要免疫器官之一，起着抵御细菌、病毒，防止机体被疾病入侵的重要作用。搓甲状腺可增强机体免疫功能，增强抗病能力，增强灭杀体内细胞的能力，预防各种疾病，促进血液循环，使皮肤光泽，富有弹性，增强活力，可预防颈部松弛和脂肪过多形成的双下巴，增强体质，促进健康。

十三、叩齿

上下牙齿互叩 100 下。叩齿能促进口腔、牙床和牙龈的血液循环，巩固牙根和牙周组织，保护牙龈，预防牙齿松动，刺激牙神经兴奋，增强唾液和酶的分泌，清除污垢，提高牙齿抗龋和咀嚼功能，养颜护肤，健脾和胃，促进食物消化吸收，防治牙病，滋润咽喉，增强大脑中枢神经功能，活化全身神经系统，预防心脑血管和老年痴呆疾病。

十四、弄舌

舌头在口腔内上下、牙齿外侧运卷 100 下。舌头与内脏有密切联系，人体的脏腑、经络、气血、津液的变化都可从舌体上反映出来。弄舌可锻炼面部肌肉和舌肌，恢复味觉，保持舌头的敏感性，刺激舌下腺的分泌，促进唾液生成，通畅气血，凝神静气，调和气息，增强内脏功能，防大脑萎缩和老年痴呆，抗牙病健齿，增进食欲，促进消化，润泽肢体，可治疗高血压、脑梗塞、耳鸣、眩晕、头痛、甲亢、腰痛，抗衰老，祛病强身，延缓味蕾衰老。

十五、嗽咽

咽舌头舔上腭津液自生，用腮鼓漱 30 次，使口中多生津液，随时缓缓咽下，用意送到丹田，嗽咽养生法是长寿秘诀之一。健康的唾液中含有皮质醇、溶菌酶、唾液腺激素，硫氰酸盐、乳铁蛋白、性激素、免疫球蛋白A、13 种消化酶、11 种矿物质、9 种维生素、神经生长素、多种有机酸及大量钙质游离子的酵素、荷尔蒙等生物活性的有益物质，具有促进细胞生长和分裂，抗衰老，促进消化，解毒消炎，增强免疫功能，抗氧化，清除自由基，分解致癌物质的作用。嗽咽能杀口菌、滋润五脏、助消化、健脾胃、增食欲、治牙痛，滋养肌肤，扶正固本，对咽肌及胃肠蠕动有益，补充生命能量，延缓机体生理功能衰退，强壮机体等功效。

十六、搓手

两手对掌来回搓 100 下。在人体最重要的十二条正经中，与手相关的经络有 6 条，相关穴位 23 个，手部有神经纤维 100 万根之多，太阴肺经、手阳阴大肠经、手少阴心经、手少阳三焦经，是身体循环的末端。搓手生热产生静电，促进全身血液循环，温经散寒，祛瘀止痛，刺激手部神经和肌肉，通过反射起到调节内脏功能，大范围兴奋神经，健脑益智，提高脑功能，促进新陈代谢和末端血液畅通，疏通脉穴，通调气血，增强心肺和上呼吸道功能，提高免疫力，具有很强的祛病健身功效。

十七、搓胸

用双手左右搓前胸各 100 下。位于前胸的胸腺是主宰人体整个免疫系统最重要的免疫器官之一。搓胸可使胸腺分泌出免疫活性肽物质，有强大的御病和抗癌作用。免疫系统起着对外防卫，对内监视的作用，人体细胞不断新老交替，每天约有 10 万个细胞变异的癌细胞，可能被免疫系统识别清除掉。搓胸可激活胸腺，促使胸腺分泌激素，增强免疫和心肺功能，保护心脏，通畅呼吸，宽肠理气，改善脏腑血液循环，促进胃肠和肺肾的生理代谢。对冠心病、高血压、肺心病、糖尿病、肾炎、腰痛及各种胃肠道疾病有很好的疗效，防癌、抗衰老。

十八、搓腋窝

两手分别搓左右腋窝各 100 下。腋窝位于肩、背和胸臂之间的空隙，是血管、淋巴、神经、汗腺、静脉、臂丛集合体，且有丰富的脂肪组织，人体上肢的重要神经和血管通道都在这个部位，是人体五大保健区之一。腋窝有个穴位叫板泉，搓腋窝可舒筋活络，延缓衰老，刺激神经，血管和淋巴，使各器官都得到运动，促进血液循环，有益大脑、心脏、肺，放松心情，调气和血，宽胸宁神，增强食欲，促进消化，增强心肺活量，提高心肺功能，促使呼吸系统各器官进行气体交换，增强泌尿功能，使体内代谢中的尿酸、尿素、无机盐及多余水分顺利排出体外，使全身器官享受更多营养和氧气，使眼、耳、鼻、舌和皮肤感官，在外界刺激时更加灵敏，缓解肋间神经痛、乳腺疾病、肩周炎，增强骨髓造血功能，提高九条淋巴干线免疫功能，延缓衰老，有利于提高整体健康水平。

十九、摇头晃脑

缓慢摇头晃脑顺时针逆时针 50 下。经常摇头晃脑，进行颈部活动，可促进颈部甲状腺的副甲状腺激素分泌，活化全身的激素作用，提高抵抗力和代谢能力，防治高血压、颈椎骨质增生，减轻颈原性头晕，治愈和缓解手脚麻木，通经活络，明目清脑，通调气血，促进全身营养和氧气的输送，抗衰老。有严重颈椎病者不宜。

二十、旋腰转头

双手按腰肾部位，腰和头同时缓慢旋转左右 50 下。可锻炼颈部肌肉关节，刺激中枢神经，防治神经性头痛、失眠，改善全身血液循环，通经活络，滑利关节，松弛肌筋，预防头昏脑胀、腰肌劳损、腰间盘突出、腰酸背痛、高血脂、高血压、高血糖、颈椎腰椎骨质增生、双肩综合征等疾病，促进全身血液、营养和氧气的输送。

二十一、搓双臂

先用右手搓左臂 100 下，再用左手搓右臂 100 下。人体各部位神经遍布在双臂，搓双臂可刺激全身神经，促进血液循环，增加输送血液、营养和氧气的速度，补益肝肾，平衡阴阳，补气和血，调节神经末梢，疏通经络，预防神经衰弱，促进睡眠，提高睡眠质量，缓解疲劳，有益于健脑、健身。

二十二、搓肘窝

搓肘窝 100 下。肘窝是人体经络密集的部位，有心经、心包经、肺经三条经络通过。搓肘窝可排除心肺的毒素和躁火，舒缓疲劳，促进全身血液循环，加速营养和氧气输送的速度，调解神经，促进睡眠，预防心烦内热、失眠多梦、口腔溃疡、咽喉肿痛、痰多咳嗽等症状，有益于健康。

二十三、敲后背

用痒痒挠先敲打上背 100 下，再敲打下背 100 下。人体后背正中的脊柱是人体两条最大经脉之一的督脉必经之地，脊柱两旁的足太阳膀胱经与五脏六腑联系密切，是神经系统、经络系统、免疫系统三大系统感应区域，也是人体重要的保健特区。背部皮下隐藏着大量休眠状态的免疫细胞、T 细胞、NK 自然杀伤细胞，敲背可激活它们，使其散射出许多成对的神经，迅速进入血液循环，散布到四肢、体壁和内脏，成为具有吞噬异物能力的网状细胞，在体内"巡视"过程中，一旦发现有不良细胞出现，实现多靶点，加以围歼和灭杀。敲背可刺激背部组织与穴位，再通过神经系统传导，促进背部快速疏通经络，促进全身血液循环，有益气息运行，血脉流畅，平衡阴阳，振奋阳气，养心安神，调节脏腑器官，增强内分泌功能，增强抗病毒和抵抗力功效。对患有严重心脏病、脊椎病、晚期癌症的人，不宜敲背，以免加重病情，引起意外。

二十四、伸懒腰

伸懒腰20下。人因直立行走和久坐等因素，使身体上部和大脑容易缺乏充足的血液、氧气和营养的供应，发生头昏眼花，腰酸腿麻等症状，导致体质下降，工作效率低下。伸懒腰可使人体的胸腔器官对心、肺挤压，使很多瘀积的血液被赶回心脏，增加回心血流量，有利于心脏的充分活动，使更多的血液、氧气、营养供给各个器官，使大脑清醒，精力充沛，全身舒服。

二十五、搓脊柱

让家人搓脊柱100下。人体中头部和背部正中线是督脉，脊柱属督脉循环的一部分，督脉是人体经络之统领。搓脊柱能刺激督脉穴位，可影响内脏和整个机体，刺激神经系统、经络系统、免疫系统，疏通经络，平衡阴阳，扶正祛邪，促进血液循环，增加输送营养和氧气的速度，增强脏腑、内分泌、呼吸、循环、消化、免疫功能，对心、肺、肝、脾、胃、肠、肾等器官都有滋养和保健作用。

二十六、揉腹

两手搭在一起用力揉腹正反100下。腹部的"神阙穴"是人体的一个重要穴位，与全身经络关系密切，是经气汇聚之处，也是保健的"要塞"，有"气通丹田，养身延年"之说。揉腹是一种通和上下，调理脏腹器官代谢，平衡阴阳，去病强身的养生保健方法，能良性刺激神经，引起各种有利于生理机能的条件反射，抗疾病，对消化不良、慢性胃炎、高血压、冠心病、肺心病、慢性肠炎、胆结石、糖尿病、胃肠神经官能症、便秘等有疗效。可使腹部肌肉强健，促进血液及淋巴液循环，刺激胃肠消化系统，增强消化功能，促进胃肠蠕动、胃消化液的分泌，预防消化性溃疡，减少腹部脂肪，促进脂肪吸收，抑制有害物质的吸收，减少对肠道黏膜的损伤，改善睡眠，改善大小肠的蠕动功能，促进肠内积存的大量秽气排出，减轻腹痛，增强消化吸收功能，激发肝脾肾经气，增强性功能，有助于改善性能力。患有肠炎、痢疾、阑尾炎及腹部化脓性感染时，不宜揉腹，以防加重病情。

二十七、搓腰

用双手搓腰100下。搓腰可刺激肾部神经，激活肾筛，增强滤血排毒功能，促进全身血液循环，疏通带脉，预防腰痛、肾虚、肾性高血压、慢性肾炎、慢性盆腔炎、慢性脊椎炎、痛经、腰肌劳损，通经活络，补肾益精，强肾壮阳，强壮腰脊，消除疲劳，增强肌力，明目聪耳，通调五脏，理气活血，加速代谢物质排泄，增强性功能，抗衰老。

二十八、搓睾丸

用两手搓睾丸、精索、阴茎根 200 下。搓睾丸是适宜于中老年男人的一项有病治病，无病健身的重要健身秘诀，是善保之举。搓前排尿，一般宜在床上取坐式或卧式，冬天可在被窝进行，搓的力度要适当，以稍用力又不引起疼痛为宜。可疏通经脉，增强内分泌功能，理气活血，兴奋生殖系统神经，促进反应灵敏，通精补脑，促进性激素分泌，增强性功能和性耐力，防治阳痿、早泄，助长生精，调理阴阳，壮阳益肾，防止性器官萎缩和性功能降低。对失眠、肾亏乏力、神经衰弱有疗效，抗衰老，强壮身体。

二十九、提肛

有规律的提肛 200 下。可刺激肛门周围神经，促进会阴部的静脉血液回流，预防前列腺、痔疮、肠癌，刺激腹部内脏器官，增强脏腑功能，预防心、肺、肠、胃等慢性疾病，增强消化、吸收系统的功能，提升阳气，以固肾气，温经通络，行气活血，有助于肠道蠕动，增强排便功能，防止便秘，对身体有很好的保健功效。

三十、拍足三里穴

用两手小指二关节拍打足三里 200 下。足三里在两腿膝关节两膝下三寸处，是人体健康的重要穴位，也称长寿穴，是胃经的合穴，所谓合穴就是全身经脉疏注会合的穴位。拍足三里有调补气血，补脾健胃，消除疲劳，温经通络，行气活血，恢复体力，促进消化，输送精血，预防气血不畅、腹胀肠鸣、消化不良、脑血栓、中风，促进血液循环，调整阳气虚损，防治各种常见的老年病，防病健身，增强人体抵抗力功效。

三十一、搓膝窝

搓膝窝 100 下。人体膝窝中有一个穴位是委中穴，走膀胱经，膀胱经是排毒祛湿的重要通道。搓膝窝可使体内废气、毒素、垃圾加速排除体外，预防风寒、湿热、邪瘀、风湿、关节炎，缓解压力过大、过度疲劳，恢复体力，促进身心健康。

三十二、搓脚心

用两手搓两脚心 200 下。脚是人体的重要器官，在人体最下端，获得的营养远不如其他部位，但负重任务繁重，因而易衰老。脚心是运行气血，联络脏腑，贯穿上下，沟通内外十二经络的重要部位，人体许多通往全身的重要经脉在足部汇集穴位有60多个，人体各种脏器都与脚有联系，医学专家称脚心是人体"缩影"，第二心脏，脚的状态反映人的健康状态。搓脚心可促进血液流畅，把远端的血液推向心脏和全身，调节阴阳，刺激神经，反射性地增进全身各内脏器官的功能，补脑益智，活血通络，补益肾水、降虚火、养肝明目，预防高血压、眩晕、健忘、耳鸣、失眠，对消化不良、神经衰弱、肠燥便秘、脏器疾病有疗效，祛病健身，抗衰老，健身益寿。

三十三、搓太溪穴

搓太溪穴100下。太溪穴位于足内侧凹陷处，内踝后方与脚跟骨筋腱之间的凹陷处，是足少阴肾经的俞穴和原穴。搓太溪穴具有补肾气，壮肾阳，滋肾阴，提高肾功能的作用，有利于提高性兴奋，增强性情趣，提升阳气，提高性耐力，活跃大脑中枢神经，增强全身愉悦感，提高性爱质量，促使夫妻性生活和谐、美满。

三十四、搓涌泉穴

用大拇指搓涌泉穴200下。涌泉穴为足少阴肾经之"井"穴，为肾经经气的发源地，肾经之气犹如源泉之水，来源于足下，灌溉全身各处，是人体长寿"穴"之一。涌泉穴位于足底，在足掌前三分之一屈趾时凹陷处。用手搓涌泉穴，也可用保健按摩棒震动效果更佳，经常搓涌泉穴，可促使全身血液循环，会良性刺激体内各器官，引起机体发生有益变化。具有增强肾脏功能，加速排泄代谢产物和毒素，增强性功能，通调气血，疏通经络，添精益髓，补肾壮阳，强壮筋骨，醒脑益智，活血化瘀，祛痰防虚，引火下行，乌亮头发，延缓衰老，增强体质等功效。

三十五、搓太冲穴

搓太冲穴100下。太冲穴位于脚背上，从大脚趾与二脚趾形成的脚趾缝向上，与脚背一条横向血管交汇处。太冲穴是人体肝经的原穴，肝经状况与人的情绪有密切的关联，肝经通畅就能使人的情绪良好。搓太冲穴能缓解紧张和压力，保持心情愉悦，能激发性爱情趣，提高性爱质量。

三十六、搓腹股沟管

用右手（或左手）食指、中指搓腹股沟管100下。腹股沟管位于阴茎根部两侧，是向睾丸输送血液和连接神经的重要通道。用两指从上向下按压阴茎两侧，可刺激血液流向睾丸的通道，增大向阴茎的供血量，刺激阴茎神经，促进精子生成，增强男性功能和性耐久力，使男性精力充沛，有明显的强精壮阳功效。

三十七、抖双腿

将两脚的脚后跟踮起来，用脚尖着地，两腿有节奏地上下抖动100下。人老先从腿上老。如果腿不先老，身体衰老就缓慢。抖动两腿就是由自身发动的浑身颤抖，基本姿势是挺胸、站立、双脚分开与肩同宽，全身放松，以脚跟和膝盖为轴，发动浑身上下各部位的肌肉和内脏颤动，使腿部肌肉有节律地收缩和放松，促进下肢血液循环，加快输送营养、氧气、血液，改善全身体质，使膝关节和踝关节运动，强壮发达，预防下肢静脉曲张、静脉血栓、坐骨神经痛、膝关节炎、关节痛、末梢神经炎等疾病，通经理气，舒筋活血，刺激神经，强壮关节，增强抵抗力，有益健康。

三十八、深呼吸

每天在户外进行3~5次深呼吸，每次呼吸2分钟左右。深呼吸实际上是腹式呼吸法，又称膈肌、丹田呼吸，是一种有益的健身活动，能吐故纳新，吸到新鲜空气，可增加全身重要器官的运动，改善肺组织，增强肺的呼吸功能，增大肺活量，起到健肺的作用，增加心脏大动脉、胸腔内的器官活力，降低心脏负荷，促进血液循环，加速输送营养和氧气，使人体的其它脏器得到充分的养分，放松心情，降低交感神经兴奋性，扩张外周血管，降低血压，清洁呼吸道，防止内分泌紊乱。还能使胸部肌肉得到有益刺激，加速胸腺分泌激素，增强免疫功能，增强巨噬不良细胞功能，有助于调整脉搏频率和人体生理功能，缓解疲劳，恢复体力等功效。深呼吸的方法：处于坐姿用鼻而不是用嘴，呼吸的时间应是吸气时间的两倍。脑溢血、动脉硬化、冠心病、心绞痛患者不宜做深呼吸，以免加重病情。

按摩要因人而异。急性心肌梗塞、急性心力衰竭、急性软组织损伤、重度高血压、恶性肿瘤、骨折、严重颈椎病患者不宜按摩；孕妇慎用，体弱老年人按摩要轻；饭后1小时内不宜按摩；按摩后应多喝水，促进代谢产物排泄。

按摩的原则是："均匀有力，柔和持久，部位深透，持之以恒，务求成效"。上述38项按摩保健在每晚看电视时进行，总共需50分钟左右，贵在坚持。人的健康程度和功效产生于长期的坚持中。

第四篇　锻炼身体

生命在于运动，这是人们在长期的生活实践中总结出来的宝贵经验。汉代名医华佗的学生吴普曾说："一身动，则一身强。"讲的是只有经常锻炼，身体才能健康。运动的程度决定人的健康程度，健康程度决定人的寿命。法国著名医生蒂索克说："运动可以代替一切药物，而一切药物不能代替运动。"认识锻炼身体的重要性，并持之以恒地坚持锻炼，在各类人群中，特别是中老年人就显得尤为重要。

一、锻炼的作用

有氧运动的锻炼，是以提高体质为目标的轻中强度持续性运动，在这种运动中氧气的供需保持在稳定、平衡状态，对维护身体健康十分重要。

（一）增强体质

坚持一定形式的锻炼，能增强体质。增强机体生理功能，增强心脏收缩力，提高心血排出量，起到冲刷清洁血管壁的作用，改善心脏营养，防止动脉粥样硬化，降低心脑血管发病率；改善血液循环的功能，加速输运营养和氧气；改善肺部功能，促进呼吸，增加吸氧量，排除更多二氧化碳和代谢毒素；促进新陈代谢，调节内分泌功能，使肌肉、骨骼得到有力的刺激，增强免疫功能，增强体质。

（二）延缓衰老

坚持经常性的锻炼活动，能延缓衰老。有利于推迟心脏、肌肉及其他各器官生理功能的衰退和老化，增强骨密度；促使脑垂体分泌雄性激素，增强性功能、性动力、性活力、性耐力，提高性生活质量，对强壮身体很有好处，减少患病风险；增强神经系统功能，活化神经网络，使神经系统运行通畅，延缓机体衰老速度，有益健康。

（三）改善情绪

坚持经常性的锻炼活动，能改善情绪。使大脑产生更多的神经营养素，可以帮助脑细胞更好的交流，促进大脑产生新的神经细胞，使大脑分泌出可以支配人心理和行为的"内啡肽"的物质，使人产生愉悦感。可使体内增加荷尔蒙分泌量，气机调畅，改善不良心理状态，消除不良情绪，减少体内有害激素，焕发生命活力，使精力旺盛，延缓心理衰退和老化，增强人的自信心，强健身体。

人体的各器官、各部位只有被经常锻炼使用，生理功能才能得到有效的强化，才能持久地保持旺盛的生命力。锻炼不是任务，而是一种习惯、快乐和享受，它能给人带来高质量的生活和宝贵的财富。

二、锻炼的特点

运动可分竞技和健身两种，竞技运动是强度大的运动项目，是重体育；健身运动是运动量小的运动项目，是轻体育，是大众体育活动的一种形式。其特点是：

（一）体能消耗少

轻体育是一种轻负荷的体育锻炼。锻炼者不追求大运动量，使身体逐步适应锻炼形式，体能消耗少，出汗也少，有效调节身体各系统生理功能，心情舒畅，全身舒服。

（二）方式灵活

锻炼的方式应灵活，因人而异。愿意怎么锻炼就怎么锻炼，个人、结伙、集体都可。可自由选择适合于自己的锻炼形式，只要能达到健身强体的目的就行。

（三）时间宽松

锻炼时不受时间限制，可根据个人的体力、兴趣、忙闲程度来选择时间锻炼。自己想什么时间锻炼，就什么时间锻炼。时间的宽松为锻炼者提供了很好的自由锻炼机会。

三、锻炼的原则

总的原则是：因人而异，坚持经常，循序渐进，适度运动，注重实效。

（一）因人而异

可根据自己的年龄、身体状况、兴趣和承受程度等进行锻炼。中老年人，特别是患有心脑血管病的人，不宜在早晨做运动量较大的锻炼，可做一些轻量的锻炼。中老年人的锻炼时间在下午 16：00 ~ 17：00 为宜，上班族可在晚饭后两小时锻炼为宜。

（二）坚持经常

锻炼身体的功效产生于坚持经常。如果"三天打鱼，两天晒网"就不可能有多大功效。只有坚持经常，有决心、有毅力，持之以恒地进行锻炼，才能达到锻炼身体的目的，使身体强健。

（三）循序渐进

锻炼身体切不可急功近利，操之过急。如果操之过急，盲目加大运动量，会使身体各器官很难适应，造成机体疲劳和损伤。要循序渐进，逐步增加运动项目、运动量和运动时间，使机体逐步适应锻炼形式。

（四）适度运动

合理适度进行柔性锻炼对身体有宜，能取得最佳的锻炼效果。但运动不宜过度，过度会使人感到吃力，大汗淋漓，心慌气短，胸闷头晕，身体疲劳，不但达不到锻炼的目的，还会损伤健康。适度的运动应使人有微汗，无疲劳感，感到全身舒服，而且食欲和睡眠良好。成年人每天从事中度运动的时间应累计达 30 分钟；老年人应以轻度活动为主，累计达 30 分钟。运动的心率是 200 − 年龄 ×60% ~80%，这就是运动所允许的最大心率值。适度运动才能健身。

（五）注重实效

运动贵在坚持，动作要轻、要慢，项目不宜过多，量力而行，可根据自己的兴趣，经常变换运动形式。只要运动量适度，锻炼完后，冬天自觉全身暖和，夏天微微出汗，不觉得心跳，自我感觉良好，精神饱满，精力充沛，食欲、睡眠良好，工作、学习、生活质量有较大提高，能增强体质，达到健身的目的即可。

四、锻炼的形式

锻炼是通过一定的形式进行的。人们在生活实践中采用的锻炼形式主要有：

（一）常规式锻炼

常规式锻炼是人们生活实践中，普遍采用的锻炼形式。要选择适合自己、感兴趣、有针对性的运动项目。如：步行、散步、慢跑、快跑、骑自行车、游泳、舞剑、体操、网球、羽毛球、乒乓球、跳舞、健身操、跳绳、练气功、扭秧歌、举哑铃、俯卧撑、拉力器、武术、太极拳、踢毽子、放风筝、荡秋千、爬楼梯等多种形式进行锻炼。

（二）复合式锻炼

复合式锻炼是指采用多种形式锻炼，能取得整体锻炼功效。人体各器官的老化是一个不完全同步的渐进过程，单一的锻炼形式，难以达到全面促进健康的功效。人们在现实生活中往往选择一种方式锻炼，造成机体活动量减少和不足，很难增强体质。如果选用复合式锻炼，适当加大运动强度，就可促进血液循环，增强体质。不同的运动项目对健康的功效不同，应采用复合式锻炼方式，以取得健身的整体功效。

（三）生活式锻炼

生活式锻炼，就是根据自己的需要随时随地锻炼身体。如早起床后，可伸懒腰，抬头挺胸，增强腹肌，舒展颈椎。久坐办公室、沙发，可挺胸深呼吸，收腹舒展身体各部位，解除久坐的疲劳。回家时，可平躺在床上，将腿伸直抬高数十次。生活式锻炼，方法简单易行，灵活多样，不受时间、地点限制，而且能使身体得到有效的锻炼。

五、锻炼要注重平衡

中老年人锻炼要注重平衡，防止一种健康身方法的局限性，要选择多种方式锻炼，平衡运动使身体各部位都能得到很好的锻炼，取得整体锻炼功效。

（一）动与静平衡

动与静平衡的锻炼，就是两种形式交替进行。动就是全身运动，如：走路、跑步、爬楼梯、登山、跳舞、跳绳、打球、举哑铃、骑自行车等，通过动力性肌肉活动，达到舒筋活血，促进全身血液循环，促进新陈代谢，强化肌肉力量，使各部位都得到锻炼；静态锻炼就是在家静坐、冥想、听音乐，大脑不思考任何问题，或到户外呼吸新鲜空气，观赏绿草红花、蓝天白云，使大脑和全身肌肉放松，处于静止状态，有益体内各脏器协调。动与静结合的锻炼，对促进健康有益。

（二）多与少平衡

多与少平衡的锻炼，就是根据自身状况进行锻炼。锻炼的根本目的就是强身健体，预防疾病，在某一阶段内根据身体状况，重点要解决什么问题，如：体内有血糖高、血压高、血脂高症状，这时就要采取中强度的跑步形式，跑步2000米能充分消耗体内的糖原、降低胰岛素抵抗、降血糖、血压、血脂，这时其它形式的锻炼就要少进行。多与少平衡的锻炼，要理性的选择锻炼方式，有针对性地锻炼身体。

（三）脑与体平衡

脑与体平衡的锻炼是健身强体的一种有效方法。脑力锻炼就是采取读书、写字、练书法、打牌、打扑克、画画、下棋、听音乐、上网等方式，让大脑神经进行良好的运转，活化大脑细胞，增强大脑记忆力，提高智力，延缓大脑衰老，防治老年痴呆。体力锻炼就是采取中强度的形式让全身动起来，使身体各部位都得到有效的锻炼，取得整体健身效果。

（四）冷与热平衡

冷与热平衡的锻炼，就是根据四季不同温度的变化进行锻炼。冬季和夏季温差达30℃，不能因为冬季寒冷不锻炼，也不能因为夏季炎热就不活动。无论是冷还是热都要合理安排，坚持锻炼，使锻炼是贯穿于一年四季中。坚持有效的锻炼，增强机体免疫力，促进心脑血管平滑肌的舒缩，预防各类疾病，增强体质。

（五）上与下平衡

上与下平衡的锻炼就是上肢与下肢同时活动，达到锻炼的目的。锻炼时下肢活动的相对多一些，如：走路、跑步、踢毽、打太极拳、跳舞、爬楼梯等，即锻炼腿部肌肉、腿关节，又锻炼了心脑血管系统，促进了血液循环，血脉相通。而上肢活动的锻炼也要经常进行，如：打羽毛球、打球、举哑铃、健身操、拉力器等。上与下平衡的锻炼，使上下肢都得到均衡的锻炼，活动全身筋骨、改善血管弹性，能取得整体健身功效。

（六）快与慢平衡

快与慢平衡的锻炼是一种配套的运动方式。要根据自身情况，快速运动加大运动量，能提高心率，加速全身血液循环，出汗排毒，促进新陈代谢。做完快速运动要做一些节奏慢的运动，可使血液立即适应身体的变化，能使机体各器官恢复稳定状态。快与慢平衡的锻炼，相互交替可使身体各部位、各器官都得到适应性锻炼，促进新陈代谢，增强心脑血管弹性，有益于增强体质。

六、最佳健身运动

中老年人的最佳健身运动就是科学、技术含量不高的低能量运动项目。最佳健身运动项目是以健身强体为中心，健身效果明显。它有三个特点：一是能适应中老年人的生理特点，延缓身体各器官生理功能衰退，抗衰老，使人心情愉悦；二是能增强机体免疫力，提高抗细菌、病毒和不良细胞对机体侵害的能力；三是能促进机体新陈代谢，促进全身血液循环，增强心肺功能，减少患病风险，为健康提供保证。最佳健身运动项目主要有：

（一）最佳抗衰老运动

最佳抗衰老运动是跑步、散步。人体内有一种歧化酶的物质，其活性越强，自由基就越少，衰老的速度就越缓慢。坚持跑步、散步，使全身四肢活动，能激增体内歧化酶的产量和活性，抑制和清除自由基，起到延缓衰老的作用。

（二）最佳健脑运动

凡是运动都有健脑作用，但最佳健脑运动是弹跳。因为弹跳运动量稍大一些，能增大吸氧量，促进血液循环，充足供应给大脑氧气、营养，活化大脑神经，提高思维、想象、创造力、判断力，可起到通经活络，健脑温肺作用，使大脑精力充沛，精神旺盛，进取心强，有益身心健康。

（三）最佳降血压运动

最佳降血压运动是骑自行车、游泳等。通过这种运动，使全身肌肉反复收缩，增强血管壁弹性，促进血管回应性收缩与扩张，从而降低血压，使血压处于稳定状态。连续运动10周，血压下降，20周血压稳定，效果较为明显。

（四）最佳减肥运动

最佳减肥运动要以手脚并用，全身各部位都得到锻炼为宜。如游泳、滑雪、举重、拳击、哑铃、爬山等。这种形式的运动付出的体力较大，消耗的热量也多，对消耗体内脂肪，减轻体重有较明显的功效，受益程度好。

（五）最佳健美运动

最佳健美运动是健美操、体操。坚持做健美操、体操，使全身有规律地活动，身体各部位都能得到平衡性、协调性的锻炼，能取得全身线条美的健身功效。

（六）最佳防近视运动

最佳防近视、保护视力的运动是打乒乓球。坚持打乒乓球，两眼围绕乒乓球上下、左右、远近不停地运动，不断地调节促进眼外肌收缩，促进眼球组织的血液循环和代谢，有效地改善睫状肌，保护眼睛视力。

七、年龄与运动

人的年龄与运动有着对应性的关系。不同的年龄应选择不同形式的运动项目，这对促进健康有益。

（一）20～29 岁选择强度大的项目

20～29 岁宜选择强度大的运动项目。如足球、篮球，排球、快跑、拳击、摔跤、格斗等，这些运动能加大全身运动量，强化全身肌肉，使全身各器官都得到很好的锻炼，增强体力、反应力和脑、眼、手、腿的灵敏性，促进生长发育，强健身体。

（二）30～39 岁选择强度较大的项目

30～39 岁宜选择强度较大的运动项目。如羽毛球、网球、武术、滑冰、长跑、爬山等，这些运动能使全身都得到锻炼，减轻体重，有利于减肥，增强肌肉弹性，促进机体新陈代谢，能得到良好的锻炼效果。

（三）40～49 岁选择中强度的项目

40～49 岁因机能开始衰退，宜选择中强度的运动项目。如网球、乒乓球、爬楼梯、慢跑、走远路等，这种运动不仅能使下肢得到锻炼，而且还使上肢摆动也得到锻炼，可增进肩带和胸廓的活动。同时对腰肌也是一种伸缩活动，能加速全身血液循环，扩张血管，增加心肺功能。

（四）50～59 岁选择低强度的项目

50～59 岁因体质下降，宜选择低强度的运动项目。如太极拳、跳舞、划船、打高尔夫球、骑自行车等，这种运动动作细腻，变化多样，柔和缓慢，能增强氧气的供应和胸腔内的血液循环，预防动脉硬化，保护心脑血管，增强骨质密度，减缓身体机能退化速度，能取得明显的健身效果。

（五）60 岁以上选择超低强度的项目

60 岁以上的老人因体质明显下降，衰老加快，宜选择超低强度的运动项目。跳舞、散步、气功、太极拳等，如跳舞可选慢三、慢四等，这种运动能强化两腿肌肉，灵敏腿部神经，预防骨质疏松、高血压，调和气血，疏通经络，疏通心脑血管，促进血液循环，改善身体生理功能，防治老年性疾病。

八、中老年体育的作用

中老年体育是社会体育事业的一个组成部分，是中老年群体以健身为目的的有氧活动。发展中老年体育对于提高中老年人的体质，增强免疫功能，预防疾病，延缓衰老，促进身体健康具有重要作用。中老年体育运动的作用是：促进生理健康、促进心理健康。

（一）促进生理健康

中老年人随着年龄的增长，机体新陈代谢功能逐渐降低，体内各组织结构和各系统生理功能开始下降，逐渐出现衰老，体质下降，这是一种正常的生理现象。但实践证明中老年人通过各种形式的体育锻炼，可促进和改善新陈代谢，增强机体代谢功能，促进全身血液循环，使各器官得到充分刺激，增强心肌活力，提高心肺功能，促进深呼吸，养护心脑血管，增进食欲，促进消化吸收，促进营养和氧气供应，调节全身神经系统功能，活化神经网络，促进神经反应灵敏，加速体内毒素排出，降低血脂、血糖、血压，增强免疫功能，预防疾病，延缓衰老，促进机体生理健康。

（二）促进心理健康

人到中老年后，大多数人容易产生各类心理问题。易面临特殊心境反应，如疑虑、恐惧、焦躁、冲动、发怒、抑郁、攀比、猜疑、孤独、失落、紧张、不安、不善交际、情绪不稳、突发事件等，易导致神经系统与内分泌系统功能紊乱，体内聚集的不良情绪不能及时消释、疏泄，就会引起心理异常反应，有害心理使大脑皮层长期处于抑制状态，体内有害激素随之增多，抗病能力下降，易诱发多种疾病。体育锻炼可使中老年人消释不良情绪的困扰，调节心理状态，调控情绪，化解孤独自悲，交流思想感情，使人胸怀开朗，兴奋快乐，心情愉悦，保持精力旺盛，寻找和加工乐趣，促进心理健康，有益身体健康。

（三）促进融入社会

一些老年人退休后，由单位忙人变成家里闲人，很不适应这种变化，心中便产生孤独感、失落感。如果走出家门，到街头、巷尾参加体育锻炼，就可扩大生活空间，接触更多的人，不但能共同进行体育锻炼，增加生活乐趣，开心生活，还能与人进行交流思想，沟通信息，学习知识，有益大脑思维，活化中枢神经系统，改善神经系统功能，使全身神经系统运行通畅，改善人际关系，促进融入社会，有利于提高生活、生命质量。

中老年人体育活动要注重科学、合理锻炼。要根据性别、年龄、爱好、体质情况选择锻炼的形式、方法和强度，以锻炼后食欲良好，心情愉快，全身舒服，睡眠正常为适宜。要坚持经常，循序渐进，逐渐加大运动强度，不断提高运动能力，以收到更好的锻炼效果。要注重锻炼时调节精神，增强参加运动的兴趣，在锻炼时享受生活乐趣，全身放松，愉悦心情。要合理安排，有良好的生活习惯，作息时间有规律，合理安排营养，以补充锻炼时所消耗的营养，保证通过体育锻炼有效促进身体健康。

九、反向运动有益健康

反向运动是指与人们日常常规运动相反的运动，是常规运动的有益补充，能促进缓解全身疲劳，锻炼小肌肉群，牵拉关节韧带，增强关节韧性，增强身体的平衡性、灵敏度和耐力，增强体质。反向运动主要有：倒行、倒立、爬行、赤脚走。

（一）倒行

倒行运动是指向后跑步、向后步行、向后骑车。倒行运动能使不经常运动的肌肉关节得到有效刺激，可使腰背部肌肉、踝膝关节周围肌肉和韧带以及股四肌等肌肉群得到有效锻炼，提高肌肉运动能力，活化关节；能有效刺激人的神经系统，提高人的运动敏捷性；能刺激人的前庭器官，提高平衡力；能锻炼、增强背部肌肉，调整脊柱、肢体的运动功能。

（二）倒立

倒立运动是指头朝下、脚朝上，适合于青年人，但应短时间进行。倒立运动能迅速有效的增加脑血流量，调节全身血液供应，改善血液循环，保持大脑血管、脑细胞和神经充分营养；能增强脑血管的抗压性和柔韧性，增强内脏机能，调节血压，促进下肢静脉血流回心脏，缓解下肢静脉曲张，消除全身疲劳。

（三）爬行

爬行运动是指用双上肢和双下肢着地爬行，简单易学，适用于各类人群。爬行运动能促进全身血液循环，使血液得到重新分配，刺激全身神经系统，增强神经系统功能；能使身体的重心分布到四肢，减轻心脏和腰脊椎垂直负荷，锻炼腰部肌肉，能防治心脑血管、关节炎、下肢静脉曲张、脊椎病、坐骨神经痛、腰肌劳损、手臂肌肉萎缩、消化不良等疾病。

（四）赤脚走

赤脚走是指光着脚走路，运用的是"足底反射"原理。由于人的脚底与内脏器官相联系，光脚走路可使脚底各穴位神经末梢与地面接触，使全身器官受到良性刺激，进而增强各器官生理功能。起到健身、按摩、推拿、防病、康复的作用，达到舒筋活络，畅通气血，增强内脏机能，延缓衰老的目的。

反向运动要因人而宜，严重心脏病、脑血管病、高血压、贫血、血液病、行动不便者，不宜进行这项运动。运动时循序渐进，做好准备活动，要注意安全，避免在马路、不平路面上进行。

十、锻炼时易出现的危险症状

人在锻炼时，易出现一些身体不适应的危险症状。对此，要引起高度重视，应立即停止锻炼，采取预防措施，以防损伤身体。

（一）出现心绞痛

一些患有心脑血管硬化的中老年人在锻炼时，由于全身都在运动，会发生心脏供血不足，导致冠状动脉痉挛而发生心绞痛，这是一种很危险的症状。此时要立即中止锻炼，服用硝酸甘油片，以缓解症状。

（二）出现头痛

有些心脏病患者，在锻炼时心跳加快，心率增大，刺激心脏，导致脑神经不适，发生头痛等症状。此时要停止锻炼，应到医院做检查，有针对性治疗。

（三）出现心率不增

人在锻炼时心跳会加快，全身血液循环加速，心率会增加。如果在锻炼时心率不增或增加不明显，很可能是患有心脏病的症状，应及早到医院进行检查、诊治。

（四）出现腹绞痛

有些人在锻炼时出现腹绞痛，多是因为户外天气寒冷，准备活动不充分造成的胃痉挛。此时可做上腹部热敷 30 ~ 40 分钟，即可缓解症状。在锻炼前要做好热身活动，做好充分准备。

（五）出现脾胀痛

多发生在长跑等一些较为剧烈的运动项目，这是因为运动量过大，静脉血回流缓慢，脾脏充血肿胀造成的。在锻炼时应尽量避免剧烈运动，尽量不用嘴呼吸，用鼻呼吸可预防此症状。

（六）出现血尿

由于长时间剧烈运动造成全身肌肉、关节等部位血液量猛增，使供应肾脏的血流量减少，造成肾小球毛细血管壁通透性增加，使原来不能通过的红细胞透过血管壁进入尿液中，形成血尿。出现此症状休息一周后可自愈，应尽量避免剧烈运动。

十一、锻炼时的注意事项

（一）防止不讲心理卫生

要有明确的锻炼目的和强烈的运动欲望。要保持心情乐观，注意力集中，排除一切杂念，加强心理自我调适，这样才能取得良好的锻炼效果。

（二）防止方法不当

中老年人锻炼要讲究方法，锻炼前要做一些简单的活动，伸展那些用得到的部位和肌肉。这样在锻炼时，能防止肌肉拉伤，损伤关节，避免对身体造成伤害，使四肢、内脏、心肺、脑颈部都得到运动，达到锻炼身体的目的。还要根据季节、气候的变化，调整锻炼形式，进行锻炼。

（三）防止急于求成

有些人锻炼急于求成，想通过几天的锻炼取得惊人的效果，这种想法不现实。因为任何形式的锻炼都要持之以恒，才能取得明显的功效。只锻炼几次就想有很大的功效是不可能的。因此，要想取得健身功效，必须持之以恒锻炼，逐步取得锻炼效果。

（四）防止起步过猛

有些人在锻炼时起步过猛，在刚开始很短的时间内运动量过大，这是一种不科学的锻炼方法。这是因为起步过猛使心率猛的增高，血压骤升，体内各器官在没有完全适应的情况下，强行进行锻炼，容易损伤身体。锻炼时应采取稳步、缓慢、渐进的方法，使身体各部位都得到很好的锻炼。

（五）防止过度

在运动时全身出大汗、胸闷、气喘、疲劳、心跳加快 130 次/分以上，次日周身乏力，引起肌肉拉伤及疼痛，精神不振，饮食、睡眠不良，缺乏运动欲，这种状况属运动过度。运动过度使身体组织功能，肌肉、骨骼受到损伤，有损于健康。要低能量运动，避免易受伤的锻炼项目，量力而行，不追求难度，不要过度，保证自身安全。

（六）防止意外

无论什么形式的锻炼，都要在安全系数内进行。不宜饱食后立即进行运动，应在餐后两小时运动。运动时要注意安全，防止发生意外。在运动中如果出现心跳过快、胸闷、气短、头晕、昏迷等不舒适的感觉，应立即停止运动，防止发生意外。

（七）防止速度过快

老年人心脑血管系统功能衰退，心肺功能低下，如果运动速度过快，身体各器官难以承受，极易出现血压剧增，容易发生意外。运动时要从慢到快，循序渐进，避免用力过猛，使机体逐渐适应，自身感觉良好。

（八）防止负重项目

老年人肌肉如果出现萎缩，体质虚弱，不宜参加负重、带有憋气和运动量大的项目。避免使胸腹内压急剧上升，血流受阻，激烈刺激心脑血管，造成肌肉、韧带和关节损伤，引起昏倒，发生意外。要动态性地掌握运动量，使身体能够适应和承受。

（九）防止过多转变体位

中老年人因神经系统调节，血管舒缩能力降低，特别是患有高血压、高血脂、脑动脉硬化，颈椎骨质增生，大脑供血不足，不适合选择前俯、后仰、低头、弯腰等转变体位多的运动项目，以防加重病情，发生头晕、晕倒和诱发其他疾病。

（十）防止剧烈运动

老年人反应迟钝，视力不好，自我保护意识能力低下，骨骼脆化，韧带弹性降低，不适合选练短跑、长跑、跳高和碰撞的对抗性剧烈运动项目。以避免机体因超负荷运动，发生运动损伤。

（十一）防止随意性运动

随意性运动表现在高兴了就运动，不高兴就停止。再一高兴便加快运动频率，重叠运动项目，造成运动节奏太快，运动量过大，身体不适，容易诱发脑溢血和心肌梗塞等致命性疾病。

（十二）防止单独锻炼

老年人，特别是患有疾病和康复期的老年人，最好不要单独进行锻炼。锻炼时应有家人陪伴，离家不要太远，应有个伙伴，相互照应，避免发生意外，确保自身安全。

（十三）防止操之过急

老年人因生理功能日趋减退，机体各器官生理功能逐步退化，对运动负荷的适应能力相对差，掌握运动技能、技巧也慢。因此，参加锻炼时不能操之过急，急于求成，要有耐心，有信心进行适应性的锻炼。

（十四）防止饥饿时做剧烈运动

人在饥饿时胃里已没有食物，这时体内能量已基本消耗尽，满足不了需要。如果在这时做剧烈运动，能量又不能及时补充，对身体无益。

（十五）防止饭后做剧烈运动

人在饭后胃里充满食物，胃肠道充血，准备消化食物。这时马上做剧烈运动，会使胃肠处于震动状态，使血液重新分布，影响胃肠正常工作，有损胃肠消化功能，不利于消化吸收。

（十六）防止睡前做剧烈运动

人在睡前应当保持相对静止状态，有益于睡眠。如果在睡前做剧烈运动，会使神经过度兴奋，不能很快平静下来，难以入睡，必然影响睡眠。

（十七）防止不固定时间

运动是每个人的权利和习惯，只要你想健康就要运动。运动大体分早、晚和自择的固定时间三种。不管在什么时间锻炼要相对稳定，坚持经常，循序渐进，务求实效。

（十八）防止不总结经验

通过一个阶段的运动锻炼，要总结经验。从运动形式、时间、适应程度上来验证运动的效果，从而进行必要的改进和调整，以获得更好的锻炼效果。

十二、锻炼后的注意事项

为保证取得明显的锻炼效果，有益健康，锻炼后的注意事项有：

（一）不宜立即吸烟

锻炼时由于活动量大，需要大量氧气，锻炼后立即吸烟，对身体无益。因为吸入肺内的空气中含有大量的烟雾，会减少含氧量，因供氧不足会导致头晕、胸闷、气喘、乏力等不适之症。应恢复半小时后再吸烟为宜。

（二）不宜立即吃冷饮

人在锻炼时由于体力消耗较大，全身出汗，失水较多，这时体内对水的需求量猛增，会感到口干舌燥，想喝水解渴。在锻炼后立即吃冷饮，虽然能缓解口渴状态，但消化系统受到冷刺激后，极易诱发胃肠痉挛、腹痛、腹泻等症状，引起胃肠消化功能紊乱。应恢复半小时后再吃冷饮为宜。

（三）不宜立即吃饭

锻炼时大脑神经系统支配肌肉和四肢活动，全身的血流汇集在运动器官处，而内脏器官血液较少，体内管理内脏的神经处于被抑制状态。锻炼后立即吃饭，因消化器官血液不足，易诱发消化功能紊乱。应恢复半小时后再进食为宜。

（四）不宜立即洗澡

锻炼时出汗较多，体内大量血液分布在四肢及体表，停止锻炼后，体内增加的血流量，还要持续一段时间才能平稳。这时立即洗澡就会造成血液过多进入肌肉、皮肤，会使大脑、心脏供血不足，导致身体不适。应恢复半小时再洗澡为宜。

十三、锻炼的效应

实践证明：锻炼有六种效益，即砌砖效应、烧火效应、骑车效应、吃饭效应、洗澡效应、呼吸效应。

（一）砌砖效应

一块砖的作用，不能小看。人们盖大楼需要一块砖一块砖地砌，这样才能建成雄伟的高楼大厦。健身的砌砖效应是：组成人身体的各个器官就相当于一块砖，只要一个器官出现了疾患，就会影响人的健康，甚至危害生命。因此，在锻炼身体时，要有针对性地使各个器官和各个部位，都得到均衡锻炼，取得综合性的锻炼效果。

（二）烧火效应

人们无论是烧水，还是做饭，总是要不断地添加燃料，以保持火旺状态。健身的烧火效应是：人们健身犹如烧火，只有不断添加燃料，才能健身。因此，无论任何年龄段的人都要坚持锻炼，不断调整锻炼形式，改进方法，才能使身体保持良好的健康状态。

（三）骑车效应

人们骑车必须有明确的目标，还要把好车把，掌握好方向和速度，平稳前进。健身的骑车效应是：在人生的旅途中，为了健身强体必须坚持不懈地锻炼，同时要克服各种困难，掌握和运用正确的锻炼方法与技巧，促进健康。

（四）吃饭效应

人们吃饭要一口一口地吃，而且食物要多样化，均衡营养，才能保证身体健康。健身的吃饭效应是：在锻炼时不要急功近利，要一项一项，一天一天地做，而且要结合身体状况，多项运动同时做，使身体的各个部位都得到锻炼，这样才能取得综合性的健身效果。

（五）洗澡效应

人们洗澡是为了把身上的脏东西洗掉，保持身体清洁、卫生，有利于健康。健身的洗澡效应是：通过锻炼身体把体内不利于健康和易形成疾病的因素清除掉，日积月累就会大大增强体质，提高健康水平。

（六）呼吸效应

呼吸维持生命，呼吸停止了，生命也就停止了。健身的呼吸效应是：要把锻炼健身当做呼吸来做，形成依赖性，明确锻炼的目的，改进锻炼的方法，增强毅力，持之以恒，让锻炼健身伴随终生。锻炼健身坚持到什么程度，人的健康水平就会达到什么程度。

第五篇　规律生活

现在人们已不仅仅满足于吃饱穿暖的基本生存要求，而是追求高生活质量，采取多种有效措施达到健康目的。规律生活就是有益健康的措施之一。

一、规律生活的内涵、内容

规律生活对提高生活质量和生命质量，维护健康起着重要的作用。每个人都应当坚持规律生活。

（一）规律生活的内涵

规律生活就是适应自然，顺应人体生物钟的运转规律，作息、饮食、锻炼形成良好的生活习惯，使人的一切生理活动有周期性的节律，以保证各生理机能发挥最佳的效应。良好的生活习惯是保障身体健康和长寿重要的条件。有规律生活的人，才有可能健康长寿。这是因为人体昼夜节律与人体习惯和生理活动有着密切的联系。有规律的生活、工作和休息在中枢神经系统形成良性刺激，使大脑皮质在机体内的调节活动，变成了有节律的条件反射，这种条件反射生理学称为"动力定型"，一旦形成就会使身体各组织器官都趋向规律化，在生活中便有预见性和适应性，对获得最佳的生理效应十分重要，对人体健康是有益的。

（二）规律生活的内容

规律生活就是到了工作时间，大脑就会集中精力，全身心地投入工作；如果形成了良好睡眠习惯，到了睡觉时间，大脑自然就进入抑制状态，保证及时睡眠；到了起床时间，不需要闹钟，人体生物钟起作用，就按时起床；到了吃饭时间就会大量分泌胃液，人就会有饥饿感而取得良好的消化效果；如果有定时排便习惯，胃肠功能就会正常运转，到时就会排便，保持大便通畅。规律生活虽然对人体健康有益，但需要人们在长期的生活实践中养成良好的生活习惯，并长期坚持，持之以恒才能取得良好的健身效果。

1. 定时起居

定时起居是保健的措施之一。古人强调："饮食有节，起居有常。"如果起居不常，饮食无节，寒暑不适，就会损害健康。人体的动静与四季变化相适应，才能有益于健康。因此，要适时根据季节的变化来安排起居。春季宜晚睡早起，外出锻炼身体；夏季应晚睡早起，多运动，锻炼身体；秋季应早睡早起，神态安静；冬季应早睡晚起，避免寒冷。要根据季节变化和具体情况，制定出符合自己要求的作息时间安排，养成良好的起居习惯。

2. 养成良好生活习惯

人们要想健康长寿必须创造一个适合自己生存的良好环境。人的一切生理活动，都有周期性的节律，这是人类适应自然，天人合一平衡的自然规律。如果违背这个规律，势必要降低人体的免疫功能，诱发各种疾病。因此，人们在长期的生活中，通过生活细节，养成良好的生活习惯，保证生活规律十分重要。规律生活的主要内容有：大便在晨起为宜；刷牙在饭后 5 分钟为宜；开窗通气在 9：00 ~ 11：00 时为宜；减肥在饭后 1 小时为宜；吃蛋糕甜点在上午 10：00 时为宜；午睡在 12：00 ~ 13：00 时为宜；锻炼在下午 16：00 时为宜；按摩保健在 20：00 时为宜；欣赏音乐在睡前 2 小时为宜；护肤美容在睡前半小时为宜；洗澡在睡前 1 小时为宜；睡眠在 22：00 时为宜。养成良好的生活习惯，对维护身体健康具有积极的作用。

3. 克服不良生活习惯

不良生活习惯是影响健康、缩短寿命的重要因素。因此，要想健康就必须克服不良生活习惯。要力争克服下列不良习惯：饮食无度，暴饮暴食，长期素食，营养单一，不吃早餐，晚餐过饱，食物过咸，甜食过多，多食熏制、烧烤、油炸、腌渍、变质食物，空腹吃糖，饭后即睡，爱吃"烫食"，饮食不洁，睡眠不足，长期熬夜，纵欲过度，过度劳累，起居无常，缺乏运动，滥用药品，夫妻分居，婚外恋情，不护牙齿，情绪异常，忧愁嫉妒，讳疾忌医，不肯用脑，脾气暴躁，嗜赌成性，贪心不足，用心不良，强忍小便，伏案午睡，长期染发，油烟尘雾，不讲卫生，沉迷电视，长泡网吧，住所不定，疲劳奔命，郁闷孤独，吸毒成瘾。如果不克服这些不良的生活习惯，对健康很不利，克服的越多，促进健康的因素就越多。

二、劳逸适度

劳逸适度是维护健康的重要措施。每个人都应采用这种措施。

（一）劳逸适度的重要性

古人说："文武之道，一张一弛。"生活中有劳有逸，既不能过劳，也不能过逸，否则会引起身体不适，影响健康。有些人连续几天几夜不睡觉进行工作、娱乐等，实在是不可取，这是一种严重摧残自己，透支健康的生活方式，势必成为严重影响健康的因素。过劳势必造成身体疲倦，精神紧张，会使细胞衰老得更快。美国加州大学精神病学助理教授埃佩尔研究发现：长期紧张状态，就能明显缩短端粒的长度。端粒就是细胞内染色体端位上的着丝点，可用来衡量细胞衰老过程。端粒越短，细胞的寿命就越短，人体衰老的速度就越快。

（二）合理安排生活

要把握好劳逸的度，该劳则劳，该逸则逸，有劳有逸，合理安排生活。要做到劳逸适度，学会多种形式休息。休息可分为静式和文化式，静式指睡眠、闭目养神和打盹；文化式指文体活动，看书、下棋、书法、写作、娱乐、运动。可根据个人爱好选择适合自己的方式，使劳逸适度，精力充沛，精神快乐，生活充满乐趣，确保身体健康。

三、坚持性爱

性爱是夫妻日常生活中的重要部分，是夫妻健康长寿和家庭和睦的重要激素，它伴随着人的一生。一个缺乏性爱的人，其成功率和健康指数要比其他的人低得多。健康和谐的性爱是密切夫妻关系的纽带、桥梁，是增进夫妻感情的润滑剂，能使家庭生活美满幸福。

（一）性爱预防疾病

性爱要讲"爱情医学"。爱情是预防疾病的一个重要因素。婚姻不和谐者抑制体内免疫系统，抗病能力差；和谐的婚姻有利于大脑皮层功能和机体免疫功能的平衡，有利于人体内分泌的平衡，增强免疫力，促进新陈代谢，延缓衰老。如果长期性压抑，可造成身体免疫功能下降，出现焦虑、紧张、抑郁等症状，不利于身体健康。随着人的年龄的增长，性爱的频率和质量会有所下降。这些问题要认真对待和解决，特别是老年人也需要性爱，这是一种正常的生理需要，对身体健康很有益处。美国宾夕法尼亚大学医学院教授迈克尔·西里戈廉诺说："性生活是一种体育锻炼。"一次完美的性生活，可相当于一次中强度的体育锻炼。这是因为性激素是延缓衰老，抗病健身的重要物质基础。

人过中年，夫妻有规律的性生活，能使人体的每个器官都发挥出超常的功能，促使双方体内分泌出一种有益于健康的物质，如激素酶、青春素、乙酸胆碱、B－内啡肽、吞噬细胞和抗干扰素、多种神经递质的分泌，能促进性兴奋，使机体内免疫球蛋白的数量提高30％，有助于增强免疫功能，调节消化系统功能，能防止和减少前列腺癌、乳腺癌的发生，可扩张动脉血管，促进血液循环，增加血液含氧量，加速有毒物质的排泄，促进非必需胆固醇向良性转化，增强内分泌功能，使胰腺分泌出更多的胰岛素，活动筋骨，使肌肉和关节有弹性，形成抗体和淋巴细胞，预防疾病，增强体质，促进睡眠，延缓衰老。对男性来说，能增加睾丸激素水平，维持性驱动力并有助于骨骼和肌肉发达；对女性来说，可提高雌激素，能保护女性心脏，有助于减轻和消除妇女月经前综合征。至于性爱的频率、时间，因人而异。男人的性功能不是无限的，而是有限的。在发挥有限的能力时，要用心、用情、坦诚、尽力，达到"交欢"取得高亢状态。当性功能出现障碍时，要有勇气，敢于面对，及时求助医学专家诊治。

（二）性爱有益健康

坚持性爱有益健康。完美的性爱是维系婚姻的纽带。面对性的问题，不要因怕难为情而回避和放弃。要了解、掌握性知识和技巧，从中激发激情，熟知每个获得性高潮的方式和技巧，不断变换性爱方式，缩小性差异，快速接通性反射弧，提高性欲对接水平，提高性生活质量。性爱不在于做了什么，而在于高质量的感情享受。激情的性爱是夫妻日常生活中不可缺少的部分。但把性和自尊盲目地结合起来，作为控制和惩罚对方的手段，其结果会适得其反。性生活重在质量，不在数量。高质量的性生活，能使人体内分泌出大量的激素和神经介质，出现血管扩张，体温升高，促进新陈代谢，身体舒畅等一系列有益健康的生理反应，是性健康倡导的主题，也是维系婚姻关系的重要保证。世上并没有完美的配偶和婚姻，也没有固定的模式维持持久的婚姻，需要两个有理智的人形成共识，坚持性爱，培养感情，来建立美满、幸福、和谐的家庭。性爱的价值在于质量，不在于数量。性爱能使男女双方得到性满足，促使体内激素分泌旺盛，血液循环加快，心情愉悦，精神振奋，这就是高质量的性爱。

（三）性爱的注意事项

性爱的注意事项：①不宜疲劳时性爱。身体疲劳时性爱会加重、消耗体力和精力，不仅损害健康，还会影响性爱质量；②不宜带病性爱。患有严重器质性、传染性疾病性爱，不但对自己不利，还会危害爱人；③不宜酒后性爱。酒后性爱会导致阴茎勃起不佳或早泄，严重影响性爱质量，此时受孕危害胎儿，易造成弱智或畸形；④不宜心情不佳性爱。心情不佳性爱会使一方产生反感，导致性冷淡或阳痿，严重影响性爱质量；⑤不宜不讲卫生性爱。性器官不卫生性爱，易将病毒、细菌带给对方体内，损害对方健康，对自己也不利；⑥不宜经期性爱。在女方经期内性爱极易感染，会造成系列性妇科病，严重损害女方健康；⑦不宜产后性爱。产后未完全恢复好，过早性爱会造成子宫复源受阻和子宫创伤性出血，损害女方健康。

四、饮食有节

饮食与人们的健康有密切的关系，饮食有节对维护健康起着重要的作用。

（一）不良饮食习惯的危害

有些人在饮食上有不良习惯，如结构不当、顺序不当、不吃早餐、饥饱无常、过甜过咸、辛辣过度、冷热过度，好吃的东西就暴饮暴食，致使食物不能很好的消化吸收，不好吃的东西就厌食或少食，这种习惯会干扰大脑神经正常活动，造成大脑神经内分泌功能紊乱，容易造成体内代谢紊乱，损害内脏器官，免疫功能减退，新陈代谢失常，扰乱体内各种生理功能的平衡，导致肥胖、冠心病、糖尿病、低血压、高血压、高血脂、心脑血管系统疾病，损害健康。

（二）养成良好的饮食习惯

良好的生活习惯应当是饮食有节，既不过饱，也不过饥，特别是从中午开始，要限量饮食，不能过饱。目前一些专家对限食使人长寿的解释是：限食长寿和活性氧损伤理论等同。活性氧损伤理论认为人呼吸作用所吸收的氧，约有2%被黄素酶等氧化酶所催化，形成氧化离子或超氧化离子，如脂过氧自由基、羟自由基等。活性氧就是这些自由基和非自由基的总称，俗称体内垃圾。这种活性氧超过一定浓度，在各种脏器的细胞内蓄积沉淀，极易破坏体内核酸、蛋白质及细胞膜的结构，损伤细胞，引发各种疾病。当人体摄入的食物能量越大，产生的活性氧就越多，衰老的速度就越快。因此，所谓抗衰老延年益寿的过程，也就是不断清除体内有害活性氧的过程，维持体内平衡，依赖于体内能清除活性氧的酶及有关酶的系统。限制饮食和热量的摄入，就能增强保护抗氧化酶的含量，不断清除体内自由基，维护体内活性氧的平衡，这就是限食长寿的道理。

（三）坚持饮食有节

饮食有节对维护健康起着重要的作用。坚持饮食有节就要做到：调整饮食结构，坚持饮食顺序，坚持吃早餐，防止饥饱无常，防止过甜过咸，防止辛辣过度，防止冷热过度，坚持每餐七分饱。但饮食并非越少越好，节食应在满足体内营养需求的基础上进行，既要全面摄食，使营养均衡，又要饥饱适中，维护胃肠正常功能。怎样做到饮食有节呢？一是不能过饥，也不能暴饮暴食，每餐七八分饱即可；二是在食物中应多食水果、蔬菜、粗纤维、含优质蛋白质和维生素的食物，要尽量减少动物性脂肪、盐、糖和淀粉的摄入量。饮食有节是保证身体健康的重要措施。

五、讲究卫生

养成讲究卫生的良好习惯，对促进身体健康起着重要作用。只有讲究卫生，才能保证有一个健康的身体。讲究卫生应从饮食卫生、个人卫生、环境卫生入手。

（一）注意饮食卫生

凡是吃的东西，都要洗净再吃。水果、蔬菜类食物要用清洁液浸泡，将表面上的农药、细菌、病毒、化肥残留物洗净；不吃腐烂变质的食物；餐具、饮水工具洗净后再用；生熟食物不能混放；不要喝生水，避免发生胃肠道传染病。

（二）注意个人卫生

要经常洗澡，洗澡时用热一点水，多出汗增加排毒效果；常换衣服，常晒被褥；早晚刷牙，饭后漱口，饭前便后要洗手；外出因手接触外界，携带病菌，归来后要洗手；要保护皮肤，经常做面膜清洁皮肤，外出要携带防晒工具，防止太阳对皮肤的伤害。

（三）注意环境卫生

首先是居室卫生。居室物品摆放要整齐，应按类归放，分清洁区和污染区，不能在饭桌上择菜；外衣相对来说是污染品，上床前将外衣脱掉，防止各种病菌沾到床上；抹布不能随便擦，不能用抹布擦碗筷，用后洗净晒干；洗菜、碗、筷不能和拖把、痰盂同放一个水池洗涮，碗筷餐具，蔬菜要用专盆；室内要经常开窗通换新鲜空气；室内卫生要经常打扫，保持清洁。其次是办公室卫生。办公室卫生要经常打扫，物品摆放要整齐，有规则，有一个舒适、卫生、干净的工作环境，使心情舒畅，有益健康。

六、控制烟酒

烟酒对健康有损害。控制烟酒是提高生活质量和生命质量的重要措施。

（一）吸烟的危害

吸烟有损健康。在纸烟燃烧时的烟雾中，含有多种致癌物质尼古丁、苯并芘、一氧化碳、亚硝胺、焦油等物质，对身体有危害。全世界每年将近250万人死于与吸烟有关的疾病。吸烟使肺的结构和功能受到损害，诱发心脑血管疾病，导致胃肠道病变，诱发糖尿病，引发多种疾病提前到来，有损健康，缩短寿命。另外，我国因吸烟引起的火灾，每年损失约0.36亿元左右。因此，吸烟不但危害健康，还浪费钱财，污染空气，百害无利。戒烟一要有愿望；二要有毅力；三要有办法；四要防反弹。

（二）酗酒的危害

酗酒过度，损害身体。因为酒里含有害物质，主要成分是乙醇，还有微量甲醇、丙醇、丁醇、戊醇、异戊醇等杂醇油及其他有毒的化学物质。这些对人体有害的醇和多种无机营养元素容易溶解在酒中，当酒精从体内排出时，也将被带入机体内有害的化学物质毒害，并能造成微量元素钾、镁、钙、硒、铁、锰、铬、锗的流失，降低机体免疫功能和抵抗力。长期过量饮酒对人体的造血系统有一定损害，易患白血病，损害肾脏，诱发肾癌及肠癌。喝酒会伤身，不能喝的人最好不喝，能喝的人最好少喝，饮酒不要以损害健康为代价。在我国喝酒已有数千年的历史，它既是一种交际的需要，又是一种习俗，但要提倡科学饮酒，要讲文明，量力而行，不可贪杯，以既活跃气氛，又不伤身为原则。靠饮酒进行社会交往，得到的多，付出的也多。过量、频密地饮酒是伤害身体的催化剂，但适量饮啤酒有益，因为啤酒里含有"褐黑激素"等成分，对因放射线而产生的染色体变异，具有抑制效果。

在服用头孢抗生素类、甲硝唑、痢特灵、双胍类降糖药等，治病期间应忌酒。因为饮酒可引发过敏性反应，轻者造成面部潮红、头痛、腹痛、心悸、出汗、呼吸困难、血压下降、过敏性休克、肝中毒，重者可危及生命。

应控制烟酒，为健康增加一些有利因素。

七、欣赏音乐

音乐是人类文明的产物，也是推进人类文明发展的重要载体。是人们丰富精神生活，抒发情感、稳定情绪、调节心情、促进健康、锻炼意志、坚定信心、鼓舞斗志、勇往直前不可缺少的东西。

（一）音乐养生

音乐具有养生作用。音乐不但能给人以教育，还能给人以健康。《乐书》里说："故音乐者，所以动荡血脉，通流精神而和正心也。"医学专家说："生存的诀窍，在于选择音乐。"音乐的机理是通过一定规律、频率的声波振动，使人体产生谐振。具有不同节奏的变化，可以带动并调节人的生理节奏。通过艺术感染力作用于感情，影响人的情绪和行为，以情导理，通过中枢神经系统，人体内的调节，促进大脑皮层兴奋，能激发人的精神，心情舒畅，使人有一种心旷神怡的感觉，促使人体分泌出一种有益于健康的生理活性激素和乙酸碱等物质，能提高人体内酶的活性，促进血液循环，促进胃肠蠕动和消化液分泌，调节神经系统功能，具有调整和恢复体内生理平衡的作用，促进新陈代谢，促进心律节奏性搏动、肌肉收缩，增强免疫功能。

优美、欢快的音乐，高雅、清新、轻松、流畅的歌曲可陶冶性格，怡情养生，驱解忧愁，通调血脉，缓解紧张情绪，消除身心疲劳，增强抵抗力，发人深省，启迪心灵，在延年益寿方面有独特的功效。经常听音乐的人，在工作和事业上成功率较高，生活质量也高。经过专业训练的歌唱者，将运用这一专长在实际生活中受益。

欣赏音乐要有针对性地选择。如用餐时，应听轻松活泼的乐曲，因有促进消化吸收的作用；睡前应听缓慢悠扬的乐曲，有利于入睡；在休息时应听欢乐、明快的乐曲，有利于解除疲劳、恢复体力。

音乐是精神维生素。无论是从事脑力劳动的人，还是体力劳动的人，每天都要坚持欣赏音乐或歌曲，这对促进健康大有益处。

（二）音乐疗法

音乐不仅能调剂和丰富精神生活，还具有通过心理效应起到治疗疾病的作用。音乐疗法是由医学、心理学、美学、社会学和物理学等学科交叉结合形成的一项新型治疗方法。这个方法起源于第二次世界大战时期。在20世纪50年代美国医学界创立了音乐理疗学，并运用于临床，取得了明显的医疗效果。英国医生为高血压患者播放巴赫的小提琴曲，结果患者的血压下降10～20毫米汞柱。日本医生用音乐医治老年人的精神障碍，10多年医治患者达1000多人。现在美、日、英、德等国医院采用音乐疗法，为大批患者治愈疾病，取得了很好的效果。我国运用音乐疗法起步于20世纪80年代，虽然较晚一些，但发展较快。大量的医学临床实践表明，音乐疗法应用范围广泛，对各类型的神经衰弱、高血压、冠心病、甲状腺功能亢进、糖尿病、哮喘等都可用音乐疗法进行治疗。

音乐治疗疾病的生理机制是：音乐是一种有规律的声波振动，具有物理能量，能使人体细胞发生和谐的同步共振，对体内细胞起按摩作用。音乐传出的"声波信息"可消除大脑工作繁重所带来的紧张情绪，缓解神经紧张，促进人体分泌出各种有益健康的激素，促进体内新陈代谢。音乐治疗疾病有以下五类：一是镇静安神类，如心烦意乱、心神不宁、精神恍惚等症，可选择轻松愉快的乐曲，能促使人体心有所养，神有所安，镇静安神，稳定情绪，降低血压，调节神经，改善睡眠。二是健脑益智类，可选择悠扬舒展类乐曲，能健脑益智，开心窍，通神明，补心肾，填髓海，益精血，能使产妇情绪稳定，促进顺利分娩。三是舒心宽胸类，可选择欢快兴奋乐曲，能回忆童年，焕发青春，激发热情，增强干劲，愉悦心情，延年益寿。四是解除忧郁类，可选择情调优美，风格典雅的古曲，能消愁，松弛肌肉，消除抑郁，调节植物神经，恢复心理健康。五是降压平肝类，可选择旋律流畅的乐曲，能调节神经，缓解恼怒忧愁，缓解紧张情绪，促进血压下降，缓解肝气瘀滞。用于治疗疾病的音乐，可由医师选择指导。人们应当把欣赏音乐作为日常生活的重要部分，增加生活乐趣，有益强壮身体。

第六篇　重视睡眠

睡眠是个重要问题，是生命的必需过程，是机体进行修补、调理、复原、整合健康的重要环节，关系到人体健康，是不可忽视的生存要素。睡眠也要讲科学，要睡出健康。现在世界各国都很重视睡眠问题，美国、加拿大等国家对如何促进睡眠，提高睡眠质量很有研究，提出了一些很好的观点。为了提高人们对睡眠重要性的认识，国际精神卫生和神经科学基金会在2001年提出将每年3月21日定为世界睡眠日，以唤起人们对睡眠的重视。可见睡眠是人类不容忽视的重要问题。

一、睡眠的重要性

每个人都离不开睡眠。睡眠对维护健康起着重要的作用。

（一）睡眠的内涵

睡眠是由于大脑抑制灶处于优势状态，使大脑皮层进行普遍抑制的结果，是暂时性休息过程。身体和心理活动由动态转入静态，活动量减少到最低点，机体各器官停止与外界打交道，使各个系统、各器官减少能量的消耗，身体得到恢复；心理活动已经减少到最低点，有意识的活动停止，只有无意识活动仍在进行，使精神能量消耗大大降低。人睡眠时，大脑会产生一种睡眠因子－胞壁酸，此因子促使白血球增多，巨噬细胞活跃，肝脏解毒功能增强。

（二）消除疲劳

睡眠能消除疲劳，使体内某些消耗及刺激达到一定的修复和调理。有益于缓解紧张情绪，恢复身体功能和元气，补充身体和心理消耗的能量，重新积累能量，使人产生新的活力，维护细胞功能，促进新陈代谢，提高人体免疫功能，增强抗病能力。著名戏剧大师莎士比亚把睡眠称为"疲劳者的沐浴和生命盛筵上的主要营养"。消除全身疲劳，使人恢复体力、精力，增强体质，提高工作效率和质量。

（三）有益健康

睡眠关系到人的健康问题。一个人可以连续7天不吃东西仍然存活，但如果连续4天不睡觉就会死亡。美国科学家研究发现：每晚睡眠不足6小时的人，死亡率较每晚睡7~8小时的人高70%。充足的睡眠是恢复人体能量的重要因素之一。这是因为人在运动中，损耗了大量的糖元，肌纤维也受到轻微的破坏，体内补充糖元和修复损伤，大多是在睡眠中进行的。古人说："眠、食二者为养生之要务，能眠、能食，能长生。"抽不出时间睡觉的人，早晚会抽出时间住院。良好的睡眠就等于治病。重视睡眠就是重视健康。

二、影响睡眠的因素

睡眠的质量好坏与有关因素有密切的关系。影响睡眠的因素有：情绪因素、疾病因素、饮食因素、药物因素、环境因素。

（一）情绪因素

情绪是影响睡眠的重要因素。人在遇到不如意、不顺心、伤心的事情或压力过大时，就会紧张、焦虑、恐惧、焦躁不安，心烦意乱，心情不愉快，情绪不稳，这种不良的情绪会抑制大脑睡眠神经，使人不能很快入睡，影响睡眠。

（二）疾病因素

疾病因素是影响睡眠的重要因素。患有机体瘙痒、皮肤干燥、神经性皮炎、鼻塞咳嗽、气喘气促、恶心呕吐、腹痛腹泻，湿疹指裂、内分泌失常、病毒性脑炎、器质性脑病、机体外伤等症状，都会干扰正常睡眠，使人无法入睡。

（三）药物因素

药物也是影响睡眠的重要因素。如果睡前服用麻黄素、甲状腺素、苯丙胺、镇静剂、饮浓茶、喝咖啡等都会刺激大脑皮层兴奋，可引起中枢神经和抑制睡眠神经活跃，使人难以入睡，影响睡眠。

（四）饮食因素

不合理的饮食习惯和不良的饮食都是影响睡眠的重要因素。如胀气食物影响睡眠，某些食物在消化中会产生大量的气体，使肚子发胀，感到不舒服，难以入睡；辛辣食物干扰入睡，如过多进食辛辣食物，会刺激胃肠，干扰睡眠；兴奋性食物抑制睡眠，如酒、咖啡、浓茶等饮料，会刺激大脑睡眠神经，抑制睡眠。

（五）环境因素

环境也是影响睡眠的重要因素。人在长途旅行中因劳累，换了一个新的环境不适应，或者持久性熬夜、娱乐，都会使大脑神经兴奋，易使神经发散性联想，不能很快入睡，或者睡眠环境不佳，周边燥音过大，都会影响睡眠。

三、睡眠障碍

睡眠障碍已成为世界性的健康问题。大约世界 1/3 的成年人遭受睡眠障碍的折磨，影响身体健康。我国中老年人中近 75% 患有睡眠障碍，晨起后精神萎靡不振，头昏脑胀，记忆力减退，神经衰弱，全身乏力。严重者还会影响心脑血管系统、呼吸系统、消化系统功能，导致心脏病、高血压、脑中风发病率高于非失眠人群，成为困扰中老年人健康生活的重要因素。睡眠障碍主要有六种表现：

（一）睡眠不足

睡眠不足就是通常人们所说的缺觉。主要原因是由于人们打乱了生活规律，如夜班、熬夜、打牌、久看电视、遇突发事件、泡网吧、旅游、饮咖啡、饮浓茶等，造成大脑抑制睡眠的神经不能正常发挥作用。睡眠不足的结果是白天精神萎靡不振，昏昏欲睡，精力不济，头脑不清，浑身乏力，反应迟钝，工作效率低下，易出事故。长期睡眠不足，使体内针对蛋白质错折叠的保护性反应，进一步下降，造成错叠蛋白质在大脑皮质、脑细胞内质网络积聚，加剧细胞衰老，会降低人体免疫功能，抗病能力低下，易患感冒、抑郁症、糖尿病、中风、心脏病和癌症等疾病，影响荷尔蒙的分泌，降低性功能，加快人体衰老速度。要克服不良的生活习惯，讲究生活规律，改善睡眠环境，在日常饮食中增添乳白蛋白质，以促进睡眠，还要通过心理、机体的综合治疗，自我调控，保证足够的睡眠时间，切实提高睡眠质量。

（二）失眠

失眠就是夜间睡上床，一是睡不着觉；二是时睡时醒，无法进入沉睡状态；三是入睡困难，容易惊醒，醒后很难入睡。每当夜深人静，人的大脑神经放松时，大脑中一种叫做 5 - 羟色胺的物质就会上升，当它有足够的分泌量时，大脑皮层便产生睡眠素，人就会进入睡眠状态，否则就会失眠。中老年人失眠比较普遍，失眠时会辗转反侧，浮想联翩，焦虑烦躁，更难以入睡。有些失眠者第二天精神倦怠，头晕脑胀，记忆力不佳。失眠严重者免疫力下降，甚至诱发高血压、神经衰弱、内分泌紊乱、精神异常、心脑血管疾病等。因此，失眠被称为现代社会健康的新杀手。

人为什么会失眠呢？瑞士生理学家赫斯经多年研究发现：人在受到年龄、心理、疾病、环境、意外因素等影响后，位于头枕部区的睡眠神经发生紊乱，不能正常工作，导致不能入睡，浅睡易醒，形成睡眠障碍。失眠有两种，一是短期失眠。原因是突遇重大事件，心理压力过大，大喜大悲事情使情绪紧张。二是长期失眠。如果超过3周以上睡不着觉，就属于长期失眠。主要原因是由于个人得失造成心理严重不平衡；遇到重大意外事情，情绪波动，又不能及时排解和调整心态；身体有严重疾患，疼痛难忍，无法入睡。无论遇到什么事情，都要及时稳定情绪，调整心态，避免大喜大悲的波动，使心理平衡，保证有良好的睡眠。发生失眠后，要积极查找原因，针对失眠原因采取措施，改善睡眠，提高睡眠质量。如果靠自然睡眠功效不大，则可采用药物治疗的方法，调整生物钟，尽快恢复正常睡眠。

（三）睡眠呼吸暂停综合征

睡眠呼吸暂停综合征的患者，最明显的特征就是打鼾。打鼾是由于睡眠时，上通气流冲击塌陷的咽咽黏膜和黏膜表面的分泌物，引起的振动而发出的声音。打鼾的表现形式有两种：一种是"轻度打鼾"。这种打鼾是偶尔打鼾，鼾声不大均匀，对呼吸没有什么影响，对人体也没有什么不良反应；一种是"重度打鼾"，也称"恶性打鼾"。这种打鼾声大，而且持续性不喘气，造成缺氧，还可发生睡眠性高血压，常在睡眠时或睡醒后血压升高，引起心慌、胸闷、阳痿、前列腺疾病，严重影响睡眠质量，严重损害健康，对别人影响也大。

睡眠呼吸暂停综合征病因复杂，一般是由上呼吸道狭窄或阻塞所致，多由遗传、鼻炎、鼻息肉、腺体肥大、肥胖等引起的。"重度打鼾"夜间还会发生憋醒、失眠、多梦、盗汗、多尿，严重者可导致心脑血管疾病。患有"重度打鼾"者，应及时到医院检查诊治。

（四）嗜睡

嗜睡也是一种病态，其症状是不分时间和场合，人突然进入不能抑制的睡眠状态。专家研究结果表明，人体内如果缺少某种特殊的蛋白质，往往就会出现嗜睡的现象，而这种蛋白质是由丘脑中一些细胞制造的。有些中老年人患有颈椎病，致使脑供氧、供血不足，不能维护脑细胞的正常功能，造成脑功能障碍，如脑动脉硬化、脑梗塞、脑血栓、脑萎缩等各种脑血管疾病，都可导致脑组织暂时性缺血或缺氧，而影响大脑正常功能的发挥。再有一些人患有慢性肾炎、糖尿病、慢性肝病、甲状腺机能减退等，由于这些疾病的影响，体内代谢有毒性物质不能及时排出体外，使大脑功能失调，都有可能造成嗜睡病。应用药物治疗，解决嗜睡问题。

（五）睡懒觉

睡懒觉就是该醒的时候不醒，该起床的时候不起床。适度的睡眠，能使人解除疲劳，恢复精力。但睡眠过多或常睡懒觉易造成病患，会导致身体衰弱，扰乱心脏活动和休息的规律，使心脏收缩无力；会降低新陈代谢功能；加之长时间的睡眠，会使室内空气不新鲜，空气中会有大量病菌，二氧化碳和尘粒，大脑长期缺氧会使人头昏脑胀，易诱发心脑血管疾病；会使心脏和脑内血凝块增加，易形成动脉硬化、脑血栓，降低免疫功能。同时，由于不能按时进食胃肠经常发生饥饿性蠕动，影响胃肠道消化功能，易患胃病；会破坏生物钟效应，使体内生物钟节律被扰乱，白天激素上不去，夜间激素降不下来，白天心情不好，身体疲惫。所以，保持适度的睡眠，控制睡眠时间，养成一个良好的睡眠习惯，对维护健康具有重要作用。

（六）发作性睡病

发作性睡病是一种少见的睡眠障碍性疾病，多见于 10 岁以下儿童，是带有遗传倾向的神经系统疾病。表现特征为：白天发生不分时间、地点，不可抗拒、短暂性的睡眠，每次睡眠时间很短，会自然醒来，还伴有清醒状态下短暂肌力丧失，快醒时易突发短暂迟缓性瘫痪等不良症状。如果发生上述症状应及时到医院诊治。

四、注重睡眠质量

如果睡眠质量不高，对身体就会有影响。因此，要注重睡眠质量。

（一）睡眠的质量标准

正常的睡眠质量标准是：入睡快。卧床后 10 分钟左右入睡；睡眠深。睡得香甜、酣畅，呼吸深长，不易惊醒；少起床。夜间不起夜或少起夜，睡中没有惊梦；头脑清。早晨起床后头脑清、精神好，工作效率高。

（二）最佳的睡眠环境

环境是影响睡眠的重要因素。要在清洁、幽静、舒适、优美的环境中睡眠。睡眠的环境应尽量减少强光、噪音、震动等各种刺激、干扰睡眠的因素，卧室要保持 18～20℃，夜间睡眠要熄灯。居室内不宜同时畜养猫、狗及其他宠物，以免人畜共患。

（三）最佳的睡眠卧具

宜用木板床，加上软而厚的床垫，睡在上面使全身肌肉放松，保持脊柱的正常生理状态。被褥罩上棉质套，不但保温通气好，而且舒适，还有利于吸汗。枕头不宜过高或过低。枕芯以荞麦皮、木棉制品、药枕芯为宜，不宜用泡沫塑料枕。

（四）睡前散步

人们一天的学习、工作、生活都要使用大脑，特别是担任领导工作的人，晚间还要思考和决策各种问题，晚间大脑活动十分活跃。因此，睡前应该到室外散步半小时左右，呼吸新鲜空气，不思考任何问题，全身心地放松，调节神经，缓解大脑疲劳，益智养神，有利于睡眠。

（五）睡前刷牙

口腔里的细菌很多，夜间人们睡着时，细菌繁殖得最快，易诱发各类口腔疾病。因此，保持口腔卫生，睡前要刷牙，把附着牙齿表面上的食物残屑刷掉，避免发生龋齿和牙周炎等口腔疾病。

（六）睡前洗脚

睡前洗脚有好处。上床前用温水洗泡 20 分钟脚，不但能保持脚部卫生，还能刺激在脚底部各器官相对应的穴位，增强生理功能，冬日使足部温暖，引气血下行，促进全身血液循环，增强抵抗力，促进睡眠，预防疾病。

（七）睡眠的姿势

睡眠的姿势关系到睡眠的质量。姿势以舒适为宜，青年人宜侧卧，老年人宜仰卧，不宜侧卧。这是因为侧卧会使人的动脉血管扭曲、挤压，使原已因动脉硬化而管腔变狭窄的颈动脉血管内，血液流速减慢，易在动脉内膜损伤处逐渐聚集而形成血栓，仰卧可防血栓形成。夜间要不断变换睡眠的姿势，更有利于解除疲劳，充分休息。睡眠的方向应与磁场同一方向，即头朝正南方向。这是因为磁场对人的大脑具有醒脑益神，预防脑萎缩，促进健康的作用。因此，人在睡眠时要注意与磁场处于相同的方向，可产生生物磁化效应，利用器官机能调整，对调整大脑磁觉，消除大脑疲劳很有益处。

五、注重"三睡"

人的睡眠可分为夜睡、午睡和瞌睡。

（一）夜睡

人的夜睡时间最长。白天工作劳累了一天，当夜间来临时，是睡眠的最好时机。随着人体生物钟的调节，人会形成睡眠愿望和产生困倦，人要躺下休息，不久即入睡，恢复体力，解除疲劳，使体内产生新的活力，有益健康。要多听有助于睡眠的音乐、催眠曲；卧室要清净，开窗换新鲜空气，床铺软硬适当，睡姿要充分放松；如遇环境因素、情绪因素，一时难以入睡，要通过自我调节或借助安眠药催眠。要保证夜睡的质量，使人心情愉快，精力充沛，身体健康，以促进高效率从事工作和学习。

（二）午睡

坚持午睡是一个良好的生活习惯，也是养生的一项重要措施。在平静的午睡中，能使体内产生一种"胞壁酸"的物质 T 细胞，这种物质能使体内某些耗损及刺激达到一定程度的修复和调理，促使大脑和肌肉处于松弛状态，脑频率从每秒 10 次降至每秒 1 次，非常有益于精神和体力的恢复，缓解紧张情绪，刺激体内淋巴细胞，增强免疫细胞活性，使免疫系统恢复战斗力，灭杀病毒，增强抗病能力。可使体内激素分泌更平衡，减少心脑血管发病率，还可改善心情，缓解压力，降低紧张程度，使心情舒畅。午睡符合人体生物钟的节奏，是生物钟调节的结果。午睡前，不宜吃过于油腻的食物，午餐后应休息 20 分钟后再睡。午睡时间最好在 30~60 分钟，既可以使大脑得到充分休息，下午工作精力充沛，又可激发积极性，提高注意力，提高工作效率和质量。不宜趴在办公桌上或靠在沙发、椅子上午睡，以防止大脑缺血和缺氧，要尽量创造一个适合午睡的条件。

（三）瞌睡

从人的生理角度看，人完全苏醒状态能维持 4 个小时，打瞌睡能缓解疲劳，恢复精力，是为生命充电的正常生理现象。拿破仑军务十分繁忙，但他善于抓紧时间，困了就打个瞌睡，因此，精力十分充沛。人们在困倦时，只要条件允许就应该打个瞌睡，缓解疲劳，调节神经，有益健康。

六、睡眠、起床的最佳时间

（一）睡眠的最佳时间

睡眠时间与年龄有关，但相对来说总体上有个"黄金分割线"，即一天要保证 6~7 小时的睡眠时间。各类人群对睡眠的要求是不同的，10~18 岁的人群，每天需要 8 小时的睡眠时间；19～50 岁人群，每天需要 7 小时的睡眠时间；51～70 岁的人们每天需要 5～6 小时。但这也不是绝对的，应以第二天醒后精神饱满程度为标准。上床睡觉的时间最好是在晚上 9：00～10：00 时。

（二）起床的最佳时间

夏秋早上 5～6 点钟起床，冬春要晚 1 个小时。这个时间起床是生物钟高潮，体温升高，很快就会精神饱满。起床时不要立即起来，立即起来容易造成脑血管损伤。起床时要慢慢起来，最好要用 3 分钟时间，待体位完全适应后再起床为宜。

七、睡眠前的注意事项

为了养成一个良好的睡眠习惯，保证睡眠质量，促进身体健康，睡眠前需要注意的事项有：

（一）不宜做剧烈运动

睡前做剧烈运动，会使身体各个器官处于强烈的活动状态，易导致疲劳，还会使大脑控制肌肉活动的神经细胞处于兴奋状态，在短短时间内很难平静下来，不利于很快入睡。因此，睡前尽量不要做剧烈运动，保持相对平静有利于睡眠。

（二）不宜食补品

如果睡前食补品会刺激大脑，使生物钟失控，势必要加重胃肠的负担，使本来要休息的胃肠还要继续消化食物，久之，易造成胃肠功能紊乱。所以睡前不宜食补品，让胃肠随其他器官一道进入休息状态。

（三）不宜吃补钙食品

睡前吃补钙食品，不但起不到补钙的作用，还会增加患尿道结石的几率。因为尿道结石的主要成分是钙，而食物中含的钙除一部分被肠吸收外，多余的钙全部随尿液排出。人体排钙高峰在饭后 4～5 小时，如果在睡前吃补钙食品，当排钙高峰来到时，人已经入睡，会使尿液中的钙含量不断增加、沉积，易形成尿路结石。因此，睡前不宜吃补钙食品。

（四）不宜饱餐

晚间不宜饱餐。如果睡前吃得过饱，装满食物的胃要不断刺激大脑，产生兴奋点，而胃肠要加紧消化，增加胃肠负担，影响睡眠，多梦易醒，使人处于浅睡状态。长期饱餐还会促使大脑早衰，另外夜间也不宜吃夜宵。

（五）不宜饭后即睡

有些人饭后即睡，这种习惯不好。因为饭后胃肠道需要血量增多，饭后即睡影响血液进入胃肠系统，阻碍食物消化，导致胃肠功能紊乱，影响对食物营养的消化、吸收。同时还会影响睡眠，降低睡眠质量。

（六）不宜过多思考问题

睡前如果经常思考问题，特别是一些容易引起情绪异常的问题，对人体有不同的影响：怒伤肝，喜伤心，思伤脾，悲伤肺，恐伤肾，多思使大脑中枢睡眠神经处于兴奋状态，难以入睡。

（七）不宜观看刺激性的电视节目

睡前不宜观看刺激性电视节目。如果睡前看刺激性电视、电影，如鬼片、凶杀片、激烈球赛、恐怖和悲伤性电视剧等，会造成大脑神经紧张、兴奋或心理恐惧不安，引起气血紊乱，久不平静，难以入睡。

（八）不宜坐着打盹

有些人饭后经常坐在沙发上、椅子上或趴在桌子上打盹。醒来后会感到头晕、迷糊、耳鸣、面目苍白等，经过一段时间才能恢复正常。这是因为饭后体内血液集中在胃肠以促进消化，如果坐着打盹，心率较慢，流经各脏器的血液速度缓慢，会使大脑得不到充足的血液和氧气，引起不良症状。

（九）不宜戴残妆

有些年轻女同志由于工作忙、时间紧，不卸妆就睡觉，这种习惯不好。因为戴残妆睡觉，残妆对脸面刺激会堵塞人的肌肤毛孔，造成汗液分泌障碍，还会诱发粉刺、脸部皮肤病，影响皮肤润泽和美容。睡前应洗脸卸妆，美容养颜。

（十）不宜带手机

有些人因为业务、工作繁忙，为通话方便，睡觉前喜欢将手机放在枕头边，这种习惯不好。因为手机在开机情况下会释放电磁波，形成电磁辐射，诱发人的神经系统紊乱，造成对身体的损害。睡觉应关掉手机，避免损害身体。

睡前不宜久看电视。这是因为电视机会产生高浓度的溴化二噁英和其他有毒物质，这些有毒化学物质主要是电视机内的阻燃物，在高温时裂变分解产生的，具有强烈的致癌性，还能引发心脑血管病，使免疫功能受损，内分泌失调，精子异常等，对人体危害很大。看完电视后，要洗脸清洁附着脸上的二噁英残留物，同时开窗通换空气。

（十二）不宜饮茶、喝咖啡

睡前不宜饮茶、喝咖啡。这是因为茶叶和咖啡中都含有咖啡碱等物质，对大脑皮层有明显的兴奋作用。患有神经衰弱或失眠症的人，饮茶会使大脑处于兴奋状态而加重病情，但睡前可饮牛奶（加糖或蜂蜜）。牛奶含有一种催眠的化合物色氨酸，而糖或蜂蜜能帮助人体整个晚上维持血糖水平，促使血管收缩素的分泌，具有安神助眠作用，还可避免过早苏醒。

（十三）不宜室温过高

有些人喜欢在室温较高的环境中睡眠，这种习惯不好。因为在室温高于25℃环境中睡眠，会促使人体新陈代谢旺盛，加速体内消耗，通过出汗散发体内热量，血液循环加速，头昏脑胀，全身不适，睡不踏实。另外，室温过高还会引起胸闷、烦躁，影响睡眠，特别是对患有心脑血管疾病的人，易诱发危险。最佳室温应在20℃为宜。

（十四）不宜对脸而睡

有些夫妻喜欢对脸睡眠，这种习惯不好。因为近距离对脸而睡，会吸入对方呼出的废气，这些废气对双方无益，使双方大脑缺乏新鲜氧气，大脑供氧不足，易造成浅睡、失眠、多梦等现象，影响睡眠质量。另外，如果一方患有传染病还会传染给对方，损害健康。

（十五）不宜睡前生气

有些人经常在睡前与人发生争吵，或者回忆以往不痛快的事情，发怒生气，这种习惯不好。因为睡前生气，会使大脑中枢神经处于负性兴奋状态，使人心跳加快，心情不悦，情绪不佳，抑制睡眠神经不能很好地发挥作用，不能入睡，影响睡眠质量。

（十六）不宜滥服药物

有些人由于神经衰弱和各种原因影响睡不着觉，有睡眠障碍，靠过量服用睡眠药物，维持睡眠，这种习惯不好。因为过量滥服睡眠药物，会对大脑神经造成损害，影响健康。在必需服用睡眠药物情况下，应遵医嘱，正确使用睡眠药物，以免损害身体。

（十七）不宜戴手表

有些人睡觉喜欢戴手表，这种习惯不好。因为戴手表，特别是夜光表有镭辐射，其辐射量虽然不大，但长年对人体会产生不良后果，并且还会缩短手表的使用寿命。晚上睡眠时不要把手表放在枕头旁边，以减少对身体的不利影响。

（十八）不宜戴项链

有些女同志喜欢戴项链睡觉，这种习惯不好。因为戴项链睡觉，项链压着身体，会影响局部血液循环，影响睡眠，另外，睡眠时左右翻身项链随着移动，很容易硌伤身体。因此，睡觉前应摘下项链为宜。

（十九）不宜酒醉入睡

人喝醉酒虽然能较快入睡，但对身体无益。因为醉酒后，头脑发胀，大脑中枢神经处于高度兴奋状态，与抑制睡眠神经发生拮抗，虽然表面上是睡眠，但不是深度睡眠，会让人感到疲惫。另外，患有动脉硬化、中风、心脑血管疾病的人，酒醉入睡易诱发疾病，危害健康。

（二十）不宜日夜颠倒

有些人因病或年迈等原因，机体机能明显下降，懒床、恋床，白天睡得多，晚上睡不着，这种习惯不好。因为睡眠日夜颠倒，会造成机体生物钟紊乱，该睡的时候睡不着，不该睡的时候睡不醒，日夜颠倒的睡眠机制，打乱生活规律，对健康无益。

（二十一）不宜高枕

睡枕不宜过高。过高会压迫肝脏，过低则压迫肺，枕以 8 ~ 15 厘米为宜。长期高枕会造成颈部不适或驼背，也影响脑部血液、营养和氧气的输送，还能造成全身不舒服，影响睡眠质量。

（二十二）不宜直对风扇而睡

有些人因夏季炎热，喜欢直接吹电风扇睡觉，这种睡眠习惯很不好，对身体不宜。如果长时间对风扇而睡，不但易感冒，而且还容易缺氧。因此，夜间使用电风扇时间不宜超过 2 个小时。

（二十三）不宜开灯而眠

夜间睡觉，不宜开灯。这是因为在夜间睡觉，人体会分泌一种褪黑素，调节体内激素，使人进行昼夜更替的、有规律的生物钟正常运行，维护人体免疫功能。如果夜间开灯睡觉，会减少体内褪黑素的分泌量，影响调节激素，扰乱生物钟，降低免疫功能，诱发疾病。

（二十四）不宜蒙头睡觉

有些人喜欢蒙头睡觉，这种习惯不利于健康。因为蒙头睡觉时被窝里的空气不流通，氧气不充足，体内各器官得不到充分的供氧，会导致头晕、头昏、乏力、精神萎靡不振等不适症状，对身体无益。

（二十五）不宜整夜使用电褥子

整夜使用电褥子，持续加热使被窝内温度过高，会使皮肤血管扩张，血液循环加快，大量消耗体内水分，降低呼吸道抗病菌能力，对体内各器官，特别是对肝脏有不良刺激，对身体无益。在睡前使用电褥子预热后应关闭电源。

（二十六）不宜使用蚊香

蚊香中含有氨基甲酸酯类农药、黏合剂、防腐剂、助燃剂等多种有害成分，还含有铅、镉、铬等重金属。所含的各种农药和有害物质，以气体的形式释放到空气中，人吸入这类毒气会严重损害身体健康，还会诱发肺癌、前列腺癌等疾病。因此，夜间睡觉不宜使用蚊香。夜间驱杀蚊子可采用其他方法。

无论什么人都要养成一个良好的睡眠习惯，通过睡眠达到养生健康的目的。

第七篇　心理平衡

　　心理问题是每个人都涉及到的问题,它伴随着人的一生。心理是否平衡会决定人生的状态。

一、心理的内涵

(一) 心理的涵义

　　心理是指动能心素和复合心素所包括的心理品质的修养和能力,是人的意识、愿望、观念、爱好、兴趣、动机、情感、气质、欲望、习惯、利益等内心活动的总和,构成人的内心世界,在受到客观因素影响时所产生的心理状态。心理问题是每个人都涉及到的问题,它伴随人的一生。一个人生活在社会、集体、家庭中,扮演多种角色,承担着不同的责任,总会以自己的特殊心态,对待生活、学习、工作、事业、爱情。心理对人的思维、观念、言行具有导向和支配的作用,完善心理比改变性格更重要。

(二) 心理的作用

　　一个人的心理状态,决定了他面对生活和工作的姿态。良好的心理是一个人命运的导航塔,是形成良好性格,成就事业的动力源。当前人们生活在一个竞争十分激烈的社会,工作、生活充满了矛盾,很容易引起人的心理不平衡。心理平衡就是面对各种客观因素引起的矛盾、问题和突发意外事件能自动调控,正确应对,保持一种最佳的心理状态,使行为有利于国家、社会、集体和自己,是人的心理素质和健康素质的综合体现。心理问题往往折射社会问题,不容忽视。人生的状态是由自己的心理所决定的。一个人的内心是经营人生的最大战场,这个战场将伴随人的一生。每个人都要力争以健康心理,构筑健康和谐的社会。

二、心理的种类

　　心理大体上可分为三类:一是常态心理,二是失调心理,三是病态心理。

(一) 常态心理

　　常态心理是一种最佳的心理状态。这种心理状态表现为心情乐观,情绪愉悦，有很强的调节情绪能力，遇到不顺心、不如意、突发事件能很快调控，排除不良情绪的影响，适应能力也强，能扩大社会交往半径，善于与别人相处，为人豁达、乐观、谦和，在工作和生活中进取心强。这是绝大多数人常有的一种心理状态，也是需要倡导的心理状态。

（二）失调心理

失调心理是一种稍差一些的心理状态。这种心理状态表现为一旦遇到突发意外、不如意的事情，不能正确面对，不能有效地调控，心情不愉快，浮想联翩，无所适从，愁容满面，不思饮食，睡眠不佳，不愿意与别人交往，甚至影响信心。如果积极主动调适，就会很快得到缓解和消除心理问题，恢复到常态。失调心理不宜持久，否则会影响情绪和身体健康。

（三）病态心理

病态心理是一种不良、有害，严重损害健康的心理状态。这种心理状态往往是社会、生理、心理三方面造成的，表现为遇到突发意外、打击等事件，心理严重失调，悲观失望，丧失信心，想不出解决问题的办法，使情绪处于一种消极失控的状态，不能进行正常的工作和生活。如果不及时到医院诊治，就会恶化，转到生理上去，造成机体或精神患严重疾病。病态心理是一种严重的心理疾病，必须尽快治疗，否则对身体健康损害也大。心理疾病不具备传染性，而具有感染性。

三、心理过程的表现形式

机体正常的心理过程的表现形式有：认识过程、意志过程、情绪过程。

（一）认识过程

认识过程是指客观事物直接、原封不动地反映到人的头脑中来，在头脑中再现客观事物的原貌。这就是客观事物直接反映到人头脑中的认识过程。人的认识过程是心理过程的基础性过程，它为心理过程提供素材。

（二）意志过程

意志过程是指人的认识活动的能动性和自我调节综合性过程。是人们在认识过程的基础上，按照自己的意愿，运用自身知识、经验、能力、水平，利用客观条件改造周围的环境，以达到所设定的目标。人的一切奋斗成果都是意志过程的结果。

（三）情绪过程

情绪过程是建立在认识过程和意志过程基础上而形成的，对两个过程得出符合实际结论后，而做出的一种主观性判断。它最明显的特点是带有鲜明、突出的主观色彩，对已经实现的目标而产生出来的一种情绪体验，是高层次的心理活动。

四、心理性格状态的表现形式

对人的思维、观念、言行起向导和支配作用的心理问题，是通过一定的性格状态表现的。心理性格状态是在对人、对事的态度和行为方式上表现出来的心理特点，表现形式主要有：善良型、诚实型、外向型、内向型、焦躁型、神经质型、随和型、尽责型。

（一）善良型

善良型的心理性格状态，就是在社会交往中尊重别人，帮助别人，对人宽容，会获得因善举而带来的幸福、愉悦，是一种良好的心理性格状态。这种心理性格状态不但对人生少抱怨、少沮丧、少压抑感，对别人有益，会得到别人的尊重，有良好的人际关系，有益于在社会上立足、发展和生存，还能增强机体免疫功能，对身体有益。

（二）诚实型

诚实型的心理性格状态，就是在社会交往中对人能坦诚相待，说实话、办实事、持重谨慎，是一种良好的心理性格状态。这种心理性格状态能优化人际关系，关注细节，对人际关系敏感，受别人信服。诚实对待别人，别人会诚实地对待你，具有明显的双向性作用。可使自己在社会上更好的生存和发展，否则就会给自己带来不少麻烦，降低成功率。

（三）随和型

随和型的心理性格状态，就是在实际工作、生活中遇事冷静，不急不躁，处事稳重，应激能力强，人际关系良好的一种心理性格状态。这种心理性格状态有自信心、有目标、有能力、有勇气，工作协调、判断能力强，内心坦然，有进取心，积极向上，不甘落后，善于摆脱逆境，为人善良，对人热心，乐于帮助别人，能得到别人的尊重和肯定，成功率高，对健康有益。

（四）外向型

外向型的心理性格状态，就是在社会交往中对别人豁达宽容，心胸开阔，性格开放，善于想象，感情丰富，善于交际，是一种良好的心理性格状态。这种心理性格状态能有效地把内心郁闷排泄出来，控制情绪，防止心理失调，把不良的情绪转移到好的方面来，遇事想得开，处置得当，适应能力强，不但有利于社会交往，建立良好的人际关系，还会使自己建立良好的心境，对健康有益。

（五）内向型

内向型的心理性格状态，就是在社会交往中，不善言辞表露自己，但心中有数，言行稳重的一种心理性格状态。这种心理性格状态是自我意识清醒，情绪稳定，做事、说话稳妥，能有效的支配自己的言行，为人坦诚，能受到别人的尊重和肯定，适应能力强，有进取精神，善于调控，能处理好所发生的各种问题和人际关系，成功率也高。

（六）朝气型

朝气型性格就是性格开朗，心胸开阔，朝气蓬勃，生龙活虎，热爱工作、生活，是一种良好的心理性格状态。表现为有理想、有目标、有勇气、有能力、有毅力，做事有决心、有方法、有成效，对人热情，善于帮人，应激能力强，适应性强，办事成率高，对健康有益。

（七）谨慎型

谨慎型性格就是胆小、温顺、多疑、懦弱的一种心理状态。表现为在社会、工作、生活中对所发生的各类矛盾和问题，应激能力较弱，对人对事谨小慎微，办事前怕狼、后怕虎，缺乏信心和勇气，不善与人交往，人际关系一般，容易诱发心理问题，对健康无益。

（八）独尊型

独尊型性格就是为我独尊，目中无人，逞强逞能的一种负性心理性格状态。表现为名利观念强，凡事先替自己打算，不管别人，爱占便宜，情绪不稳，性格暴躁，做事独断专行，不计后果，听不得别人意见，冒险行事，免疫功能低下，易诱发系列性疾病，损害健康。

（九）焦躁型

焦躁型的心理性格状态，就是在社会交往、工作、生活中，遇到困难、压力和意外问题时，无法应对而产生的一种负性心理性格状态。这种心理性格状态遇到问题时，表现为紧张、焦虑、烦躁、情绪不稳、坐立不安，影响饮食睡眠，不但不能有效地解决发生的各种问题，降低应变能力，影响人际关系，长期焦躁还会像病毒一样诱发各种疾病，损害身体健康。

（十）神经质型

神经质型的心理性格状态，就是在社会交往、工作、生活中，对遇到的各种问题过分敏感，而产生一种烦恼、焦躁的负性心理。这种心理性格状态对在工作生活中产生的矛盾、问题和纠纷，应变能力不强，易烦恼、急躁、悲观伤感、沉默寡言、心灰意冷、牢骚、失望迷惘、与人疏远，心理负担重、压力大，易造成神经麻木，体内有害激素增多，降低免疫功能，损害健康。

（十一）愚钝型

愚钝型性格就是沉默寡居，自我封闭，与社会隔绝，心胸狭窄，心情抑郁，意志消沉的一种负性心理性格状态。表现为不善交往，不善活动，应激能力差，不愿接受新生事物，思维、行动方式滞后，人际关系不好，没有好朋友，不帮助别人，也得不到别人的帮助，免疫功能低下，对健康无益。

（十二）尽责型

尽责型的心理性格状态，就是在社会交往、工作、生活中，责任心强，对工作、对家庭负责，谨言慎行，做事稳重，方法得当，效果良好的一种心理性格状态。这种心理性格状态符合社会公德，符合人际关系，符合单位、家庭的要求，有较强的观察能力、应激能力、分析能力、判断能力、想象能力、创造能力、实践能力，情绪稳定，积极进取，决策果断，成功率高，是完美人生的组成部分，对身体有益。

五、心理老化的表现形式

心理老化是指一个人受年龄、社会、工作、生活、意外等因素的影响，导致心理上产生一些暂时性或持续性的消极表现。主要表现有：思维迟钝、精神不振、性格孤僻、情绪不稳、心理自卑、效率低下。

（一）思维迟钝

思维迟钝是心理老化的表现。原因是由于长期不用大脑，导致大脑中枢神经缺乏良性刺激，大脑老化，思维能力下降，反应迟钝，降低应激能力。特别是面对突发的意外事件，表现恐慌、束手无策，严重影响自身生存，降低在社会上的竞争能力。

（二）精神不振

精神不振是心理老化的表现。原因是由于没有远大理想和目标，心中无数，胸无斗志，心神不宁，精力不济，不思进取，什么都干不好，缺乏竞争能力，影响生存和发展。特别是在遇到困难和突发问题时，没有积极的应对对策，想不出解决的办法，严重者会影响日常生活和工作。

（三）性格孤僻

性格孤僻是心理老化的表现。原因是拒绝与他人接触，脱离人群，脱离社会，逃避现实，表现独来独往，做事不计后果，我行我素。性格孤僻存在于各类人群中，尤其是对青少年群体影响较大。会影响青少年奋发向上，主动创新，缺乏自信心，造成心理上自卑感。

（四）情绪不稳

情绪不稳是心理老化的表现。原因是对在社会、工作、生活中发生的矛盾和问题时，缺乏应激能力，遇事不冷静，极易烦躁、焦虑、生气、发怒，喜欢感情用事，听不进别人意见。对人际关系特别敏感，总觉得周围的人与自己过不去，怀疑别人暗算自己，易导致人际关系紧张，影响社会交往。

（五）心理自卑

心理自卑是心理老化的表现。原因是在社会、工作和生活中，认为自己什么都不如别人，是一种自己看不起自己的心理状态。表现为在竞争激烈的社会中，缺乏自信心，缺乏进取精神，不愿与人交往，不愿接受新生事物，落后于社会，使体内有害物质增多，损害健康。

（六）效率低下

效率低下也是心理老化的表现。原因是对社会、工作、生活中所承担的事情，不能很好的完成。表现为记忆力低下、好健忘、精神不振、精力不集中、缺乏朝气、缺乏勇气。尤其面对矛盾和问题，不能正确面对、很好地解决，做事不果断，拖拖拉拉，效率低下，影响成功率。

六、心理平衡的内涵

心理平衡需要有一个健康的心理。在当代社会里，物质生活水平虽然提高了，但人的幸福指数却在下降，随之会产生一系列的心理问题。因此，拥有健康的心理显得越来越重要，参与日趋激烈的竞争，处理复杂的人际关系，缓解压力，承受失败、挫折的痛苦，为生存和发展而奔波，这是每个人都要面对解决的问题。如果没有一个健康的心理就不可能应对和解决面临的各种问题。

（一）健康的心理

健康的心理就是在工作、学习和生活中，愿望符合实际，不脱离周围现实环境，在不违背社会规律和集体要求的前提下，能满足个人适当要求。心理健康需要营养素。宽容、豁达、乐观、自信、善良、理想、信念、宣泄、疏导、友爱是心理健康的营养素，要坚持用这些营养素养护心理健康。要知足常乐，能忍自安，性格随和，为人诚恳，心地善良，仁义道德，助人为乐，自寻其乐，快乐自己，也快乐别人。

（二）对称式调节心理

对称式调节心理就是与自己的处境相反的方向，考虑和处理问题。人一辈子不可能总处在巅峰上，总会有失意，失去权力、地位、财富的时候，这时需要人往低处走。人往高处走是人生追求，往低处走时追求人生。一个人用什么方式对待人生至关重要。一个人只要能乐观地对待人生，就会到处都是快乐、希望；如果悲观地对待人生，就会都是烦恼、绝望。达观乐天，心宽体健。一个人如何面对挑战和失败是人生的重要课题，要善于对称式调节心理，这是心理平衡的重要措施。

（三）互换式调节心理

世上的事情带有互换性，人很难预料。有时会处于顶峰，有时会跌入低谷。人这一辈子不容易，什么苦都得吃，什么罪都得遭，什么责任都得尽，什么困难都得扛，什么委屈都得受，什么路都得走。但在顺境时不要忘乎所以，谨言慎行；在逆境时不要悲观失望，心胸开阔，面对现实，要增强信心和勇气，积极进取；在绝境时要想到天无绝人之路，迅速摆脱绝境，寻找出路。上天为你关了这扇门，必定会为你再开另一扇窗。在工作、生活中所遇到的许多问题，当我们无所适从时，要换一种思维方式，就可能找到解决问题的方法。每天都要有良好的心态，不管你是多大的官，也不管你有多少财富，只要把自己看成是一个普通的人，就没有什么想不通，看不开的事情，一切问题都可在互换式调节心理中得到很好的解决，理性地承受应激反应，减少负面影响。

（四）适应式调节心理

我们不能改变周围的环境，但要学会适应环境。人的一生伴随着艰辛和磨难，会遇到很多的困难、麻烦、挫折、不幸和失败，这是很正常的事情。面对这些问题上火、犯愁、失望、丧失信心都是无济于事的，要想办法去克服战胜它。人要善于"突然临之而不惊，无故加之而不怒，月月年年处坦然"，活出一个境界。能改变自己命运的不是别人，正是你自己。人实际上是在和自己的心态过一辈子。什么样的心态让你安稳，什么样的心态让你不安稳，只有自己才知道，才能把握平衡。要适应心理波动规律的互换性，要善于从挫折和教训中获得宝贵经验，增强信心，振奋精神，鼓舞斗志，获取成功。

七、心理平衡与健康的关系

心理平衡与健康有密切的关系，心理平衡具有促进身体健康、心理健康的作用。

（一）促进身体健康

心理平衡与身体健康有着密切的关系，是健康的基础。在决定人的健康程度因素中，心理因素起至关重要作用，健康离不开心理平衡做基础。人的心理活动的产生，是建立在生理基础上的，心理上的每一变化都会引起连锁性的生理变化。这是因为支配人的心理活动的神经系统，同时也支配人体内各个器官，由于心理变化必然引起生理上的变化。一个人如果心理平衡，生理才能平衡，脏腑生理功能和内分泌系统功能正常，可为身体健康增加有利因素，促进健康；如果心理不平衡，则会成为影响身体健康的因素，损害健康。决定人心理平衡的主要有七情，即喜、怒、忧、乐、思、恐、惊等七种不同的精神情志变化。精神情志是对客观现实的一种特殊反映形式。随着外界各种因素的影响和刺激，会有不同的精神情志变化，有节制性的精神情志变化属于正常的生理范围，不会引起疾病。在对健康一切不利的影响因素中，恶劣的心理对健康损害最大。如果无节制性刺激过度，持续时间过长，又不能及时控制和调适，超过了正常的适应能力，极度不良的心理状态，可严重影响生理机制，是致病的重要因素。

（二）促进心理健康

一个人的心理不健康，生理上就容易得病。良好的心态能增强机体抗病能力。医学研究表明神经系统可通过在甲肾上腺素、5－羟色胺等神经递质对免疫器官产生支配作用，良好的心理和精神能增强这种支配作用，能加速体内有益激素、酶类的分泌，从而增多抗体，这些物质对身体十分有益，能把血液的流量、神经细胞的兴奋调解到最佳状态，使身体各器官处于最佳协调状态，从而增强免疫功能，有益健康。人在遇到复杂、一时不易解决的问题时，不要忽视从心理、情绪上入手解决问题。

一个活得幸福、快乐、自在、开朗、活泼的人，根本的一条就是能驾驭自己的心态，使自己的心态平衡，这是选择正确的人生方向，构筑优质人生的导航塔。一个人在竞争激烈的社会中，如果没有健康的心理，就无法生存和发展。生活质量高的人，最基本的是有一个好心态，好心态是生活质量高的"内在因素"。一个人的幸福源于"内心和谐"。人在注重运用物质养生的同时，更要注重心理、心灵、思想、文化上的养生。只有"硬件、软件"一起抓，才能取得健康的明显功效。

八、导致心理失衡的因素

由于社会的发展和进步，人们工作和生活方式的改变，节奏的加快，一切都充满艰辛与挑战，一些人的行为与愿望反差加大，增加了挫折和失败的几率，容易产生心理失衡问题。易导致人心理失衡的原因有七情：喜、怒、忧、乐、思、恐、惊和六欲：财、色、名、利、贪、妒。在通常情况下，人面对七情六欲，会及时采取应对措施和防御反应，只要平稳状态和破坏不超过自我平衡能力和自我调解的范围，这时的心理状态就不会被破坏，也不至于发生心理失衡问题。而一旦超过了自我平衡能力和自我调解的范围，就会使人的心态发生紊乱、造成心理失衡。心理失衡，主要有八个方面的因素：

（一）社会因素

每个人都是社会的一员，又都受社会因素所影响。在激烈的差别化社会竞争中，有时显得很难适应。如遇到机构改革、企业改制或倒闭，使人们脱离了奋斗一生的工作岗位，在感情上不愿意接受这个痛苦的现实，但又不得不接受，造成心理不平衡。

（二）工作因素

每个人在单位都承担着一定的工作任务。因各种因素，完不成工作任务，或者完成得不好，受到领导批评，遭到同志的讽刺、嘲笑、埋怨，自己感到委屈，容易导致心理不平衡；而有一些人虽然工作一贯表现突出、优秀，但不被提拔、重用，评不上先进、劳模、职称、国家特殊津贴，也同样易造成心理不平衡。

（三）家庭因素

人的精神、心理状态与家庭成员关系密切。家庭是社会的细胞，家庭成

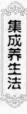

员之间发生纠纷、矛盾，如父子、兄弟姐妹、婆媳之间关系紧张，无法调解、缓和，特别是夫妻关系紧张，发生婚变。这些都会对当事人双方心灵上造成创伤和打击，造成心理不平衡。

（四）气候因素

气候变化会对人的心理健康产生不同程度的影响。这是因为日益加重的气候变化，如：严寒、暴雪、暴雨、台风等恶劣天气，对人的心理健康状态产生明显的影响，会诱发人出现抑郁、紧张、恐惧、心理创伤、精神错乱等心理疾病。特别是慢性病、心脏病患者、老年人因气候变化，更易导致心理疾病。

（五）电视因素

电视因素对人的心理健康有影响。一些渲染暴力、恐怖、仇杀、凄惨场景的影视视节目，会导致老年人有悲观情绪，加快认知能力的衰退，诱发心理问题。老年人应多选择健康的方式看电视，多看积极、新奇、有趣、乐观，欣赏性、娱乐性强的电视节目，这样能获得良好刺激，愉悦心情，有益心理健康。

（六）意外因素

意外因素是人们在工作、学习和生活中，突然发生的、一时又无法应对解决的事情。人的一生难免发生某些不如意和不幸的事情。如下岗失业、生意失利、不被提拔、名落孙山、身患顽疾、亲人过世、子女不孝等意外突发事件。因意外因素所发生的事情，对人心灵上的创伤和打击也大，易造成心理上的痛苦和不平衡。

（七）异常因素

异常因素主要表现在青年人群体，即把自己关在屋内不与他人接触，脱离人群，脱离社会，逃避工作和现实，依靠父母生活，在经济上不能独立，缺乏自信，易造成心理上孤独、自卑感。对这类群体要提供心理援助，多鼓励、培养他们的兴趣，增强自信心，主动融入群体，融入社会，让他们以良好的心理状态依靠自己的劳动，提高生存竞争能力。

（八）自身因素

现在由于社会竞争激烈，人们生活方式的改变，生活节奏的加快，有些人无战略眼光，缺乏远见，盲目行为增多，过分追求短期效益，加大了失败的几率。当受到挫折和失败的打击后，心理无法承受，无法适应内外环境的变化，无法排解不良情绪的影响，无法从逆境中解脱出来，无法应对和调适，结果造成心理不平衡。

面对这些造成心理不平衡的种种因素和心灵上的创伤、痛苦，需要人们冷静地对待和处理。一要豁达乐观，调整心态，避免忧愁；二要处之泰然，消除烦恼，避免伤身；三要自找乐趣，尽快解除心理上的痛苦；四要善于自救，接受现实，积极应对，解决棘手问题，改变境遇，力求使心理平衡。心理问题不能依靠别人解决，要靠自己解决，要靠自己想开一些，自己开导自己，自己调整自己，自己管理自己。

九、不良心理问题加速衰老

人的心理问题会随着各种因素和增龄性变化而变化。在社会工作和生活中产生的一些不良心理问题，易加速机体衰老，损害健康。

（一）孤独

孤独是一种心理异常的表现。主要表现为面对竞争激烈的社会，人际关系冷漠，只顾自己图生存，不顾别人，对别人产生不满和抱怨，不能和别人接触、交流，自我内心封闭，疏远集体和社会，形成孤独的行为模式，造成不良心理问题，加速衰老。

（二）偏激

偏激的主要表现是看问题固执己见，不能正确、客观地看待周围事物。利我性是其思想根源，会产生两种可能：一种是否定自我，认为自己什么都不行，什么也干不成，把自己看成无用的人；一种是要求别人更多的关心，尊重自己，加剧了心理上的偏激。这种不良心理加速衰老。

（三）压抑

压抑的主要表现为面对激烈的社会竞争无法适应，因而给心理带来一系列的压力。这种不良心理不光是来自社会和单位，还来自家庭，上有老、下有小，经济负担重，虽然奋力拼搏，但不堪重负，对自己的情绪形成抑制，导致情感危机，加速衰老。

（四）多疑

多疑的主要表现为对周围一切事物和自己都不相信、有疑问。这种不良心理对任何事物都过度敏感，怀疑别人背后说自己坏话，整自己；对自己也怀疑，怀疑自己是没用的人，过低评价自己，对自己有病也疑，无病也疑。

多疑最终加速衰老。

（五）焦虑

焦虑的主要表现是在社会、工作和生活中，因各种原因导致的心理压力过大，所造成的紧张、不安、焦虑、忧虑的心理状态。这种不良心理问题，不仅影响与他人交流，影响自己目标的表现，易失机遇，还会侵害人的机体和精神，加速衰老。

（六）敌意

敌意的主要表现为对在竞争中获胜的人不服气，憎恨别人，产生敌意。产生敌意的思想根源与自卑感有关，认为自己不如别人，在竞争中不是想办法超过别人，而是埋怨自己什么都不行，怕别人超过自己，不思进取，是一种不良的心理。一个人如果有过多的敌意，会使人牢骚满腹，心灵扭曲，人际关系恶化，加速衰老。

十、防止心累的方法

所谓心累是心理问题的一种表现形式，是一个人为实现不堪重负的目标，而付出的沉重代价，造成自身的不愉快，感到心累。心累会导致机体器官调节作用失衡，是易诱发疾病，损害健康的因素。防止心累就是把心里的事放下，不让自己心累，有针对性地解决心理问题，增加健康因素。

（一）学会放弃

人在社会上对社会地位、事业、金钱的追求，面对一些实现不了的目标，或办不成的事情，就不要硬逞能，去干那些可望不可及的事情。要学会放弃，放弃实际上是一种策略。重新调整目标，积极创造有利因素，待条件具备后再去干那些想干的事情。只有这样才能摆脱痛苦或困惑，防止心累。

（二）学会适应

人面对社会，千万不要和社会过不去，想让社会和环境适应你。要学会准确定位，做好角色转换，适应社会，适应环境，不要以别人的行为结果作为自己的追求目标，去效仿别人做事，也不要太在意别人说些什么。每个人都是为自己活着，不是为别人活着。只有这样才能扩大自己的心理空间，减少烦恼，防止心累。

（三）学会释放

人在感到心累、烦躁时、要学会释放，切实把陷在心累中的自己解救出来。释放就是把自己感到心累的郁闷、烦恼、闹心的事情排泄出来，告诉亲朋好友，求得他们的理解、同情、支持和帮助。这样就会把令人不愉快的事情释放出去，卸掉重负，缓解压力，放松心态，使心情舒畅，防止心累。

（四）学会调节

人在面对不能实现的目标、或办不成的事情时，要学会调节。要把自己摆在正确、恰当的位置上，认真审视自己，调整对现实的态度，降低期望值。不要给自己定的目标太高，重新设定目标，增强信心，充分发挥自己的优势和长处，实事求是地发挥自己的潜能，以良好的心态对待一切事情，防止心累。

（五）学会找乐

人在感到心累时，要学会找乐，摆脱不良情绪的干扰和束缚，摆脱使人伤心的事情，适时寻找快乐。通过看书、看电视、跳舞、下棋、钓鱼等丰富多彩的有益活动，调整心态，缓解压力，切实把不良情绪转移到好的方面来，让每天都充满快乐，愉悦心情，忘掉一切烦恼和痛苦，防止心累。

十一、加强自控能力

加强自控能力，实际上是每个人在工作生活中都要做的事情。对心理平衡，促进健康很有益处。

（一）加强自控能力的含义

加强自控能力，实际上就是加强心理调适。心理调适是指人在出现心理压力和心理障碍时，主动调节，自我缓解心理压力，排除心理障碍，达到心理健康的过程。人们在工作、学习和生活中会遇到各种意想不到和难以解决的问题，内心痛苦到了极点，使情绪恶化，焦虑烦躁，激动发怒，失去理智，造成情绪异常。情绪异常的表现是发火、发脾气、乱骂人、乱摔东西，既伤害别人，又伤害自己，是自控能力和调适情绪能力不强的表现。要保持良好的心理状态，遇事理智，防止把痛苦扩大化、绝对化，加强自控能力，避免情绪异常，积极寻找最佳解决问题的途径。

（二）加强自控能力的作用

加强自控能力对心理平衡，促进健康有很重要的作用。

1. 利导心理作用

人的心理活动有两种：一种是利导心理，一种是弊导心理。利导心理就是遇到挫折和失利时，在心理认知上，多从积极美好方面去想，其结果会使事物朝着好的方面发展，这是一种良好的心理状态，是人们成功的助推因素；弊导心理就是遇到问题时，悲观失望，无所措手足，缺乏应激能力，其结果会导向对自己不利，这是一种消极的心理状态，会降低成功率。当人的愿望和现实发生碰撞时，就会产生问题和痛苦，这是一种正常的现象。但是，事物都有两重性，问题在于当事人用什么样的心态去看待和处理。人在工作和生活中会遇到各种压力：有来自工作上的压力、有生活上的压力、有意外因素压力、有疾病压力、有人际关系压力、面对这些压力要查找压力源，并要承受和解决所遇到的压力。

2. 转换视角作用

人在工作和生活中要善于转换视角。当人在思考、审视、评价人和事时，要注意从多方面、多角度看问题。如果从一个角度看，会有积极的一面，从另一个角度看或会有消极的一面，要使消极一面转化为积极的一面。凡事只要换个角度看问题，就会得出积极的结论，减少不少麻烦，有益于稳定情绪，愉悦心情。积极地看待心理压力，就可能成为积极向上的心理压力；如果从消极角度看待压力，它就可能使你变得更加沉重，陷入绝境。如果换个角度看压力或许会产生有利于你的结果。变换心境就等于养护生命。

3. 解决困难作用

一个人在现实工作和生活中，会遇到很多困难。一个有理智的人，看问题既要看到顺利的一面，又要看到困难的一面，积极应对各种困难，使自己走得更好、更顺利、更成功。良好的心态能使人看到事物积极的一面，看到光明和希望，鼓舞斗志，战胜困难，扭转局面，取得成功；消极的心态使人只看到消极的一面，悲观失望，丧失信心，不思进取。世界上并没有什么老天爷，真正的老天爷就是自己，无论遇到什么事情，只要能调整好心态，积极应对，一切都会有好的转机。人在工作、生活中所遇到不顺心、不如意的事情和各种困难要正确面对，相办法克服和解决。

4. 寻找快乐作用

决定一个人的生命质量，提高健康指数的不是环境，而是心境和快乐的程度。人与人之间的原始性差别很小，但后来却造成了巨大的差别，究其原因在于心态。良好的心态，可激励和改变人，从逆境中解脱出来，实现自己的奋斗目标，创造出辉煌的业绩，走向成功。世界上没有完美的东西，生命也是一样。正是因为生命存在着不完美和差异的方面，才充满无限的挑战和拼搏。生命的差异要通过拼搏取得业绩来弥补，要用发展和辩证的观点去看待和处理问题，寻找快乐、寻找生活美好的一面，平衡自己心态，健康、快乐地生活一辈子。

（三）加强自控能力的方法

加强自控能力虽然对促进心理健康有益处，但重要的是能够加强自控能力。加强自控能力主要有二十法：

1. 控制法

控制法就是用理智去控制情绪，避免心理失调。要牢牢掌握处理意外事件的主动权，要看到光明，看到前途，看到希望，增强克服一切艰难险阻的信心和勇气。要树立积极的信念，发扬自身优势和长处，客观分析困境和挫折，克服怯懦，在逆境、挫折和失败中奋起，在决定命运的关键时刻，要敢于、善于决策，走出低谷，寻求出路，争取成功。

2. 释放法

释放法是把内心的郁闷排泄出来，调整恶劣的心境。但释放要适度，以对方接受、理解、同情、支持为前提。遇到烦恼事，不要闷在心里，要及时向家人、亲朋好友倾诉、沟通、宣泄，自然会轻松，并求得帮助、理解和支持，排忧解难，尽快地把不愉快的心情释放出去。

3. 转移法

转移法就是把不高兴、不满意的事情，采取适当方式转移出去。一个人如果过度地放大所面临的痛苦，最终受伤最深的是自己。遇到不如意的事情，或者生气时要立即转换心情，尽快离开现场，摆脱困境，改变环境，寻找乐趣，把不良情绪转移到好的方面来。要能屈能伸，善于处事和交际，不计较个人的恩怨、得失，在宽容中求得安宁。

4. 自勉法

自勉法就是自己在受到挫折、困难、失败后，以良好的心态激励自己，用自己的优势、长处，去和那些受到挫折更大、境况更差的人相比。你的处境虽差，别人还不如你。通过对挫折程度对比进行自勉，就会逐渐稳定自己失控和不良的情绪，转化为平心静气，求得安慰，以自身优势、长处增强承受挫折的能力，缩小悲观、失望、沮丧、挫折感，激发潜能，提升应对失败、挫折的能力，寻找解决问题的方法，寻求出路，走出困境，改变不良境遇。

5. 升华法

升华法就是用顽强的意志战胜不良情绪的干扰，用理智战胜不幸，并把理智和情感化作行动的动力。要把负性心理激起的能量，纳入到对社会、对

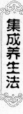

自己有利的轨道，排解心中的郁闷，摆脱不良心理的困扰。面对各种不顺心的事情，要凭自己坚强的意志，摆脱不良事情的束缚，沉着应对，化消极为积极。面对美丽的世界，应该充满自信的笑容。

6. 忘却法

忘却法就是努力忘掉一切烦恼、忧愁、痛苦、耻辱的事情。为迅速摆脱使人伤心的事情，应想办法把全部精力放在新的工作、学习和生活中。使自己变得豁达宽容，心胸坦荡。该是你的，就是你的；不该是你的，就不会是你的。命运对每个人都是公平的，一个人在这方面失去的东西，必然会在另一个方面得到补偿。

7. 安慰法

安慰法就是遇到事情，为自己找一种正确合理的解释，自己安慰自己。想开点就是一种积极的方法。遇到烦心事和不如意的事情，要稳定自己的情绪，不要着急上火、烦躁，自我安慰，冷静地思考问题，这样会使心中的不快和怒气排出体外，对身体有好处。人生遇到的苦难和挫折实际上是一种幸福，它会使人更加成熟，阅历更丰富。

8. 避免法

避免法就是遇到不顺心的事情，采取躲和回避的方法，既简单又有效，能减轻心理压力。有些不愉快、烦恼、伤心的事情是自找的。当发生矛盾时，要避免与对方发生正面冲突，遇事要大度一些，姿态高一些，开诚布公表明自己的态度，说明真相，或事后个别交换意见，完全可以避免生气、冲突、矛盾，分散注意力，忘却烦恼，使内心平静。

9. 卸妆法

卸妆法是一种效果明显的心理自我调节方法。最关键的就是要以豁达的心态对待一切事物，增强心理自我调控能量。卸妆法就像女人在睡前卸妆一样，以平静的心态把当天的心绪梳理一遍，把有益的东西留在永恒的记忆中，把生活、工作中的不如意和负面的东西尽快洗刷掉，使一切烦恼烟消云散，宽慰自己，平衡心理，净化心灵。

10. 看轻法

看轻法就是在工作、生活，与别人交往中，看轻自己的方法。看轻自己就是清醒地认识自己，正确评价，对待自己，把自己摆在恰当的位置上，减少失利。这并非是自卑、怯弱、胆小怕事，而是一种人生经营术，是策略之举。只有看轻自己才能让别人看重你，会结交更多的朋友，得到更多的帮助和支持，有益于事业的发展，才能在激烈的社会竞争中使自己保持清醒的头脑，做出正确的决策，减少失败和挫折的几率，在工作和生活中多些快乐，有益健康。

11. 常笑法

笑是人类特有的功能。经常笑有益身体，体现了人有一种良好的心态和策略，能主动、成功地掌握和利用环境。当人处于苦闷、痛苦、烦恼状态时，采取有效措施，引起自己发笑，是调整心态的有效方法。笑能释放不良情绪，排泄烦恼，排解忧愁，缓解压力，愉悦心情，表达感情，刺激脑垂体分泌内啡肽，防止气滞血瘀、心理疲劳，缓解疼痛，锻炼胃肠，增强呼吸和消化功能，促进体内毒物排泄，加快血液循环，促使体内平衡协调，降低患病几率，有益健康。

12. 克怒法

发怒是由于在人受外界因素影响时，其目的、愿望、行为受阻，遇到挫折、失败而产生的一种粗暴的负性情绪。人在发怒时，神经兴奋，心跳加快，心火过旺，瘀气在胸，可引起心脑血管快速收缩，引发高血压和心肌梗死，导致植物神经和内分泌紊乱，使全身有不舒服的感觉，严重影响健康。要想克制怒气，不管遇到什么问题，都要以高度的理智和平和的心态应对，能忍则忍，能让则让，能争则争，能退则退。克制怒气，还要向亲朋好友倾诉，不要憋在心里。

13. 放下法

人生的问题在很大程度上不是能不能获得，而是能不能放下。当人们面对实现不了的目标，或办不成、不如意、不顺心的事情，要学会放得下。放得下是一种自我解脱、量力而行的选择，是增强心理弹性的有效方法，适时放下是为了更好的获得。放得下实际上就是一种审时度势，随遇而安，降低要求，调整目标，重新设计自己，确立和投入新的目标，积极进取，正确对待自己和别人的良好心态。有了这种心态，就能接受变化了的新事物，摆脱名利束缚，从痛苦、困惑中解脱出来，就会得到精神愉悦，豁达大度地容纳别人，直通快乐人生。

14. 低头法

一个人活在世上，想成就大事，练达人情，就要学会低头处世，昂首做人。人无论资历、水平、能力如何，在社会里只是一员。每个人一方面要有远大的奋斗目标，另一方面又要懂得在人生舞台上唱低调，在生活中保持低姿态，把别人看重些，把自己看轻些，学会低头，忍让别人。敢于低头，就能走出困境，吸取教训，充实和完善自己，求得别人的理解和支持，从容面对来自各方面的挫折、困难和失败。低头不是自卑，不是胆怯，也不是懦弱，它是一种杠杆调节经营术，是一种难得的思想境界，人只有低头处世，昂首做人，才能看透事物，减少成功的障碍，增加成功的因素，会使人生之路走得更精彩。

15. 示弱法

示弱法就是面对现实不硬拼、死扛，调整策略，以图取胜，也是一种人生经营术。面对竞争激烈的社会，人不要给自己定太高的期望值，要学会以平和心态面对现实，放松心情，给自己制定一个切实可行的目标，积极努力实现目标。当一个人的目标、期望无法实现时，千万不要硬拼、死扛、自找麻烦，要学会示弱，降低期望值，调整策略和措施，认真分析利弊，看到自己的优势和长处，克服弱点，增强自信心，从头做起。不要盲目与别人攀比，要减少内心痛苦和伤感，把心中不快向亲朋好友倾诉，把不良情绪宣泄出来，排解和消除不良情绪的影响，使心情愉悦。

16. 妥协法

在复杂的社会人际关系中，与人交往时，当双方关系僵持、争执不下，很难解决问题时，就不要再固执下去，要学会妥协、让步。妥协并不是向对方投降、屈服，而是给对方让道，给自己多留一点进退余地，这实际上是一种交往艺术，也是一种境界。妥协就是自我约束，克服自己的缺点和不足，创造一个能让对方接受的氛围，这种进取性的妥协、让步，可让对方尊敬和感动，有利于解决问题，是一种双赢的策略。

17. 从容法

从容法就是遇事泰然、大度、不急不躁、不慌不忙、有条不紊、淡泊宁静的方法。反映了一个人有修养、气度，性格良好的心理状态，面对社会上的各种环境变化、意外问题和各种压力，有较强的应激能力，善于自我调适，自我解脱，正确面对名利，不为所累。有从容法的人，能较好的协调内在环境和外在环境的关系，使体内稳定，各系统、各器官处于一种很有规律的良性运行状态，对健康有益。

18. 清零法

清零法就是面对荣誉、名利、财富进行审视后，进行放弃、回归为零的一种方法。因为一个人在社会、工作、生活中经过几番打拼、奋斗，会创造出系列性的业绩，有荣誉、地位、名利、财富，但正是这些东西会使人所累，陷入不能自拔，影响心理健康。清零法就是摆脱、放弃这些东西的束缚，清除杂念，清除烦恼，清除名利，清除忧虑，降低要求，调整目标，从头做起，积极进取，是一种善待自我，自我激励，自我加压，有益心理健康的方法。

19. 目标法

当自己原有的目标被现实毁灭以后，不要灰心丧气，一蹶不振，不思进取。在受挫后，要冷静地思考，分析原因，吸取教训，总结经验，确立和调整切合实际的方向和目标。新目标的确立要以积极的心态作为支撑，在吸取挫折、失败、教训基础上制定的目标，能激发引导性，使人找准定位，更加理智，深思熟虑，使之成为指引人前进的明灯，可激发、鼓舞人去实现新目标。

20. 回归法

回归法就是回归到童心时的状态，在这种状态下可以缓解心理上的很大压力。通过回归童心会拥有更多的快乐，会最大限度地减少来自各方面的压力在心中积蓄，阻滞对自己造成伤害，是一种转换心态，自我心理防御机制和解压的方式。人在遇到各种压力时，要以轻松面对的心态，象小孩一样没有私心杂念，学会放松、放下，忘掉一切烦恼，学会在成功时享受快乐，在失败时享受生活，在烦恼时享受平静，在逆境中开辟出一片快乐的天地，该干什么，就干什么，就要干好什么，防止压力把自己压垮。

十二、加强自身修养

加强自身修养是心理平衡的一项重要措施。加强自身修养，就是要从精神上保持良好的状态，以保障机体功能的正常发挥。加强自身修养，天地自然宽，能增加有益健康的因素，应从以下几方面入手：

（一）加强学习

加强学习对于提高每个人的自身素质有很重要的作用。培根说："知识就是力量，学习是获取知识的重要手段。"当今社会现代科学技术、信息发展十分迅速，这就要求每个人都要站在时代前沿，加强学习，不断用人类的新知识、新技术来充实和丰富自己的头脑，改善知识结构，提高知识层次，增长才干，提高本领，适应社会需要。一个人优秀和平庸的分水岭，在于学习能力。学习是一种生活方式，要把学习转化为创造力。看一个人的实力是否强大，关键要看他的创造力如何，创造力是生命的源泉。学习没有年龄之分，学习应伴随人的一生。无论任何年龄段的人都要有追求知识，渴求学习的欲望和兴趣，应"挤"时间学，"钻"进去学，学以致用，增强分析和判断问题的能力，增强理性思维能力，善于运用理论指导实践和解决实际问题。学习有利于提高自身素质，处理问题果断正确，少走弯路，少受挫折，少有烦恼，有益心理平衡。加强学习，积极思维，可使旧的大脑神经细胞、神经根，在新的刺激下萌发新的神经。勤奋学习和思考的人脑血管经常处于舒展状态，脑神经从而得到很好的养护，有助于延缓衰老，有益身心健康。

学习是一种涵养、一种境界、一种升华、一种成功之道。只有把学习超出生存阶段，才能打开生命之门，创造精彩一生。学习是开头快乐，结果也快乐。在激烈竞争的社会中，善于运用所学知识的人，会创造出比别人更明显的绩效。坚持学习，终生受益。

（二）加强思想道德修养

加强思想道德修养就是要不断地清除不正确的思想观念。人的行为是被思想动机支配的，而人的思想动机又是受思想观念支配的。好的思想观念会产生好的动机；坏的思想观念会产生坏的动机。因此，要以常常"慎独"、"自省"、"律己"，清除那些有违道德、法律、纪律的思想观念，防止产生坏的动机和行为。使自己的言行符合社会公德、法律、纪律的要求。孔子的学生曾子说："修身在正其心"，强调修身先修心。修心就是惩恶扬善，加强思想道德修养，使每个人的心灵深处向善、向真、向美，清除私心杂念，常修为政之德，常思贪欲之害，常怀律己之心，自觉抵制错误思想的侵蚀，使自己的心灵不断得到净化和升华，有利于促进心理平衡。

（三）情感反映要有度

情感反映要有度，就是遇事冷静、有分寸，不冲动和生气，这是促进心理平衡的有效方法。无论遇到什么事情都要把握住自己的情感，使它控制在适度的范围内，经得起欢乐，经得起悲痛，能常乐、制怒，不忧郁。要做到：老实，不迂腐；谨慎，不胆怯；豪放，不粗鲁；自谦，不自卑；忍让，不软弱；自信，不自负；自强，不自傲；自珍，不自赏；自爱，不自骄；自尊，不自我。在与人们交往中应坚持"八不"：

1. 不犯愁

无论遇到什么问题，都不要犯愁。犯愁上火没有用，不但不能解决问题，反倒使自己陷入困境，愁容满面，心事重重，不思饮食，生活在忧虑之中，损伤身体。应积极想办法摆脱困境，走出低谷，寻求出路。

2. 不生气

无论在什么情况下都不要生气，切记生气会诱发疾病，病从气上得。面对各种不顺心、不如意的事情，应控制和稳定情绪，不生气、不着急、不上火，以乐观的心态对待和解决所发生的事情。

3. 不疑心

在和别人交往过程中，总以为别人在暗算自己，造谣、中伤、诽谤自己，一言一行处于提防和戒备状态，使自己寝食不安，坐卧不宁，这是人际关系交往中的大碍。要想自己安宁，就不应有疑心，这是搞好人际关系的重要措施。

4. 不嫉妒

当别人超过了自己，不想办法奋起直追，却对别人嫉妒在心，希望别人栽跟头，垮了才高兴，这种心理实在是要不得。要以别人为榜样，虚心学习别人长处和优点，克服自身缺点，迎头赶上。

5. 不自卑

自卑就是自己觉得哪都不如别人，在别人面前矮三分，抬不起头来，缺乏应有的自信心和奋起精神，不愿与别人共事，性格孤僻、抑郁悲观，在与别人交往中缺乏应有的自信心。孔子说："三人行，必有我师。"应以别人为师，学习别人优点和长处，振奋精神，增长才干，提高自己。

6. 不自傲

自傲就是自以为是，认为别人什么都不行，就他自己行。别人对他敬而远之，他却洋洋得意，生活空虚，缺少真正好朋友。自傲离失败只有一步之遥。在现实生活中不要自傲，即使你有天大的本事，也要谦虚谨慎，向别人学习，这是一个人立足社会、取得成功的基础。

7. 不暴躁

有些人遇事不分时间、场合，炮筒子脾气点火就着，暴躁如雷，骂人、打人，甚至毁坏物品，以求得心理上一种莫名其妙的满足，这是一种不可取的心态。切记暴躁的脾气容易坏事、伤人，于事无益，无论遇到何事，要做到不发脾气，冷静泰然处之，这体现一个人的综合素质。

8. 不自悲

有悲观心态的人，看不到自己的优势和长处，自己否定自己，缺乏信心和勇气，难成大事。一个人总会有不幸、伤心、痛苦、挫折、失败的事情，面对这些，伤感情绪油然而生，甚至不思寝食，这其实是人的一种正常反应。但是如果长期沉湎于这样的情绪中就不好了，应当控制和调节自己的情绪，即使遇到不幸和伤心的事情，也要采取积极有效的方法，迅速摆脱伤悲，自寻快乐。情感反应有度，这是加强自身修养的重要方面，每个人都应当从这方面做起。

（四）有自知之明

自知之明就是自己了解自己的优、缺点，对自己有个客观、正确的评价。一个人有自知之明，就能在社会交往中处理好人际关系，会给自己带来快乐。要想做到自知之明，主要有三点：

1. 认识自我

要客观、正确地对待自己。既不过高、也不过低地评价自己，把自己摆在一个恰当的位置上，定准自己的坐标，要挖掘自身优势、强项和潜能，并扩大它的张力，奠定成功的基础。人在自我膨胀的时候，要善于节制，否则会自找苦吃。

2. 接受自我

不要因自己的不足而自暴自弃，怨天尤人。要用二分法看问题，就会发现自己的长处和不足，对自己做出适度的评价，善于将自己劣势变成优势，不在意荣辱成败，能用理智控制自己的情绪、言行，用实际行动来实现自己的目标。

3. 善待自我

在现实工作、学习和生活中要有积极的追求，有进取精神，使自己有一个充实的人生，同时也不要过分苛求自己，要给自己留有回旋余地和空间。人要能屈能伸，能进能退，审时度势，不断调整自己的行为方式、工作、学习、生活目标，不要一条道走到黑，自己和自己过不去。一个人的成功取决于自己不断战胜自己，自己解救自己。一个人如果有自知之明必然会少些烦恼，多些快乐。

（五）人际关系要和谐

人际关系是人与人在社会生活和交往过程中所形成的相互关系。诸如父子关系、兄弟姐妹关系、夫妻关系、婆媳关系、同志关系、邻里关系、朋友关系，都是人际关系的不同表现形式。要有良好的社会道德观念，这是搞好人际关系的思想准绳，按照公认的道德观行事才能友好相处。人际关系如何对一个人来说很重要，不仅对调节人们的日常生活有重要作用，而且对身心健康也有很大影响。

在日常工作、学习和生活中，因人际关系失调、不和睦，都会对当事人的心理、生理产生紧张、恼怒、伤心、委屈、悲观、忧伤、失望、痛苦、郁闷等不良影响，引起情绪的变化，影响身体健康。因此，一定要搞好人际关系，怎样才能搞好人际关系呢？

1. 明己知人

明己就是要自我完善人格，加强自我修养，提高自身素质，认清和调整好自己与社会、集体、别人的关系；知人就是要客观、公正、正确地评价、了解和理解别人，善于发现别人的优点和长处，虚心学习，与别人友好相处。

2. 尊重别人

一个人如果不尊重别人会惹来不少麻烦。尊重别人，礼貌、平等待人，多向别人学习优点长处。从别人身上汲取营养，你尊重别人，别人才会尊重你，这是一种双向式的交往方法。只有尊重别人，才能尊重自己。

3. 正确对待别人

要虚心向别人学习，不要盲目与别人攀比。即使别人伤害了你，也不要针锋相对地去报复别人。要包容别人的缺点、不足、爱好和性格。正确对待别人，就是正确对待自己，有利于搞好人际关系。

4. 帮助别人

要以仁慈友善之心帮助别人，特别是在别人遇到困难、痛苦的时候，你能伸出手来帮他一把，给他以关怀，他不会忘记你的恩德，你自己也会有愉悦之感。帮助别人，实际上就是帮助自己。正确处理好人际关系，保持心境平稳，气血调和，扶正去邪，精神愉快，使自己在工作、学习和生活中充满快乐和幸福。

十三、保持心理健康的方法

同其他事物一样，心理健康也是有标准的。这个标准是促进健康的有利因素。

（一）心理健康的标准

心理健康就是遇事要有一个良好的心理状态，能应对、处理好各种矛盾和问题。心理健康的标准是：
（1）保持身体健康；
（2）培养奋发向上的人生观；
（3）热爱生活，对生活充满乐趣；
（4）有自信心，善于进取，善于克服各种困难；
（5）情绪稳定，无论处于什么逆境都能保持愉快的心境；
（6）善于与别人相处，建立和谐良好的人际关系；
（7）培养各种积极有益的兴趣爱好；
（8）能适应各种环境，有独立的办事能力；
（9）对婚姻忠贞，不搞婚外恋；
（10）生活规律，劳逸结合；

（11）没有贪欲之心，自律性强；

（12）有良好的自我控制能力，情绪发泄适度。

坚持上述标准，就能为心理健康提供保证。

（二）心理健康的表现形式

心理平衡与否决定心理健康状况。一个人的心理平衡说明心理健康；心理健康必然会使心理平衡，二者互为促进。心理健康的概念、内容是随着时代的变迁和社会文化因素的影响而不断变化的。心理健康是指生活在一定社会环境中的个体，持有一种持续、高效、满意的心理状态，情绪稳定，适应能力强，协调、调控能力强，行动积极，对自己、对集体、对社会有利的健康状态。主要包括智力正常，知识充实，心胸开阔，人格良好，情绪稳定，爱心广泛，适应环境，意志坚强，善于调适等方面的内容。

1. 智力正常

智力正常是人们从事正常工作、学习和生活最基本的条件，也是心理健康的首要标准。人的智力是在工作、学习和生活中逐步积累而得到提高的。同时，智力还是人的观察能力、分析能力、判断能力、思维能力、想象能力、创造能力和实践能力的综合体现。智力正常是人们从事正常活动的内驱动力。

2. 知识充实

读书学习是一种高尚的生活，是促进心理健康的有效方法之一。坚持读书学习就能不断地更新知识，充实自己，丰富头脑，使精神境界得到升华，能提高自身素质。知识能给人以智慧、力量和无穷的乐趣，使人视野开阔，想问题，办事情得体、有效，也为健康奠定扎实的基础。读书学习重在感悟，学以致用。

3. 心胸开阔

无论遇到什么事情都要想得开，心胸开阔。心胸开阔要求每个人无私无畏。在社会交往中，与人相处要淡化自我，不能凡事为自己打算，要经常想一想，能为别人做些什么，关心别人，就是关心自己。一个人如果只追求满足个人的欲望，那么，他必然会陷入永无止境的痛苦和烦恼之中，这是一种自找苦吃的行为方式。

4. 人格良好

人格是一个人比较稳定的心理特征的总和。人格良好的标志是：自我意识清醒，能有效地支配自己的言行，一切言行符合社会公德，符合人际关系，有进取精神，踏实肯干，为人坦诚，广泛受到周围人的肯定、尊重。要想心理健康必须培养良好的人格。人格是一种魅力，是扩大社会交往，建立良好人际关系的基石。

5. 情绪稳定

人在工作、学习和生活中不可避免地会遇到各种困难、挫折、失败、不幸和意外事件打击。面对这些每个人都要积极应对，善于调控、处理和解决好所发生的事情，喜、悲有度，不可过分，保持稳定的情绪和积极向上的心态。情绪稳定会给人带来信心、愉悦、乐趣和希望。

6. 爱心广泛

每个人的工作和生活都是在一定空间范围内进行的，都要经常与人交往、沟通。因此，要想有一个健康的心理，要有广泛的爱心，树立人人为我，我为人人的胸怀。把关心、爱护别人当成一种责任和乐趣，善于与别人交往，坦诚、公正、宽容地对待和评价别人，从而保持一个良好的心态。

7. 适应环境

环境的好坏，对一个人的心理健康起着很重要的作用。人的一生会产生各种欲望，但这种欲望有时会与环境一致，有时则相反，有现实的，也有不现实的。我们必须面对现实，既然改变不了周围环境，就要学会适应环境，克服不现实的欲望。要注重提高个人适应环境能力，有效地处理好与周围环境的关系，寻求有利于心理健康的因素。

8. 意志坚强

意志是人主观能动性的体现，既是一个人的精神支柱，也是成就事业的动力。人无论遇到什么事情，都要冷静，意志坚强，善于分析情况，决策果断，争取成功。如果意志不坚强，一遇到不如意、挫折的事情，就焦急、疑虑、抑郁、丧失信心、打退堂鼓，那么不但一事无成，还会诱发心理疾病。因此，每个人都应积极锻炼自己，磨练坚强的意志，增强信心，鼓舞斗志，迎接各种挑战，抓住机遇，积极进取，实现夙愿。

9. 善于调适

人一旦遇到不高兴、不如意的事情，不要心灰意冷，怨天尤人，自寻烦恼。要正确对待这些事情，适时调整对现实的态度，既然现实使自己实现不了愿望，就让自己适应现实，降低期望值，这样就可以少些烦恼。参加丰富多彩的活动，多找快乐。乐趣要靠自己寻找和创造，这有助于心理健康。心理健康的程度，决定心理平衡的程度。因此，每个人都要加强心理健康，更好地从事工作、学习和生活。

（三）心理健康要树立"八心"

保持心理健康，首先要树立进取心、自信心、宽容心、善良心、豁达心、乐观心、淡泊心、知足心等"八心"。就是在社会、工作、生活中，面对各种错综复杂的问题，增强应激能力，采取叠加性措施，对应性处理好各种问题和矛盾，调整好心态，平衡心理，寻求有利于健康的因素。

1. 进取心

进取心就是人们在工作、学习、生活中的一种积极向上，不甘落后，对美好未来不懈追求的心理状态，是一种尊重自己，对亲朋好友负责的心态。进取心是一个人铸就成功、财富、幸福的来源。老天爷是公正的，每个人都有成功的机会，关键是能否把这种机会变成现实。

要善于做别人不敢做的事情，成功就会属于你。一个人生活在一个时代是无法选择的，只能是用自己的方式适应时代。一个人在所处的那个时代想干成事，最关键的是要注重改变。首先是要改变观念，其次是改变自己，然后要改变命运，这是人生一个完美的轨迹。一个人有进取心，应体现在知道自己需要什么，并为此做出努力。一个人为你最感兴趣的事情奋斗，将谱写人生光辉的篇章。路是自己走的，生活、事业是自己创造的。人这一辈子最怕的是老住在一个房子里，老睡在一张床上。人要有自己的远大志向和目标，选择勇敢的进发，这是成大业的开端。

一个人如果没有理想和抱负，那么他活在世上就没有多大意义。每个人都会遇到来自生活、工作和社会上的各种繁杂的问题。一个人的思维观念、处事方法、工作态度、进取意识、行为方式决定了一个人的成败。每个人要锻炼自己的坚强意志，更新观念，多看书学习，丰富知识，增长才干，提高能力，善于协调，为在社会上立足奠定基础。人在工作和生活中，总会有坎坷和不幸，但却没有过不去的事。在世界上没有绝境，只有对绝境绝望的人。一个人无论遇到什么样的逆境、厄运和不幸，都不能绝望，更不能放弃自己所追求的目标。即使是处于逆境、绝境，也要迅速摆脱，积极进取，不怕挫折，尽快适应新的环境，振奋精神，在哪儿跌倒就在哪儿爬起来。要胜不骄、败不馁，总结经验教训，从头做起，走向成功。人生之路，并不都是布满鲜花的大道，而是逆顺交替，鲜花与荆棘相伴。一个人要善于把人生的危机，当做一次重新开始的机遇，振作精神，鼓起勇气，在逆境中寻找希望、去拼搏，最终改变境遇和自己的命运。一个人从教训中获得的经验是宝贵的，可以避免再有教训，教训实际上是让人更快成熟起来的营养剂。人总有掰不开镊子办错事的时候，但能知错必改就好。人不应该老有教训，总犯同样的错误。人无法选择命运，但可以改变命运，在厄运中争取好运的机会。老天爷给你两只手，就是让你自己帮助自己。机遇从来不是等来的，而是争取创造出来的。只有抓住机遇，才能创造出更多更好的机遇。机遇总是与那些有准备的人有缘，抓住机遇就迈向了通往成功的大门。人一辈子关键就几步。错一步，步步错；落一步，步步落。人的一生最关键的几步走好了，就能步入辉煌大道。

人生的最高境界是把握好现在，创造佳绩，实现人生价值。在一定意义上说，成功取决于别人想干而没有干的事情。有些事情别人没干，你干成了，你即是先行者，又是令人羡慕的成功者。成功并不需要有更高的智商，只要有勇气，尽最大努力实现自己的目标，就是一件有意义、快乐的事情。成大事者在于用人。人要凭真本事生存，没有把握的事情不要做。为防范风险，有些事情可以创造好条件后再做，有些事情可以边做边完善条件。但千万不要盲目蛮干，否则会付出惨重的代价。一个人最大的失败就是总干后悔事。对有些问题犯愁，是因为你不认识和不了解它。只要你认识、了解它，掌握了它的规律性，并采取有效措施去解决它，你就不会再犯愁了。那些只知道有问题，却抓不住问题的本质核心的人，往往无法解决问题。

一个成功者必然会有让他成功的因素，在某一方面有他的强项作为成功主导因素。成功的关键在于确定目标后，就要坚持、坚持、再坚持，就能创造奇迹。有什么样的目标，就会有什么样的人生。有机会能办成事情的人，不一定能办成事情，没有机会办成事情的人，有可能办成事情。人有想不到的事情，但没有办不到的事情。办事不但要有想法，更要有办法。世上无论干什么事情，总会有一种能成功的方法。如果暂时没有成功，那是因为你没有找到能成功的方法。无论做什么事情，不是成功在想法上，而是成功在方法上。凡事要先找到能成功的方法，才能把事情办成功。向上级要项目、要资金，要从基础工作做起，先下后上要比先上后下的效果好。一个人的决心、毅力和策略是成就事业的基础。有时坏事也可能转变成好事。事物的互换性会给人带来新的希望和生机。一切都在于自身的努力，逆境、困难可以战胜，自我可以超越，成功、业绩可以创造，成功是从艰难困苦中锤炼出来的。一个人要想成功并不是个人的能力有多强，而是要把周围的人吸引到身边来，让周围的人成为自己成功的支撑力量。要学会尊重所有的人，不要看不起任何人，精成团结，通力合作是成功的旗帜。

世上最简单的事情，也是最复杂的事情。不管办什么事情都要认真对待。一个人要想干成事情，最基础的东西是要改变自己的性格。如果在性格上有缺陷，就不算是一个完美的人，也不算是成功人士。一个人如果将"仁、义、礼、智、信"五德合一，才是一个完美的人。一个人的业余爱好，有可能成为他执着追求的事业，不懈的努力，是事业成功的支撑点，永不言弃对未来会产生很好的作用。一个人把兴趣和事业结合起来，是人生一大幸事，它是通往成功的桥梁。一个人只要有理想，才有取得成功的机会。但机遇是给有准备的人准备的，而抓住机遇是需要靠能力和本领。行动要比豪言壮语有价值。承担社会责任，行动要比口头更重要。人生是一个充满曲折发展的过程，成功和失败在闪念之间，只要坚持就能得到成功的回报。

一个人如果缺乏进取心，以消极的心态面对工作、生活，所获得的要比有进取心的人遭到更多的失败和挫折。进入大学学习，如果想好好学习，要比高中累，如果不想好好学习，就比高中轻闲。农村的孩子并不笨，只要努力了就会与成功和荣誉有缘。在大学生就业形势严峻的情况下，有能耐的学生学什么专业都无所谓，没有能耐的学生要选择好的专业，以利于就业。先成家后立业，先立业后成家，各有利弊，但成家必须对事业有促进。教师的神圣职责和终极目标，就是要把所有的学生，都培养成为对国家有用的人才。一个好老师要用多种教育方法教育一个学生，一个差的老师是用一种方法教育一批学生。学校和老师对学生的教育，最重要的还是思想道德教育，要教育他们成为好人。桃李满天下，对一个教师来说有成就感，是心灵上最大的安慰。未来的教育应该是实施立体化教育：人一出生就开始学习，培养孩子对一切事物都感兴趣，有强烈的求知欲和想象力。不光培养学生接受能力，更要注重培养学生的道德品质疑问能力、思考能力、创新能力、动手能力、生存能力，要教育学生去发现尚未发现的问题，解决人类需要解决的问题，把学生培养成对社会有用的人。学生学习成绩的好坏，并非学校决定一切，其学习目标、思想情绪、心理变化、学习状态起决定作用。学生付出有多大努力，学习成绩就会有多大提高。学习好的学生，在未来的人生道路上未必能成功，而学习稍差的学生，往往成功率很高。这是因为在学校考试、考查的是学生文化专业知识、逻辑思维能力、语言能力，不考人际交往、沟通、协调、领导管理能力、创造能力，而这些对一个人的成功起着重要的作用。原本在学校读书很一般，甚至很差的人，走上社会经过若干年的拼搏，有可能是最有出息，最有成就的人。教育不仅仅是知识技术的传授，而且还要在人格、思想、品质、道德、做人方面进行培养。按照人的成长规律进行的教育，是成功有效的是教育。

一个靠别人的知识成了人才的人，要想成为智者，就要靠自己的智慧。父母在对子女的教育中，要有个"贫困度"。从给钱、用钱开始，着重引导子女正确看待生活，看待劳动，学会用钱，让子女感到钱不容易得到，要靠自己的努力才能得到更多的钱。家长要让子女处在"贫困度"中，学会在逆境中生存、自力、发展，会更有利于他们的健康成长。让孩子懂得什么是承担，什么是责任，什么是未来，懂得珍惜现在，创造未来。人重要的是不是他现在的位置，而是将来向什么方向上发展。父母对子女要做些负性刺激教育，人为地给子女设置一些困难，开拓他们克服困难的思路和能力，经过努力去克服和战胜困难，为他们走向社会奠定基础。父母以优厚的物质方式对子女表达爱，往往会影响子女的创业精神。家长教育孩子从细节上找方法，要比讲大道理强的多。子女只有用自己的双手创造财富，自己养活自己，才能体现人生价值，增加幸福感。一个学生生在不富足的家庭里，不要埋怨自己命不好，也不要怨恨父母。无论在什么样的生活条件下，都能健康成长。要立志，依靠自己的努力，改变家境。一个人没有权利选择出身，但有权利选择未来，未来的路要由自己走。孩子送给父母的最好礼物，是用双手创造的未来。青年人在迈入社会时，胸怀大志并不意味着能成功，关键是要靠努力和拼搏。一个人在走向社会学本领时，要从忍辱负重学起，这是成大事的基础。青年人在刚走上工作岗位时，要学会尊重每个人，要少说话，多干活，表现突出，打好基础，再图发展。对任何人来说起点相同，机会均等，条件一样，只要用心去想，尽全力做好，就能创造与别人不同的佳绩。一个人想在社会上成长进步，需要高人指点，小人监督，朋友相助，亲人鼓舞。在漫长的人生道路上要学会的是保持对事情的兴趣，对未来的憧憬，对目标执着的追求，更好地挖掘和展现自己，否则就不会成功。在关键时刻，经验会使你更加稳重、成熟，帮你成功。

一个有进取心的人，不会否认任何事物有消极因素的存在，也不会被消极因素所左右，他只是能摆脱其影响，化消极因素为积极因素。不要为问题找借口，要为解决问题找方法。只要你能想到，就能做到。人和人最大的区别就在于：有的人会动脑解决问题，有的人不会。曲折的人生，不会有捷径可走，只要你善于思考、探索，坚持不懈地努力、拼搏，就会实现目标，创造出辉煌的一生。人生的重要价值，不在于你拥有多少权势和财富，而在于你如何运用道德和良心，为社会做出有益的事情。一个不喜欢一成不变、墨守成规的人，成功的几率要比相反的人大。即使不能做支配命运的强者，也要沿着支配命运的足迹前进。人的一生太顺未必是好事。凡是走过酸、甜、苦、辣历程的人，才是完整的一生。生命的意义在于经历，无论是追求探索，还是苦干奋斗，无论是成功，还是失败，正是一步步鲜活、真实的足迹，最后汇成了每个人的一生。一个人既然选择了高风险的职业，就要有高风险的承受能力。挑战需要面对现实和坚持不懈。

一个人要想在社会上成就一番事业，除了主观努力外，必须依靠别人的帮助和支持。为朋友办事，让朋友吃亏、下台，也太不够朋友了。世上没有永远的朋友和敌人，只是利益把人们连在一起，形成利益共同体。只要利益变了，人们之间的关系也就随之而变。在复杂的人际关系中，往往人是最难交的，今天是朋友，明天就有可能是敌人。一个人的功劳越大，和你关系越密切的人，其危险性也就越大。交人就要交铁杆朋友。世上没有人能独立地活着，人和人之间的关系是因为某些事件而紧密地联系在一起，而这种关系如何，人们会从不同角度，有多种理解方式。人际关系建立在"完全开放式"上，会使自己活得很累，要想建立良好的人际关系，既不得罪人，又不委屈自己，就应对人际关系实行管制，周围的人知道什么时间可以找你，什么时间不应打扰你，以什么方式联系更有益，这点对一个领导干部尤为重要。一个人不应忽视成长过程中好朋友的作用，往往是朋友在关键时刻会帮你一把，让你成功。一个人的成功往往成功在人际关系上，成功在一些好朋友无私的帮助上。如果学会和各种性格的人交朋友，建立良好的人际关系，一切在协调范围内进行工作和学习，成功的几率就会很高。周围的朋友实际上是自己的一面镜子，可以通过他们的理想、目标、性格、行为方式、生活方式、处事态度，影响和改变自己，有益于自己的进步、成长和发展。对一个人来说，生活中最宝贵的东西，不是你所拥有的物质财富，而是你身边的好朋友。朋友比财富更珍贵，更恒久。

从一个人所交的朋友来看，就能断定这个人是什么样的人。要以理性、平等的态度与人交往，切实把握好亲疏分寸，适度为宜。一个人缺乏人际关系，成功的几率就不会太高。如果别人帮你提出你没有想到或看到的问题，你采纳和改正了，那么这些意见是宝贵的，也是用金钱买不来的。有时一旦获得了经验，就后悔在事前没有运用这些经验。凡是承诺的事情都要认真兑现，这有助于扩大社会交往，赢得别人尊重，立足于社会。有些时候，面对机会应学会节制。每个人在工作和生活中都有许多重要角色和责任，不可能做得都非常完美，但要尽力去做。在纷繁复杂的矛盾中，只要采取有效措施，果断、及时解决涉及全局的主要矛盾，一切难题都会解决，必能盘活全局。只要不是干坏事，干事就要心狠手狠。心不狠容易动摇，手不狠容易落空。曲折的人生，实际上是一种财富。工作和生活上的酸、甜、苦、辣是一种磨练。这种磨练每个人都不会逾越它，能磨练人，塑造人，会成为一种丰富的阅历，能提醒你加倍珍惜来之不易的奋斗成果。

人如果不经历风雨和磨难就很难得到彩虹。一个人在一个单位显得很平庸，但到另一个单位就会干得很出色、很优秀，这时人们就会刮目相看。其实，这没有什么奇怪的，人家到新单位工作，首先改变的是自己，吸取经验教训，再图发展。与其在原单位屈辱式工作，不如"跳槽"寻找适应自己发展的新舞台。"跳槽"只要你有冒险的决心和勇气，就会寻找一片更美的新天地。成功和荣誉只属于那些敢于冒险、有信心、有勇气的人。一个偶然的机会往往是成就事业的起点。一件事情看上去辉煌，但背后却凝聚了人们付出的心血和艰辛。无论做什么事情，成功的秘诀在于坚持不懈的努力。人是逼出来的。处于逆境中往往给人以奋发向上的动力，去改变现状，改变自己，实现人生价值。一个人开始创业的时候，是为了改善生活境况。一旦资产达到一定程度时，再发展就是为了取得真正意义上的成功，体现自己的人生价值。人不要太拼命，虽然没钱不行，但不是为钱而活着。一个人的致富首先得益于国家政策，其次是主观拼争的结果。对一个企业来说，最重要的是严格管理，管理无情，人有情，这是防止垮台倒闭，在竞争中立于不败之地的良药。企业家在强化内部管理时，既要琢磨事，又要琢磨人。要以人为本，实行人性化管理，把人当牛使，人要求做人；把人当人使，人偏要做牛。要强化驭人之术，汇聚员工智慧，实行民主管理，这对管理好企业至关重要。要想成为优秀、卓越的成功者，光有智商不行，还要发挥好情商，同样可以获得成功的机会。如果你懂得如何用高情商去开发、挖掘自己身边的资源，懂得如何用人，发挥好别人的潜能作用，充分利用有限的资源发展自己事业，那么你就会走向成功。不管规模多大的企业，都要在法律和国家政策允许的范围内，合法经营，照章纳税，同时要依靠法律来维护自己的合法权益。在商海中，人们要提高对市场的直觉力，通过细小的观察和分析，想出绝对的"点子"，把创意付诸于行动，就能使智慧变成价值。

当一个集群式企业的经济处于"泡沫"状态时，就会遭到市场的惩罚，这是一条不能违背的客观规律。任何一个产业，都有它的高潮和低谷，一个优秀的企业家，在企业无论怎样辉煌的情况下，不应削弱对未来情境的分析能力，不应忽视潜在危险因素的形成，强化针对性防范。企业发展应该稳中求胜，而不是冒险去赌。一个有生命力的企业，应当立足于国内，走向世界，创造品牌。品牌是一种无形的资产，会给一个企业和一个民族带来巨大的效益。一个企业创造品牌不容易，但要保住品牌更不容易，不能忽视每一个影响品牌的因素。只有把不良因素消灭在萌芽中，才能使品牌更具生命力。一个品牌的产品，在达到一定层次后，要体现出人性化设计。一个有战略眼光的企业家，要着重抓好品牌质量、品牌集群、品牌形象、品牌宣传、品牌认同、品牌销售、品牌服务等七个环节，大力提升品牌的生命力和效益。企业家的责任和使命，在于不断创新，扩大市场，不断进行生产要素的重新组合。一个企业家要在买卖、进退、失得之间，凭睿智做出正确的选择。一个肩负别人命运的人，要善于思考做好所要做的一切事情。一个企业家要提倡不断进取的奋斗精神；诚实守信的人格精神；脚踏实地的务实精神；团结关爱员工的凝聚精神；慈善回报社会的奉献精神。一个人在穷时别瞧不起自己，在富时也别瞧不起别人。富人自愿采取多种形式捐助和帮扶他人，是一种以爱心、道德为基础的善举，是为慈善性公益事业服务，体现社会价值。富人要精心教育、培养好后代。只给后代留财富，会使他们滋生优越感，缺乏进取精神。给后代要传授做人的道理，诚实守信的社会公德，尊老爱幼的传统美德，艰苦奋斗，积极进取的精神，为他们进步成长，立足于社会奠定基础，不要教他们怎样花钱，要教他们怎样创业、赚钱，教他们生存的本领。一个人能在事业上取得辉煌和成功，但在教育子女上有可能失败，对此要吸取教训，进行反思。一个人在事业上处于顶峰和辉煌的时候，要时刻保持清醒的头脑，谨言慎行，否则会坠入低谷。当命运把人抛入低谷时，有可能是人生辉煌的新起点。当人处于低谷，面对困难、失败、挫折时，要迅速从不良的心态中解脱出来，冷静分析原因、教训，设法调整目标，采取对应性措施，战胜困难转败为胜。

人无论干什么事，都要在遵循事物规律的前提下，寻找共同点，跟上时代的节拍，去获得成功。付出有多大，收获就有多大。一个人在为今后创业、立业学习本领的时候，应该感谢严格要求和训练他的人。一个人对知遇之恩，要铭于五内，不可忘怀，应当涌泉相报。有情有义是好人，有情无义是庸人，无情无义是小人。一个人应当有感恩之心，这是一种应有的健康心态，会让人身心更好地适应人际关系和社会。一个人如果用感恩心去做事，终身不能丢失的将是快乐。一个办事不计后果的人，往往会为后果付出代价。一个人想成功光有一技之长不行，还要有综合素质。人光有才不行，还要德才兼备，才是一个完美的人。一个人的综合素质体现了他在道德、学习、能力和社交等方面所付出的努力。世界上珍贵的东西很多，但最珍贵的还是诚信。诚信是一种在社会交往中，具有约束力的人际关系的契约。诚信是做人、做事之本，立足于社会，成功的基础，是促使人生与社会轨道相吻合的催化剂。在人际交往中一个人如果失去诚信，辜负了别人对他的信任，那是一件可怕的事情，会给自己带来极大的负面效益，最终吃亏的还是自己。一个人如果不讲诚信，就不会得到别人的帮助，不会在社会上站住脚。诚信是做人、做事的先决条件，没有这个条件事情就很难成功。在与人交往时以诚相待固然重要，但不要以为以诚相待就可以随心所欲什么都说。要学会艺术委婉地表达，让对方接受自己的想法。不看你说的是什么，要看你是怎么说的，只要站在对方角度，就会知道对人该说什么，不该说什么。说话讲艺术是加强沟通，加强人际关系的纽带。一个人如果一辈子都讲诚信，就是一个很了不起的人，是值得信赖的人，也是受尊重的人。诚信是铸就事业成功和辉煌的源泉。人和人之间最重要的是信任，亲情、友情、爱情的基础就是信任。没有相互间的信任，一切都无从谈起。事业的成败不在于人才的得失，而在于人才的有效使用。量材使用人才，是事业成败的关键因素。当一个产业把优秀人才聚集在一起的时候，就会产生一个共同的目标，大家要把这个产业办好，个人的命运与产业紧紧地连在一起。一个团队、乃至更大层面的共同愿景，是引导人们前进的旗帜。一个人工作干不好，不如别人就会让人瞧不起；如果干得很出色、优秀，就会遭到别人的嫉妒、讽刺，甚至打击。你属于哪种，心中应有数，积极应对。一个人在实现奋斗目标以后，会充满着霸气，如不节制这种霸气，会影响新目标的实现。人的一生有几个阶段，但每个阶段都不要忘记进取、奋斗。人实际上是活在自己的精神世界中，精神、信仰、信念、理想是一个人的根本，也是人们行动的导航灯。成功者的因素千差万别，但相同的只有一条，就是精神上的成功。从一定意义上讲，精神作用是巨大的，任何人都不应忽视精神在成就事业上所起的作用。一个人的成功，是成功在心理上。一个人有多大成功，最终是由他做事时的态度决定的。只有这样才会有克服和战胜困难的动力。一个人的价值不体现在靠别人施舍获得一切，而体现在靠自己奋斗创造一切。人在社会上生存，要坚持外化内不化。外化是指人要适应形势，顺应社会，创造外在生存条件；内不化是指人的理想信仰，道德标准，奋斗目标，坚持不变。外化内不化是一个人在社会上生存和发展的基础。人生贵在变。凡不思改变，不思进取，常年生活在固定模式的人，不可能有精彩的人生。而不满足于现状，善于改变思维、行为方式，主动求变，积极适用社会形势，努力拼搏，才能写出精彩，亮丽的人生。

　　人有生，亦有死，这是自然规律所决定的。人在其生命中想要完成的一切事情，是主观因素所决定的。每个人都是在一生大愿望的范围内，做具体事情，但具体事情做得越多，越有绩效，大愿望的实现就越快、越好、越理想。人的差异在于如何利用好业余时间。业余时间可以毁掉一个人，让人悲哀，也可以造就一个人，让人一生精彩。每个人都拥有相同的时间、生存条件，最终造成人们之间的差异，是人们对时间、生存条件的态度。每个人都有巨大的潜能可以挖掘、激发，问题的关键是事情不怕做不到，就怕你不敢做，否则你的人生只能平拥无为。成功者的秘诀在于：肯用心思考未来，练就战略眼光，以诚信方式，靠努力拼搏，实现目标。成功取决于智慧。只有懂得运用智慧的人，才能加快成功的步伐。人的生命虽然有限，但人生的价值和奋斗目标没有终结。一个人无论在什么时候，都要以平常心做平常事，一步一步地按既定目标往前走。老天爷没有时间创造无用的人，一切都在于表现和实干。成功的基础在于正确的选择，并接受一个个新的挑战，保证人生使命得以延续。人们必须清醒地认识到无论干什么，都永远不会做到顶点，永远都不要骄傲自满。世界上虽然没有完美的东西，但人们在创造一切的过程中要力求完美，一个人的奋斗目标不宜太多，目标太多等于没有目标，只有分清主次，实现主要目标，才能创造辉煌。人不能光有兴趣和爱好，重要的是要把兴趣和爱好变成在社会上有价值的东西。人每走一步都是新的起点，都是通往新的成功。当你获得成功时，不要忘记那些帮助、支持过你的人。人生有起点、有终点，两点之间是曲线。这个曲线记录了人生的酸甜苦辣、爱恨情仇，但这个曲折如果和国家、民族兴旺发达相吻合的时候，那么人生就是幸福的。一个人要想在事业上有发展和进步，要用知识来装备自己，要有目标性、前瞻性、创新性、战略性，夺取成功，铸就辉煌。在社会上每个人都有自己的位置，无论干什么，只要全身心的投入和付出就会有收获、有价值、有幸福感。每个人都想得到社会的认可，都想得到别人的尊重，都想展现自己的人生价值，而要实现这些必须通过自己的进取和奋斗来实现。

2. 自信心

自信心是一种相信自己的愿望或预料的事情，经努力一定能够实现的积极、良好的心理状态，是完美人生的重要组成部分。自信心要建立在敢想，确立自己力所能及的目标；敢干，敢于行动，实现目标；执着，锲而不舍的努力，不达目的不罢休的基础上，这是实现自信心的基础。自信心是一个人有良好心理素质的重要方面，表现为对生活的热爱，对理想执着的追求，是一种积极向上的精神支柱，是取得成功的导航塔。对一个想成功的人来说，养成经常检视自信心的习惯，显得十分重要。一切成功取决于自己的自信心，自信心来源于远大的目标、理想，来源于内心的坦然，来源于勇往直前的勇气，只有具备了正确面对现实的自信心和勇气，才能知道自己的路应当怎样走。人没有自信心就等于关闭了前进的大门。一切要靠自己，这是成功的内源性动力，也是成败转折点的通行证。

在竞争激烈的社会中，人不是每个想法都能够实现的，有些是理想，有些是空想，有些是妄想，一旦实现不了自己的想法，要有心理承受力，不管遇到多大的困难，多难的事情，都要树立自信心。只要你有自信心，就能克服一切困难，扫清前进道路上的障碍，通过拼搏，实现目标。人干啥都不容易，但干好啥更不容易，需要付出艰辛的努力，没有付出就不可能有收获。要想在竞争激烈的社会中站住脚，单有较高的文化素质还不够，要有良好的判断力、工作能力、协调能力、社会交往能力、适应环境能力、创新能力、综合素质高，还要有自信、诚实、纯朴、善良、仁慈、刚毅、果敢、坚强、执着、勤奋，这样才是完美的人。每个人都有一本经，此一时，彼一时，事物交替运行，互相转换，不断地满足人们的夙愿。如果你所从事的事情，价值不大，易造成伤心流泪，就应及时舍弃。有些事眼不见，心不烦，能绕就绕，能躲就躲，能回避就回避，要善于为自己的心灵煲汤。

决定一个人的成败最关键因素是是否有自信心，即使遇到失败，要分析失败的原因，战胜失败，取得胜利。在关系到自己命运的关键问题时，先不要去探究未成功的原因，要想尽一切办法，先争取成功的结果，然后再反思原因，吸取教训。求人不如求自己，自己的事自己干。凡事过多地依赖别人是错误的，不能独立地干事也是错误的。做一件事情从理论上讲直线是最近的，但从实际上讲有时曲线是最近的。一个人干想干、又愿意干的事情，就能干好那件事情，干出辉煌的业绩。有些事情可以走捷径办，有些事情要靠曲线办。不管做什么事情，只要对社会、老百姓有益，即使开头再艰难，也要充满自信心，挖掘潜质，发挥优势，坚持不懈努力，全身心地去做成一件事情。你想成功必须具有取得成功的条件和能力，目标明确，分析利弊，确定方法；心态积极，鼓起勇气，克服一切艰难困苦；积极努力，锲而不舍，去获取成功。

无论干什么事情，总会有成功的机会。有些事情没有成功，是因为你没有找到能成功的方法。事情的最终结果是衡量办事方法是否正确的杠杆。要凭自己的智慧和才干创造佳绩。即使遇到不如意的事情，也不应消沉，消沉就等于自毁。一个人的理想愿望中的成功，往往是从挫折和失利中产生的。挫折和失利是成功的摇篮，成功是用辛勤的汗水和艰辛的眼泪浇铸的。男人在关键时刻，不应流眼泪，但眼泪能使人更快地成长。一个人的眼泪不应当在失败、挫折时流，应当在胜利和高兴的时候流。要想取得成功，需要增强战胜挫折和失利的自信心作为支撑。自信心与任何东西相比，是更有力量的东西，能排除各种障碍，战胜困难，取得成功。在处于困境的情况下，消极的行为不应是人的选择，要再度出击，挽回逆境，打开局面。人要有屡败屡战的精神，不管有多少次挫折、失败，也不管过程中有多少艰辛和挑战，最后一次胜利就是圆满的成功。做人做事要自强不息，锲而不舍，止于至上。一个人的成功方式很多。但首要的是加强学习，提高本领，诚信为本，善待他人，学会做人，学会做事，在社会大舞台上增强信心，扎扎实实地干好每一件事，靠实力创造辉煌。成功的标志，不在于你在世界上得到多少，而在于你付出多少，为社会贡献有多少。

人生的命运掌握在自己手中，决定自己的命运在于如何掌控和创造命运。人这一辈子不容易，要争口气，干出个样来让别人看看。人不要不自量力，要依靠自己的能力和客观条件去发展，不可盲目模仿别人去干事，这是避免失误的有效方法。人要在有可能的失望中保持冷静，坚持搏一搏争取转机。面对社会上的惨烈竞争，要适时调整战略和策略，以便创造更大的发展空间和优势。一个人的失败，打败你的不是别人，正是你自己。一个人的最大悲哀，是把自己的缺点和失误当成优点、正确的东西来对待。不听或不接受别人的劝告，无论做什么事情，成功的几率要低得多。当能做事的时候，要珍惜做事的机会，一个人不管能力怎样，做事要踏实。人要把职业做成专业，就会立于不败之地，最关键的因素在于：认真、敬业、务实、苦干。人不可能让所有的人都满意，但要让大多数有道德、有良心、有正义感的人满意。搞体育，一个简单的招式，练到极限，就能身怀绝技。一个演员的基本功应是演啥像啥，充分体现人物的性格和内心的世界。一个成功演员的魅力，最终体现在人格魅力上。人格魅力涵盖丰富的内涵，独特的艺术风格，对角色的悟性，精彩的表演，对观众的感召力。人格魅力是一个演员铸就辉煌的导航塔。一个从事艺术工作的人，要想到心中的艺术，不要想到艺术中的自己，只有这样才能发挥出才智。观众的需求就是演员的追求。一个搞艺术的人，要想在艺术界站住脚，就要采取叠加性措施，不被艺术搞。一个演员的演艺道路是不会平坦的，充满着艰辛、曲折和磨难，但只要锲而不舍地努力，就一定能创造出精绝的艺术作品。艺术家的作品应通过社会，深入生活实践体现时代元素，作品的社会价值，应当由群众来判断。一个高水平艺术家的作品，要体现时代特点，而时代会给他荣誉。一个门派艺术的传承，首先要传心，只有用心，才能使艺术发扬光大，登峰造极，走在前沿，赢得人们尊重，成为不衰败的传统艺术，传祚无穷。当艺术达到此时无声胜有声时，就已经取得了最佳的艺术效果。一个音乐作品反映了一个时代，记录了一段历史，说出了人民的心声。音乐作品的生命力，在于站在时代的前沿，突出鲜明的个性，旋律优美，歌声动听，歌颂真善美，见证国家的辉煌，为人民所喜闻乐见。一个代表着一种社会潮流的音乐作品，往往会引发创作方式改变，演唱方式改变，配器方式改变，聆听方式改变，传播方式改变，作品结构改变。这些都是烘托音乐作品的精华因素，也反映着一个国家整体变迁程度和民族文化发展的趋势。一个歌手能把观众给唱哭了，最佳的效果也就体现出来了。一流的艺术，必然会有一流的观众，引起观众的共鸣。一个歌手遇到一个成就自己的作品，是莫大的荣幸，会让你辉煌一生。当一个人出了名，头上有了一个光环以后，就会千方百计地掩饰自己的劣势和不足，以保住名誉和光环。因此，他们所面临的压力和心理负担比常人要大得多，如果不会释放压力，很有可能为此付出沉重的代价。艺术生命的旺盛，必然能保证生命之树常青，促进健康长寿。体育明星和演艺明星的区别在于：体育明星洒汗水拼搏是为国争光，提高国家声誉；演艺明星尽管能给人们带来欢乐，但他们是为了名利而奔波忙碌，所以他们对"两星"往往是更尊重、敬佩体育明星。金牌是一个优秀运动员靠汗水和实力拼搏获得的。运动员在参加重大比赛时，只要能克服心理上的压力，发挥出极限水平，就能写满人生精彩。其实人要凭真本事改变一切，自己的人生角色自己演。一个人如果不能把自己亮丽的一面展现出来，千万不要灰心，要逐渐积累慢慢来，总会有被认可和展现的机会。每个人都有自己的理想，要实现理想就必须奋斗。人在奋斗过程中会有许多幸福和快乐，它是鼓舞人不断前进的动力。

　　做任何事情都要深思熟虑，才能立于不败之地。社会上充满着挑战，你想办成一件事，如果缺乏自信心、毅力和韧劲，是不可能办成具有挑战性的事情。一条路走不通，不要硬走，要适时调整策略，选择另一条路走，只要能成功就行。一个人如果胸无大志，谋略不济，就干不成大事。一个人的能力体现在做事、做人方面，只有把能力发挥到恰到好处的时候，你才有能力。如果尽想那些办不到的事情，最后连能办到的事情也耽误了。一个人有自信心，能产生强大的动力和精神支柱，能激发人发挥出潜能，形成力量，追求新的奋斗目标，向更高层次方向发展，不论遇到多大的困难和挫折都能攻克，如愿以偿。一个人明智地选择适合自己的目标，实施有助于实现目标的办法，就会不断创造佳绩。但目标的选择，必须适应社会的需要，能发挥自己的最佳才智，能发挥自己的性格优势，能满足自己的兴趣，能有好朋友相助。一个人只有不断追求新的目标，才能有所作为，创造辉煌的人生价值。一个人的业余爱好可广泛些，但干事业一定要削减不切实际的想法，选准适合你的目标，集中精力，专心致志，坚定不移，锲而不舍地为实现目标努力奋斗，获取成功。凡是确定了的目标，不应打折，如果目标打了折，最终命运就要给你打折。一个人要善于认清自己，知识自己优势是什么，不足是什么，怎么发展，从而不断调整目标，追求精彩的一生。一个年轻人很容易受他所尊重的人的影响，一句话就有可能为他一生指明方向。

人要自己相信自己，对前途充满信心，乐观向上，积极进取，获得成功。别人的嘴不可能帮你走过人生的路。不管别人怎么说，要走自己的路。太在意别人说什么，不仅活得很累，而且会丧失自己的自信心和前进的动力。

一个人有自信心没有错，但不能刚愎自用，如果刚愎自用离垮台就不会遥远。一个人不管自信心有多旺盛，决不能有虚荣心。虚荣心不但让人活得很累，还是促使事情走向反面的催化剂。人需要有自信心，这是取得成功的动力。在职场的博弈中，自信是一柄双刃剑，具有两重性，它可意味着自强，也可意味着自负。人有时会败在自负，最大的敌人不是别人，而是自己。无论做什么事情，并不是立即能有收获和结果。但只要你不懈的努力去做，收获和结果会像曙光一样呈现在你面前。一个科学家要善于跳出框框，在框框外进行思维和研究，才能创新出新的科研成果。一个科学家的价值，体现在其科研成果的应用，转化为生产力上，为国家经济建设服务。科学家在人类进步、发展，探索科学的脚步永远不会停止。科学研究要与国家重大需求相结合，突出为提高综合国力，改善人民生活，提高国际竞争力服务。一个伟大的科学家，不光体现在丰硕的科研成果上，还要体现在人品、性格和道德上。一个高级军事指挥员，不但要学懂现代化战争理论，提高战略战术水平和指挥艺术，还要学会经营艺术，切实管理好部队，提高部队的综合素质和战斗力，适应现代化战争的需要。法官判案，要认真听原告、被告的陈述、争辩，在全部弄清和掌握事实的基础上，以法律为准绳做出公正、公平的判决。警察不能做错事，如果警察做错事，不是害死别人，就是害死自己，会付出惨痛的代价。警察要公正执法，勇敢地打击犯罪，保护人民，维护社会治安。想做一件事情需要勇气，不想做一件事情也需要勇气。一个女人搞事业很不容易，所付出的艰辛和努力，要比男人大几倍。一个人要想干成事，一是要有良好的思维方式，二是要有良好的心理素质，三是要把握好事物的度，四是谋定而后动，五是善于调整措施。要提高自身综合素质，提高决策水平，提高驾驭全局的能力，这是取得成功的基石。

一个人在实现奋斗目标取得成功后，应当保持一种平静的心态。如果张扬、骄傲、自满就会走下坡路，甚至垮台。人在社会上要有平等感、价值感和尊严感。你尊重我，我尊重你是处理好人际关系的基础。在人际关系中，一个人有私心会失去很多东西，无私心会得到很多东西。不会尊重别人，就不会尊重自己。一个人得不到别人的尊重和信任，是一种耻辱和悲哀。一个人如果能公正、客观地评价自己是什么样的人，经过实践以后，就会知道自己将会成为什么样的人。一个最幸福的人，也曾经是最不幸的人。人有时会犯错误，如果犯了错误又不及时改正，势必会犯更大的错误，造成无可挽救的后果。当你只不过是一颗石子而不是一块金子时，不要报怨老天爷对你不公平。面对诸多不如意的事情，不要怨天尤人，自暴自弃，要认真审视自己，从主观上找原因，改正不足，提高生存和竞争能力，承受苦难，把自己磨练成一块闪闪发光的金子，没有人能掩饰住你灿烂夺目的光辉，你的才华必然能得到施展。一个人有才如果没用到正道上，所产生的副作用会更大。无论是在政界，还是商界，要做显露头角，施展才华的人，不要做被埋没的人。面对各种复杂的问题，人如果选择逃避，虽然能获得一时的安慰，但会为以后带来更多的麻烦。逃避不是办法，正视它、解决它，才是唯一的办法。无论什么人都要付出，但付出未必成功，不付出就一定不会成功。一个人光靠别人同情自己在生活中的磨难，不是明智之举。重要的是要振作精神，自力自强，改变磨难和不良境遇。人要顺应社会走势，凭知识、凭本事、凭能力、凭在社会上的关系来创造财富。事情是干成的，不是等成的。一个人的思想观念如果僵化，那么他在竞争激烈的社会中，就无法使智谋发挥到最高程度。人无论干什么需要有一种激情来支撑行动。只有热爱一件事情，才能做好这件事情。人要做自己最感兴趣的事情，因为这里隐藏着人生的秘密和蓝图，要去探索发现，才能创造人生辉煌的价值。一个人的经历和感悟，决定了他的眼界，而这个眼界正是谱写人生轨道的导航灯。

价值观不同的人，在经历相同的一件事情时，会得出不同的看法和结论，这是决定成功与否的差异性。一个人在创业时，选项很重要，选项要适合市场，要从自己的优势和熟悉的行业出发，才会有发展前景。想成功，必须断掉后路，破釜沉舟往前闯。在创业阶段，如果不能克服眼前的困难，就无法克服以后的困难。在创业中命运是对手，创业的脚步不可停留，只要走了就要走到底。一个好的想法和主意，是在实践中完善成熟起来的，而不是先完善成熟后再去实践。好想法、好主意是成功的桥梁。一个人要找准自己的定位，发挥好特长，要在有限的空间内，寻求无限的可能。机遇不是等来的，而是通过主观努力创造出来的。当今社会充满了机遇和挑战，只有抓住机遇，才能干出一番大事业。机遇对每一个人来说都是均等的，唯一不同的是当别人在"想"时，你已经开始做了，机遇属于有准备的人。人在前进过程中会遇到危机，但更是转机，只有抓住机会，前面就是曙光。要想超越别人，必须先超越自己，连自己都不能超越的人，永远都不能超越别人。在这个世界上，无论做什么，实际上是两种聪明人在进行搏奕和竞争，最终获胜的是最有智慧和最聪明的人。人在关键时刻不应犹豫，越是犹豫所担心的事情也就越多，麻烦也就越大。凡是看准的事情，就要一股作气，勇往直前干到底，直至成功。一个人要想干成事，除自己的生命外，要善于舍弃心爱的东西。学会合理地舍弃，是为了选择更多的得到。人的一技之长就是生财之道。一个人如果选错了方向来谋生，会在永远的失意中沉沦，难以翻身。只有善于经营自己的长处、优势的人，才能使长处、优势增值，变成改变你命运的财富。人即使是连续干几个事情都未成功，那也不要丧失信心，总有适合你干的事情，要尽快找到它，它会给你带来新的希望和收获。

一个人要想成功，必须找准最佳结合点，而找准最佳结合点，更多的要靠自我发现。在竞争激烈、物竞天择的年代，只要你发挥最大能量，朝着适合你的方向发展就能成功。年轻人在看到偶像成功的同时，首先要认真分析他们成功的因素，并要积极创造这种因素。其次要经常问自己，自己的优势是什么？自己的强项是什么？自己需要改正和提高的是什么？自己需要从哪方面入手？只有这样才能增加成功的几率。当别人还处在想象之前，你已经做了，这就开启了成功之门，实现人生价值第一步，以后要向终极目标迈进。每个人都有一个最适合自己干的事情，只要找准了位置，才能发挥才干，实现人生价值。一个人热爱工作和生活，要通过做些事情来体现。人穷没有别的原因，就是穷在没有志气上。一个没有志气的人，是干不了什么大事的。世上大多数人都渴望由穷变富，但不能停留在幻想上。穷人只有汲取成功致富人士的思想、智慧、谋略、才干和勇气，并付诸于实践，才能实现致富目标。人虽然没钱，但要有追求，有气节，想办法改变现状。在创业过程中，吃苦是件好事，能磨练自己适应险恶环境，提高生存能力，激励自己，改变命运。一个人所谓的成功，不要总把希望寄托在明天，要争取在现在的范围内做成事。

人在遇到困难、失败时只有两种选择：选择绝望就是彻底绝望；选择希望就大有希望。两种不同的选择，必然会有两种不同的结果。无论在什么情况下都不要让梦想破灭。当一个人面对困难处于软弱和想放弃的时候，你想想别人是怎么坚持的，你就会有信心和力量。人要善于运用自己的信心和智慧，去解决所面临的困难和挫折，困难能使人增长勇气和智慧。有些人失败的原因是：总认为钱认识人。其实钱只认得钱，它不会认得人。人应当通过合法途径去找钱，而不是让钱来找人。在竞争激烈的社会中，最重要的是要了解竞争的差异性。知道对方的优势，强项是什么？自己的劣势、不足是什么？要对应性的调整策略，把自己的劣势变成优势，不足变成强项，做得独特，才能战胜竞争对手。世界上没有一成不变、永恒有效的方法，只有永恒、有效的想象力、洞察力、判断力、辨别力、创造力。与其盲目照搬别人，不如自己独创，办成特色。人在创业过程中，难免走错路，但走错路也是路，只要不回头，走到底，弱者就能变成强者，就能成功。有些人只看到成功者的辉煌，却忽略了他在走向成功道路上所付出的艰辛和努力，而这点正是需要人们学习和借鉴的。一个人失败的教训，在于不关注细节，要想保证成功，就不要忽略每一个细节，从细节入手，从大处着眼，它是取得成功的基础。一个人的苦恼是从与别人消极的相比中产生的。积极的相比应当是鼓舞斗志，增强信心，赶超别人。人的大多数失望是由于过高地估计了自己造成的。当把工作、事业作为乐趣来做时，就不会有苦与累的感觉。一个人成功的秘诀在于：站在别人立场想问题，替别人着想，了解别人的目标、观点、态度、要求，就可以不做傻事、蠢事。人品决定人生，它比才干更重要，是成就事业的重要因素。人在实现目标的过程中，虽然会失去很多东西，但它却会加快实现目标的步伐。人无论在什么岗位上工作，只要干得出色，都能得到社会的肯定和尊重。一个人的自信心，是获得荣誉和成功的桥梁。人生是什么，不同的人会有不同的理解和体会。有的人说人生是酸甜苦辣，有的人说人生是爱恨情仇，有的人说人生如梦如戏。其实每个人的人生都是一个真实的轨迹，不管表现形式、理解和体会如何，但人生有一个共性，那就是离不开自我，否则就没有人生。人生是什么？完全由自我决定，谱写人生光辉的篇章。一个人有自信心对健康有益。它可对人体健康产生可测的生化反应，并具有影响健康的潜力，一个人缺乏自信心患病的几率就高。看一个人是否成功，首先要看他是否快乐，是否活得轻松自在，其次再看他在事业上的状况。自信心是健康长寿的支柱。

3. 宽容心

宽容是一种良好的心理素质，是心理健康的营养素，是一种人生境界，是幸福的源泉。宽容心就是胸怀宽阔，宽宏大度，以一种包容的心态面对人和事，体现一个人的修养、度量、胸襟、坚强和力量，是成事之谋，养生之道，对改善身心健康大有益处，是幸福生活的一剂良药。世界上一切事物都是以人与人之间相互关系为基础。每个人都是在物质生活、精神生活中有赖于他人的互惠互存。唯有社会才是实现自我，促进个性发展的场所；唯有将自己置身于社会群体中，才能汲取自我发展的营养。因此，每个人有一份理性的宽容，是一种十分必要的心态。如果人人都献出一点爱，那么这个世界上许多问题都能迎刃而解，这对构筑和谐社会十分有益。如果人人都宽容，那么整个社会就会宽容，在这种社会条件下，所有的一切都是美好的。

宽容是自己不和自己过不去，不拿别人的错误惩罚自己，不去做那些做不到的事情，脱离那些不如意、不顺心的事情，是寻求心理健康的法宝。宽容是人在工作、生活中对所遇到不如意的事情能够包容、理解和原谅别人，避免与人发生非原则性的分歧、矛盾和争斗，防止产生不良后果，与别人关系和谐、融洽、友善。宽容是一个人修养、涵养和善良的结晶，是一种博大的胸怀，能包容人世间的喜怒哀乐，是健康的绿色通道。要善于用宽容释放自己，安慰心境。你宽容别人，也能得到别人对你的宽容。宽容并非软弱，受人欺负，而是一种大度胸怀，证明个人有力量，能为人们创造一个良好宽松的生活空间，是消除人与人之间烦恼、矛盾的一剂良药，能给人带来良好的人际关系。一个人干什么职业，就会有什么性格。但有以宽容为基础的多媒体性格，就会更好地适应复杂的人际关系。面对纷繁复杂、千差万别的社会，宽容是人们适应现代社会必备的素质，是立足于社会的基础。

人世间处处需要宽容。人在社会交往和工作中，不可避免地会遇到受委屈、被误解、吃亏的事情。针对这些问题，要学会宽容，以宽阔的胸怀和度量理解和原谅遇到的人和事。一个人不会宽容别人，就会给自己带来很多麻烦。宽容能化解与别人的矛盾，能获得别人的信任和尊敬。人和人之间的相互伤害是件痛苦的事情，对谁都没好处。想算计别人的人，自己每天活得会很累。每个人做事都有他的道理，只要不是大事大非，就不要揭露别人的短处。一个人不要污辱别人，污辱别人就是贬低自己。金无足赤，人无完人，挑不出毛病的人，必会有致命的毛病。用感化来激励对方的积极性，是一种良好的用人之术。当我们面对一件事情时，更多的是要看到光明的一面；当面对一个人时，更多的是要看到其优点；当面对困难时，更多的要看到希望；决定事情结果的并不是事情本身的艰难与复杂，更重要的是我们对待事物的心态。

一个人生气就是用别人的错误来惩罚自己。宽容别人会产生一种良性互动，实际上是解脱自我，善待自己，使自己的心境得到放松和调节，是对自己身体的保护，维护良好人际关系的基石。一个女人如果不找到自己的另一半，那就是一个有缺陷，不完整的人。择偶应看重对方素质、品德、人格、潜质、发展及双方的感情，没有十全十美的人，要看主流，在此基础上，让自己的决心和时间来决定爱情的进程。一个女人选择男人往往是先好奇，后好感，再深入，后相爱。感情需要双方共同努力来建立，而不是产生于附加条件中。挑选对方无可非议，但不能挑花眼，否则女孩付出的代价要大。人要学会结婚前睁大眼睛，结婚后睁一只眼，闭一只眼。半路上摘取别人培育的果实，是不道德的，也是卑鄙的。父母要充分尊重子女的意愿，不可过于干涉子女的婚事，尊重子女的意愿，是家长成熟的标志。爱情是女人的贴身

第七篇 心理平衡

物，女人需要爱情的滋润，没有爱情就会加速衰老，易患心理疾病。一个人如果在感情领域内，是个赤贫阶层，就会缺乏推动工作和事业发展的重要因素。男女双方结婚意味着是平等的，必须弥合婚前和婚后所有的差异。无论在地位上、财富上、年龄上都要把对方视为普通人，在心理上、精神上同时看重自己和对方的感受。这种平等关系是足够的沟通与理解的结果，在家庭生活上角色的确定和分工是出于自愿的选择，而不是强迫的结果。

人结婚后开局很重要，开局往往决定结局。局面一旦形成就会由一方掌控局面，另一方适应局面，这种局面在婚姻关系续存内很难改变。男人选择什么样的女人，就是选择什么样的生活。男人要以德服人，宽厚持家，顶天立地，勇挑重担，负好全责。要孩子是夫妻两个人的事，双方要慎重考虑，共同商量而确定。不管是男人还是女人都要自立，这是维系平等的基础。家不是说理的地方，而是讲爱的地方，只有讲爱，才能使家庭充满朝气和活力。爱不是说出来的，而是靠行动做出来的。爱是一种对比，只有在别人的天平上才能称得出爱的分量。爱可以从双方的生活习惯上逐渐培养，有了孩子以后，爱会加深和巩固。孩子是维系夫妻关系，感情深厚的纽带。爱一个人就要接受、包容对方的全部，并认真改正自己的缺点和不足。当爱一个人，爱到了顶点，就会有怕的感觉。夫妻两人一个乐观，一个坚强，才是完美的家庭。

女人的头号"敌人"是女人。家庭中婆媳关系、矛盾是家庭矛盾的核心，涉及到家庭关系如何，涉及到夫妻婚姻的走向。婆媳双方应彼此怀抱宽容心，儿媳即使对婆婆有天大的意见，也不应和婆婆对着干，要让婆婆感到自己是被尊重的，这是缓和婆媳矛盾的关键因素；婆婆不要自恃辈高，硬摆老资格，肆意做一些让儿媳不能接受的事情。婆婆要力争做到：不守旧、不倚老卖老、不摆架子、不偏心、不啰嗦、不吹毛求疵、不说难听话、不挖苦人、不过问隐私。要想使婆媳关系和睦、融洽，双方应保持一定距离，既能体现亲情，又能减少矛盾和纠纷，确保婆媳关系的安全性。如果婆婆把儿媳当成亲闺女，儿媳把婆婆当成亲妈，都为对方着想，就会减少很多家庭矛盾。婆媳之间发生矛盾，都想把儿子丈夫拉入矛盾中来支持自己，如果儿子丈夫不偏袒任何一方，保持中立，但又和双方接触，那么婆媳矛盾会轻松化解，自己也免受夹板气。父母和儿子、儿媳住在一起，思维方式不同，行为方式不同，生活习惯不同，这些差异正是引发家庭矛盾的主要因素。当妈的往往都向着自己的儿子，有什么不对都说儿媳不好，这是引发家庭矛盾的导火索。逢人便讲老婆婆的儿媳，本身素养就有问题。老人在儿子和儿媳面前要学会放得下，不该说的别说，不该管的别管，不要掺和家里事，以减少激化家庭矛盾的因素。小两口之间发生矛盾，随着时间的推移，会自然得到解决，其他人别掺和，否则会激化矛盾。家里发生了矛盾，如果家庭成员都能先从自己身上找毛病，那离和谐家庭就不远了。

女人不要凡事斤斤计较，耿耿于怀，要有宽大胸怀和度量，有人格、有尊严，这是建立和谐家庭的基础性条件。男人的谎话可以欺骗女人一时，但女人的谎话可欺骗男人一辈子。一个男人抓住一个爱他的人，比抓住一个情人更有幸福感。男人是性支配情感，女人是情感支配性。男人性功能来得快，消失得也快；女人来得缓慢，消失得也慢。但两者之间的差异，可产生负性作用。婚姻需要有浪漫的情调，但不能依靠浪漫情调。爱不仅仅是浪漫，更重要的是要有善良和责任，这是维护和巩固爱情的基石。男人在社会上拼搏、挣钱都是为了这个家。男人在家里要创造些"佳绩"，让女人感到嫁给你是个骄傲。一个靠老婆吃饭的男人，不能说他是有美德、有出息的人。女人在家里如果想要主动权，就要张狂一些，张狂越大，主动权也就越大，全家人也就越在乎你。夫妻生活在一起是缘分，要互爱、互敬、互尊、互谅、互帮，不断加深感情。双方只要没有原则的问题，就要维系夫妻关系。得到的不知珍贵，失去才知可惜。当夫妻发生矛盾时，时间是解决问题的良药，但冷静和冷战时间不宜过长，要给对方台阶下，否则会促使事情向反面转化。夫妻双方矛盾和问题是肯定有的，但关键是用什么样的方法去解决。用宽容的方法去解决，多顾及对方的感受，多包容对方的缺点，对于维护双方关系，加深感情就显得十分重要。夫妻之间最重要的是感情。如果没有感情，单凭一张纸，是拴不住对方的心。感情是解决夫妻之间一切问题的基础。夫妻双方只要感情在，一切问题都好解决。夫妻相互理解，是解决婚姻危机，维护家庭稳定的有效措施。夫妻关系是世上最容易沟通，最容易达成共识的关系。在家里，当无法改变对方时，就要适应对方。利用婚姻改造对方是不可取的。如果以爱的名义，进行强制性控制，其结果会事与愿违。用性爱作为惩罚男人的武器，这个方法用多了就不灵了，会使男人远离女人。女人冷落丈夫，就等于损害自己。有时造成夫妻双方难以挽回的局面，就是女人自己。如果性爱失去平等，成为恩赐与乞讨，不能说夫妻双方在情爱和性爱方面是和谐美满的，它有可能成为影响感情、诱发婚变的因素。夫妻间如果在乎太多，那么敏感性问题就会多，影响感情的因素就会增大。夫妻间有些事情没有必要都挑明了。一挑明就会"跑光"，一切都完了。维护爱情常常是生活的细节，毁掉爱情也往往是生活的细节。男女双方都要从生活细节入手，共同维护好爱情。如果给对方一些宽容就可以维护爱情，巩固家庭。夫妻双方一方出轨是不道德的，另一方以出轨的方式报复对方，也是不明智的。婚姻是所学校，双方要互相理解，互相体贴，互相忍让，互相关心，这是寻求爱的保证，维系婚姻的一剂良药。一个女人缺乏温柔，就会得不到幸福，一个男人缺乏宽容就会得不到爱情。夫妻思想、观念上的不一致，往往会引发婚姻的脆弱性。要想捍卫自己的幸福，有很多方法，其中对对方的大度和宽容就是方法之一。为爱不顾一切的人容易付出代价。人不应该为爱而伤害爱，为情而毁掉情。一个男人如果不懂女人需要什么，往往就会失去什么。如果夫妻间相互不信任，又不善于沟通交流，就没有什么幸福可言。夫妻在感情中最重的就是彼此真诚。夫妻间双方最重要的是互相信任，互给空间，双方要真诚地共同努力提高情感质量，增进感情。爱一个人就要多为对方着想，不能把自己的主观意志强加给对方，也不要以自己的行为准则要求对方，要尊重、包容对方。夫妻要学会以宽容的方式经营婚姻，明白自己错了，并认真纠正自己的错误，感激对方。夫妻双方共享的东西越多，其关系就越密切，感情也就越深厚。男女双方情投意合，两厢情愿，感情才能深厚，婚姻才能牢固。

爱情是夫妻双方经过苦与乐，共同培育和经过考验的，别人的说三道四不应动摇夫妻感情。爱情不能由别人帮忙，只能靠夫妻双方培育和珍惜。维护婚姻关系，需要有理性思维，即爱心、宽容心、责任心，只有具备和运用这些理性思维，才能保护好自己，保护好家庭。婚姻关不是象有些人所想象的两个人在一起或不在一起那么简单，而是充满着不稳定因素。修补濒于破裂的婚姻比瓦解它更难。没有感情的婚姻是痛苦和脆弱的婚姻。夫妻双方如果感情处于破裂状态，互相折磨，彼此为乐，就应彻底了断。人与其生活在痛苦中，不如摆脱痛苦，寻找新的生活和快乐。作为婚姻失败的一方，必然要经受心灵痛苦的过程，只有经历了这个过程，才能使人清醒和成熟。爱一个人容易，但爱到底，爱一辈子难。在世上无论是哪种爱，只要是真心付出的爱，就是美好的爱。一个人有几次婚姻并不重要，重要的是是否有感情，家庭关系是否和谐，是否幸福，是否有高质量的生活。夫妻双方要善于在对方的过错中去发现自己的责任，积极克服不足，寻找有益的做法。爱有多深，恨有多深。因爱生恨是具有毁灭性的力量，双方都要为此付出沉重的代价。夫妻双方要学会有限度地忍让和包容，这是维持夫妻关系的良策。一个男人不应容忍只能享富贵，不能共贫贱的女人。如果妻子不贤，对丈夫的爱有多深，伤害的也就多深。人不可能不犯错误，但有些错误会对别人造成伤害。人可以毁灭人，但也可以产生文明和爱情。

一个女人只有经历了婚姻，尝到了婚姻中的酸甜苦辣，才能真正了解男人。男人要靠魄力征服女人。男人如果成天围着女人转，会使女人认为无个性，没有出息，干不了大事。以牺牲自己的尊严，来搏得女人喜欢的男人，其实他已失去让女人喜欢的东西。男人要立足于世，承担起应负的责任，不管遇到多么痛苦的事情，都要守住家门，避免发生不幸和灾难。男人不可在家里遭受灾难时埋怨爱人。面对灾难，男人应帮助爱人树立战胜灾难的决心，及时排解灾难。女人需要男人的呵护，不需要伤害，在一个家庭里男人要保护好女人，女人要为男人服好务。男人如果过分地照顾女人，容易使女人滋生优越感，会得不到女人的尊重，使夫妻关系变得不平等。夫妻相处，平等是基础。在家里有高职位、高学历、高薪水的妻子，不应忽视的在其他方面的付出，要学会用角色转化维护夫妻感情。女人回家后要忘却自己的"三高"，全力扮演好妻子、母亲的角色，当好贤妻良母。男人也要淡化妻子"三高"角色，不要只看她的社会角色，要把她看成是自己的老婆，只有这样才能使家庭和谐稳定。婚姻一半是爱情，一半是责任，需要夫妻精心维系。爱和被爱是两个人的事，要尽好各自的责任。好女人才是好老婆，好老婆首要一条是品行要好，品行好才能当好贤妻良母。女人要得到男人的照顾，但更要照顾好男人，要多为丈夫做些细微小事，这是一剂增进感情的良药。一个女人在男人心中的位置是她自己摆的。一个女人比男人多了一个选择，就是女人可以找一个好男人。一个女人最大的心愿就是嫁给一个好男人，把自己的一生托付给一个好男人，踏踏实实的过一辈子。夫妻间的浪漫不必体现在甜言蜜语中，把它隐藏在婚姻的细节里会显得更有价值。男人的承受力和忍耐力要比女人差，有时更脆弱。男人要避免"蛋壳现象"，即外表坚强，内心脆弱，应表里如一。在家里，女人关心男人就等于关心自己。女人要学会了解、体贴、关心男人，维护男人的利益，在困境中做丈夫的坚强后盾。对无论是从政，还是经商的男人来说，只要尽了力，女人就没有责怪他们的理由。用智慧在男人处于逆境、孤独、自卑、低谷、背运、失败的时候，激励他，给他信心、勇气和力量，帮他改变不良境遇。男女双方在家里扮演着互动的角色，互补性很强。男人要知道女人想什么，需要什么，能做什么；女人也要知道男人想什么，需要什么，能做什么。双方都要为对方提供需要，理智地支持对方应做的一切。喜欢一个人是一种感觉，爱一人却是责任，要为对方着想，为家庭负责。

在一个和谐的家庭里，不应该体现谁管谁，而应体现谁帮谁，谁支持谁，谁也离不开谁，没谁都不行。女人要给男人留有一点空间和余地，如放风筝，飞得再高，但线还在你手上。柔弱才能胜强。男人有很多事情不会告诉女人，女人也没有必要知道。夫妻双方发生矛盾，不要没事找事，自寻烦恼，恶化关系。要从对方的错误中去发现自己的责任。夫妻双方在感情问题上，不要过于敏感，但也不能不敏感。过于敏感会影响感情，摧残婚姻。不敏感让对方把自己欺骗了，还蒙在鼓里受愚弄。一个女人的美，未必体现在外表上。要体现在对父母的孝顺上，体现在贤慧的性格上，体现在相夫教子上，体现在辛勤操持家务上，体现在对事业的追求上。如果这些形象印在男人的脑海中，她会显得漂亮很多。夫妻双方所获得的幸福，源于真正的投入，并不需要什么技巧，在感情面前"弱智者"，其实是智慧最高的人，他所得到的东西不能用金钱来衡量。在现代婚姻家庭里，富足的物质生活虽然能改变许多，但对骨子里传统的人来说，需要有表达感动心情的意愿，倾诉内心苦闷的愿望，这对维系婚姻关系，增进夫妻感情有益。

世上没有人愿意当后妈后爸，也没有人愿意有后妈后爸，这里需要发挥双向作用。一旦当了后妈后爸，对待孩子要多些宽容、关怀、温暖；孩子要把后妈后爸当成亲妈亲爸，对后妈后爸要尊重，多些理解、善意、孝敬。只有这样才能处理好特殊家庭的关系。

在工作中，一个领导班子内部团结至关重要，一起共事，既是个缘分，又是一种责任，没有根本利害冲突，对重大问题的研究，有不同意见很正常，但需要相互尊重、相互宽容、相互理解、相互支持，最后统一思想，形成决策。你拆台，我拆台，大家都垮台；你补台，我补台，大家都上台。如果两个一把手长期不和，无法共事，最终的结果谁都不得好。如果一个人的德才没有达到一定的水平，硬让他挑一副重担，其结果对公对己都无益处。做官不可强求。往往越是想要得到的，还真就得不到，没想要的反而得到了。有些事情不可过急，顺其自然就能成功。只要你在领导那儿挂了号，受到赏识，不管你怎么干都有前途。一个人靠住能对你负责的领导，比获得多少财富都有价值。领导对你啥样，是你对领导啥样的结果。人不应当忘记在人生转折点帮助过你的人。在官场上有人就有争锋，不进则退，但退是没有出路的，既然入了仕途之路，就要走到底。一个人一旦做了官，就对他做人、做事提出了更高的标准和要求。官职有多大，权力有多大，责任也有多大，越要有很高的政治修养、思想水平、道德素质和领导能力。领导干部只有先做好人，才会有人格魅力、号召力、说服力、感染力，实施正确的领导。

一个领导干部喜欢什么样的下属，就应该用同样的方式与上级进行交往。遇事不能感情用事，要靠集体的力量驾驭全局，解决问题。领导班子的凝聚力、号召力、战斗力，要靠每个领导班子成员的人格魅力共同铸就。一个在位领导，如果过分信任那些阿谀奉承、溜须拍马、势力眼的人，那么他退休以后会后悔的。一个退休的领导被他所培养、信任的后任否认，不按自己主张、意图办事，会感到极度的伤心、后悔和心理不平衡。一个靠否认前任领导来抬高自己的领导干部，不是明智之举，他会失去很多宝贵的东西。后任领导应当在巩固前任领导所创成果的基础上，力求发展和创新，这是树立威信，创造业绩的最佳途径。上级组织调你到一个新的单位工作，开始你很不理解，也不愿去。但到任工作一段时间后，就会感到组织上用心良苦，调任工作是为了更好的发挥你的专长。对一个有领导才能的人来说，有多大的位子就会有多大的谋略，就会有多大的舞台和政绩。当领导的着重要提高领导力，领导力，就是当别人在繁杂的各种问题束手无策时，你能沉重应对，正常工作，及时果断处理好各种问题。领导者的聪明才智，往往是思考出来的，做出好的决策，决不是从众口一词中产生的，而是从几种不同意见的争论中产生的。一个人当官虽然风光，但背后却有数不尽的酸甜苦辣。官有多大，苦恼有多大，快乐也有多大，风险也就有多大。一个领导干部搞婚外情，其结果是婚外情搞到什么程度，所付出的代价就到什么程度。身为领导干部，一定要有宽容心，领导厚道要比能力水平更重要。领导厚道，部属就地道，这有利于事业的发展。宽容需要以真诚和善的态度，对长辈孝顺，对同辈尊重，对晚辈慈爱，对同志、朋友友爱。对周围的人不会宽容，即使你有天才，也不会成功。面对别人的错误和不足，宽容比对立的效果会更好。

世上很多事情是没有道理的，但到了极点就有道理了。办事要讲策略，想弄巧就会成拙。对有的人和事可以宽容，但对阴谋不能宽容。要战胜阴谋，就要运用十倍的阴谋。在竞争激烈的社会中，人如果过份宽容和善良就是迂腐，它是前进道路上的障碍。为适应新的环境，让别人接纳自己，就要排空自己，一切归零，其思维、处事、行为、生活方式，一切都要从头做起，尽快融入群体中。世上没有一样东西的重量能超过一个人的尊严，通过失去尊严办成事是不可取的。为人厚道，宽以待人，是人与外界交往的一门艺术。恰当地运用这门艺术，你会有很多意想不到的收获。宽容并非软弱，而是一种胸怀、气度，是人们消除紧张的人际关系，摆脱一切烦恼，创造宽松的生活环境的良药，能给每个人带来不可低估的益处。人生活在世界上，没有完美的事情，没有想象的那么公平。但要学会面对和接受不完美和不公平的东西，学会宽容、乐观、豁达包容一切，就能接近完美，从而承担应负的责任，做好应该做的事情。一个人一生要先做好两件事：在社会上要维护自己的尊严，才能受到别人尊重；在家里要学会忍耐、宽容，才能与亲人处好关系，这是事业顺利，家庭和睦的重要保证。人生最大财富是健康，最可贵的是诚信，最大的破产是绝望，最大的收获是宽容，最大的欣慰是奉献。

4. 善良心

善良心就是尊重他人，同情弱者，对人宽容，助人为乐的一种良好的心态，这是人一生追求的道德规范，也是人类社会发展进步的基础。人以德为本，德以善为本。有善良心就会与人为善，多行善事，助人为乐，帮贫扶困，心中就会拥有一种亮丽的情怀，坚信自己活着对他人有益，平凡的生命就会显得生动，渲染出迷人的色彩，会陶醉在因善举而得到社会积极的评价，他人的感激和喜爱，引发的幸福、愉悦感之中。这种心理状态，有助于体内分泌有益于健康的激素酯和乙酸胆碱，能把血液的流量和神经细胞的兴奋度调至最佳状态，从而增强机体免疫功能，所以善良心是心理养生的高级营养素，是美好心境的"兴奋剂"。但我们并不提倡无原则的善恶不辨，是非不分，放纵坏人坏事的慈善，所提倡的是弘扬真善美的善良之心。善恶将伴随人类永恒存在，它们没有彼岸和止境，只有多少之分。善恶支配着人们的言行。人无论干什么，都不要干坏事。干坏事必然自食其果，早晚要有报应。一个人只有行善戒恶，才算达到崇高的思想境界，它把人们带入现代文明的状态。

积德行善，必有善报，因你有善心，别人会尊重你，也会帮助你，这具有双向作用。做人要有品味，善良地对待别人，你给我善良，我给你希望。别人给你的爱越多，你越要为他多付出。善于付出的人得到的回报也多。只要有善良心，多做善事、好事，就会有好的结果，就会得到你所需要的东西。一个人的善良和单纯，被别人利用了是一种耻辱。一个人要想赢得别人的信任，就必须付出更多的真诚和善良。当一个人学会为别人着想的时候，就意味着他已经成熟。

父母对孩子的培养和教育，不要先设定期望值，要注重孩子的学习、成长过程。在这个过程中，孩子学习、成长快乐，身体强壮，心理健康，有知识、有能力、有觉悟、有道德，这些都是将来通往成功的依赖性因素。父母对孩子严格要求，不应当体现在穿着打扮上，应当体现在教他们如何做人、做事，诚实守信，敬老爱幼，刻苦学习，立志成才。父母不要溺爱孩子，要让他们吃些苦，经受些磨炼，有利于他们的成长。在父母眼里，天下没有比孩子的事更重要。父母因孩子不争气打骂他都可以，但不可以遗弃。大人恨孩子"不成钢"，生孩子的气都是假的。爱孩子、疼孩子、关心孩子，希望孩子早日成材才是真的。孩子可以为父母做些牺牲，但不可以牺牲父母在孩子身上的理想和希望。对到了年龄，又不听父母话的孩子，应早点给他娶个媳妇，这样就能管住他，以免学坏。父母为孩子操心没头，不同的年龄有不同的内容。奉献型的父母为孩子耗尽心血。父母为孩子的事办不明白，就白忙乎一辈子了。父母在有能力的时候，应该为子女今后的发展创造条件。孩子在社会上有点成就，就会给父母的心灵带来安慰。人们应为其树碑立传的是父母。你如果不孝顺父母，你的孩子就会跟你学，你老了孩子也不会孝顺你，一辈传一辈。有时潜移默化的影响，会大于直面教育。当父母健在的时候，做子女的要多孝敬他们，不要给以后留下什么遗憾。世上什么事情都可以等待，唯一不能等待的是孝顺，中华民族的传统美德，在任何时候都不应淡化。孝顺父母就是给自己的子女做榜样。孝顺父母不在于形式，而在于质量。不但要从物质上满足，还要从精神上满足父母的需求，尊重父母的意愿，让父母高兴、快乐、满意，是做子女应尽的责任。善待老人，就是善待自己的未来。父母看不上哪个子女，最后要得哪个子女的济。当今社会父母难当。父母和子女的思维方式、行为方式、生活习惯不同，是加深代沟的元素。父母对子女应保持一定距离，经常加深感情。父母和孩子化解矛盾，解决问题的主要方法在于加强相互沟通，而不是依赖于某一方。父母最好是用一个实际行动，让孩子在一生中都忘不掉，这样就便于沟通。父母所做的一切都是为了孩子。父母到子女家住，不如住在自己的家里踏实。父母的最大心愿就是希望子女有出息，又不给子女带来负担。父母和子女发生矛盾，要心平气和地协商解决，双方要多为对方着想，一切矛盾和问题都会迎刃而解。不麻烦老人，就是孝敬老人的一种方式。当一个人把事情做绝以后，别人对他的美好记忆会变成厌恶的根源。让别人活得累的人，其实他自己更累，还要为此付出代价。无论做什么事情，都要坦诚待人，尤其是做生意，更为重要。你若骗人后躲债，连手机不敢开，总不是办法，骗过一时，骗不了长久。骗人就是骗自己，对自己身心无益。人最大的失误是认错了人，被人骗了还蒙在鼓里。凡是被骗的人，都是因为贪便宜和没有社会经验造成的。在别人处于低谷时，你要伸出手帮他渡过难关，他会感谢你一辈子。一个人献爱心，虽然不图回报，但必定能得到回报。

关心别人，快乐自己。做好人，一生会平安，天道酬勤，好人必有好报，只有善待别人，才能善待自己。以善良心对待别人，对待人生，是一个人终生追求的道德目标。但人不能太善良，若太善良容易受到欺骗和伤害。人随着年龄的增长，每长一岁就要有长一岁的知识，明白一岁的道理，长一岁的生活和社会经验，使自己逐步成熟起来，夯实立足于社会的基础。在世界上最能让人感动，打动别人心的是什么东西呢？是时刻为别人着想，善于帮助别人的善良心。一个人有善良心多做好事有利于健康。

经常做好事会提高唾液中免疫蛋白 A 的含量，这是一种抵御感染性疾病的抗体，能降低心脑血管发病率，使人心情愉悦，有益健康。一个人如果认为自己活在世上对别人有益，这是一种良好的道德修养，就会成为鼓舞自己的一种精神力量，在这个范围内所进行的一切活动，对谁都大有裨益。一个国家在遭受重大灾难时，会激发全民族发扬人道主义精神，放大人世间的爱心和温暖，倾全力抗灾救灾，把民族精神和凝聚力推向巅峰。同时，也是对国家应急机制、指挥机制、信息机制、协调机制、救援机制和保障等机制的全方位检验。重大灾害能使一个民族寻找回曾经失去的东西，在心灵上得到洗礼，高度地展现了人性最美的一面，能给民族提供进步的机会。有善良心会给一个人、一个集体、一个民族带来很大益处。

5. 豁达心

豁达心是一种积极开放，用尊重事实的态度看待一切，心胸开阔，表现为气量大度、性格开朗，友善待人，正确对待和处理一切事情的心态。人的所有不幸，是从不会豁达开始的。花并不是因为有人欣赏而开放，而是它将自己的生命推展到顶点。人也应如此，不要因为没人欣赏，而放弃自己的追求和努力。人要想立足于社会，有所成就，就应该有豁达心。一个人的尊严、道德操守、价值取向必须在意，这是做人的基本原则。而有许多事情则不必在意，这就是豁达心。

一个人的豁达心应体现五不在意：①荣辱不在意。人生既是个曲折复杂的过程，又是个平衡的过程，有得必有失，有苦必有甜，有穷必有富，有福必有祸，有升必有沉。要在顺时不沾沾自喜，逆时不妄自菲薄，荣辱不惊，顺其自然；②成败不在意。无论做什么即使是遇到失败，也要冷静，沉着应对，从失败中获取教训，走向成功，"失败是成功之母"；③名利不在意。如果贪心不足，名利会让人成为奴隶，甚至毁掉一生，万万不可过分追求名利；④琐事不在意。要有修养，对各类琐事能拿得起，放得下，不被琐事缠身，不影响决断大事。如果处处纠缠琐事，被琐事缠身则将一事无成；⑤闲言不在意。对那些无原则性的纷争、磨擦、造谣、中伤、纠葛、争辩、离间、指责、漫骂、误解，要冷静、忍耐、谅解，一笑了之，你讲你的，我做我的。每个人都生活在复杂的人际关系中。哪个背后无人说，哪个人前不说人。但不要在乎别人说什么，重要的是要走自己的路。时间是最好的律师，它会还你公道。遇事要冷静，保持一个清醒的头脑能免除事端，减少很多麻烦。人有时过于耿直，失之圆滑，会惹来不少麻烦，要把握好度。凡事不要太认真，太认真了会给自己带来很多的麻烦。因生存因素造成的心理问题将使人终身难忘。面对各种不如意的事情，关键要看你以什么心态去对待它。很多事你把它当成个事就是事，不当成事就不是事。

人不应当只注重自身的优势和优点，而忽视自己的劣势和弱点，因为你的劣势和弱点很有可能会给你带来意外的收获。在工作和生活中，人要面对许多不想面对，而又不得不面对的事情。啥事也别钻牛角尖儿，遇事要大度一些，看得开一些。一旦遇到不公平的问题，不要问"为什么"，要问"为的是什么"，看问题要"以问题为中心"，不要"以我为中心"，这样就不会纠缠不休，自找烦恼，而是会努力想解决问题的办法。人的思维定式有两重性，有时会把人们引入歧途。但变换一个方向，打开另一个视觉，突破一个局限，从另一个角度看问题，就可以不偏离视线。一个人遇到不公平的对待、批评、歪曲、辱骂、打击，不应像对方那样失去理智，头脑要冷静，保持沉默，避免正面冲突，抑制不良情绪生成，总有还你公道的时候。有时候需要立即改变的不是环境，也不是别人，而是自己。一个人只有内心平静了，才能降低对外界的指责、抱怨的几率，增加幸福感知的几率。

其实人生是很简单的事情，只要懂得知足、珍惜、自信、进取、豁达、乐观，就会有精彩的一生。人如果以清高、孤独、个性、傲气酿成性格上的缺陷，那么政治前途的大门就不会为你敞开。人在社会多种复杂的事物面前，有时会脆弱。但脆弱实际上是一种美德，它可以让人从中看到缺陷和不足，积极寻找突破点，在脆弱里滋生坚强，创造成功。一个人在社会上工作、生活，直不起腰来是一种病，弯不下腰，不懂得应对，也是一种病。社会环境与人的心理健康有很密切的关系。一个改革的社会，可以培养出大批心理健康的人，他们可以充分挖掘自己的潜能，激发自己的力量，更好的适应社会。一个人只要敢于承认、面对自己的不足，并努力改正克服，才不会留下人生缺憾。一个思维和行为方式不端的人，往往是自己认为的优点，正是致命的弱点。一个人如果发现了自己的弱点，只要没有被弱点所打败，那这些被改正的弱点，很可能会改变人的一生，成为与别人竞争的优势，创造人生辉煌价值的源泉。人不给别人添麻烦，就是不给自己找麻烦，静心享受生活。对一个人来说，得到和放弃都很难。但该得到的，就要得到，该放弃的，就要放弃，一切在顺其自然中选择。当人们在生活、工作中遇到无法解决的矛盾和问题时，可采取放一放，不了了之的办法，待条件成熟后再去解决就容易了。有些事情不能躲，要坦然面对。前面是座山就要想办法翻过去，是条河就要脱鞋趟过去。坦然面对现实去解决问题，是一种积极有效的办法。一个人心累，累就累在徘徊在坚持和放弃之间的举棋不定。面对无法解决的问题，忍耐是一种良策。能忍要忍，不能忍也要忍，实在忍不了，就不要再忍了，去做应该做的事情。世上有许多事情不可能百分之百都能弄清楚，也没有那个必要。对有些事情还是糊涂一点为好，可少些烦恼。人该糊涂时就要糊涂，不该糊涂时就不要糊涂，要把握好分寸和时机。但糊涂只是一种策略，并不是真糊涂，如果真糊涂那是自己断送自己。人在原则、是非面前糊涂不得，否则会付出惨痛的代价。人要学会在不同环境和场合中转换自己的身份。在生活中、人格上同普通劳动者保持一致，在社会上转换身份，为大众服务，只有这样才能获得更多的成功机会。

《史记·淮阴侯列传》中叙述了韩信所受的"胯下之辱"。敢受其辱，实际上是一种谋略，避让不利，寻求新的生机。一个人受委屈，只有自己在内心深处体会最深刻。有些事情没有必要去钻牛角尖。即使讨到了"说法"，还付出了惨痛的代价，又有什么用呢？生活中，一条路走不通，还有其他路可走，决不能选择自悲自怜方式对待自己。一个知道自己为什么而活的人，是有能力应对生活、工作中的一切问题。人处在困境时，不要把自己想象成全世界最悲惨的人，要摆脱自虐式心理状态，把自己想象成是幸运的人，有助于摆脱困境。人不可能一辈子都受苦，苦吃尽了，甜就来了，命运也就改变了。一个人首先要为自己负责，如果不为自己负责，没有人会为你负责。你不给别人出路，最后就是不给你自己出路，你给别人机会，就等于给你自己机会。世上最好认的是动物，最不好认的是人。要想全面认识和了解一个人，需要长时间的交往和考验。人的情感有时很玄妙，对自己的敌人、对立面会敬重、佩服他，对自己的亲人却仇恨他。以采取报仇的方式解决仇恨是不可取的。化解仇恨要比续结仇恨强。要学会尊重你的对手。一个人在工作和生活中难免有对手，但这并不是坏事。如果把对手看作是眼中钉、肉中刺，不共戴天，恨不得除掉，这种想法和做法对你肯定无益。要辨证理性的思考所遇到的对手，他会让你有生存危机感，激发你的奋进精神和斗志，获得很强的优势，最终获取成功。

一个人最好的老师应该是自己的对手，真正了解你的人就是你的对手，是他们最早发现你的过失，是他们帮助你不断调整策略，改进自己的工作。在与对手的交往中，要向对手学习，从夹缝中求生存之道，同时要密切注意发现对手的弱点，并扩大对手的弱点，对手的弱点就是自己的机会，要创造和等待机会，懂得利用机会，让机会变成价值。世上最可怕的是对手在算计你，而你却全然不知，没有防范。对手有时就是催化剂，他能让你头脑清醒，研究对策，通过相互竞争，发挥潜能，创造佳绩。一个人的优势体现在比对手学得更快、更好，更有创造力，更有魄力，更有勇气，更有绩效。生活中可能会有很多不公平的事情，但只要你有豁达心往前走，就一定能走上阳光大道。一个人要树立远大目标，围绕这个目标来改正和完善自己。一个人如果能像发现别人缺点那样，来发现自己的缺点，并及时改正，那么你的人生将是辉煌的。在工作、生活中没有一个人天生就是天才，也没有一个人永远是真正的强者。生活中的失意随处可见，但如果你以一种临危不惧，坦然的心态面对，就会发现新的生活、机遇和希望已经开始。一个人如果刻意在心中隐藏什么，就一定会有说不出的内心苦衷，别人不宜多问。每个人都不可避免的会遇到一些烦恼，迫切渴望得到别人的理解、支持、帮助和成全。成全别人就是成全自己，会使人与人之间多些宽容、理解、温暖和友谊。

看一个人不能光看他的表面，要看他的内心和品质。人在与别人交往中，要善于从对方的表情、举止中去发现对方的目的是什么，想些什么，要做什么，然后采取积极的对策。如果能站在别人的立场上考虑和处理问题，那一切问题都好办了；如果碰到不讲理的人，就应该用不讲理的办法对付他，让他心服口服，就能解决好存在的问题。一个人如果对别人采取了"零度容忍"的态度，就会导致人际关系紧张，产生对自己不利的麻烦。无论做啥事都要有耐性。急性子不但办不成事，还可能坏事。只有被人瞧不起的人，没有被人瞧不起的工作。瞧不起别人的人，也会被别人瞧不起。工作没有贵贱之分，小事业也能干成大事业。在平凡的岗位上也有可能做出不平凡的事情。在生活、工作中，看似复杂的问题，但它却由简单要素构成的。只要透过事物的表面现象，抓住本质，就能找到解决问题的方法，牢牢掌握主动权。世上有许多看似简单的事情，却蕴含着深刻的道理。人面对简单的事情，去运用那些复杂的智慧，实际上是在为前进的道路上设置障碍。人在受客观因素制约时，即使有天大的伤心事，也只能搁在心里。人为了实现自己的目的，有时需要忍辱负重，有时需要不择手段，舍此没有别的办法。人生之路是个过程，并不是每件事都能如愿。无论如何还是要按人生轨迹走下去。虚度人生是一种犯罪。要扎扎实实地干事，有益于社会，有益于自己，使人生充实、光彩。

一个人在同学、朋友聚会时，不如别人要坦然面对，不要产生极度的失落和恐慌，预防攀比恐慌症，理智的面对与别人的差距，眼光向下，与不如自己的人比，自己安慰自己，加强修养，保持一个良好的心态。人生是不会公平的，我们能做到的只能是平静地接受，在不公平中力争公平。一个人在社会上闯荡，与别人交往过程中，可以没有气质，但不能没有气节。一个没有气节的人，谁都会瞧不起你，也无法在社会上立足。在激烈的社会竞争中，男人要有破釜沉舟的气概，这是挽救危局，打开局面之举。人要学会吃两样东西，一是吃苦，吃苦就是造甜；二是吃亏，吃亏就是福。想成大事的人，重要一条是要先磨练意志，厉练耐力、血性、性格、谋略，为迎战各种艰难险阻做准备。意志不坚强，想干成事很困难。一个人一事无成，不能怪别人，只能怪自己，要总结经验和教训，从中学习，完善提高自己。

人的一生会有很多教训，应当把教训当成财富来充实和丰富自己。要想在社会上立足，必须靠拼搏做出业绩，然后再去感受自尊。只知刚的人，最终会被折断；只知柔的人，必然会成为懦夫；只有审时度势，刚柔相济，才能成为成功者。人有个性是好的，但首先要有职业的风格，其次是个人的风格，这才是完美的风格。一个人的阅历丰富，经验也会丰富，这些是有助于成功的条件。大丈夫要学会低头，忍辱负重，能屈能伸，刚柔相济，审时度势，善渡难关，寻求出路，以展宏图。要弯下腰做些实事，做人和做事道理一样，无论是工作、生活、事业和爱情，只有能屈能伸，经得起磨难、悲欢，拿得起，放得下，才算是至善完美，人生的最高境界。人在世上所遇到的事情都是有荣有辱，只不过是先后而已。荣时不可忘乎所以，辱时不可垂头丧气。一个人如果总为自己骄傲的一面而骄傲，其结果会是思想僵化，固步自封，没有什么发展。要修养成被尊敬的人格，需要经过很长时间的被信任，但要破坏人格只需要做一件事情就足够了。在复杂的人际关系中顺势而行，问心无愧是良策。人不要预见朦胧的未来，要看清和把握好鲜活的现在。

一个人如果把自己的命运单纯地寄托在虚幻上，其结果要被残酷的现实所碾碎。一个重感情的人，不宜涉入政界或商界，否则会必输无疑。那些在职场、商场中没有远见，缺乏谋略只看眼前的人，往往会成为权力和对手的受害者。在官场、商场中面对特殊对象的特殊意图和策略，采取针对性对策，对症下药是明智的选择。官场和商场是一个容易改变人的地方，学好容易，学坏也容易。涉入官场和商场的人，要有良好的心理素质，随时应对来自各方面的意外因素。在政治舞台上、官场上，没有永远不倒的靠山。一个人将成功的希望寄托在一个人身上会有风险。聪明的人不应该把鸡蛋放在一个菜蓝子里。人不讲感情，就办不成大事。但政治家讲感情只是一种策略。

政治家所决定的一切，其出发点和落脚点都是为政治服务。在政治领域内没有永远的朋友，也没有永远的敌人。朋友和敌人可以相互转化，但这种转化是以政治利益为前提的。政治家的智慧和经国济世之才，来源于民族传统文化和古代名家的精华，来源于广博的知识，来源于勇气、魄力和人格魅力，来源于审时度势，融会贯通，透彻分析形势，提出整体战略和策略，来源于驾驭全局的能力。在世上把权谋当做必需的人，一生都不会有真正的快乐和幸福。历史是无情的，但历史是公正的，它会公正地评判每一位政治家。一个极为复杂，形象多面的政治家，必然会受到后人的关注，做出贬褒不一的评价。一个只讲目的，不讲良心的政治家，后人会给他做出与他所作所为相同的结论。永远受后人缅怀的政治家，是最成功的政治家。一个时代的英雄人物，其思维方式必然要体现那个时代的特点。一个人之所以成为英雄，是因为有他对立面的失败作为衬托。有些事情不会随着时间的改变而改变，它将永远留在人们的记忆中。人要定期清扫自己的心灵。在人生道路上会积累两部分东西：一是知识、名誉、地位、金钱、亲情、友情、健康等；二是烦恼、挫折、失败、教训、苦闷、压力等。对有用的东西要储存起来，没用的东西要舍弃，腾出更多的位置，使自己活得更轻松、快乐、健康，不断地超越自己。人不要强迫别人做不愿意做的事情。人要学会训练自己，提高自己，夯实生存的基础。

一个人只要用良心做事情，就没有做不好的事情。在做事的过程中，要使自己的人格和修养得到升华，才能成为至善至美的人。一个人只有心灵美好，才能产生美好的语言和行动，才会有善良之举，受到别人的信任和尊重。关心一个人不应一见面就教育、批评，应当帮助他解决需要解决的问题。人在与别人交往中要善于让步，从让步中赢得别人的尊重和支持，赢得良好的人际关系，赢得有利于自己发展的空间。做人有两个必须坚持的原则：在社会上必须要维护自己的尊严，才能得到别人的尊重；在家里和自己的亲人相处时必须学会忍让。在家里与亲人和睦相处，永远幸福。这两条原则能让人在事业上成功。人不必为自己的平庸或生理缺陷感到自悲，只要用心去发现和寻找，就能从中找到对自己有价值的东西。展示这些东西，就可以弥补自己的某些缺陷和不足，抓住成功的机会。人在注意改正自己的缺点时，千万不要忽略自己的优点，否则难有作为。一种值得推崇的高明的人生策略，是善于看轻自己，它是豁达的胸怀和冷静思考的产物。善于看轻自己，不会自高自大，自命不凡，目空一切，看不起别人；为人谦和，会得到社会更广泛的承认，人们的信任、尊重；有明确的奋斗目标，积极努力，开拓进取。这是一种正确的人生态度，是一种良好的心境，只有看轻自己，才能在工作、事业和生活中更好地发挥作用。一个懂得看轻自己的人，所获得的东西，要比相反的人多。世界上最难办的有两件事，一是改造别人，二是改变自己。人要善于反省自己，总结经验教训，会使自己更加成熟，走得更远、更成功。大公无私是圣人，有公有私是常人，先公后私是凡人，损公肥私是小人。人在努力奋斗的过程中，最难克服战胜的就是自己。克服和战胜自己，是为了扫清前进道路上的一切障碍，获得更大的成功。尽管时代在变，社会在进步发展，但人类所具有的理想、信念、勇气、诚信、友爱、乐观、进取的价值观念永远不会改变。人要有涵养，有容人的广阔胸怀，性格坚强，眼光远大，豁达大度，与人为善，这是建立良好人际关系的重要条件。一个社会如果所追求的比金钱更高的东西，那么这个社会的文明程度就会大大提高。

要懂得珍惜生命，珍惜生活，珍惜得到的一切，不要等到失去或即将失去的时候，才知道它们的珍贵。以豁达的心态面对人生、工作、生活和人际关系，就能远离许多烦恼，让人每一天的生活都充满阳光和快乐。

6. 乐观心

乐观是一种积极向上的心理，它可以激发人的活力和潜能，战胜挫折和困难，是人们追求高质量生活的最高目标，对身体大有益处。发自内心的乐观，能促使体内各生理功能正常运转，刺激腺体分泌激素，促进血液循环，增加抗体和干扰素，增强免疫功能，预防各种疾病，调节神经功能，减轻压力，缓解疲劳，振奋精神，使身体处于最佳状态。乐观是一种源于自己精神内部、发自内心的情感而产生愉悦的内心感受，是以积极的处事态度，以宽容、豁达、愉悦的心情去看待和处理问题。乐观心是一种在悲伤、烦恼、痛苦、困难面前积极向上的性格和心境，标志着人的身心活动协调，是鼓舞人焕发斗志，激发人的潜能和活力，克服一切矛盾和困难的动力。乐观是人体的免疫调节剂，它给人们带来的益处不能低估。

乐观隐匿在工作和生活中的每一件小事中，只要用心投入做事，它就会光顾你，让你充分地享受它给你带来的内心愉悦。乐观只有在心中内化，使体内环境稳定，才会激发一种积极进取的精神。乐观只是一种内心感觉，不能与贫富、地位相联系。乐观的关键在于选择恰当的思维方式。这种思维方式就是这条路走不通，就走另一条路，是一种与众不同的新思路。有了这种灵活的思维，人就可以开阔视野，站在全方位角度上看问题和处理问题，就会掌握生活、工作上的主动权。思维方式的转变能给人带来乐观。一个成功者的秘诀在于：当他面临挫折、苦难、不幸、悲伤、烦恼时，决不自悲、自怨、自责，而是善于转移心境，以乐观、豁达、宽容、幽默的态度承担一切，寻求新的解决办法。面对一些不如意的事情，偶尔糊涂一下，这也是寻求快乐的一种方法。人要想生活的快乐一些，就要学会忘掉一些事情。有乐观心态的人，往往超越人的生存状态，极力寻求人生的最大快乐。一个人要善于用快乐的心理，对待快乐，享受快乐。

真正的乐观源于内心，它不能用金钱、地位、荣誉来衡量。人的一生所追求的就是两个字"幸福"。幸福就是人在现有物质和精神生活基础上，所感悟和享受到的东西。乐观是幸福的组成部分。只要心中有快乐、有阳光，任何时候都是早晨。人有享不了的福，没有遭不了的罪。一个人多些丰富的经历和痛苦的磨难，并不是件坏事，它可以使人更快地成熟起来。心胸宽阔、坦诚的人大有希望。一个人在苦难的时候，在遇到挫折的时候，在很难迈过门槛的时候，唯一能帮助自己的就是一种乐观向上的心态。有些人的痛苦和伤感，大多是由内心空虚所造成的，如果排除内心空虚，有着美好的追求，快乐就会伴随你。

一个乐观的人，当他遇到不幸、逆境和苦难时，能以一种开阔的胸怀、幽默的态度面对一切问题。挫折和磨难，虽然造成精神上的痛苦，但只要你选择了乐观和坚强，挖掘自身的潜力，它必将会变成一种动力和营养，让生命开出光彩夺目的花朵。乐观的心态是化解一切问题的催化剂，能帮助你解开所有的难题。一个有作为的人，在于他遇到烦心事时，能把烦心事倾诉出来，转移到其他事情上。一个人在有责任感的时候，一种痛苦也就产生了，这种痛苦就是为如何履行好责任而引起的。无论在什么情况下，都要保持乐观，掌握好心理波动规律的互换性，善于调节好情绪，学会自我珍重，不为琐事而情绪波动。茅草屋里的笑声，要比宫殿里的哭声强。一个人不管咋活都是一辈子，但要活得不憋屈，活得乐观，活得质量高，就是精彩、完美的一生。在现实生活中，真正的快乐与地位没有必然的联系，那些拼命为追逐名利而忙碌的人，即使有了名利、地位，也很难得到真正的快乐。人要善于用乐观的心态保养自己。快乐是一件很容易做的事情，用不着投资，每个人都有权利让自己快乐，每个人也都能让自己快乐起来。每个人在富贵中有快乐，贫穷中也有快乐；在顺境中有快乐，逆境中也有快乐，在物质生活中有快乐，精神生活中也有快乐。但快乐要靠每个人去寻找，在于开发，在于加工，在于强化，在于用心享受。快乐来自良好的人际关系，来自内心的和谐，来自心理上的健康。能给别人快乐的人，自己是最快乐的。一个人如果以乐观、幽默的态度去看待世界，看待周围的人和事，一切都是美好的，会给他带来高质量的生活。如果以乐观的心态办事情，就会取得明显的效果。乐观者所想到的事情，都是可能办到的事情，而悲观者所想的事情，往往是不可能办到的事情。真正的快乐是从痛苦中寻找，乐观是健康的保护伞，乐观是超级的保健品。要把乐观建筑在心境上，笑对人生，延年益寿。

7. 淡泊心

淡泊心就是不追求名利，面对名利寡欲自律，是人的一种崇高的境界和心态，是高层次的人生追求，也是古今中外许多仁人志士所追求的目标。一个人有淡泊心，就会对世事变迁，各种人际关系泰然处之，一切在平和之中，保持心境愉快，使体内和各生理系统功能处于平衡协调状态，能消除一切有损身心健康的不利因素，是健康长寿的基础性条件，也是维护心理健康的一种有效方法。

人生在世谁也离不开名利。利是维持生存的物质基础；名是维持生命的精神基础。人无利不行，无名不立。利以实为本，但不能偏离正道和根本，去过分追求名利。如果整天追求名利，使精神、心理压力不堪重负，会活得很累。人的一切烦恼和痛苦都是源于严重的名利思想。人一旦淡薄了名利，就会达到"事到知足心常惬，人自无求品自高"的境界。在实际工作和生活中，面对各种物质利益的诱惑，知道自己需要什么是本能，知道自己不需要什么是幸福。人生虽精彩，走路需谨慎。一个人如果把名利看得太重，那么精神就会陷入痛苦的状态。做到淡泊名利并非易事，只有清醒、冷静、理智地应对名利、物欲的挑战、进攻、引诱，控制自己，把握住自己，才能经得起考验，不做名利、物欲的俘虏，才能成为一个道德高尚，一个有益于社会的人。

世上没有人一生都没有醉过，但醉的形式不同，有人醉在酒上，有人醉在钱财上，有人醉在事业上，有人醉在感情上。而醉一次就应明白许多事情，需要头脑清醒，因为时代不允许烂醉如泥而不能自拔。人如果把握不住自己，往往是好什么，就栽在什么上。路是自己走的，别人只能给你指点方向，走错了路不能怪别人，只能怪自己。进入多事之秋的人，更要把握好自己，不能让来自社会上的污泥浊水熏染自己，不要干糊涂事，自保平安。人在一生中，不可能保证一点错误不犯，但有些错误犯不起。人不要犯自己都不能原谅的错误。有些人吃亏就吃在名利思想严重上。凡是对名利太计较的人，结果大多数都是不幸的。人生最大的需求就是被需求。只有在无私奉献中才能体现人生的社会价值。一个人应当把自己的命运与国家、民族的命运相连，他活得才会光彩夺目。清代张之洞说："无求便是安心法。"有了淡泊的心态，就不会不择手段地追求名利、地位、财富，在世俗中不随波逐流，不大喜大悲，不牢骚满腹，不与别人攀比、嫉妒，不竞不争，以顺其自然，恬淡寡欲，清静无为，宁静致远，急流勇退，学会放弃，去寻找成功的最佳契机，自己的人生会有一个新的转折起点。对有些事情，有时就要争一争，有时不争才是争，有时就要忍一忍，有时就要让一让，有时就要示强，有时就要示弱，有时就要退一退。既有原则性，又有灵活性地处理一切事情，能减少不少烦恼。人不可能总能得到你所想要的东西。只有经得起诱惑和考验才能干一番大事业。为眼前蝇头小利而不顾一切的人，注定不会做成什么大事。好人不一定是好官，但好官必定是好人。做官与做人不同。做人要讲诚信、仁义、道德、操守；做官要讲为政一方，报效国家，造福百姓，为民效劳。所有的人都想做好人，但不一定都能做成好人。只要想做就一定能做成好人。当一个人认识到自己在社会上是渺小时，这个人才是真正的伟大了。一个人最大的伟大就是平淡，快乐自己，幸福别人。一个真正的大人物，是身在高位能懂得如何去做平常的人，并和平常人打成一片。

淡泊名利，少些欲望，对自己肯定有益处。在名利面前人只有学会了控制欲望，也能得到更多的东西。世上没有只占便宜不吃亏的事情。如果为了名利而处心积虑、弄权设计、投机钻营，往往会诱发疾病，丧志损寿，人的一生会有各种各样的需求，每一种需求都有动机。人是用自己的愿望来决定每一个需求。但欲望要有度，人生的许多欲望、负担和烦恼，大都来自难以实现的欲望。如果在各方面不学会节制，那么很快就会反过来伤害自己。人如果搞"下不为例"，就是新的贪心开始，而且无止境，直至出格、犯事。一个人的心理不平衡、患得患失、私心膨胀的心态，是造成走错人生路的导火索。一个聪明的人，往往栽在聪明上。有些人对钱财的欲望无止境，这是人的劣根性导致的表现。但钱多了会拖垮人的心灵。拥有金钱并非拥有一切，拥有快乐和幸福才算拥有一切。一个人的幸福并不是因为他拥有的多，而是因为他要求的少，能把握住欲望的度。生活原本没有痛苦，只是人们计较得失才产生了痛苦。一个人千万不要以伤害别人的方式争夺名利。少一份欲望就会多一份快乐。人要守住心中的一片净土，千万不要被来自各方面的诱惑所玷污。钱具有两重性，能帮人，也能害人。人没有钱不行，但钱多了是祸害。人不能把钱带入坟墓，但钱能把人带入坟墓，人不应忽视钱的反作用。老子说："祸莫大于不足，咎莫大于欲得"。不知满足，又用不正当手段攫取财物，必然招来祸端。竭力攫取不义之财的人，最终可能在限制人生自由的地方呆一阵子或一辈子。只有"知足不辱，知止不殆，可以长久"，面对名利学会放弃，会更有价值和收获。对有些办不到的事情，对权势、名利、金钱这些让人累的世俗东西，要学会放弃。多余的财富会拖垮人。人要想健康、快乐、高质量的生活，就要善于放弃这些让人付出代价的多余的东西。放弃是一种境界，当身陷逆境，处在疲惫不堪、力不从心时就要放弃，寻求新机会，会走得更远。人们面对名利，不是选择做什么难，而是选择不做什么更难。生命里填塞的名利的越少，就越能发挥生命的潜能，就越能提高生命质量。人要学会在人生各个阶段，放弃一些东西，为心理减负，寻求高质量地生活。一个淡泊宁静，知足常乐，保持平和，不满足自己的智慧和已获得的成就，在事业上必然能获得辉煌的成就。一个人的价值要看他对社会，对老百姓贡献什么，而不是看他拥有多少财富。要凭真本事和实实在在的工作，赢得荣誉。一个人如果被荣誉冲昏了头脑，不思进取，那他就是一个没有出息和没有前途的人。精神上的快乐，丝毫不比拥有财富的快乐少。

"以淡美志"是最高境界的最佳养生保健方法，值得推崇。人光热爱生活，追求幸福是远远不够的，还要学会生活的睿智。生活的睿智就在于你身边，无论发生什么事情，都要冷静面对，都应该明白自己最珍惜的是什么，最需要的是什么，不需要什么，就能抓住生命里最重要的东西去享受它，而不会因为一些鸡毛蒜皮锁事，而自找苦恼。学会生活的睿智，实际上是一种崇高的思想境界，对身体健康十分有益。人要善于经营自己，给自己留一条退路，而不是为了退缩，是为了更好地前进。在人生旅途中，只有生活平淡如水，清心寡欲，与事无争的人，才能成为生命的主人，平安快乐享受一生。那些与世无争、淡泊名利的人，实际上是最快乐、最幸福的人。人的最大收获，就是淡泊名利，恬淡寡欲，减少麻烦，自保平安，心情愉悦，情绪乐观，笑看人生，延年益寿。

8. 知足心

知足心是从各种事物中获得心理满足，并享受这种满足所带来乐趣的心理，是别人不能与你分享的一种幸福。一个人如果知道满足，往往容易感受到无限的快乐和幸福。幸福是对生命意义做出正确体味，只有追求生命，热爱生命，才能体味幸福的存在，它是一种自我感受和内心满足。幸福是一件最简单的事情，就是自己想做，并能做成的事情，使人感到生活在幸福中。幸福并不产生于财富的多少上，而是产生于内心满足的心理上。

一个人只有经历过坎坷和忧患，才能懂得幸福的价值。而在现实生活中并不缺少幸福，只是缺少人对幸福的感悟和真实的享受。每个人对幸福的理解不同，对同一种事物，在不同的时间，不同的地点，不同的环境，会有完全不同的感受。只有用心去品味、感受幸福，才能真正得到和享受幸福。人每个年龄段都有各自的风景线，为了不断地感悟和享受幸福，首先要满足于现状，学会知足。人有知足心，就不会对现在的日子抱怨。有不知足心，就会努力创造更美好的明天。

相对于知足的是不知足，不知足是不满足于现状。它有积极的一面，能鼓励人们靠奋斗、创业改变现状，是人类前进和改造世界的动力；消极的一面是：非分索利益会陷入危险境地。知足与不知足是一对矛盾。要正确处理好这一矛盾，关键是要把握好"度"。要从知足中汲取无穷乐趣，积极一面的不知足努力进取，但要量力而行，适可而止，不可能在有限的生命和有限的能力中实现无限的愿望；而消极一面的不知足是贪无止境，必须力戒，防止贪心膨胀毁掉一生。每个人都要把握好欲望的度。有些东西可以得到，也能够得到，有些东西不应该得到，也不能利用不正当手段去得到。世上有些事情是该做，而不能做；有些事情是能做，而不该做。每个人都要懂得什么事该做，什么事不能做，把握好度，防止走偏。人不要在后悔和眼泪中才明白这些道理。每个人要把握好时代的脉搏，根据自己的人生轨迹去把握好这个"度"。有目标追求的人，不会因为一些私利，而影响实现自己的目标。一个人当物质生活达到最高水平时，所缺乏的是一种饥饿感。当一个人的钱财达到一定程度时，钱财也就没有什么价值了。下一步该做些什么，会更有价值，更有意义，是摆在他面前要解决的首要问题。其实，人有很多压力是产生于不知足中，来自现代社会中求生存、求发展的心理压力：一方面要把工作干好，取得事业的成功；一方面要应对单位同事之间的竞争；一方面要伺候老人，养育孩子；一方面要想尽办法挣钱、买房、买车，提高物质生活水平。面对这些现实生活的压力，每个人都要学会放慢生活节奏，学会调节，学会知足，不可强求，适时降压，防止把自己压垮。面对各种压力，如果不会调解和降压，那他的生活质量就不会高。人应当先苦后甜，不应当先甜后苦。

要想知足，在社会上需要给自己有一个心理定位，作为指导方向。给自己定高了不行，定高了净办些可望不可即的事情，会活得很累；定低了也不行，定得太低，会有自卑感，没有斗志，没有干劲，没有自信心，干不了什么事。目标要切合实际，成为指导行动的方向，一切在知足中求获得。一个人没有被提干或评上职称，要认真查找原因，对应性改进。如果是人际关系原因，就要优化人际关系；如果是自身原因，就要从自身做起，有针对性改进不足，争取下次成功。最没出息的人是一蹶不振，甚至以自悲自怜方式对待自己。证券也是市场，有它特有的规律性，必然会起伏涨跌。炒股是一种公关活动，要学会适应社会，头脑冷静，排除贯性思维，认真观察，衡量局势，讲究策略，平衡心理，抑制从众心理和盲目跟风，趋利避害，降低风险，应付意外，理性投资。投资者要遵循市场规律，有一个良好的心态，不可过于偏重赌博性投机，不可希冀一夜暴富，要依据自己的经济状况量力而行。要研究股市辩证法，把握好资讯，优化投资环境，积极应对股市震荡。要看准行情，见利就走，见好就收，适可而止，不可贪心，学会知足，进可攻，退可守。在股市上挣钱容易，赔钱也容易。对于股市赔本，唯一能减轻的损失，就是不把自己的健康和家庭和睦赔进去。贪富就是贪穷。要正确地掌握和运用股市规律，在股市当股票达到高峰值时，你要慎重，保持清醒头脑，不可盲目购买，当股票达到低谷时，你应大胆购买。心理素质差、性格有缺陷的人，工作或生活上遇到重大挫折、遭受打击的人，孤独缺乏亲朋好友支持的人，不宜涉入股市。

一个人喜欢做挑战性的事情，往往会取得让人羡慕的成功。让100个人知道你，不如让10个人喜欢你。自己所喜欢的东西，才是时尚和有价值的东西。在工作、生活中要有知足心，知足常乐，随遇而安，有益健康。人不可能拥有一切，也不可能丧失一切，但要珍惜得到的一切。珍惜现在才能享受快乐，高质量的生活。看一个人的思想道德品质如何，不仅能从他所接受什么反映出来，还可以从他所拒绝什么反映出来。一个人太多的遗憾、失意、不满足，是由于不能实现自己的追求、目标所造成的。拼命需求满足的是一种病态的欲望，这种欲望是无底洞，不但永远无法满足，还会给人带来痛苦，甚至绝望。人生如船，生命之船不能超载，不能载太多的虚荣和物欲。要想使船不会中途沉没，扬帆远航，就应果断放下虚荣和物欲，轻载航行，只要所需要的东西。一个人如果"用我强大就不受侵犯"的幻想来保护自己，最终幻想要破灭，受伤害的是自己。不管别人怎样富有和快乐，只要适合自己的，才是最好的。

人生是条单行道，没有人会事事如意，即使是失去了一些东西，肯定还会得到一些东西，最重要的是要珍惜和把握好现在。一个人希望掌握永恒，就必须学会控制现在。人可以开各种玩笑，但不能拿政治生命开玩笑。政治生命要靠知足心来维护。命运对每个人都是公平的，你能得到一些东西，就会失去一些东西。人不可能什么都有，也不可能什么都没有，但要珍惜得到的东西。人要学会自己爱自己，不要铸就缺憾的人生，要铸就圆满人生。知足、心理踏实是幸福的一部分。知足是对己、对人、对社会的一种宽容，因而能得到一个宽松良好的生存环境，对健康是有益的。人在追求和实现社会价值的时候，同时也要追求安全感，一生平安就是幸福。

（四）心理健康要做到"八忘掉"

保持心理健康，其次要做到忘掉懒惰、忘掉失败、忘掉名利、忘掉怨恨、忘掉职务、忘掉年龄、忘掉疾病等"八忘掉"。对促进平衡心理，稳定情绪，克服不利于健康的因素，促进心理和身体健康有益。

1. 忘掉懒惰

懒惰是一种受惰性思维支配，意志消沉，不愿动脑、动手，不愿活动，不求上进的一种消极表现。懒惰会使人的生理系统、神经系统处于松弛不动的状态，导致应激性能差，降低适应外界环境能力，易诱发各类疾病，是不利于身心健康的行为方式。有些人离退休后过着自由松散的日子，把自己关在家里，吃了睡，睡了吃，放弃体育锻炼和体力劳动，生活单调，思想苦闷，处于懒惰状态。这种心理状态对健康和延缓衰老是很不利的。由于懒惰，缺乏运动和活动，导致心脏搏血量小，无法满足机体各器官对营养、氧气和血液的需要，体内代谢不能正常进行，从而加速衰老。思想空虚和懒惰的直通车是缩短寿命。如果一个人饱食终日，思想空虚，会产生一种失落感、老朽感和"灰色心理"，致使思维迟钝，机体各器官的生理功能紊乱，身体素质下降。如果整日懒惰，四肢不动，身体得不到锻炼、活动，会导致血流不畅，肌肉逐渐萎缩，内脏器官也会加速衰老，易患心理疾病；如果不善交往，不接触社会，不接触人群，封闭自己，会使自己成为孤家寡人，这些都是不利于健康的因素。因此，老年人离退休后要及时调适自己，不能产生懒惰心理，要从几方面同时做起，适当进行锻炼，干一些力所能及的劳动；关心时事政治，坚持学习，使自己思想观念不僵化，跟上时代的步伐；善于与亲朋好友进行交往沟通，交流感情，互相帮助，增进友谊，这对增强体质，延缓衰老，促进健康具有积极的作用。

2. 忘掉失败

要想忘掉失败、困难、挫折，要运用"利导思维"思考和处理问题。人的思维有两种，一种是利导思维，一种是弊导思危。利导思维就是面对不利于自己的事情时，把思考导向对自己有利的方面，从积极有利的方面去想、去做；弊导思维就是面对任何事情都从坏的、不利的方面着想。两种不同的思维方式会产生两种不同的结果。因为，世上任何事情都有两重性，如好事中有坏的成分，坏事中有好的因素。困难、挫折、失败是人们前进道路上的绊脚石，但换个角度看问题，它们又是前进路上的垫脚石，是激励斗志，启发智慧，扭转逆境的催化剂。我们在思考、观察和处理问题时，需要把思考导向对自己有利的方面，从不利的事情中，寻找有利的因素，增强克服困难、失败的决心，鼓舞战胜困难、失败的斗志，有益于自身健康。

失败是人在通往目标过程中的愿望、想法没有实现，所付出的一切努力付之东流。现代社会是个竞争十分激烈的社会，在这个广阔的社会大舞台上，每个人既有成功的可能，也暗含失败的几率。无论办什么事情，很顺利未必都是好事，人生有坎坷、挫折，一切事物都是对称式地发展，有胜必有败，有穷必有富，有顺必有逆，有苦必有甜。人要掌握事物对称式的发展规律，坦然应对一切事情。一个人难免有失败、落魄的时候，但面对这些，只要有希望就不要放弃，努力寻找新的机遇，就不会再有失败。一个有智慧、聪明的人，不会为失败而悲伤，他会很快想出挽救失败的办法。应感谢失败给人们带来的经验和动力，是它为成功铺垫了基石。人遭遇挫折和失败是一个偶然的事件。要把挫折和失败作为积蓄力量，以利再战的过程。要想少有挫折和失败，要尽量缩小目标，把精力和力量集中在一个目标上，可减少遭遇挫折和失败的几率，提高成功率。做事可以失败，但做人不能失败，如果做人失败了就无法挽回。世事无常，人在遇到突然来临的不幸事情时，唯一能选择的是坚强，在坚强中自救。一个人处在困境甚至是绝望的时候，应该多想想自己这辈子那些值得高兴的事情，会给你带来新的希望和勇气。人的勇气是在绝境中产生的，当遇到困境时要用勇气去克服和摆脱。一个人在遇到挫折、失败、艰难困苦、没有退路的时候，也正是潜力发挥最大，开启新希望、新机遇来临的时候。暂时性的失败和挫折，对那些要成大事的人具有积极的意义。它会激励人的斗志，积极应对，从头再来，获得成功。人生最大的破产是在失败面前绝望。如果遇到失败，放弃了，就是彻底的失败，那是对自己不负责的表现。一个人年青时多经历几次失败，不能说都是坏事，它可以通过努力为以后成功积累经验。一但获得了成功，就会十分珍惜所获得的一切。

一个人如果所做的一切事情都非常顺利未必是好事。需要有些困难、失败，因为困难、失败能给人提供进取精神，去追求新的目标，获得更大的成功。从某种意义上说，失败和挫折是一种财富。从失败中获得的经验教训，是宝贵的东西，将为取得新的成功奠定基础。即使遇到失败，也要冷静，从容面对，反躬自省，忘掉失败，树立信心，分析失败的原因，不要责怪和迁怒别人，坚信"山穷水尽疑无路，柳暗花明又一村"，以顽强的意志，趋利化弊，排除万难，扭转局面，战胜失败，夺取胜利。要想做到这些必须要有一点自己的精神和追求，这是战胜失败，夺取胜利的动力。一个人只要精神不垮，就没有什么能垮台，就有战胜挫折和失败的希望。一个人最宝贵的东西就是有良好的精神状态，它可以帮助你克服一切艰难困苦，永往直前。人在遭受挫折、失败和失意时，应该锻炼自己的毅力和忍耐力，寻求新的机会，以图东山再起。所有成功和失败的因素，都存在人的内心里，没有先天的成功和失败者，关键是用什么样的心态去应对成功和失败。

在许多情况下，能否战胜失败取决于人对失败的适应程度、承受力和抗衡力量。如果遇到了困难和失败，从精神上垮台，那就失去了战胜困难和失败的动力。人无论遇到什么困难和失败，都不要被吓倒，更不要自暴自弃，要想办法去克服，办法总比困难多。老天爷总会给你一个新的转折机会，老天爷要比人宽厚。有些东西你想要而没有得到，其实是老天爷在考验你，你只要以锲而不舍的精神，再坚持努力就会实现。人最可贵的精神是失败了再干，直到胜利。执着、刚强、意志力对一个想战胜失败，改变命运的人来说是至关重要的。一种新的成功、胜利往往是在失败和绝境中产生的。只有从挫折中奋起的人，才能干成大事。无论做什么事情，付出的努力有多大，收获就会有多大。人最大的敌人就是自己，能战胜别人的人证明你有力量，而战胜自己的人才算是坚强。改变世界很难，但改变自己很容易。人的一生实际上是一个永无止境的追求过程。旧的问题解决了，新的问题又来了，一个困难克服了，另一个困难又来了。人生的过程就是不断解决问题，克服困难的过程。人不应当把注意力放在昨天的困难上，应当把注意力放在解决未来的困难上。世上没有一个人能始终在顺境中度过一生。一个正在受苦的人，要摆脱苦难，积极战胜苦难。其实苦难是一笔人生财富，是它告诉你怎么从苦难中走出来。你战胜了苦难，苦难就是你人生的财富，苦难战胜了你，它

第七篇　心理平衡

就是你人生的屈辱。人在世上没有白吃的苦，吃苦实际上就是为自己未来的成功奠定基础。即使遇到一些困难、挫折和失误，应当把它看成是人生中必修的一课。没有这一课，即使取得了成功也不能算是完美的。踏踏实实，认认真真做到了，再往下一个目标前进。聪明人会从失败中吸取教训，得到经验。愚蠢的人只会再犯同样的错误，而得不到任何经验和收获。挫折、失败对一个有智慧的人，是一块垫脚石，对有才华能干的人，是一笔财富，对于碌碌无为的人，是一个绝境。一个人如果能够超越自我，不在乎一时的得失与成败，所做出的安排即是最好的安排，勇敢而乐观的面对一切，是有益的养生之道。

3. 忘掉名利

一个人奋斗所获得的名、利既是物质财富，又是精神财富，但这都是身外之物。如果不能正确对待它，它就将是腐蚀剂，会腐蚀掉你的身心健康。一个人被名利所困扰的时候，是活得很累、很疲惫的时候，也是影响身心健康的时候。有些人在名利上处心积虑，斤斤计较，结果争到了名利，却损坏了身体，其实很不划算。当官的人，一定要正确面对权力或由权力延伸出来的各种诱惑。人活在世上，不能把名利看得过重。特别是身居官位之人，如果为追求名利而弄权设计，一念之差必会造成悔恨终身。心理异常是导致行为异常的重要诱因。一个心术不正的领导干部，口头上所反对的，正是他心里想要得到的。那些主观为自己，客观为别人的领导干部，所付出的代价要比相反的人大。一个人拼命想要得到的，都不是最需要的。放纵欲望就等于毁灭自我。如果越格攫取不义之财，必然愿望是开始，付出惨痛的代价是结局。如果把当官当成谋生的手段，其结果是露多大脸，现多大眼。信奉有钱能使鬼推磨的人，必将成为推磨的鬼。凡事都有自己的轨道，越格、出轨就意味着失败、垮台，甚至是灭亡。一个在长期权力较大的单位工作的人，往往是靠不住的，经不起考验，靠得住的是规章制度，是有效的监督。搞腐败、贪婪的人，最根本的一条是因为在追求上出了问题。一个人在犯罪或准备犯罪的时候，往往想到的是犯罪的有利后果，而很少或者没想到犯罪的不利后果，最终自己导演了悲剧的发生。选择了疯狂，就是选择了垮台、灭亡。人触犯了法律，犯了罪，就要负法律责任，好好改造自己，重新做人。付出腐败成本最大的是个人，自毁一切。贪官一般有三步曲：有一个苦难的童年，辉煌的中年，悲惨的晚年。过分看重名利的人，身心处于长期紧张状态，心理失衡，心浮气燥，担惊受怕，焦虑不安，生活失律，抑郁寡欢，负面情绪的耗损率高，造成新陈代谢、神经系统、内分泌、消化等功能紊乱，极易产生应激状态差，降低免疫功能，增大患病几率，严重损害健康。一个人不要喝自己为自己酿的苦酒。对社会上流行的一些事情，我们虽然不能力挽狂澜，但可以不助狂澜，不随波逐流。人们到火葬场告别遗体回来，受到的教育最深刻，心灵会得到净化和升华，一切名利都不要再争了，健健康康、高质量地多活几年，比啥都强；到监狱去参观受到的教育也最大。失去啥也别失去自由，干啥也别犯罪。其实在这个世界上，真正懂得和享受幸福的人，是那些遵守国家法律和纪律的人。

人在名利困扰时，要学会舍弃。舍弃是一个人睿智的表现，是更好地生存的一种方式。无论面对何种名利，都要勇敢地面对，该舍弃的就要及时舍弃。舍弃不光是名利，实际上是在为心理减负，成功者是那些善于舍弃的人。舍弃是人们高质量生活的组成部分。每个人都要学会珍惜自己所获得的一切，世上的万事万物都是过眼云烟，何必为名利争来争去，自找麻烦呢？一个人只有控制了名利欲望，不贪名利，不被俗物所纠缠，一理通百事，清心寡欲，才能高质量地享乐一生。平安就是幸福。

4. 忘掉怨恨

怨恨是人在社会交往、工作、生活中对人和事强烈不满而产生的一种仇恨心理。在社会交往、工作和生活中往往会因各种原因，与人结下怨恨，这是心理健康的大敌。如果这种不良情绪长期困扰自己，不但会使心理不平衡，影响自己的进取心，涣散斗志，还会降低机体生理功能，造成内分泌功能紊乱，有损健康。怨恨的对象大多是严重影响自己切身利益的人。一个人如果与别人结下怨恨，采取报复措施，其结果是使自己和家人付出沉重的代价，会有更大的悲剧。人要学会忘掉怨恨，与他人友好相处，宽容相待，凡事想得开，以理智克服感情，增强心理弹性，遇事多为别人想想，自己就能轻松许多。在别人气你的时候，你不生气，就等于气他自己。别人误认为你有事，你真的没有，如果你故意气对方，但要有个度，否则容易出意外的事情。凡事不要斤斤计较，不去怨恨别人。如果别人对你有怨恨，应该极力想办法去化解，缓和矛盾，这对促进身体健康有益。

5. 忘掉不幸

人在一生中总会有坎坎坷坷，酸甜苦辣，不可能一帆风顺，都会有不幸、不如意的事情。有些人被突然来的不幸搞得一蹶不振，往往会导致悲愁、忧虑、痛苦，陷入深深的伤感中，引起烦恼，增加思想负担，诱发心理和身体疾病。当一个人遇到不幸的时候，"我"就成了思维中心："我"为什么这么倒霉？"我"为什么会遇到不幸？这种朝向"我"的思维，必然增大自己的心理负担，丧失抗争能力。因此，要改变思维朝向，忘掉"我"，从而使紧张的神经得以松弛，以平静的心态来对待突发的不幸事件。面对不幸和不如意的事情，积极的心态应是善于调适心理，积极应对，采取积极有效措施去解决，把它化解成为有利的因素。人要善于从所有的不幸中迅速解脱、恢复过来，从头做起，去干应该干的事。要忘掉不幸，参加各种丰富多彩的活动，寻找乐趣，快乐生活。忘掉不幸才会有快乐，让快乐伴随一生。

6. 忘掉职务

职务是一个人奋斗取得成功的标志之一。一个人从工作岗位上退下来，特别是从领导岗位上退下来，在生活内容、生活节奏、社会地位、人际交往等各方面发生变化，而且反差很大，担心退休后失去权力、利益，没有以前那样受重视和尊重，心里会有伤感、迷茫、彷徨、不习惯、不适应，容易患有情绪低落、孤独寂寞、精神空虚、萎靡不振、忧郁焦虑、意志消沉、不思饮食、坐卧不安、易发脾气、无所事事等离退休综合征。这是不利于身体健康的因素。无论官有多大，终归要离岗退休，谁也不可能干一辈子。人从领导岗位退下来后，要迅速调整心态，适应新的环境，忘掉过去担任的职务，要从各个方面审视自己，回顾过去哪些是成功的经验，哪些是教训，哪些需要发扬的，哪些需要改正的，以便为今后定下新的人生坐标。切记权力是暂时的，健康才是自己的。人退休后，为防止因丧失信心而陷入悲伤和孤独之中，要忘记过去，一切从头开始。具体做法有：一是要重新设计自己，要把退休当做新生活的起点，从内心上接受退休的事实，在退休前，有许多事想做而没有做成，退休后，有充足的时间慢慢做，或者培养新的目标和爱好；二是要变换环境，老年人通过变换新的环境，如外出旅游，到子女、亲戚家住些日子，接触新的对象，可产生新的活力，使心情愉快；三是要生活多样化，培养新的兴趣，如看书、学习、运动、娱乐、交友，使生活丰富多彩，活跃生活情趣；四是要调适情绪，要及时把握自己的情绪，发现自己有不良情绪时要及时调整，把烦心事向亲朋好友倾诉，以求帮助，化解困扰的不良情绪；五是要陶冶情操，要培养开朗的性格、宽广的胸怀，不计较个人得失，以宽阔的胸怀容纳一切事情，自找乐趣；六是要与人交往，建立与人和睦的人际关系，多与周围的人交往，不但能从中得到欢乐和情趣，还可以从中获得新信息、新事物，丰富自己的精神生活；七是要经常回忆，回忆过去的经验、成功、得失，不但有益于反思，吸取教训，而且可以避免以后不走弯路。只要用心去感受，一切回忆都是美好的。一个退休的领导，不要再把自己当成领导，要把自己当成普通的老百姓，就会有不少的乐趣。

总之，离退休之后，要以"健康长寿"作为生命支点，围绕这个目标做一切有益的事情。要把生命看作是投资，投资越多，寿命越长。珍爱生命，享受生活，提高生命质量，把梦想变成现实，不要把梦想带进坟墓。昨天的日子再辉煌已成为过去，明天的快乐是未来的，重要的是要把握好每一天，时刻以乐观的态度去生活，总会觉得自己年轻，活得有意义，有闪光点，有价值。

7. 忘掉年龄

年龄是自我确定的，而忘掉年龄是一种超越现实的思想境界。忘掉年龄需要调整心态，以积极乐观的态度生活。每个人都要老，这是谁都抗拒不了的自然规律。但老年人可以"年轻化"，推迟心理老化。要认识自己有丰富经验的优势，接受离退休的现实，不要感到自己太重要，也不要感到自己太渺小，心理平衡尤为重要。老年人尽量少想自己的年龄，最好忘掉年龄，从心理上把自己解放出来，拥抱青春，以乐观的态度生活。经常和年轻的朋友交往，耳濡目染，相互影响，会使老年人忘了暮年，使人变得年轻，收到萌发童心的效果，"乐以忘忧，不知老之将至"，延缓机体衰老的过程，保持一颗不老心。"年轻化"的心态，会忘掉生活中的各种不愉快的事情，无忧无虑，心态平和，使体内神经系统处于良好的状态，促进内分泌系统的分泌与调节，避免精神紧张、焦虑所带来的不良刺激，会增强免疫功能，有益身心健康。老年人要遵循生命规律，内心可以不服老，但行为方式应防老，加强健康保障，防止发生意外，确保自身安全。老年人不但要忘掉年龄，还应有激情。要用真情对待人生和生活，品出生活真味，感悟激情，享乐激情，让激情伴随一生，给自己带来幸福和快乐。

8. 忘掉疾病

每个人在一生中会患有各种疾病，这是不以人的意志为转移的。人吃五谷杂粮，不是得这种病，就是得那种病，不管哪个年龄段的人，不管得了什么病，这些疾病直接或间接与精神、心理因素有关。心理是人体内各个系统，不同层次抵抗力的总指挥。只有心理健康，提高心理免疫力，情绪稳定，乐观向上，才能发挥好总指挥的作用，调动全身各系统抵抗力协同作战，提高机体内免疫力，充分发挥自身精神的主观能动性，科学认识和对待疾病，最终战胜各类疾病。

一个人心理脆弱，机体也就脆弱。肉体上有病没有关系，可以治疗，就怕思想上有病，如果思想上有病，肉体上的病还没治好，思想上就输给它了。人一旦得了疾病，无论是自己，还是家人首先要做的就是坦然、平静地接受这个事实，积极应对，人无法抗拒由命运安排的疾病。但必须想办法对付和战胜疾病。即使得了病，首先要调整好心态。不被疾病所吓倒，增强战胜疾病的信心和力量，平和、勇敢、坚强地对待一切疾病，一方面积极配合医生医治疾病，另一方面以良好的心态，坚强的意志，饱满的情绪，调动体内的积极因素，从心理上战胜疾病，自控病痛，不把不良情绪传染给周围的人，忘掉疾病，不把自己当成病人，往往能康复得更快。其实有很多病是自己想出来的。人如果心态端正了，自信心强了，那么疾病一般就不会光顾你了。看病的原则是：能吃药就不打针，能打针就不做手术，看病时要把钱花在刀刃上。一个人不能因为有病，而放弃该做的一切事情。对有些无治疗价值的病，不用上医院折腾了，越折腾越快，不如在家吃点好的，活一天算一天，活一天得一天。病人治病找医生，康复在自己。要在医疗、饮食、运动、心情、睡眠等方面创造条件，争取早日恢复健康。在对病人进行护理的同时，要进行心理护理，会取得良好的医疗效果。尤其是对病情无法挽回的病人，更要加强心理护理，消除或减轻对疾病的恐惧心理，鼓励病人正确对待疾病，正确对待人生。过日子穷点、苦点没啥，只要有人在就行。

有病千万不要讳疾忌医。如果延误治疗，会加重病情，不但花钱多，还会遭更大的罪。人患病后，会出现情绪焦虑、恐惧、抑郁、痛苦、悲伤、紧张、苦闷、担心、绝望等一系列不良心理反应，对此不应忽视。病人要积极进行疏导、调适，积极配合医生治疗，亲朋好友要关心、同情、理解、帮助病人早日消除不良心理反应，治好疾病。患者保持最好的心情，才是治病的最好良药。一切疾病的产生，是建立在心病基础上的。疾病实际上就是心情，心情好病就不来找你，心情不好病就来找你，因此，治病应先从心情上入手。人在有病时，才会更加体会健康的可贵，病愈后就应该更加珍惜健康。一个家庭的家风会在医院护理亲人时，表现得淋漓尽致。好家风对一个家族来说是宝贵的精神财富，是经几代人共同铸就，并代代传承。医生的职业道德是底线，其职责是要减轻患者病痛，为患者服务。当一个医生面对患者，无论是穷、是富、是亲、是朋、是仇，他是一个病人，要尽一个医生的责任和道德，倾全力解除他的病痛。一个医生的人生价值，体现在病人身上。挽救的病人越多，价值就越大，成就感就越强，尊重你的人也就越多。医术再高的医生，只能给别人看病，不能给自己看病。对医生的话，不能不信，也不能全信。不信对身体不利，全信就没法活了。医生应当在健康管理和养生保健中发挥表率作用，成为引领人们健康的先导群体，否则，也会成为手术台上的病人。当一个人遭到意外的时候，会感到生命的脆弱和珍贵。人在遇到生死的时候，会大彻大悟，明白很多事情。人在弥留之际，身边要有亲人陪伴他，才能挽留住他。一个老教师、老教授在临走的时候，往往是学生给他送终。人和人迟早要分手，但分手以后却日夜怀念故人。怀念是件痛苦的事情。而更痛苦的事情是心里有怀念又不能说出来。要想怀念一个人最好的办法，就是把他希望的事情做好。一个人当生命结束时的那一刻，回首往事，对自己的选择不后悔，做了有益于社会和老百姓的事，你的人生是成功的，是有价值的一生。

（五）心理健康的注意事项

心理健康是一个系统工程，需要从各个方面注意养护。心理健康注意的事项有：

1. 不宜过度兴奋

一个人遇到好事、喜事，兴奋、高兴是好事，特别是在工作和生活中遇到意外来临的好事，也值得兴奋和高兴，但要防止"乐极生悲"和大喜伤身。这是因为过度兴奋、高兴会使大脑神经系统加大应激反应，大脑中枢神经兴奋性增强，使大脑交感神经过度亢奋，对心脑血管壁产生压力，尤其是对心脑血管患者无益。

2. 不宜过度悲伤

一个人过度悲伤对身体不利。这是因为在工作和生活中遇到不幸、不如意、甚至失败时，会使大脑神经系统处于不良的抑制状态，支配身体各器官的神经系统不能正常发挥作用。当人们遇到不幸的事情时要善于调控自己的情绪，学会调解，学会摆脱，寻找出路，摆脱不良心理的影响。

3. 不宜过度忧愁

有些人一旦遇到不顺心、不如意的事情时，就忧心忡忡，满脸愁容，甚至不思饮食、睡眠，无精打采，精力不济，影响正常的工作和生活。过度忧愁会影响大脑神经系统正常功能，使支配身体各器官活动的神经系统不能正常发挥作用，易造成体内生理功能失调，影响生活质量，对身体无益。

4. 不宜过度焦虑

有些人在遇到某些可能引起的危险、不幸和压力时，表现情绪异常，坐立不安，急躁心烦，不思饮食，过度焦虑。这种焦虑是一种明显的消极心理状态，可侵害人的机体和精神，易使体内内分泌失调，诱发皮肤病、高血压、糖尿病、神经官能症、神经性皮炎等多种疾病，影响身心健康。

5. 不宜过度恐惧

有些人面对即将发生或已经发生的某些危险事情，害怕到一定的程度，所表现出来的忧心忡忡，心理负担过重，焦躁不安，不思饮食和睡眠，工作效率和生活质量低下。过度恐惧会造成大脑神经高度紧张，情绪异常，降低体内应激能力和抵抗力，使体内失衡，对身心无益。

6. 不宜过度发怒

人们在工作和生活中常常会遇到一些使人发怒的事情。发怒虽然是一种正常的心理反应，但关键是要控制，不要对别人造成伤害的过度发怒。如果过度发怒即伤自己，又伤别人，激化矛盾，会使大脑交感神经兴奋，引起心脑血管收缩，血压升高，植物神经功能失调，尤其是心脑血管疾病患者，易诱发脑溢血，对身体危害很大。

7. 不宜过度紧张

有些人工作、生活、家庭负担重，精神、心理、经济压力大，在心理上常常处于过度紧张的状态。这种心理状态如果不能及时缓解、放松，就会使体内产生一种对神经和心脑血管有副作用的物质神经肽，会破坏大脑中枢神经平衡，造成植物神经系统和内分泌失调，体内阴阳失衡，降低免疫功能，诱发多种疾病。

8. 不宜过度悲观

有些人在工作和生活中面对难以解决的问题和困难，或者做错事情出现失误时，就悲观失望，灰心丧气，牢骚满腹，忧郁不安，寝食不安，不思进取，自暴自弃，这是一种消极的心理状态。如果不及时调控，就会使体内处于不协调状态，降低应激能力，降低自身优势，丧失进取精神，会增加失败的几率，对身心健康无益。

9. 不宜过度抑郁

有些人面对来自各方面的压力和问题，束手无策，想不出应对和解决的方法，而产生的持续性抑郁，这是一种不良的心理状态。也是一种很复杂的负性情绪，表现为心情沉重、痛苦焦虑、悲观失望、自卑愤怒，精力不济、食欲不振、经常失眠、生活不规律，降低体内免疫力，易诱发多种疾病，严重危害身心健康。

10. 不宜过度消极

有些人没有做好或做错一件事情时，遭到领导的批评，或受到别人的嘲笑、讥讽，就会产生一种消极的情绪。认为自己什么都不行，怎么干都不如别人，因而产生自我否定的心理，甚至产生自暴自弃、丧失自信心的心理，这种心理有损身心健康。

11. 不宜过度猜疑

有些人在社会人际关系的交往中，疑心病较重，形成惯性思维，心胸狭窄，对周围的人和事缺乏正确的认识和事实根据，主观臆断，随意猜测，这是一种变态的心理。如果经常猜疑别人，不但会使自己处处提防别人，算计别人，坐立不安，经常失眠，处于紧张状态，还会影响人际关系，影响家庭和睦，有损身心健康。

12. 不宜过度嫉妒

有些人在社会、单位竞争中，缺乏明显的优势，别人超过自己不服气，因而产生一种怨恨心理。有这种心理并不是想办法提高自身优势，靠实力去和别人竞争，而是贬低、挤兑别人，和别人找别扭，滋生许多矛盾，人际关系紧张。过度嫉妒，不但危害别人，也危害自己，易患高血压、神经性头痛、心脏病，危害健康。

13. 不宜思想僵化

有些人、特别是一些老年人，看问题思想僵化，用旧思想、旧观念，看待已经发生变化的新事物、新问题、新形势，无法接受新事物、新问题，也无法适应新形势的需要。思想僵化的人产生不良心理，很容易被淘汰。世界上的一切事物都处在不断变化中，新事物不断产生和发展。因此，要改变旧观念，有辩证的观点去看待一切问题。

14. 不宜无所事事

有些人到了年龄退休，在家待着无所事事，有很大的落差，职务没了，人际关系淡化了，地位低了，往日的气派也没有了，心里很不舒服，也不适应。其实，人退休后并不是没有事可做，人到六十岁后，正是知识高积累阶段，能力、水平处于顶峰阶段，这时无所事事，不但对心理不宜，对身体也无益。因此，要尽量干些自己愿意干的事情，这样对心理、身体都有益处。

心理健康、心理平衡是身心健康的重要组成部分，是人们需要学习和实践的永恒课题。每个人都面临心理健康和平衡的问题。因此，要注重加强修养，自我调适，稳定情绪，在心理平衡中求健康，牢牢掌握健康主动权，健康就在自己手中。

第八篇　情绪乐观

　　情绪是人类生命的重要部分，是人对客观事物所特有的情感反映，它伴随人的一生，反映人的心理状态，是心理的表现形式，影响人的心理和身体健康。每个人都要善于用开放性思维、自主性方式调控情绪，激发和调动良好情绪，克服不良情绪的影响，是促进健康的有效措施。

一、情绪的内涵、作用

（一）情绪的内涵

　　情绪是指客观事物在人的思想、观念、情感中的反映，由大脑皮层兴奋抑制过程中所产生的一种心理状态。这种心理状态是与外部环境协调一致的情绪反应，是人所经历的各种事物，给人带来意识层的真实感受，即符合人当时所处的场合、时间、氛围，还符合人的年龄、性格、文化、身份等特性。人的情绪、行为及激素的分泌受下丘脑支配。下丘脑上通大脑皮质，下通脑垂体和各部位神经组织，由面部肌肉运动模式、声调、身体姿式变化所构成的表情，来进行信息沟通和人际关系的交往，是独特的交际手段。其变化往往受环境和思想变化的影响，是生命的指挥棒，贯穿于人的一生。

（二）情绪的作用

　　情绪是人的精神活动重要组成部分，是独立的心理过程，有自己的发生机制和运行规律。既可成为人的行为的内驱动力，也可影响身心健康，在人类的生活和社会实践中有很重要的作用。情绪的主要作用有：形成动机作用、适应环境作用、加强沟通作用、发挥智能作用、影响言行作用、影响健康作用。

1. 促成动机作用

　　情绪对人的动机有促成作用，也有干扰作用。动机是引发人们在改造主客观世界中，维持个体行为的内在动力，由动机引导个体进行有目的、有想法、有措施、有计划、有方向的活动。良好情绪可使全身心处于活动的最佳状态，对人的思维和情感产生积极影响，激励人促成正确动机，引导人的活动，提高活动效率。不良情绪可干扰有序的动机性行为，使目的偏异，阻碍活动进程，减低成功几率。

2. 适应环境作用

情绪有适应环境的作用，往往通过调控情绪来适应环境、工作和人际关系。良好的情绪可使人体内各系统协调，适应环境，适应正常的学习、生活和工作，有利于提高活动效率，有利于解决好各类问题，有利于提高竞争力。如果体内聚集的不良情绪持久而无法消释，可引发心理、生理发生异常，出现不良情绪的困扰，大大降低适应社会环境能力，不能及时处理和解决各类问题，降低活动效率。

3. 加强沟通作用

情绪有加强人们在学习、生活、工作中沟通的作用。这种沟通是通过情绪的外部表现形式－表情，在人与人之间传递信息，彼此沟通思想、目的、愿望、需求、态度、观点，寻求与他人对环境，对事件态度、观点达成共识，便于对方感知、理解、寻求支持，成为在与社会交往中，加强联系，协调人际关系的重要措施，是相互影响、交往的一种方式。

4. 发挥智能作用

情绪有发挥智能作用。良好情绪能使人产生很强的记忆力，活跃大脑创造性思维，充分发挥智力和心理潜能，吸纳更多的信息，有丰富的想象力和创造力，有利于发挥学习和工作水平，有利于解决各类问题。不良情绪，如悲观失望、忧心忡忡、抑郁苦闷、焦虑烦躁等，使人心绪不佳，丧失信心，会降低智力水平，降低应激反应能力，降低成功几率。

5. 影响言行作用

情绪有直接影响人们的言行作用，同样的一件事情，因情绪好坏不同，会有不同的看法和处理方法。良好的情绪可积极进取，乐观向上，使大脑保持最佳状态，富有丰富的想象力和创造力。不良情绪会使人丧失斗智，无进取心，畏缩不前，疲劳懒惰。情绪虽然影响人的言行，而言行又反过来影响人的情绪，两者是互相影响，互为因果关系，因为情绪处于正常状态时，有助于周密的思考，作出正确的决断。

6. 影响健康作用

情绪有明显的影响健康作用。当人遇到高兴的事，心情舒畅，精神愉快时，中枢神经系统处于最佳的状态，大脑内神经调节物质乙酰胆碱分泌增多，血流通畅，血液中会增加一种有利于健康的化学物质，使整个机体协调，充满活力，增强抵抗力，身体就会强健；当人遇到不顺心、不如意，悲伤的事情时就会产生不良情绪，则会产生一种对神经系统和心脑血管有副作用的物质，会破坏中枢神经的平衡，使植物神经系统以致内分泌失调，降低免疫功能，诱发多种疾病。

情绪存在于每个人的心中，在不同时期，不同场合，产生不同的效果。积极健康的情绪会不断地产生有益的能量，促使人参加各项有益活动，这是动力性情绪；消极不健康的情绪会消耗人的能量，阻碍人的活动，侵蚀生命，有损健康，这是耗损性情绪。积极的情绪是一个人完美人格的组成部分，而消极不健康的情绪，则是构成一个人不良心理的因素。良好的情绪能解除身体疲劳和轻患，它比良药的作用更大。情绪对自身具有安全保卫作用，一旦身心受到威胁就会发出相应的警报信号，可采取相应对策保护自己，免受伤害。情绪既服务于人类基本生存需要，又服务于人类社会群体的需要。因此，一个人要学会在照顾好自己身体的同时，也要照顾好情绪，既要重视身体锻炼，也要重视情绪健康。不同的情绪，决定不同的人生。

二、情绪的表现形式

情绪的表现形式是呈多样化的，因每个人的年龄、文化、素质、经验、能力、水平、经济、生活区域的不同而不同，不可能有一个统一的表现模式。依据情绪发生的强度，持续的时间，紧张的程度，其表现形式主要有：心境反应、激情反应、应激反应。

（一）心境反应

心境就是心情，心境反应不是针对某个事物特定的体验，而是影响对所有事物的情绪体现和行为体现，是一种平静、微弱、持续时间较长的情绪状态，是在一段较长的时间内支配人的精神活动。如朝气蓬勃、心情愉快、心满意足、郁郁寡欢、闷闷不乐、心急烦躁等都是心境反应，影响和支配人的全部生活和言行。心境反应有两重性：一种是正性心境反应，是一种健康、积极向上的心境反应；一种是负性的心境反应，是一种消极的心境反应，对健康无益。每个人都应掌握心境反应的主动权，正确分析、评断、控制自己的心境，培植正性心境反应，抑制负性心境反应，增加有益健康因素。

（二）激情反应

激情反应是由于生活、工作和意外的某些事情直接影响导致的，这些事情一般是突发的，但持续时间短暂，表现剧烈，使人出乎意料，失去身心平衡，失去理智，失去自我控制力的情绪，易引起明显的生理和身体变化。激情反应会使人自我陷入的程度很深，一时又无法摆脱。激情反应也有两重性：一种是正性激情，如金榜题名、发大财、被提拔重用的狂喜，都是正性激情；一种是负性的激情，如亲人病故、突遇车祸、名落孙山，这些突如其来的事情都属于负性激情。激情反应往往是突发性，从一个极端走向另一个极端。要充分发挥正性激情反应作用，抑制负性激情反应，尽量减少负性激情反应对身体的消极影响。

（三）应激反应

应激反应是突发的意外紧急情况，所引起的急速而高度的紧张情绪状态，要求人们及时而迅速地做出反应和决断，应对、处理发生意外事情。应激反应一般有的惊觉阶段、适应阶段、处理阶段、恢复阶段。如被歹徒抢走钱财、遇到车祸、突发重病等突发重大事件都需要及时、果断地做出反应和应对，以减轻意外事件对自己的损害。人的素质、性格、能力、经验、水平决定了应激反应的表现形式和结果。但人如果长期处于应激反应状态，会诱发机体内各系统紊乱，降低免疫功能，因此，人要迅速从应激反应中解脱出来，以减少对身体的损害。

三、情绪的特点

情绪是客观事物在人大脑中的反映而产生的态度体验，影响人的生存、生活、工作，是健康的显示器。情绪产生的原因虽然复杂，但其特点是：波动性、持续性、传染性、感染性。

（一）波动性

人的情绪主要受客观事物影响和精神意志控制，具有明显的波动性。无论是正性情绪，还是负性情绪都是以波动性特点体现出来，有时表现为正性情绪，有时表现为负性情绪，有时两种情绪交织在一起，左右和支配着人的精神和行为。情绪波动性的时间、程度是受客观事物和人对客观事物应激反应能力的影响。人应当保持正性情绪，有利于身心健康。

（二）持续性

人的情绪在外界客观事物的影响下，具有两极性，即每一种情感程度具有不同等级，而且还有与其相对应的情感状态，如爱与恨、乐与愁等，但这些情绪有明显的持续性。情绪的持续性表现为无论是正性情绪还是负性情绪，可在一定时间或一个阶段内显现出来。因此，要加强对情绪的调控。人不可能事事如意，步步顺利，也不可能一辈子都处于逆境中倒霉，要立德修能，保持冷静，在高兴时不要忘乎所以，在逆境时不要垂头丧气，自觉、理智地摆脱负性情绪的困扰，营造良好的健康环境。

（三）传染性

人由于受各种原因的影响而蓄积成的负性情绪，又没有找到正确的发泄

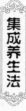

方式，往往会对家庭成员或部属发火，搞得家庭气氛紧张，部属无所措手足，使身边每个人都无法接受，这就是情绪传染性。人无论是喜、怒、哀、乐、都有其原因和对象，但要尽量保持良好的心境。特别是在有负性情绪影响时，要稳定自身情绪，克服不良情绪的影响，不能把怨气发在亲人和部属身上，防止情绪传染，避免影响他人情绪和恶化关系，这样对已对他人都有利。

（四）感染性

人在外界客观事物作用的影响下，其情绪会影响感染别人。人际关系中的一个明显特点，就是情绪可以被某一种情绪所感染或相互感染，这是影响力的一个重要体现。人们在交往中，运用彼此传输和采集到的情绪信息来感染影响别人的情绪，产生相同或相似的情感反应，形成情绪共鸣。但应把情绪的感染性控制在正性情绪的范围内，提倡感染的是正性情绪，防止负性情绪感染，善于利用好情绪感染坏情绪，使情绪恢复到良好的状态，即给自己，又给别人带来快乐。

四、情绪的种类

情绪可分为两大类，即良好情绪、不良情绪。良好情绪是一种积极情绪，起协调、组织的作用、对身心健康有益；不良情绪是一种消极情绪，对身心健康有损害作用。

（一）良好情绪

良好情绪主要有：高兴型、快乐型、坦然型、好感型、爱慕型、愉快型、希望型、感动型、迷恋型、称心型、柔情型、喜欢型、安然型、开心型、激动型、满足型、热情型、欢笑型、振奋型、乐意型、舒适型、热心型、虔诚型、欢快型、快活型、宽慰型、善意型、天真型、喜气洋洋型、无忧无虑型、欢欣鼓舞型、兴高采烈型、欢天喜地型、和蔼可亲型、心驰神往型、欣喜若狂型、逍遥自在型、得意洋洋型、大喜过望型、称心如意型等。良好情绪的表现形式及作用不予详述。

人的行为是被所显现的情绪所支配，因此，要善于把握和调节自己的情绪，努力发挥良好情绪的作用，使情绪服务于改善和完善人的生存、生活条件。真正的快乐和幸福，不是靠丰富的物质条件，而是靠自己内心的良好情绪和心理平衡。良好情绪是幸福、健康的源泉。

（二）不良情绪

不良情绪主要有：紧张型、焦虑型、恐惧型、嫉妒型、发怒型、固执型、自卑型、浮躁型、抑郁型、伤感型、猜疑型、悲观型、报复型。

1. 紧张型

人到中年，无论是脑力劳动者、还是体力劳动者，工作担子重，家庭负担重，精神、心理和经济压力大，在心理上常处于紧张状态。他们白天承担着繁重的工作任务，下班后还要操持家务，上有老、下有小，照顾老人，教育子女，长期得不到缓解、松弛，久之就会产生紧张情绪。适度的紧张能对人的身心产生良好的刺激；持续、过度的紧张是致病源。人在紧张时所释放的神经肽会使免疫功能下降，可改变体内生化物质和细胞因素的激素水平，破坏自律神经的平衡，减弱免疫系统的反应能力，容易诱发感冒、高血压、中风、冠心病等疾病。过度紧张易造成情绪消沉，动作失调，悲观厌世，自我封闭，行为紊乱，降低效率，严重的可导致性格变态，个别人会轻生，是危害健康的因素之一。

2. 焦虑型

焦虑是在遇到压力面对环境中一些即将来临的、有可能引起危险和灾祸而无法应对时，因情绪刺激而产生的心理失衡，所出现的紧张、忧虑和不安的心理状态。表现为情绪不稳定，忧心忡忡，坐立不安，心烦意乱，唠唠叨叨，搓手顿足，不思饮食，难以入睡，担心生活、工作会出现凶兆，充满恐惧，行为失调，不能从事正常工作。长期焦虑可诱发多种疾病，会分泌出较多的睾脂酮和氨基皮脂酮，这两种物质都易导致皮肤病、内分泌失调、神经官能症、高血压、糖尿病、神经性皮炎、心脑血管疾病等。焦虑像病毒一样侵害人的机体和精神，不仅影响和阻碍与他人交往，还会影响人的身心健康。

3. 恐惧型

恐惧是指人对事物存在的不能抗拒的危险，害怕到一定程度时所做出的一种情绪性反应。有恐惧的人害怕的对象，主要是社交场合和人际关系，接触对外界的刺激非常敏感，怕被别人嘲笑，或受某些事物的威胁，夸大其危险性，处于一种莫名的心理压力下。恐惧与焦虑相近，但恐惧不等于焦虑，恐惧是对现实威胁的反应，当危机临近时，其反应程度一般较焦虑大一些。恐惧这种情绪会使人每天忧心忡忡，精神焦躁不安，对未来怀有不确定的忧虑，加剧烦恼，心理负担过重，降低抵抗力，影响身体健康。

4. 嫉妒型

嫉妒是与他人相比，发现自己在才能、地位、名誉、财富等方面，不如别人而产生的一种复杂的情绪状态。特别是在社会竞争中缺乏正确的竞争心理，当别人在某些方面超过自己，不仅不服气，相反却怨恨他人的一种心理状态。嫉妒是一种突出自我的表现，遇事先考虑个人的得失，贬低别人，抬高自己，会引起不良后果。有嫉妒心理的人不能客观评价自己，在工作、学习和生活上会滋生许多矛盾和纠纷，使人际关系紧张，不但危害别人，也危害自身健康。嫉妒心强的人是一种缺失心理，往往诱导人产生卑劣行径，恶化人际关系，还易患心脏病、高血压、头痛、胃病等疾病。

5. 发怒型

发怒是一种很常见的情绪，表现形式有两种：一是表达感情的发怒。如我们自身安全受到威胁，受到别人欺负、污辱时所表现出的发怒，目的旨在挽回自尊心，摆脱威胁，保护自己；二是对别人造成伤害的发怒，即把自己受到的挫折、委屈和不满情绪发泄在无辜人的身上，对别人造成伤害。人一旦发怒，可使交感神经兴奋，血液中儿茶酚胺等血管活性物质增加，而引起全身血管收缩，导致血压升高，心脑血管负担超负荷，容易引起脑溢血，机体会释放肾上腺素，心肌耗氧量增多，易诱发心脏病，导致植物神经功能紊乱，危害健康。人要发怒，就等于恶化人际关系，引发极端行为，在前进道路上后退一大步。

6. 固执型

固执是一种偏执型人格障碍。特点是过高评价自己，思维狭隘，自满自大，不接受批评，不接受新事物，敏感多疑，感情冲动；对人、对事经常自以为是，遇事想不开、小心眼，爱钻牛角尖，偏激固执，以自己的观点强加于人。常为一些琐事争执不休，对别人言行无礼，造成别人心理反感，无法与人交流、相处、沟通，是人际交往中的一个障碍。固执的人影响机体生理功能和新陈代谢，导致神经系统与内分泌的功能紊乱，降低免疫力，易患高血压、冠心病、神经官能症，使人早衰。固执往往使人降低对外界的应激反应，判断失误，过度浪费时间，扰生活秩序，社交退缩，学习障碍，人际关系紧张，降低成功几率。

7. 自卑型

自卑是一个人由于某些心理缺陷或生理缺陷，及其他原因而产生的一种自己看不起自己的心理状态，认为自己在某个方面或其他各个方面不如其他人的负性情绪，表现在与社会交往中缺乏自信心。当面临事业无成就，爱情受挫折，经商不顺利，考学不如愿，子女不孝顺，体弱多病，横遭灾祸等情况时，这类人往往会失望迷惘，沉默寡言，郁郁寡欢，悲观伤感，心灰意冷，与人疏远，不愿交际，不思进取，是一种严重影响交往的心理障碍。自卑给人心理上带来一种痛苦，使大脑皮层处于抑制状态，中枢神经处于麻木状态，体内有害激素增多，免疫功能低下，促进早衰，诱发各类疾病。要分析产生自卑的原因，是自我认识不足，还是意外挫折造成的，排除自卑情绪的困扰，尽量减少自卑对自己所构成的不利影响。

8. 浮躁型

浮躁是一种冲动性、情绪性、盲目性交织在一起的情绪不稳定的心理状态。有两种主要的表现形式：一是闪念式浮躁。这是一种人人都有过的浮躁心理，对身体影响不大。二是持久式浮躁。这类人做事不计后果，缺乏信心，心神不宁，焦躁不安，无所事事，不思进取，精神空虚，满腹牢骚，对家人、朋友有一定危害，对自己的身体健康也有影响。有浮躁的人，往往会降低对外界的应激反应能力，做事缺乏恒心，办事不认真，马虎应付，经常出差错，降低知行能力，使领导不满意，别人看不起，大大削弱在社会上的竞争力，降低成功率。

9. 抑郁型

抑郁症是在各类人群中发生的一种心理疾病，是一种"全身性"疾病，包括躯体、情绪、思想和行为等受到影响。抑郁症是一种感到无力应付外界压力，而产生的持续性的消极情绪，是一种很复杂的情绪，常伴有焦虑、悲伤、痛苦、自卑、厌恶、羞愧、自责、悲哀、冷漠、愤怒、绝望等情绪为主要特征。表现是：每天心情沉重、痛苦，精力明显减退，无原因持续疲乏，身体不适，对工作、生活、日常活动及周围的人群和事物没有兴趣，甚至反感；经不起压力、困难、挫折和失败，没有进取心，停滞不前；长期失眠或嗜睡，食欲不振，性欲减退，体质下降，有时会出现极端行为，甚至自杀。抑郁症是一种精神上的流行性病毒，对人的健康有严重的危害。

10. 伤感型

伤感是一种普遍存在于中老年人身上的负性情绪，因工作、生活中的一些意外因素引发的。有些人拿过去的好处与今天的不足比，越比对往昔怀念越重，失落感也越强；有些人丧偶，挚友作古，痛心疾首，悲伤过度，易伤心损志，造成精神崩溃；还有些离退休的老年人在家无所事事，昔日的风光情形不复存在，儿女做事又不顺从自己，这样很容易产生失落感。有伤感的人是一种消极的情绪，表现为情绪低落、消沉，对外界事物莫不关心，没有进取心，不思饮食，经常失眠，焦悴不堪，酸懒乏力，整日浮想联翩，心神不定，焦躁不安，效率低下，易诱发体内各系统功能失衡，过度伤感是影响健康的因素之一。

11. 猜疑型

猜疑是一种不健康的心理表现，产生的根源是不符合客观事实的主观想象。有猜疑的人疑心病较重，从某一假想目标开始，最后又回到假想目标，形成惯性思维，导致心理变态，是一种狭隘的心理疾病。现实生活中猜疑心理的产生和发展是建立在猜测基础上的。主观臆断，对事物缺乏正确的认识，缺乏事实根据；无论遇到什么事情，好奇心极盛、处处神经过敏，疑心重重，事事捕风捉影，对他人失去信任。喜欢分析深藏的动机和目的；怀疑别人背后说自己坏话，搞小动作，暗算自己，一言一行都得提防，坐立不安，损害人际关系；经常失眠，自寻烦恼，难与人沟通，人际关系紧张，失去别人信任，挫伤他人感情。猜疑有损健康。

12. 悲观型

悲观是一种毁灭自我的力量，由于面对难以解决的问题而挫伤情绪，陷于失望迷惘，不思进取的一种自己看不起自己、自我指责、悲观自怜、忧郁不安、牢骚报怨的心理。悲观有两种：一是一般性悲观。是人普遍存在的悲观情绪，能对发生过的事情进行反思、总结，找出不足的原因，吸取经验教训，调节言行，也是人们进步的调节器；二是极端性悲观。这是心理不健康的表现，表现为长期灰心丧气，过分自责，怨天尤人，牢骚满腹，不思饮食，长期失眠，心理负担过重，必须进行调整。老天爷不会启用一贯悲观的人。人要善于从悲观中解脱出来，总结每一天的成功之处，逐渐形成一个良好的工作模式，磨难和打击往往是促成成功的因素。

13. 报复型

报复是一种恶化人际关系的产物，因情绪失控，故意给人造成伤害的扭曲性心理状态。在社会交往中，一些人心胸狭窄，对所发生、经历的事情不满，采取过激手段，对那些伤害自己的人发泄不满，进行报复，这是一种极端的负性情绪，是一种极不健康的心理状态。报复的根源是过分自私自利，过分压抑，过分在意，心理变态的结果。有报复心理的人，易受负性情绪的支配，恶劣心境强烈持久，做事极端，不计后果，只图一时痛快，满足于暂时性心理慰籍，而事后为自己的行为担惊受怕，寝食不安，易造成体内各系统功能稳乱，损害健康。报复的受害者不光是被报复者，最倒霉的还是报复者本人，最终要受到道德法律的约束和制裁，为报复所付出的代价昂贵。

人的心理活动呈波动状态，有时乐观、兴奋，有时消极、沮丧。情绪良好的人也有烦恼和不幸，但遇事能善于调节心理状态，主动化解，及时解脱排遣。但持久的不良情绪，使人终日灰心丧气，怨天尤人，牢骚满腹，哀叹不已，寝食难安，不善于调节心态，不能解脱排遣，自找烦恼，心理负担过重，持久的不良情绪可通过神经、内分泌系统，影响机体的免疫功能。危害健康。一个人的健康质量，因快乐而提高，因悲伤而下降。因此，情绪的调整和锻炼，应该引起人们的高度关注。

（三）情绪的周期性

同人的生物周期一样，情绪也有周期性。情绪的周期性是受各种因素的影响，在某段时间内心理状况的表现形式。如情绪饱满、精神振奋、精力充沛、反应灵敏、干劲充足；而某段时间内情绪低落、精神萎靡、精力不济、干劲不足。情绪的周期性体现在高峰和低谷间的波动。但这种波动只要在适度的波幅之内，就不会对健康有损害。

五、情绪与健康的关系

情绪是影响健康的重要因素。情绪与人的认知、躯体、健康都有密切的关系。

（一）情绪与认知的关系

情绪与认知的关系密切。认知是一个人如何看待周围的世界和自己。当人的认知改变时，对事件的认识和处理会从消极变为积极，被动变为主动，人的情绪也会随着发生适应性变化。因此，认知影响和决定人的情绪表现和变化，人的积极认知能力越强，对事件判断就会越准确，解决问题的能力和措施就越强、越有效，情绪就越稳定。

（二）情绪与躯体的关系

人的情绪与躯体有着密切的关系，可以通过躯体表达情绪。情绪有时可以通过喜、怒、哀、乐等心理状态表现出来。有时不一定能够体验到自己的情绪，感受不到恐惧、害怕、紧张、不高兴、不满意等。但表现出来的是很明显的身体反应，如：心脏不适、头昏头晕、脖子发僵、腰酸背痛等，这些情绪都是通过躯体表达的。

（三）情绪与健康的关系

1. 良好情绪对健康的影响

良好的情绪能促使机体分泌有益的激素，增加酶的活性，是维护正常生理机能的前提，也是预防疾病的重要因素。由于情绪可通过甲肾上腺素，与一羟色胺等神经递质对免疫系统起影响作用，而良好的情绪能增强这种支配作用，增强抵抗力。一个人心情舒畅，精神愉快，中枢神经系统处于最佳功能状态，那么他们内脏及内分泌活动在中枢神经系统调节下处于平衡状态，精力旺盛，使整个机体协调，充满活力，身体自然健康。

2. 不良情绪对健康的影响

一个人情绪不好，长期处在不良情绪中，精神不愉快、悲伤、焦虑、沮丧、紧张、抑郁、苦闷、仇恨等，加之无法控制在适度的范围内，这样就会损害免疫系统和心脑血管功能，可使大脑产生某些化学变化，损害记忆力，出现反应迟钝、健忘，破坏中枢神经系统的平衡，使植物神经系统和内分泌失调，会影响体内营养吸收，各脏器生理活动失调，极易诱发生理、心理疾病，影响健康。情绪不好是自己惩罚自己，必然降低健康水平。

对于每个人而言，情绪良好是自己给自己寻找愉快、健康。情绪与健康的关系越来越受到人们的重视。良好的情绪能大大提高机体免疫功能，有益健康，它比吃营养补品，体育锻炼更重要。

六、影响情绪的因素

人的情绪虽然是内因起主导作用，但外因对情绪也有影响作用。影响情绪的因素有：出生因素、天气因素、家庭因素、食物因素。

（一）出生因素

出生时间对人的情绪性格有影响。冬季出生的孩子，要比夏季出生的孩子聪明、活泼、爱好新奇事物，情绪要好。这是因为太阳辐射，在赤道附近获得辐射越大，不利因素就越大。胎儿在母体内受到不同的辐射，情绪和性格也会有明显的差异。

（二）天气因素

天气因素对人的情绪有影响。人在温暖的日子里就欢乐、开朗、活泼，在寒冷的冬季就郁郁寡欢、消沉。这是因为天气的冷热变化，影响大脑血清素的变化，血清素是大脑神经中枢系统中的一个传递介质。夏季血清素在大脑循环活跃，冬季就不活跃。

（三）家庭因素

家庭因素对人的情绪有影响。这是因为家庭中老大一般待人厚道、顽强，做事扎实，有较强的责任感；以下的兄弟、姐妹有的适应能力强、灵活，但缺乏毅力，办事不够扎实，有的还有反叛性，依赖父母更多的照顾。

（四）食物因素

食物对人的情绪有影响。这是因为人如果长期食用或缺少某种营养的食物，就会影响情绪的变化。如果吃素过多缺乏肉类食物，人就会多疑、胆怯、畏缩不前；吃的过多，几种与能量、代谢有关的 B 族维生素，就会因消耗过多而缺乏会使人脾气不好、健忘；吃的过少，因能量、蛋白质摄入不足，人就会疑心、忧虑，降低应激能力。

七、情绪与相关的疾病

情绪是人体健康的情予表。情绪好必然能促进健康，情绪不好就会影响健康。不良情绪与头通、胃病、腹痛、哮喘、疲劳等疾病有密切的关系。

（一）头痛

偏头痛和紧张性头痛与不良情绪有关。这是因为紧张、激动、疲劳的情绪会使头部动脉发生阵阵痉挛，引起头痛。肌肉收缩时使供应肌肉的血液减少局部发生缺血，也会造成头痛。

（二）感冒

感冒与不良情绪有关。这是因为经常处于紧张状态，尤其是超强度的工作，会使体内抵抗力降低，体质下降，病毒细菌乘机入侵机体，攻破体内防御机制，导致感冒。感冒还有连带作用，易诱发其它疾病，损害健康。

（三）胃痛

胃痛与不良情绪有关。这是因为大脑皮层的过度兴奋、压抑、忧郁、愤怒，植物神经系功能紊乱等不良情绪，会引起胃痛，影响胃的血液供应和消化功能，不思饮食，影响人的食欲。

（四）腹痛

腹痛与不良情绪有关。这是因为长期的紧张、抑郁、压抑、免疫功能低下等不良情绪，会诱发经常性腹痛、腹泻、肠炎、黏液血便，影响肠道消化功能，损害集体健康。

（五）疲劳

疲劳与不良情绪有关。这是因为长期的忧虑、焦虑、紧张、烦恼等不良情绪，会引起全身疲劳、乏力、精神不振、精力不济，经休息后仍不能消除疲劳的感觉，会使体质下降，降低人的应激能力，影响工作质量和效率。

（六）糖尿病

糖尿病与不良情绪有关。这是因为除遗传、生活方式、行为方式等因素

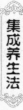

外，糖尿病的发病与不良情绪有关。性格不成熟，情绪不稳定，易怒急躁，优柔寡断，缺乏自信心，过多依赖别人，都会增大患糖尿病的几率。

（七）神经性皮炎

神经性皮炎与不良情绪有关。这是因为过度抑郁、悲观、失望、情绪不稳、压力过大、精神紧张、过度劳累等不良刺激，而又无法排泄、调适，易导致患神经性皮炎疾病。

（八）癌症

癌症与不良情绪有关。这是因为一个人如果长期处于压抑、愤怒、急躁、生闷气、孤独、生活工作没有奋斗目标等不良情绪状态下，会降低体内对不良细胞
的抵御能力，增大患癌症的几率。

八、克服情绪的"盲点"

情绪是人类天性的重要部分，没有情绪就没有人生。情绪的变化往往是受环境和思想变化的影响，但人的情绪也有"盲点"。情绪"盲点"的主要表现是：自己不了解自己情绪的变化。喜、怒、哀、乐、悲，全然不知自己的情绪处在何种状态，特别是自己在有发怒、暴躁、紧张、恐惧、自卑、焦虑、固执等不良情绪时自己无法调控，任其发展；不会体谅他人情绪的变化。他人无论是处在良好情绪，还是处在不良情绪时，不能给予理解和体谅，甚至对别人冷嘲热讽，这对健康也是很不利的。

如何克服情绪盲点呢？克服情绪盲点的方法主要有：了解情绪、分析情绪、调控情绪。

（一）了解情绪

情绪具有两重性。如果把握和运用好了，可助你成功，相反就会成为情绪的奴隶，会给你带来麻烦，给人生道路设置障碍。要想有良好的情绪，必须学会了解自己的情绪，如果不了解自己的情绪处于什么状态，没有想到负性情绪会导致的后果，又不注意克制，会有很多麻烦。

情绪只是一个指标，它能告诉人们处于什么状态。了解情绪是控制情绪的前提，知道什么样的情绪会对自己有什么影响，事先打好"预防针"，能恰当地表达自己的情绪，避免负性情绪给自己带来的不良后果。要想有正性情绪，必须学会了解情绪，学会冷静，遇到烦心事，令人生气的时候，先要自己冷静下来，再认真去解决和处理。

（二）分析情绪

情绪对人产生的影响很大，正性情绪，对身体有益，负性情绪对身体有害，因此，在了解自己情绪的基础上要分析情绪。分析情绪一个重要的过程，将情绪产生的过程梳理一遍，找出产生的原因，正视现实，根据原因分析情绪是否具有合理性，从而化解负性情绪，有针对性地进行治理情绪。

对情绪进行正确、恰当的分析，防止对心理产生错觉，避免引起心理、行为上异变。分析情绪后，认识自己的情绪变化，有两种反应：一是安于状态，让存在的情绪自生自灭或继续恶化；二是调整情绪，将负性情绪转化为正性情绪。分析情绪是为了让人左右情绪，而不是让情绪左右人。切实把握好情绪的度，掌握好分寸，做情绪的主人，学会体谅和理解别人，及时与别人沟通，帮助其克服不良情绪，这有利于解决各种矛盾和问题。

（三）调控情绪

调控情绪，理智、客观正确地处理问题，增强人的应激反应能力，贯穿人的一生。人有各种各样的情绪，这是客观事物引起的精神上的反应，在实际工作、生活中，谁都难免产生这样或那样的负性情绪，但要善于调节和控制，防止大喜、大悲，及时消释和排除负性情绪的刺激和危害。

人的情绪是多样化的，但调整情绪的方法也是多样化的。调整方法大体为：疏泄法、转化法、转移法、情志法、超脱法、暗示法、开导法、节制法等。调控情绪不等于压抑情绪，而是消除负性情绪对身体的影响。至于什么调控方法更有效，要根据自身情绪状态，有针对性地进行调控，只有善于调控情绪状态，才能为自己打造良好的生理状态，养好身体。

一个人的情绪主要受精神意志控制，要想保持愉快、稳定的良好情绪，就要加强思想道德修养，保持健康的心理状态，学会适应各种环境，主动运用良好情绪克服不良情绪的影响，增加有益健康的因素。

九、情绪疗法防治心理疾病

一些人由于各种原因造成的情绪波动、心理疾病，是造成体内违和，诱发各种疾病的因素。有针对性地采取运动疗法、旅游疗法、大笑疗法、唱歌疗法、唠嗑疗法、钓鱼疗法、吃零食疗法，是防治情绪波动、心理疾病的有效措施。

（一）运动疗法

运动疗法是防治情绪波动的有效方法之一。可通过一定形式的运动，产

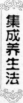

生正面的刺激作用，促使大脑产生一些神经递质，起到消除疲劳，忘掉烦恼，稳定情绪，愉悦心情，保持心境最佳状态，有益健康的作用。

（二）旅游疗法

旅游疗法是防治情绪波动的有效方法之一。当情绪不稳，心情烦闷时，外出旅游，就可以使人忘掉心中不快和烦恼心情，到大森林的天然氧吧，呼吸氧气，会使血压下降，增强免疫功能，保持旺盛的精力，有益健康。

（三）大笑疗法

人处在心里烦躁，情绪波动时，可采取大笑疗法。大笑可立即稳定不良情绪，克服不良情绪的负面影响，克服焦躁心境，忘掉烦恼，放下忧愁，获得快乐，使体内免疫系统和器官发挥正常功能，增强心理弹性，有益身体。

（四）唱歌疗法

人在情绪波动，心情不好时，可采取唱歌疗法。节奏激昂、欢快、激发精神的歌曲，可使人忘掉烦恼和忧愁，能增加心肺换气功能，呼入更多的氧气，呼出体内的二氧化碳，使身体各器官随着音乐的节奏而协调运转，缓解紧张的情绪，有益健康。

（五）唠嗑疗法

人在情绪波动，心情烦闷时，可进行唠嗑疗法。可与亲朋好友唠嗑，把心中的烦恼和不快，向能给自己理解、安慰、同情的人诉说。但这种唠嗑疗法以既宣泄了情绪，又不伤对方为前提。使心情舒畅，忘掉烦恼，有益身体。

（六）钓鱼疗法

人在情绪波动，心情烦闷时，可进行钓鱼疗法。钓鱼可使人在安静的环境中，消除疲劳，消除压抑，忘掉烦恼，减轻精神负担和压力，减轻郁闷，调节情感，陶冶人的情操，使体内各器官处于良好状态，有益身体健康。

十、学会管理情绪

人们在生活中的喜、怒、哀、乐、惊、恐、爱、恶等都是自身情绪的具体反映。当人体遭受不良刺激时，有一个正常的理性反应，这就是应激反应。应激反应可使人体内各器官积极活动起来，处于战备状态，以减少不良刺激造成的负面影响。否则会造成体内功能紊乱，对健康无益。因此，情绪需要管理。管理情绪就是采取相应的措施，把体现出来的消极、不良情绪掌控在一定范围内，防止不良情绪影响自己。知道自己如何管理情绪就会优化人际关系，从中获得智慧、信心、勇气和力量，学会管理情绪可以为身心健康增加更多的有益因素。管理情绪的方法有三种：一是脱离现场，二是改变看法，三是控制情绪。

（一）脱离现场

脱离现场是最有效、最管用、最容易做到的一种管理情绪的方法。如果遇到一个人际关系十分复杂或争吵不休的局面，在这种情况下如果迅速脱离现场，就可以避免矛盾的激化，待情绪平稳后再去协商解决矛盾，这是一种明智之举。

（二）改变看法

有些情绪是由于人们对客观事物的看法所形成的，这是一种正常的情绪反映。但在由于人对客观事物的看法不同，而形成不良情绪时，要及时调整、改变自己对周围客观事物和人际关系看问题的角度和方法。有些问题从正面看得出一种结论，从侧面看会有另一种结论。要选择一种对问题正确的看法，来抑制不良情绪的形成和发展。

（三）把握情绪

人的情绪无论是积极情绪，还是消极情绪都有它的张力，这种张力如果不控制，超过一定程度，易走向反面。在遇到喜事时不要过度高兴，否则会乐极生悲；遇到悲伤的事不要过度伤心，否则会伤身损志。要适时选择有利于自己的行为方式，培养一种良好的情绪习惯，使自己无论遇到什么事情都不大悲大喜，适时适度地把握情绪，调节情绪，做情绪的主人，增加幸福感。

十一、调节情绪的方式

人在社会，工作和生活中，面对情绪的波动，心理成熟、健康的人能更好地调节，让情绪处于平稳的状态，进而维护健康。调节的方式有：自我调节、医师调节。

（一）自我调节

自我调节是解决情绪问题的主要方法。要采用乐趣调节，善于在工作和生活中发现、捕捉乐趣，消除不良情绪，使生活充满乐趣；采用锻炼调节，锻炼身体可使体内增加荷尔蒙分泌量，消除不良情绪，焕发生命活力，增强人的自信心，强健身体；采取音乐调节，听音乐可通过大脑的感应，引发情绪良性反应，松弛神经，心情愉悦，对心理状态产生良好影响。

（二）医师调节

人的心理和情绪问题是由于主客观因素影响形成的，十分复杂，当自己无法调节时，需要到医院请心理医师来调节。在接受心理医师调节时，要如实将发生的心理和情绪问题，告知心理医师。心理医师就会帮助当事人疏导，疑释惑，找出问题的症结所在，找出解决问题的有效方法。

十二、调节不良情绪的方法

一个人的情绪主要受思想、观念、意志等所决定、控制。保持积极健康，愉快稳定的良好情绪，要加强道德修养，提高自身思想政治素质，树立远大理想、信念，学会适应客观环境的变化，积极自觉地运用良好情绪克服不良情绪，为身体健康提供有利的情绪因素。

（一）加强修养

加强自身修养是调节不良情绪的首要一条。对自己要有正确的认识，有自知之明，对自己优缺点做出符合实际、公正客观、实事求是的评价，既要看到自己的长处、优点，又要看到短处、缺点，既不自卑，又不自负。只有正确认识自己，保持心理健康。

1. 心胸宽广

要清醒地认识到任何事情的发生、发展都是一个曲折的过程，都不会一帆风顺。要养成乐观、豁达的个性，平静地接受身体上、生理上的各种变化，正确地认识和对待所发生的各种问题，心胸宽广，与人为善，遇事想得开，能冷静、客观地做出分析和判断，积极应对，必然会远离不良情绪的困扰。

2. 加强学习

学习是一种适应生存和把握幸福的能力。既可以通过从书本上学，也可以从社会上学，或向别人学，目的是为了心灵上的建树，使人在置身事外之时，明白很多道理，看透时事。学习关键在于更新思维，提高创新能力，提高悟性，它会给你方法和力量。无论任何年龄段的人都要加强学习，多读书，知识能给人以智慧和力量，发挥自己的聪明才智，增强信心、勇气和胆量，经得起各种挫折、困难和失败，克服和排除不良情绪。客观、正确地认识自身及周围环境，积累知识，丰富头脑，开阔眼界，增长才干，丰富自己的实践经验，为寻求积极、健康的情绪奠定基础。

3. 扩大交往

要扩大社会交往半径，多参加集体和社会活动，把自己融入社会和集体活动中，与别人同欢乐，会产生充实感、安全感、依托感和愉悦感。通过交往建立良好的人际关系，能得到别人的理解、同情、支持和帮助，有高兴的事与别人共享，有苦恼的事向别人倾诉，求得帮助，使心情舒畅。在人际交往中，付出之前要反复思量好，以免得不到回馈时怨恨对方。在与别人交往中，关心别人和被别人所关心，都是一种幸福。扩大交往是调节不良情绪的有效措施。

（二）培养自信

世上许多干大事、立大业的人，他们成功的根本原因就在于有信心，能锲而不舍地去拼搏，最终获得成功。对自己充满信心，用自信心把自己从逆境中解脱出来，改变境遇，自信心是争取成功的源泉。

1. 适应环境

环境对一个人的生存、发展、成功具有重要作用。面对新的环境，增强信心，接受竞争和挑战可大大激发自身的潜力与活力。变换环境需要变换心境，需要适应环境，要建立新的人际关系，这些变化要从心理上接受，从行动上适应，保持健康向上的情绪。如果没有力量改变环境，就要学会适应环境。

2. 善对挫折

一个人在工作、学习和生活中不可能事事顺利，件件如意，挫折、困难总会不断地发生。遇到挫折、困难不要被吓倒，更不能自陷烦恼，要保持冷静，放下思想包袱，积极分析挫折、困难的原因，找出解决问题的办法，把挫折变成继续前进的动力。

3. 适应社会

一个人的思维方式、观念、言行要适应社会，每个人都应根据社会的要求，调整自己思想观念和行为方式，符合社会发展的需要。要摆正自己与社会和群体的关系，正确对待工作中的失败、成绩、荣誉、成功，以良好的心态消除不良情绪的影响。

（三）搞好人际关系

人的工作、学习和生活不是在真空里，而是处处在与人打交道。人际关系不好是产生不良情绪的重要因素之一。因此，建立良好的人际关系可以减少很多麻烦和苦恼，有助于培育积极健康的情绪，是构成人生幸福的基础性因素。

1. 与人为善

要光明磊落，尊重别人，与人为善，与别人友好相处。以他人之乐为乐，多行善事，乐于帮助别人，摆脱困境，心中会有愉悦之感；反过来别人也会尊重你，帮助你，愿意和你友好相处，这样一来，可使心理上得到满足和平衡，感到社会的温暖，不但能给别人带来欢乐和幸福，自己也会从中得到欢乐和幸福。建立良好的人际关系，是培育健康良好情绪的温床。

2. 广交朋友

一个人工作、学习和生活在社会上，要广交朋友。要提高自身的社会交往能力，把自己融入周围的环境，以宽容和豁达的胸怀，怀着一种自信和平等之心与别人相处，就会有轻松和愉悦之感。多个朋友多条路。有时朋友在关键时刻帮你一把，会起关键的作用。但交朋友要坚持标准和质量。对那些品行不端，图谋不轨，怀有敌意，酒肉朋友，不孝父母，不尊敬退休领导的人，不可交往。要交真朋友，铸就纯洁友谊。

3. 接受新事物

一个竞争激烈的社会孕育着无数新生事物。如果一个人的言行与社会和环境要求不符，就必须经常调适自己，与社会环境保持和谐关系，更好地接受新事物。一个人生活陷入单调、乏味、沉闷的老一套时，就会感到不愉快，如果经常参加新的社会活动，就可以扩展生活领域，能使人感到生活充实、满足，充满乐趣。

（四）控制情绪

情绪是人内心活动的一部分，伴随人的一生。适度表达自己情绪不仅是正常的，也有益于身体健康。要想做情绪的主人，必须学会控制情绪。

1. 自我调控

自我调控就是避免生气和不良情绪的发生。要跳出、突破"自我"的圈子和局限，"以人为镜"，通过与别人行为的比较，来获得对"自我"的认识，把自己摆在恰当的位置上，能一分为二地看问题，善于听取别人的劝告，又不被别人所操纵；遇事冷静、理智、控制感情，不感情用事，注重调节情绪，使大脑中枢神经处于相对稳定的良好状态，使体内生理功能协调，经得起来自各方面的打击和创伤。同样是经受磨难，历尽艰辛，有的人被压垮，什么也干不成；有的人却豁达乐观，事业辉煌，一个根本原因就在于后者善于调整自己。学会安慰自己也是一种自我调控，是健康积极的精神活动。自我调控的程度，关系到健康的程度。

2. 控制欲望

欲望是人本能的一种需求。每个人都有欲望，但对生活的欲望不能过高，过高就会贪婪，容易把自己推向反面。有些人有贪婪之心，初次得手后，多有惧怕心理，寝食不安。随后便是喜上心头，这种侥幸心理会对下一步贪婪行为起催化作用，不断刺激贪婪之心，使之膨胀，无法控制，其后果必然要为此付出沉重的代价。一个人的物质需求和欲望要控制在国家和集体的允许范围内，这也是在安全系数内。最好的办法是做到知足常乐，约束自己，不要越轨出格，确保身心健康。

3. 减轻压力

压力是由于不能实现过高的奢望造成的不良心态，是人们所面临的事情或环境情况，超出了所能承受的范围，造成生理和心理不正常的干扰，会消耗大量能量，引起更多糖分流向血液，进而破坏血管，诱发心脏病和中风，损害健康。压力本身虽不直接伤害人，但会导致情绪发生异常，如不及时减轻压力，会导致一系列的健康问题。

人在工作和生活中不可能一帆风顺，每个人都会遇到各种各样的压力，不可能完全超脱压力之外。压力有两种：一种是自己给的，一种是别人的要求。自己给的压力主要是来自目标、欲望。每个人都会为自己设定目标，安排计划，分步实施。如果目标合适，安排得当，完成得顺利，压力自然会减轻，否则压力就会增大。别人的要求就是任务。需要在规定的时限内完成，这样就会产生压力。适当、有用的短期压力，会使人的大脑神经系统保持一定的紧张程度，能够帮助人体生成有利于修复细胞的蛋白质，使脑细胞处于良好的状态，要求人努力调整，鼓足干劲，完成任务；但过重的压力会使人精神过度紧张，蓄积不良情绪，影响人的健康。

如何减轻过重的压力，避免超负荷运转呢？一是要提高心理素质。这是减轻压力的基础，坚强意志，不畏困难，不甘落后，敢于拼搏，不怕挫折和失败，勇于承担责任，以积极的心态对待压力；二是要有做好抗压的心理准备。要认真分析压力，寻找解决办法，凡事要早做准备，当压力来时，有备无患，应对压力，要尽量从来自各方面的压力中解脱出来；三是从心理上战胜压力。把压力和困难当成挑战和机遇，坚定信心，保持乐观的心态，从心理上树立必胜的信念，激发抗压能力，把压力变成动力，并最终战胜压力。

（五）调节情绪

调节情绪就是牢牢掌握控制情绪的主动权，把不良的情绪通过有效方式及时排解出去，增加良好情绪。这是有益于身心健康的得力措施。

1. 向人宣泄

宣泄就是以不伤害别人为前提，把不顺心的事向亲人和好友诉说。人在情绪不佳，或遇到闹心事、苦恼、烦闷、情感压抑、受委屈生气时，可找亲朋好友倾诉、交谈，把心中的不快倒出来，能得到劝告、抚慰和帮助，排解心中的不快、郁闷，宣泄内心的痛苦。说出是话，憋心里是病，向人宣泄是一种排解不良情绪，维护心理平衡的有效方法。

2. 与人沟通

沟通是与别人进行思想、情感交流，是相互了解、相互支持，建立良好的人际关系的重要途径，是人生存发展的一种需要。缺乏沟通的人，会影响成功的几率。不要把自己禁锢在自我的小天地里，要置身于社会、集体之中，多与别人沟通，有助于缓解焦虑和抑郁等不良情绪，也有助于增长见识，交流信息，不但能学到不少东西，还可以开阔眼界和胸怀。一个人置身于一个充满积极向上的情感世界中，对现实生活有正确的感悟，会更多地感悟到世界的美好和光明。

3. 适当运动

适当运动是消除不良情绪的有效方法。散步、闭目养神、打太极拳、练气功等运动，都有助于舒缓工作快节奏，一方面可使注意力集中到运动中去，减轻精神压力和不良情绪，另一方面能加速血液循环，加深肺部呼吸，增强体质。既能锻炼筋骨，又能预防和治疗神经系统失眠、烦躁及忧郁等症状，使人心情舒畅，精神愉快。因此，应积极参加体育运动，这是很好的情绪安定剂。

（六）转移情绪

转移情绪就是把不良情绪通过有效形式转移出去，使其让位于积极健康的情绪。这是化解不良情绪的有效方法之一。

1. 笑口常开

笑是一种简单而又愉快的治病良方，是促进精神健康的良药和营养素，能缓解人们的不良情绪，是有益的养生方法。笑可使脑、心、肺、肝等脏器得到有益的活动，促进全身血液循环，协调机体神经，促进消化和呼吸，使骨骼、肌肉得到放松，减轻精神压力，松弛神经，使神经细胞活跃，调节情绪，消除烦恼忧愁，增强机体免疫功能，把机体内部调整到最佳状态，使全身心受益。凡事要看得开，拿得起，放得下，要有退一步海阔天空的良好心态。笑是健康的标志，也是健康的基础。

2. 自寻乐趣

用自寻乐趣克服不良情绪的影响，是个积极的方法。要建立符合实际的期望值，对做不到的事情不去想它、盼它，否则就是自寻烦恼。自己争取多做事，不要过多依赖别人；不要钻牛角尖、认死理，要辨证地看待事物和认真分析问题，找出正确的解决问题的方法。要努力培养多种爱好，如看书、种花、集邮、旅游、游泳、划船等，会使人忘掉烦恼，感觉生活充实、愉快和满足。

3. 娱乐排遣

自己寻找快乐要比自寻烦恼好。当一个人不能改变现实时，理智的方法是改变对现实的态度，学会适应现实，因为适时调整对现实的态度，就可以不生或少生烦恼。要学会通过看电影、看球赛、听音乐、跳舞、会友、摄影、钓鱼等活动，转移注意力，消除不良情绪的影响。其实欢乐就如同氧气时刻围绕在我们周围，关键在于自己会不会去寻找和加工。

十三、调节不良情绪的原则

在人的生命历程中，没有一个人一辈子总处在良好的情绪中，谁都会遇到不良情绪的侵扰。而人们唯一能做到的就是要正确面对不良情绪，采取有效措施进行调节，把负面影响降低到最低程度。调节不良情绪的原则有：健康原则、适度原则、保密原则。

（一）健康原则

有的人在遇到不良情绪的侵扰时，采取极端消极措施，如抽烟、酗酒、赌博、自虐的方式，进行调节、宣泄，这种损害健康的方式是要不得的。在调节、宣泄不良情绪时，要以维护自身健康为前提，确保身体安全，在必要时可找亲朋好友陪伴、聊天，将不良情绪排泄出去。

（二）适度原则

每个人都不应害怕有不良情绪。不良情绪的侵扰也是从客观上提醒人，有些问题需要重视或及时解决。而调节、宣泄情绪只是一种暂时性措施，不是一种经常性、有效性的措施。要解决不良情绪问题，还要做深层次的心理分析，剖析主客观原因，另想别的办法面对，采取更加积极有效的方式解决问题。

（三）保密原则

人在调节、宣泄不良情绪时，要坚持保密原则。因为每个人都有保密的事情和隐私，为把复杂的不良情绪调节、宣泄出去，自己把保密和隐私的东西统统告诉别人，会对自己产生不好的影响。要力争在保密的前提下进行调节，这样既保护了自己，又维护了良好的人际关系，对人对己都有好处。

第九篇　防治疾病

世上没有人愿意得病，也没有人会因为得病而快乐。但得病不以人的意志为转移，人的一生实际上离不开疾病。这是因为随着社会生产力的发展，生活水平的提高，在诸多影响人的健康因素中，疾病是主要因素。疾病的发生发展与人们的生活、工作、行为方式、饮食营养、精神状态、心理问题、体育锻炼等有密切的关系，尤其是不良生活方式，超强度的工作已成为严重损害健康的催化剂。疾病的形成是一个漫长的过程，预防疾病的形成也是一个漫长的过程。如果把由生活细节构成的养生保健措施延伸到各个方面，减少不利于健康的因素，增加有益健康因素，就能增强免疫功能，增强体质，预防疾病，延缓衰老，提高生活和生命质量，对提高人类整体健康水平，促进社会生产力发展，加快社会物质和精神文明建设，构建和谐社会具有重要的意义。

一、疾病对人体的危害

"有啥别有病，没啥别没钱，宁可没钱，也别有病，"这是人们常说的话。在世界上找不出一个愿意有病的人，也找不出一个因有病而快乐的人。疾病不但对人有严重的危害，还会连累家人，让家人遭罪。有病时要及时诊治，没病时要积极预防。

（一）疾病病因

疾病的发生发展的原因有两种：一是内因因素，二是外因因素。

1. 致病的内因

致病的内因除遗传、胎儿发育畸形因素外，还有六种内气：风气，是由体内冷热二气交织而成，随四季变化而变化。风气过重可导致惊风、中风、风湿、癫风等症状；寒气，为严冷空气高压作用，寒气过重可导致神经沉滞、血流不畅、胃气、脾寒等症状；湿气，由外界水蒸气作用，湿气过重可阻碍人体中水蒸气排泄，导致头昏、神志不清、筋骨酸软、胸闷呕吐、二便不畅等症状；暑气，为日光照射作用，夏为高温，暑气过重可导致中暑、心烦、口渴、昏迷跌倒、呼吸急促等症状；火气，为体温增高，多为暑热和体内发烧引起，火气过重可引起体内发烧、内热、肺炎等症状；燥气，为干燥所引起，燥气过重可引起内热、舌苔白腻、口舌干燥、津液不足等症状。

2. 致病的外因

致病的外因主要有：自然环境、生活方式、饮食营养、体育锻炼、医药保健、情绪状态、心理问题、意外伤害等。纵观人类疾病的发展历程，社会生产力越发展，生活水平越高，得病的人就越多，治愈率也低。这些病源就是"现代生活方式病"，它是现代都市生活的派生物。人类在享受现代社会物质和精神文明的同时，还要面对其所带来的危险。从饮食上看：人们摄入体内的不安全、不健康的食物和饮品越来越多，蔬菜、水果上残留农药、化肥，以复合饲料、各种添加剂喂养的家禽，富含化学香精、甜味素的饮品，这些有毒、有害物质正在严重地摧残着人们的健康。从运动上看：人们对电梯、汽车等现代化交通工具依赖性越来越强，大大减少了步行运动，降低对疾病的抵抗力，体能、体质下降。致病的因素虽然很多，但要想防治疾病必须查找疾病与致病因素的关系，积极消除和克服这些致病因素，防治疾病，使人体处于一个相对协调稳定的状态。

（二）疾病种类

人类所患疾病有肢体性、器官性、血液性、皮肤性、神经性达数百种，但大体上有七类：

1. 遗传性疾病

遗传性疾病病因是由于父或母的基因有缺陷，或染色体异常，在形成胚胎时就决定了的疾病。这种疾病危害很大，不但影响胎儿发育，胎儿出生后，会因生理缺陷导致严重的心理和社会问题。

2. 先天性疾病

先天性疾病是在孕妇怀孕期间所患的疾病。其病因是由于孕妇有不良生活习惯因素影响，如营养不良、吸烟饮酒、病毒性感染、滥用药物、长期辐射、不良因素等影响，危害胎儿正常发育，导致生理、肢体畸形。

3. 衰老性疾病

由于人随着年龄的增加，机体自然衰老变化，体内各生理功能发生渐进式衰退，免疫功能下降，导致发生衰老性疾病，如白内障、前列腺肥大、更年期综合征、动脉硬化、心脑血管病、骨质疏松症等。衰老性疾病属于自然规律性疾病。

4. 非衰老性疾病

由于人受年龄、性别、生存环境、生活方式、饮食习惯等因素的影响，使体内免疫力降低，生理功能失调，体内失和，发生各种疾病。如：糖尿病、高血压、高脂血症、冠心病、动脉硬化、胃炎、肺心症、肥胖症、痛风、肾脏病、老年痴呆症、癌症等疾病。非衰老性疾病是人为造成的疾病。

5. 共发性疾病

由于多种因素的联动影响，各年龄段的人共同发生的疾病，如：代谢异常、肥胖、高血压、高脂血症、感冒、发烧、急性阑尾炎、感染、猝死、冠心病、心肌梗死、急性心脏病、心血管病、意外伤害，特别是灾难性、区域性、群体性疾病，对人类危害大，涉及到社会稳定问题。

6. 富贵性疾病

富贵性疾病也称现代病，主要病因是由于人们不健康的生活方式，饮食结构不合理，过多摄入高蛋白、高脂肪、高盐、高糖食物，缺少运动，心理失衡，精神紧张，压力过大等原因造成的，如高血压、高脂血症、糖尿病、脂肪肝、心脑血管等疾病，这类疾病对人类健康危害程度也大。

7. 药源性疾病

药源性疾病是指在治病过程中药物所引起的疾病。在用药物治病时，由于药物的一些毒副作用，会导致人体某些脏器发生功能性或器质性损害，从而引起与治疗目的无关的一系列不良症状，甚至危害生命。药源性疾病大体上有：过敏型，轻度过敏可出现皮疹、发热、浮肿，重度过敏可出现休克或死亡；感染型，滥用抗菌素、激素，可导致二重感染和多菌性败血症；功能型，有些药物可造成体内造血、肝肾功能发生障碍，危害身体；神经型，有些药物可造成剧烈性头痛、眩晕、呕吐、神志不清、神经痉挛、意志障碍；癌变型，有些药物使用不当，会诱发肝癌、子宫内膜癌。

（三）疾病危害

任何疾病都有其酝酿、发生、发展、致病的四个阶段，疾病过程一旦启动，就会有各种连带环节，损伤体内组织和器官，对身体造成损害。疾病对人的危害大于其他危害。人面对疾病要运用正确的防治方法，控制病情，减轻疾病对人的危害。

1. 对机体上造成危害

人有病以后，首先对机体造成危害，特别是一些器质性疾病，如动脉硬化、冠心病、心脑血管病、肥胖症、心肌梗塞、意外伤害等疾病，使人在肉体上、心理上受到折磨，不堪痛苦。

2. 对家人造成危害

一人健康全家幸福，一个人有病，全家遭殃。一个人有病以后，特别重病住院治疗，必然是由家人长期陪护、照料，连累家人，给家人精神、身体都带来损害。只有没病才能不连累家人。

3. 在经济上造成负担

人有病必然要花钱治疗，在经济上造成负担，受到损失，特别是高额的医疗费用，给每个患者造成重负，甚至倾家荡产。现在人们用于治病的支出，往往高于其它支出。只有没病，才能节省医药费。

二、防治疾病，促进健康

人类文明和进步的历史，也就是一部和病魔斗争的历史，也是不断探索防治疾病，获得健康的历史。人体出现任何一种小毛病都是大毛病的信号，对此，要予以重视，及时检查诊治，防止发生大毛病。防治疾病是对生命全方位地运用医疗保健方法，进行保护、康复性的医疗防治，重点是维护、调整、养护生命，增强免疫力，改善血液循环，促进新陈代谢，补血理气，补益虚损，恢复及维护重要组织器官的生理功能，防控各类疾病，增强体质，延缓衰老，促进健康，防治疾病要从增强免疫力、增强体质、延缓衰老、控制病情等方面做起。

（一）增强免疫力

人有许多疾病是在少年初步形成，在青年进一步根植，在中年发展漫延，在老年加重，经历了一个漫长的发展过程。而防治疾病也是一个漫长的过程。人类在漫长的进化过程中，人体已经形成了自我防御系统，即免疫系统，防治疾病的根本就是增强免疫功能，提高抗病能力，抵御细菌病毒的侵害，灭杀体内变异细胞，维持体内协调和稳定。

（二）增强体质

人的体质受种族、性别、年龄、环境、饮食、锻炼、生活方式等影响而有差异。体质强的人免疫功能就强，体内相对稳定，而体质差的人免疫功能就低，就容易得病。要采取有效养生保健措施，从40岁以后注重防治疾病，增强体质，百病不侵，奠定防治疾病的物质基础。

（三）延缓衰老

人体衰老是一个自然规律，是随着年龄增长而渐变的过程，是在人体结构和生理功能两方面所发生的退行性变化，导致机体各系统对内外环境适应能力逐渐减退，是生命新陈代谢发生不可逆转的现象。衰老有两种：一种是生理性衰老，也是自然规律性衰老；一种是病理性衰老，是由于疾病诱发的衰老。衰老是孕育疾病的温床。要运用养生保健方法，推迟衰老进程，减少发生疾病的几率。

（四）控制疾病

人无论是患一种疾病，还是患多种疾病，一旦得病以后，疾病将按它自有的规律发展和漫延，对人的生理和心理造成严重的危害。对疾病防治的原则是：没病前防病，有病时治病，及时控制疾病，防止发展和漫延，以免对身体造成严重损害。

三、防治疾病的措施

人是有机的整体，任何一种疾病都不可能独立于身体其它系统而存在，在治病时要通过医生全面诊断，对症治疗。医生虽然能为人们治疗疾病，解除病痛之苦，但不能保证人的健康。一个人的健康不能依靠别人，只能依靠自己。对大多数疾病来说，人类能够用自身的免疫功能来克服，但当免疫功能处于局限性时，就要采取强制性措施进行防治。要学会自我保健，坚持预防为主，掌握发病规律，做到早发现、早诊断、早治疗，通过积极有效的预防，不得病或少得病。预防疾病是软件工程，一旦得病要实行硬件工程，立即到医院治疗，做到防治结合，减少发病几率，养护健康，提高生命质量。

（一）公共性防治

公共性防治是指由国家、医院、机关、单位、企业、社区组成的对群众进行立体化防治疾病体系。这个体系对于监测和控制疾病，防止发生区域性、群体性、流行性疾病，为维护社会安定，提高全民体质，提高全民族素质发挥重要作用。

1. 普及医学知识

各级政府、医疗、教育、科研、机关、单位、社区，要切实发挥立体化公共性防治体系作用，采取宣传、专家讲座、科普培训等形式，向群众普及医学科普、养生保健知识，让群众入脑、入心、入行动，运用这些科普医学知识，加强健康管理，建立良好的生活和行为方式，养护生命，降低危害健康的因素，预防和消除疾病，提高健康水平。

2. 预测监控病情

公共防治体系要履行职责，为每个社会成员提供系统、连续的个性化医疗保障服务。对影响健康个体、群体、区域性的不良因素，流行性疾病，顽固性疾病，要加强全面预测、监控，指导和帮助群众增强自我保护意识和能力，切实抓好胎儿、儿童、少年和成年人的预防，进行疾病评估，确定治疗方案和措施，同时有针对性采取养生保健和治疗措施，使保养和治病相结合，强化多元化健康载体，减少危害健康的因素，远离疾病。

3. 加强疾病治疗

国家在医疗体制上应加强医疗机构的规范管理，发挥主导作用，建立新型农村合作医疗，加强城市社区卫生建设，形成城市、农村立体化医疗网络，切实提高医疗保障和服务水平。加强医学理论的探索和研究，不断探索未知的医学领域，研究新理论、新成果、新方法、新技术，突破疾病的共性研究，着重于指导实践，攻克疑难杂症、流行性、顽固性、区域性、群体性、灾难性疾病，加强疾病针对性治疗，力争用一种办法治疗多种疾病，为提高全民体质服务。

（二）个体防治

对疾病的防治要采取群体化联动，个体化实施措施，加强健康管理，提高自身健康能力。要以对自己负责、对家人负责、对社会负责的态度养护健康。个体要在日常的生活、工作中管好饮食、运动、心理、卫生、情绪、睡眠等，切实加强对疾病的预防。

个体防治的措施主要有：饮食疗法、运动疗法、心理疗法。通过三方面防治，即可减少致病因素，增加健康因素，还能减少病痛，防治疾病，避免因药物引起的关联性副作用，早日康复。

1. 饮食疗法

饮食是人体营养的主要来源，它不但是维护生命的基础，生命活动能量的源泉，还是防治疾病的重要方法。饮食疗法是一种有明显功效的防治疾病的基础性方法。这是因为有些疾病往往与长期不合理饮食结构有关，因此，防治疾病要从源头饮食做起，这是缩短病程，防治疾病的基础，食疗在预防、治疗疾病、维护健康中起越来越重要的作用，食疗和药物治疗并不是对立的治疗方法，不能代替药物治疗，食疗只是起一种辅助防治作用。但由于受人的种族、年龄、性别、习惯、环境、遗传等因素的影响，饮食疗法的差异性很大，不可能有一个统一、实用的饮食疗法。根本的方法是要在掌握自身健康的基础上，正确运用营养治疗知识，遵循个性化原则，结合自身特点和饮食需要，建立一套行之有效符合自身健康的饮食疗法。

饮食疗法的原则是：根据食物食性和药性，坚持对症食用食物，发挥食物营养和药性功效，祛病强身，维护体内稳定。

（1）改善饮食结构

饮食要合理搭配，荤素搭配，粗细搭配，粮蔬搭配，针对性进食，多食富含维生素、粗纤维、氨基酸、微量元素的食物，调节人体新陈代谢，增强免疫力，增强各器官生理功能，增强心脑血管弹性，促进血液循环，促进消化、吸收，提高抗病能力。

（2）限制热能食物

要限制摄入高糖、高盐、高脂肪、高胆固醇、刺激性食物，多食禽、蛋、鱼类、优质蛋白质，清淡饮食，减少对心脑血管的损害，延缓动脉硬化的发生发展，烹饪时间不宜过长，防止营养流失。

（3）饮食有节

防止暴饮暴食、饮食无规律，限制进食量，科学调剂饮食，以低热量、低脂肪、低胆固醇、低盐、低糖饮食为主，不偏食、不挑食、即要吃饱又要吃好，满足机体对营养的需求。

（4）控戒烟、酒

烟、酒都是致病的危险因素。烟中尼古丁可兴奋心脑血管，刺激肾上腺素分泌，诱发冠状动脉硬化；酒是诱发许多疾病的危险因素，可诱发心脑血管、心绞痛、心肌梗死、高血压、心力衰竭等疾病。特别是嗜烟酗酒者，对身体损害更大，为了自身健康，要控戒烟酒。

只有坚持饮食疗法，才能有针对性地防治疾病，密集健康因素，减少发病的危险性。避免疾病对身体的损害，使体内协调稳定。

2. 运动疗法

运动有益身心健康，并能防治疾病。人有许多疾病是由于不经常运动，体质虚弱，机体各生理功能失调，抵抗力低下等因素诱发的。运动与祛病健身有密切的关系，因此，要从运动疗法入手，养护健康。运动疗法是体弱多病人的有效康复方法。运动疗法的原则是：通过适宜、适度的运动，增加健康的关联性因素，增强机体各生理功能，增强抗病能力，祛病健身，增强体质，确保健康，节省医药费。

（1）增强抗病能力，增强体质

适度的运动会使人体内产生"致热原"，增强消灭细菌、病毒能力，抵抗疾病，加快病后康复，使心脏、骨骼、关节、韧带、肌肉、变得强健，增加骨密度，防止骨质疏松，减少患病几率，加速病后康复。

（2）预防心脑血管病

运动可加快心跳动，提高心血排出量，促进血液循环，增强输送血液、氧气、营养的能力，有效预防心脑血管疾病，调节血管机制，提高呼吸功能，调节血压，改善末梢循环，预防动脉硬化、中风、老年痴呆、脑血栓、心肌梗死，减少血管发生意外的危险性，使身体产生有益的生理变化。

（3）促进机体新陈代谢

运动可促进机体新陈代谢，加速体内废物、毒素的排泄，改善糖分解和代谢，调节内分泌功能，促进胰岛素分泌，调节血糖，预防糖尿病，降低血液中胆固醇、甘油三酯的含量，降低血黏稠，改善睡眠，提高睡眠质量，使人精力充沛。

（4）延缓衰老

运动可推迟心脏、肌肉及器官生理功能衰退和老化，延缓大脑衰老，增强大脑神经系统功能，活化大脑神经细胞，增进食欲，促进胃肠系统消化吸收，减少脂肪堆积，减肥美体，增加维持肌肉耐力和力量。

（5）改善心理状态

运动可产生令人愉快的化学物质"内啡肽"，缓解紧张情绪，缓解疲劳，稳定情绪，增强应激能力、干劲和斗志，增强克服困难的信心和勇气，具有振奋人心的作用，促进脑垂体分泌性激素，增强性功能，提高性生活质量。

运动疗法是一种康复性的特殊方法，在运动时要结合自己的身体状况、病情选择一些适宜的运动项目，量力而行，运动量要适度。科学运动，坚持经常，要根据季节变化，增减衣服，防止发生意外，确保自身安全。

3. 心理疗法

心理疗法长期不被人们所重视，其实心理疗法是防治疾病的重要方法。因为心理与祛病健身有着密切的关系，不仅是对健身的有作用，对治病也有作用。在影响人的健康诸多因素中，心理因素起重要作用，往往是健康源于心理，疾病也源于心理。一个人心理健康、生理才能平衡，体内各器官生理系统功能才能正常，身体才能健康；如果心理不健康，就会成为影响生理机制，诱发疾病的因素。因此，人在患病时，不要忽视从心理上入手防治疾病，心理平衡，心胸广阔，性格豁达，心情乐观，能获得良好的治疗效果。

心理疗法的原则是：运用良好的心态，把精神情志变化控制是正常的生理范围内，减少不利于健康的因素，增强抗病能力，减低体内有害因素，使体内各器官处于协调稳定状态，有益健康。

（1）保持良好的精神状态

要加强自身修养，自我调适，保持良好的心态，心胸坦然豁达，掌控精神情志变化，抑制不良情绪的刺激，增强应激能力，克服暴躁脾气，遇事不急不烦，控制和调适不良刺激，维护体内各器官生理功能，使体内协调稳定。

（2）正确对待疾病

疾病直接或间接与精神心理因素有关。一旦患病要坦然、平静地接受事实，正确对待，调整好心态，减轻心理负担，放下思想包袱，增强战胜疾病的信心，调动全身各系统抵抗力协调作战，抵抗疾病，同时要积极配合医生医治疾病，最终战胜疾病，恢复健康。

（3）转移注意力

当疾病缠身痛苦不堪时，要转移注意力，调节情绪，减少不良情绪的影响和刺激，可有意识地参加一些使自己快乐的文化娱乐活动，如：唱歌、跳舞、看电影、看电视、听音乐、学绘画等，通过人的心理作用，影响人的情绪、行为和生理功能，降低不良情绪的负面影响。

（4）改变环境

当有病闹心烦闷时，要善于及时调适，离开现场，改变环境，能躲就躲，能绕就绕，能让就让，增强应激能力，摆脱不良心理的影响，消除胸中烦闷，使心情平静。还可在不危害社会和他人的前提下，找亲朋好友倾诉，求得帮助、支持，合理宣泄不良情绪。

心理疗法应比吃营养补品，体育锻炼更重要。要运用心理疗法，保持精神乐观，稳定情绪，合理调节生活，减低致病因素，抑制致病源，缩短病程，早日康复，养护健康。

四、常见疾病及防治措施

疾病是以不同的表现形式和程度危害人类的健康。常见疾病主要有：高血压、高脂血症、肥胖症、糖尿病、肾脏病、冠心病、动脉硬化、脂肪肝、骨质疏松、老年痴呆症、痛风、心肌梗死。

（一）高血压

高血压是一种以动脉血压高于正常为特征，发病机制复杂的疾病。高血压分两大类：一类是原发性高血压，是由动脉血压升高为主要症状，是一种全身性的独立疾病；另一类是继发性高血压，即血压高，是由一些明确病因而引起的血压升高，只是一种症状，当病愈后血压可恢复正常。高血压是一种常见的病程进展缓慢、难以治愈的心脑血管疾病，现在发病趋势正向年轻群体漫延，是一种严重危害人类健康的疾病，必须注重防治。

1. 发病症状

早期高血压的发病症状有：头痛、头晕、头昏、头胀、耳鸣、失眠、眼花、疲倦、乏力、烦躁、焦虑、心悸、不安、急躁易怒、面红耳赤、腰酸腿软、肢体麻木、血压升高等症状，中晚期高血压患者血压持续较高，病程也长，损害心脏、大脑、肾脏、眼睛等重要器官。高危性高血压是由精神刺激、情绪失常、疲劳过度、内分泌失调等因素诱发，常出现剧烈头痛、恶心呕吐、头晕心悸、烦躁不安、面色苍白、视力模糊、手足抽搐、肢体活动障碍等症状，严重者可危及生命，因此，要积极预防和治疗高血压病。

2. 发病原因

高血压的发病因素主要有：精神因素、生活因素、遗传因素、疾病因素，是在多种因素相互作用下，诱发高血压病。

（1）精神因素

随着社会竞争激烈，生活、工作节奏的加快，在从事繁重工作任务，注意力高度集中，精神高度紧张，情绪不稳的人群中，易诱发高血压病。持续紧张，情绪异常是致病源，减弱体内免疫系统的应激能力，降低抵抗力，其发病率要高于其他人群。

（2）生活因素

在饮食中与过多摄入动物性脂肪、高热量、高糖、高盐、过少摄入不饱和脂肪酸，缺少维生素、钙、铬有关，导致血压升高；嗜烟酗酒，刺激交感神经使血管收缩，引起血压升高；肥胖体重偏高，脂肪蓄积，引起血压升高；缺乏运动，血管得不到有益刺激，引起血压升高；居住环境条件差，长期噪声刺激，引起血压升。

（3）遗传因素

高血压病是在遗传背景下与多种因素共同作用引起的疾病。但遗传因素起一定作用，易在同一家族内持续性诱发高血压病，有高血压家族史者高于无高血压家族史者，遗传因素是诱发高血压病的母因素，预防高血压病应在家族内联动进行。

（4）疾病因素

诱发高血压病的疾病因素有：人体已患的一些对应性疾病及某些药物。如肥胖症、糖尿病、内分泌失调、肾脏病、血管病变、主动脉狭窄、妊娠高血压综合征、高血钙、脑部创伤，药源性口服避孕药、激素类、人参、麻黄素等都是诱发高血压病的危险因素。

3. 发病危害

高血压病对人的危害是渐进式的，也是残酷的，每时每刻都在侵害身体各器官，是健康的一大杀手。如果血压长期增高不降，对人体危害不仅表现在引起头痛、头晕、头昏、头胀、失眠症状上，更重要的是对心、脑、肾、血管、眼睛等重要器官造成损害。严重者可出现心绞病、心肌梗死、心力衰竭、脑溢血、肾衰竭、尿毒症等并发症，甚至死亡。呈现出患病率高，致残率高，死亡率高的三大特点，因此，决不能忽视防治高血压病。

4. 防治措施

高血压病虽然是一种渐进式、持久性的疾病，但它是可以防治的。高血压病是终身病就要终身治，防治的措施要从饮食、运动、心理三方面入手，密集健康因素，降低致病因素，防止发生并发症，有助于康复。

（1）饮食疗法

饮食疗法应注重改变不合理的饮食结构，合理搭配食物，荤素搭配，粗细搭配，粮蔬搭配，调剂饮食，对症进食。要多食富含维生素、微量元素、氨基酸、粗纤维、优质蛋白质、钾、钙、镁、低脂肪、低胆固醇、低糖的食物，如豆类、谷类、杂粮、玉米、花生、小米、荞麦、牛奶、肉类、蛋类、薯类、生姜、甲鱼、土豆、元葱、西红柿、大蒜、苹果、梨、桃、香蕉、山楂、西瓜、紫葡萄、橄榄油等食物，有利于增强血管弹性，调节血脂，降低血压。要限食动物性脂肪、高糖、高盐、高热量的食物；要控制进食量，不宜吃得过饱；控制烟酒，养成良好的饮食习惯，坚持吃早餐，合理分配三餐进食热量，克服吃零食习惯，减少血压升高的外源性因素，即能满足机体对营养的需求，又能对防治疾病发挥食疗功效。

（2）运动疗法

运动疗法就是通过适当、适度的锻炼，加快机体血液循环，促进新陈代谢，促使心肌加强收缩，增加心脏排血量，改善体内各器官供血、供氧状况。促进体内脂肪和糖代谢，降血脂、血糖，减少代谢产物在血管壁上的蓄积。调节大脑皮质功能，调节大脑神经，降低交感神经兴奋，减少血管阻力，使血压下降，减轻症状。增强免疫功能，提高抗病能力，可改善或消除血压所引起的头晕、头昏、失眠、悲观等自感症状。预防发生并发症，为防治疾病提供软件因素。可以根据自身实际情况，选择散步、骑自行车、打太极拳、慢跑、跳舞、游泳、爬楼梯等运动项目，祛病健身。在运动时不宜进行强度过大和激烈运动，不宜闭气和低头用力，不宜空腹运动，老年人不宜在严寒季节外出运动，要确保安全。

（3）心理疗法

心理疗法是防治高血压病的重要方法。要保持精神乐观，情绪稳定，注重综合运用心理、饮食、运动疗法，合理调节生活，高血压是能防治康复的。要控制情绪变化。因为当发生愤怒、生气、烦恼、恐惧、焦虑、消极、报怨、紧张、大喜大悲等情绪激动，情绪异常状态时，会造成大脑中枢功能紊乱，刺激血压升高，无法调节血压，加重病情，要正确对待疾病。树立战胜疾病的信心，运用医学知识，实施预防，减少致病因素，积极防治疾病；要转移注意力。可采取参加体育活动、音乐调节、合理渲泄、文化娱乐活动等形式，转移注意力，排遣不良情绪的影响，使自己情绪稳定，心情愉快，有益防治疾病。

（二）高脂血症

高脂血症是指由于各种原因导致的血浆中胆固醇或甘油三酯含量超标，是脂蛋白紊乱的结果。包括三种类型：一类是高胆固醇血症，血胆固醇含量超标；二类是高甘油三酯血症，血甘油三酯含量超标；三类是混合型高脂血症，血胆固醇和甘油三酯含量都超标。高脂血症是渐进式的全身性现代都市病。患者初期多无明显症状，易被忽视，但不能忽略防治。

1. 发病症状

高脂血症除体胖外，一般并无特殊表现症状，对身体的影响多半是在隐匿状态下进行。高脂血症的发病症状为：持久性的高脂血症可造成体内多系统病变，产生对应性的症状：患者体重超标，因脂质代谢异常，影响血管内皮细胞的营养输送和吸收，脂肪蓄积在血管内膜下层，易使血管内膜发生溃烂、硬化，形成血栓，导致心脑血管疾病；体内大量脂肪不能被分解代谢，蓄积在肝内诱发脂肪肝，损害肝细胞，造成肝硬化；因高脂血症造成血黏稠，血流速减慢，易堵塞微血管诱发血栓。

2. 发病原因

高脂血症的发病原因很多，有的人是体内脂肪代谢功能低，有的人是遗传造成的，有的人是继发于疾病，有的人是饮食造成的，主要原因有：饮食因素、生活方式因素、遗传因素、疾病因素。

（1）饮食因素

饮食因素是诱发高脂血症的基础性因素。高脂血症患者长期饮食不科学，结构不合理，过多摄入动物性脂肪、内脏、蛋黄、奶油、高糖、高热量、罐头食品、饮料、酒类等。饮食习惯不好，长期暴饮暴食，饥一顿、饱一顿，进食无规律，偏食挑食，常吃零食，饮食单调，营养单一，降低代谢功能，导致脂肪、胆固醇过剩，血黏稠度升高，诱发高脂血症。

（2）生活方式因素

高脂血症患者生活起居无规律，长期熬夜、娱乐、吃夜宵，进食无节制，暴饮暴食，加重胃肠消化系统负担，降低消化系统功能，不能有效地分解脂肪、胆固醇。代谢功能发生异常，使体内脂肪、胆固醇过剩；体力、体育活动少，不能消耗体内脂肪和热量，造成营养过剩，血脂升高，无法调节血脂；长期吸烟升高血清总胆固醇和甘油三酯水平，氧化低密度脂蛋白。这些生活方式因素综合作用，都是诱发高脂血症的危险因素。

（3）遗传因素

高脂血症与遗传因素有关。家族性高胆固醇血症、家族性血脂异常、家族性混合性高脂血症、家族性脂质异常、家族性甘油三酯血症，都是对应性遗传高脂血症的因素。因此，在防治高脂血症时不要忽略对家族性联动防治。

（4）疾病因素

有些疾病在多种因素的作用下，是诱发高脂血症的危险因素。如糖尿病、心肌梗死、甲状腺功能减退、高尿酸血症、尿毒症、痛风、红斑狼疮、肾脏病、酒精性肝炎、银屑病、肥胖症等，这些疾病会使体内缺乏某些代谢酶，造成代谢功能失调，使某些激素水平过高，诱发继发性高脂血症。药源性因素，如口服避孕药、雄性激素、孕激素、合成维生素 A 复合物，也是诱发高脂血症的因素。

3. 发病危害

高脂血症对人体有明显的危害。高脂血症患者由于血脂升高，血黏稠，血液流速减慢，动脉血管壁脂肪斑蓄积，诱发血栓、动脉粥样硬化、冠心病、心脑血管病、心肌梗死、高血压、脑中风、急性胰腺炎、痴呆、肥胖症、脂肪肝、视网膜血管阻塞，引起视力下降，甚至双目失明等关联性疾病，对身体的危害是系统性的。因此，要重视对此病的防治。

4. 防治措施

高脂血症对人体的危害很大，因此，要重视防治。应从饮食、运动、心理三方面入手，进行综合性防治。

（1）饮食疗法

饮食疗法是防治高脂血症的重要措施。要改善饮食结构，合理搭配食物，高密度调剂饮食，均衡营养，主副食比例适当，多食富含优质蛋白质、脂肪、粗纤维、维生素、氨基酸、微量元素、不饱和脂肪酸食物，限食动物性脂肪、内脏、高糖、高热量、米、面等食物。应多食鱼类、蛋类、乳制品、豆制品、玉米、杂粮、燕麦、荞麦、生姜、胡萝卜、海带、海蜇、香菇、紫菜、大蒜、木耳、元葱、坚果、韭菜、茄子、黄瓜、芹菜、山楂、苹果、猕猴桃、蜂蜜等食物。要严格控制食量，每餐七、八分饱，合理安排一日三餐，减轻体重，改善生活方式，控制烟酒，减少不利因素的影响，显现食疗功效。

（2）运动疗法

运动疗法是预防和治疗高脂血症的必要方法。这对长期从事脑力劳动的人来说更为重要，要坚持运动锻炼。因为运动锻炼是一种有氧运动，具有加快体内气血、营养运动，加快排泄体内废物和毒素，大量消耗体内的脂肪和糖，促进血脂分解和代谢，调节血脂，稳定血脂水平，通调血脉等功效。可选择散步、慢跑、跳舞、游泳、爬楼梯、骑自行车、打网球、乒乓球、太极拳、健美操等运动项目。运动强度以出微汗，不疲惫乏力为宜。

（3）心理疗法

心理疗法对高脂血症是有效的防治方法。这是因为人的情绪异常，过度焦虑、烦躁、忧愁、悲观、失望，必然会引起脏腑功能失调，气血紊乱，降低机体免疫功能，从而诱发高脂血症或加重病情。因此，防治高脂血症应注重从心理因素入手。首先，要稳定情绪。无论遇到什么事都不要过度焦虑、烦躁、忧愁、大喜、大悲，将情绪控制在适度的范围内，防止情绪发生异常，减低致病因素；其次，乐观开朗。要振作精神，从积极方面看待一切事物，抑制消极因素带来的副作用，乐观开朗，积极参加各种有益活动，自找快乐；再次，自我调节。一旦得病要正确对待，放下思想包袱，增强信心，战胜疾病，调节生活，分散注意力，向人倾诉，宣泄心中的烦闷。综合运用、心理、饮食、运动疗法，积极防治疾病、缩短病情，减低对身体的危害程度，早日康复。

（三）肥胖症

肥胖是一种由于机体内肥胖因子活跃，受生活方式和环境等多种因素，诱发的慢性代谢异常的独立疾病，也是现代富贵病。通常公认的计算标准体重的公式是：身高（cm）－105＝体重（kg），按这个公式计算，一般超过标准体重的20%为肥胖症，超过10%以上超重，低于10%属偏轻，低于20%为消瘦。过去肥胖症是在成年人群体中发生发展，为肥大性肥胖，现在正快速向少年、儿童群体中漫延，为增生性肥胖，肥胖症已成为严重损害人类健康的疾病，对此，要加强对肥胖症的防治。

1. 发病症状

肥胖症是指脂肪非正常地囤积在人体组织，其体重超过正常标准。发病症状为：人体内能量摄入多，消耗少，过剩的能量蓄积在体内，积聚成脂肪，堆积在皮下和内脏，导致肥胖，多见腹部型肥胖，体态庸肿，体形不佳是一种病态。肥胖症有两种类型：一种是单纯性肥胖，是由于自身能量摄入超过消耗而引起的肥胖；一种是继发性肥胖，是由明确的病因而引起的肥胖。肥胖症不但是诱发各种疾病的危险因素，还会引发健康、心理、社会等一系列问题，使患者在生活、工作中、社会上受到嘲笑、歧视，产生自卑感，丧失进取精神，削弱参与社会竞争和生存能力。因此，要积极防肥胖症，减少损害健康的因素。

2. 发病原因

肥胖症的发病是由于体内能量调节机制失衡，能量的摄入多于消耗，多余的能量在体内转化成脂肪，导致肥胖。发病原因主要有：饮食因素、生活方式因素、遗传因素、疾病因素，在多种因素共同作用下诱发肥胖症。

（1）饮食因素

饮食因素是诱发肥胖症的重要因素。肥胖症患者饮食结构不合理，长期摄入高蛋白质、高脂肪、高热量、高糖高盐食物，偏食油炸食品，如油条、油饼、油炸糕、方便面、炸鱼、肉段、炸鸡翅（腿）、炸薯条、快餐食品等，造成体内能量过剩，脂肪堆积；长期饮酒也能生成能量，减少体内脂肪的消耗，促进新脂肪的形成，引起甘油三酯血症、酒精性脂肪肝；而谷类、粗纤维、粗杂粮、蔬菜、水果等低能量、低脂肪、优质蛋白质食物摄入少，使多余的能量在体内转化为脂肪而储存起来，导致肥胖。

（2）生活方式因素

生活方式因素是诱发肥胖症的重要因素。肥胖症患者饮食无规律，进食行为不佳，暴饮暴食，饥一顿、饱一顿，喜吃零食，一日三餐饮食不均衡，不吃早餐，午餐和晚餐吃的过多；长期熬夜、娱乐，然后过量吃夜宵，饭后即睡，导致胃肠消化系统和肾脏负担过重和脂肪堆积。进食模式不合理，为应付竞争、紧张工作，人们图省事、省时间，长期购买高脂肪、高糖、高盐、高热量的加工、半加工和快餐食品，加快促成肥胖症。肥胖症患者不爱活动，体力和体育活动严重不足，特别是在都市里生活的人群，出门坐车，上楼乘电梯，现代化交通工具代替步行，使机体处于静状，不能有效消耗能量。这些生活方式因素对肥胖症的形成起了催化作用。

（3）遗传因素

遗传因素对促成肥胖症有关联性的作用。单纯性肥胖症是通过增加脂肪储备，增大细胞体积而形成的，但大多数肥胖与遗传有着密切关系。如果父母都是肥胖者，其子女70%左右也为肥胖者，双亲一方为肥胖者，其子女有40%左右为肥胖，其原因是由于肥胖的基因起作用，有一定的家庭聚集性，但由于人的种族、性别、年龄、环境生活、居住条件不同对肥胖的易感性也不同。遗传是遗传易感性，要在其它因素相互作用下，才能加快导致肥胖症。因此，预防肥胖症要注重从全家族做起。

（4）疾病因素

肥胖症的发病机制虽然复杂，但神经内分泌及代谢紊乱、药源性，是诱发肥胖症的重要因素。由于人体内分泌失调造成皮质醇增多，使脂肪堆积在腹部，表现为腹部型肥胖，而四肢脂肪较少；由于甲状腺功能减低，病人由于水肿导致的各组织间积水，虽然体重增加，但脂肪并不多；下丘脑、调节进食和饱感中枢神经发生异常，导致过量进食，形成肥胖；生长激素分泌失调，甲状旁腺功能减退，性功能低下，胰岛素分泌失调，肢端肥大症，高催乳素血症都可诱发肥胖症；药源性肥胖有：口服避孕药、激素药、三环化物、吩噻嗪类等药物，是诱发肥胖症的药源性因素。

3. 发病危害

肥胖症对人体的危害是多方面的。可诱发高血压、高脂血症、冠心病、心脑血管病、动脉硬化、肺栓塞、睡眠呼吸暂停综合征、胆结石、脂肪肝、痛风、糖尿病、骨关节病、性功能下降、前列腺病、肝癌、直肠癌、乳腺癌、子宫内膜癌等疾病，严重危害人类的健康。肥胖症对少年儿童的危害更明显，导致少年儿童发生高血压、代谢异常、呼吸困难、肺炎、支气管炎、睡眠呼吸暂停综合征、脂肪肝、发育异常，使孩子产生自卑感、抑郁感等心理问题。因此，不能忽视发病危害。

4. 防治措施

肥胖症严重损害身体健康，降低生活质量，引发心理和社会问题，诱发各种疾病，必须加强预防、控制和治疗。要坚持预防为主，从儿童抓起，以成年人为重点，把预防肥胖的重点放在长期坚持饮食和行为的转变上，坚持终生，控制体重，防治肥胖。

（1）饮食疗法

饮食疗法是防治肥胖症的有效方法。要改善饮食结构，合理搭配食物，控制碳水化合物的摄入，多食优质蛋白质、低脂肪、低能量、碱性、纤维素、谷类、微量元素、氨基酸等食物，合理调节饮食，均衡营养；限食高脂肪、高热量、高糖、高盐、油炸、快餐、零食等食物，减少肥胖因素；进食有节制。要定时定量，克服暴饮暴食、不吃早餐习惯，少吃零食、甜食、快餐食品，合理安排一日三餐；控制进食量。要养成一个良好的饮食习惯，每餐进食不可过量，不可过饱，适当节食，控住饮食总能量，少吃外餐，减少不利因素；应多食玉米、高粱米、燕麦、荞麦、黄瓜、菠菜、海带、冬瓜、大萝卜、角瓜、鱼类、乳制品、苹果、梨、桃、香蕉、柚子等食物。注重运用饮食疗法，控制体重，有效减肥，防治肥胖症。

（2）运动疗法

运动疗法是防治肥胖症的有效方法。通过有规律的有氧运动可提高机体的能量需求，提高基础代谢率，增强代谢功能，促使机体分解、代谢脂肪，减少脂肪含量，使体重下降；运动能提高血液内葡萄糖的利用率，防止多余的糖转化为脂肪；运动能改善心肺功能，增大心脏排血量，改善心肌营养和氧气供应，增大肺呼吸量，调节内分泌系统功能，减少发生并发症；运动能增进心理健康，提高自信心，改善情绪，使人感到精力充沛有活力，产生一些良好的心理疗效。可选择散步、跑步、骑自行车、跳舞、游泳、滑雪、爬楼梯、打篮球、跳绳、乒乓球、网球、健美操等项目进行运动。在运动过程中要实行动态操作，根据自身情况，循序渐进，逐渐增加运动量和强度，并坚持经常，防止反弹，务求运动疗法的功效。

（3）心理疗法

心理因素对诱发肥胖症有一定的作用。因此，要注意从心理因素入手加强防治肥胖症。要树立一个正确的防治肥胖症的理念。肥胖症患者经济、工作、生活压力大，体形不佳，心情不好，形成心理压力。对此，要减轻心理压力，放下思想包袱，端正减肥态度，充分认识肥胖症对身体的危害，克服不予重视或过于恐惧的心理状态，增强信心。只要长期坚持，肥胖症是可以防治的。依靠自己减肥，下决心减肥，控制病情；要保持一个良好的心态，稳定情绪，避免紧张、发怒、生气、暴躁、悲观、失望，遇事保持冷静，抑制不良情绪对机体的刺激，多参加各种有益活动，排遣不良情绪负面影响；坚持综合运用饮食、运动、心理疗法，进行立体化防治，注意劳逸结合，注重实效，防止发生反弹，因为反弹后会破坏机体原有的平衡，更容易发胖。因此，要巩固减肥成果，防止反弹，控制体重，防治肥胖症。

（四）糖尿病

糖尿病是由于体内内分泌失调，胰岛素分泌相对或绝对不足，无法充分发挥其降血糖的功能，而引起的糖、脂肪、蛋白质、水和电解质等一系列代谢紊乱的综合征。其主要特征是出现多饮、多尿、多食，血液中葡萄糖耐量减低，葡萄糖水平高于正常，体内糖分无法被肝脏、肌肉等组织分解、吸收和代谢，这些糖分就会聚集在体内，尿中有糖，可诱发并发症，是世界公认的一种常见病、多发病、现代富贵病。而且糖尿病发病趋向年青化，是很难治愈的终生性疾病，严重危害人类健康。

1. 发病症状

糖尿病有两种类型：一种是Ⅰ型糖尿病，又称胰岛素依赖型糖尿病，属于胰岛素绝对缺乏，要依靠补充胰岛素，才能控制病情，具有明显的遗传倾向性；另一种是Ⅱ型糖尿病，又称非胰岛素依赖型糖尿病，属于体内胰岛素分泌不足相对缺乏，大多数糖尿病患者是由于遗传、运动量不足、能量相对过剩共同促发。多数患者只要运用药物和饮食控制，就可稳定病情。糖尿病的发病症状为：口干口渴、多饮、多食、多尿、消瘦、头晕、全身乏力、皮肤感染、顽固性便秘或腹泻。该病具有缓慢迁延性，是一种高危基础性疾病，发展到一定程度可诱发并发症，出现手脚麻木、失明、白内障、肺炎、尿路感染、高血压、冠心病、神经系统病变、心脑血管病、脑血栓、脑梗塞、心绞痛、肾衰竭、尿毒症、肢体坏死、偏瘫、半身不遂，男性阳萎，女性上肢肥胖等，严重者可致残、致死，是人类生命的杀手。

2. 发病原因

糖尿病的病因和发病机制十分复杂。但随着社会生产力的发展，人们生活水平的提高，生活和工作方式的改变，饮食结构不合理，饮食、遗传、运动、肥胖、心理、情绪等因素，都是导致糖尿病发病的主要原因。

（1）饮食因素

饮食是诱发糖尿病的重要因素。一些人长期高蛋白质、高脂肪、高热量、高盐、高糖类饮食，饮食过饱，生活无规律，导致体内代谢水平降低，热毒蓄积，伤及脏腑，内热持久不散，会使体内津液干涸，燥热内盛，长期缺钙，加之压力、烦劳、情绪等其它因素的影响，导致内分泌系统紊乱，胰岛素β细胞负担过重，胰岛功能失常，胰岛素分泌不足，使体内血糖代谢失调，尿中含有糖。饮食不合理对糖尿病有明显的诱发作用。

（2）遗传因素

糖尿病有家庭共发史，具有明显的遗传性。父母患有糖尿病，其子女的患病率要比无家庭史的高出5倍。在Ⅰ型糖尿病中遗传因素占50%左右，而在Ⅱ型糖尿病中遗传因素占90%以上。糖尿病是一种遗传性很强的全身慢性代谢性疾病，但遗传的不是糖尿病本身，而是糖尿病的易感性，必须有其它因素共同作用，才会诱发糖尿病。

（3）肥胖因素

肥胖是诱发糖尿病发生、发展的重要因素。一个人越胖，而且持续时间长，患糖尿病的几率就越大，有80%的糖尿病患者与肥胖有关。肥胖者的体内脂肪细胞上胰岛素受体数量减少，使胰岛功能降低，糖耐量水平下降，血糖异常，导致发生糖尿病。而肥胖的糖尿病病人，又加速诱发糖尿病并发症。肥胖的程度与糖尿病的发病率一般成正比。

（4）生活方式因素

生活方式因素是诱发糖尿病不可忽视的因素。一些人生活没有规律，长期熬夜，通宵达旦工作或娱乐，造成内分泌紊乱；饮食结构不合理，长期过多摄入高热能、高脂肪、高蛋白、高盐、高糖食物，饮食不节制，营养过剩；长期吸烟，频密应酬，过量饮酒，降低胰岛功能，长期不活动，不锻炼，不干家务活，使体内脂肪不能分解和代谢，不能消耗多余的能量；高强度、快节奏、超负荷地工作和生活，造成体内失衡，这些不健康的生活和工作方式都是诱发糖尿病的因素。

（5）心理因素

心理因素也是诱发糖尿病的一个重要因素。由于社会竞争激烈，快节奏、高强度的工作和生活，使每个人在心理上都有很大压力，精神和情绪紧张，在生活、工作中遇到的各种问题、烦恼、打击，使情绪波动。这些心理因素，都可通过大脑边缘系统和植物神经引起胰岛 β 细胞的功能下降，影响胰岛素的分泌，最终导致糖尿病。

3. 发病危害

糖尿病对人体的危害很严重。糖尿病可引发心、脑、眼、肝、肺、肢体、皮肤、神经等全身性急性或慢性并发症。糖尿病可诱发动脉粥样硬化、心脑血管病，导致缺血性心脏病；损害肾脏，造成肾小球病变、肾衰竭、尿毒症、浮肿；损害眼睛，造成视网膜微细血管堵塞或破裂，视神经改变，眼底出血，白内障，青光眼，甚至失明；损害神经系统，造成多发性神经病变，使代谢免疫系统受损；损害男性性功能，造成性功能障碍；引起下肢血管堵塞，损害下肢，造成下肢血管病变，供血、供氧不足，肌肉萎缩，致使下肢坏死。严重者可致残、致死，糖尿病给患者造成了一系列的损害，同时也给患者造成严重的心理和经济负担，不能忽视其对身体健康的损害程度。

4. 预防措施

糖尿病是一种持续顽固性的疾病，目前，世界各国都不能根治和治愈，大多数患者只能靠依赖性服用药物和补充胰岛素及饮食调节，来稳定和控制病情。对糖尿病应早发现、早诊断、早治疗，通过联动预防、饮食、运动、心理、生活方式等因素积极防治，尽量减少其对身体的损害程度。

（1）联动预防

早期预防。一级预防的重点是开展健康教育，降低糖尿病的发病率。糖尿病虽然有一定的遗传因素，但起关键作用的还是饮食不节、缺少活动、生活无规律、身体肥胖、情绪紧张等因素。因此，要加强对各类人群的健康教育，重视防治糖尿病，积极倡导良好的生活方式，科学饮食、体育锻炼、情绪稳定、心理平衡，减少发病因素，遏制糖尿病的发病率。

重点预防。二级预防的重点是早发现、早治疗。血糖异常，自我感觉有糖尿病症状的人，千万不要延误，应立即到医院进行检查确诊，做到早发现、早诊断、早治疗。一旦确诊为糖尿病，要正确对待，树立长期抗病的观念，增强战胜糖尿病的信心。要通过饮食调节，坚持运动，生活规律，稳定情绪，药物治疗等方式，稳定和控制病情。同时还要定期到医院测血糖、血脂、血压、心电图，监控病情，争取早期治疗。

特殊预防。特殊预防的重点是加强监测，早期发现和治疗糖尿病的并发症。糖尿病的发生和发展，是经历了一个缓慢的过程，有一个恶化路线，最终导致并发症，严重者致残、致死。一旦发生糖尿病，不要悲观，要积极治疗，防止发生并发症，已有并发症者，尽力控制向晚期发展，积极进行全身性并发症的防治，延缓并发症的恶化，最大限度地降低致残、致死率。

（2）饮食疗法

饮食疗法是预防和治疗糖尿病的基础性方法。无论是初期，还是服用降糖药物和依赖性补充胰岛素的糖尿病患者，都必须坚持饮食疗法，切实降糖和控制血糖。饮食疗法的基本原则是：控制饮食。主食以粗粮为主，细粮为辅，每日总热量、蛋白质、脂肪、碳水化合物的摄入，要根据自己年龄、性别、病情，遵医嘱进行；合理搭配。宜食低糖、优质蛋白、低热量、低脂肪、粗纤维、多蔬菜等食物，粗细平衡，荤素平衡，既能满足营养需求，又能控制血糖升高；定时进食。饮食要有规律，定时定量，切忌无规律暴饮暴食，或苛意超量减食，饮食有节，以维护胰岛发挥正常功能；自我调节。不宜随意增减食物，凡有益缓解病情的食物，要坚持常吃，但要根据病情灵活调节；多食有治疗作用的食物。如大蒜、苦瓜、紫元葱、莴笋、荞麦面、芝麻、核桃仁、山药、胡萝卜、冬菇、绿豆、黑豆、墨鱼、红小豆、南瓜等。只要坚持饮食疗法，轻度糖尿病患者可控制住血糖。合理饮食，关键靠自己。

（3）运动疗法

运动疗法是远离和防治糖尿病的有效方法。糖尿病患者要在血糖控制住的前提下进行运动。运动可加大身体运动量，以不疲劳为度，促进全身血液循环，促进肌肉对糖的吸收利用，加大体内能量消耗，改善机体各器官的生理功能。如果运动十分钟以上，肌肉细胞内的糖原可耗尽，开始消耗血液中的葡萄糖和游离脂肪酸，这对降低和控制血糖很有益处。要坚持规律的运动时间，选择适宜的运动强度，注意防止发生有较强烈的饮饿感，动作不协调，头昏眼花，四肢乏力，情绪不稳，易怒忧虑等低血糖现象，防止发生因运动损伤带来的继发性感染。可选择快速散步、慢跑、骑自行车、跳舞、打网球、乒乓球、打垒球、跳绳、打太极拳、健身操、爬楼梯等运动项目，以中强度为宜。当运动使血糖稳定时，可逐渐减少降糖药物和胰岛素的用量。运动疗法对防治糖尿病是简单有效的方法，只要长期坚持就会有功效。

（4）心理疗法

心理疗法是防治糖尿病的重要方法。糖尿病不仅给病人机体带来一系列损害，还给病人造成诸多的心理负担、精神压力和经济负担，使生活质量下降，工作效率低下。因此，要了解和掌握糖尿病的发病原因，充分认识其对健康的危害性，坚持健康的生活方式，减少不良生活因素的影响，降低患病几率，牢固树立第一条防线；要正确对待疾病。如果得了糖尿病，即不能忽视病情，听之任之，又不能悲观失望，要放松自己，调整好心态，树立长期抗病的观念，增强信心，战胜疾病，以坚强的意志和毅力，从饮食、运动、心理进行立体化防治，减缓病情，防止发生并发症；要稳定、控制情绪。保持心情舒畅，重视情志心理调养，少管闲事，宽容待人，不计较小事，遇事冷静，避免不良情绪刺激和情绪过分激动，培养各种兴趣，积极参加有益活动，保持心情愉悦，运用心理疗法调控病情。

（五）肾脏病

肾脏是人体的重要器官，具有三项重要功能：一是排泄功能，排泄、分泌尿液，排出体内代谢废物和毒素，是身体的过滤器；二是调节功能，调节体内各生理功能，维持体内平衡；三是内分泌功能，分泌多种激素，维持体内协调和稳定，对维护人体健康发挥重要作用。

肾脏病是指肾小球、肾小管、肾间质及肾血管发生病变，常见的肾脏病有急性肾炎、慢性肾炎、隐匿性肾炎、肾病综合征及尿路感染等。肾脏病将使机体不能排出代谢产物和毒素，造成水肿、贫血等，严重者可使全身脏器受损，出现下肢浮肿、心衰、昏迷、肾功能衰竭、尿毒症、精神异常等，已成为严重威胁人类健康的杀手。因此，不能忽视对肾脏病的防治。肾脏病与肾虚不同，肾虚是中医泛指某些身体功能失调，需要调节，对应性增强功能。

1. 发病症状

肾脏病初期并无明显症状，很容易被忽视，还有部分患者在发病初期，产生食欲不振，睡眠不好，头晕乏力，恶心呕吐等症状，但一般不会与肾脏病联系。肾脏到了中、晚期后发病症状表现为：腰部或背部出现剧烈疼痛，疲倦乏力，腰膝酸软，血压升高，头痛头昏，排尿异常，尿频尿急、尿多、尿不净、血尿、尿液混浊、脓尿；脸部皮肤异常，皮肤没有光泽，无弹性，皮肤发黑，脸部、眼部、下肢出现浮肿等，给病人造成精神、心理上的负担和肌体上的痛苦。

2. 发病原因

肾脏病的发病原因多种，主要有：原发性肾病。因感冒、感染发病，如上呼吸道和皮肤病引发肾脏病，特别是在冬季由于皮肤排出的汗液和毒素减少，加重肾脏负担，易进入肾脏复发、高发期；继发性肾病。如糖尿病、肝病、高血压、结节性多动脉炎、红斑狼疮、艾滋病等都可诱发肾脏病；药物损伤。不能正确使用药物，药物的毒副作用可损伤肾脏，诱发肾病；过度劳累。由于长期从事繁重的体力劳动，使体力、心力劳累到极限，诱发肾病；遗传因素。遗传的易感性也能诱发肾脏疾病。

3. 发病危害

肾脏病的发生发展呈扇形状态，由原发性疾病发展到继发性疾病。如急性肾炎、慢性肾炎、隐匿性肾炎、肾病综合征、尿路感染等，按照疾病自身规律发展。全身性疾病高血压、痛风、糖尿病、多发性骨髓病、红斑狼疮，会对肾脏造成系统性损害，导致慢性肾功能衰竭，最终导致尿毒症。尿毒症不是一个独立的疾病，由于代谢产物在体内无法排除，使心、大脑、肝、肺、胃、肠、神经、皮肤、肌肉、血液等，造成全身性中毒症状，严重危害生命。

4. 防治措施

防治肾脏病的原则是：满足机体必要的营养需求，增强抵抗力，减缓病情发展，防止并发症。应从饮食、运动、心理入手，特别是用药时避免对肾脏发生毒副作用，可在医生指导下，根据肾功能情况适当减少药物用量，以免药物和代谢产物在血中积蓄或中毒，严重损害肾功能。

（1）饮食疗法

肾脏病患者应先从饮食入手防治疾病。应忌食辛辣、刺激、发物食物，如大蒜、葱、辣椒、禽类、鱼类等发物，忌食煎炸、烧烤食物，控戒烟酒。限制蛋白质的摄入量，减少血中的氮质代谢物在体内蓄积和滞留，减轻肾脏负担；限制钠盐摄入量，避免过咸食物，维持体内水液平衡；若有明显水肿，除进食外，水的摄入量控制 500～800 毫升/日为宜；宜多食优质蛋白质、如鸡蛋、瘦肉、牛奶、玉米、萝卜、梨、冬瓜、苹果、西瓜、菠萝、西葫芦、芹菜、木耳、香菇、豆芽、莲藕、土豆、山药、丝瓜、南瓜、芋头、黑豆、茄子。

（2）运动疗法

运动疗法是防治肾脏病的良好方法。根据肾脏病的发病原因、特点和症状，对急性肾炎患者不宜进行运动，应卧床休息，待症状缓解后可适当运动。对慢性肾脏病患者可根据个人体质、体力，多做提高四肢肌力运动，如散步、做操、跳舞、打太极拳、摆动四肢等，具有活动筋骨，促进血液循环，通达经脉，益肾强腰，补肾固精，舒筋活血，缓解症状，减轻病情等功效。在户外进行运动时要注意安全，防止发生意外。

（3）心理疗法

心理疗法对缓解和改善肾脏病的症状有很好的疗效。肾脏病患者要加强思想道德修养，提高自身素质，正确看待自己，正确看待别人，正确看待社会，正确判断事物，学会心理调节，提高心理承受能力。要保持心情愉快，减少忧愁、焦虑，处理好人际关系，不与别人攀比，保持心态平和，以诚待别人，减少人际关系中的不利因素，广交朋友，多向别人学习优点长处，尊重别人，优化自己的心理素质。多参加各种有益的社会活动，扩大自己的生活领域和社交活动，综合运用有益因素防治肾脏病。

（六）冠心病

冠心病是指供给心脏营养物质的血管，冠状动脉粥样硬化，导致器官病变的心脏病，亦称缺血性心脏病。是由于冠状动脉粥样硬化引起冠状动脉狭窄或阻塞，以及血栓形成造成管腔狭窄闭塞，发生冠状循环障碍，导致心肌缺血、缺氧或坏死而发生的心脏病，40岁以上为易发人群，是一种严重危害人类健康的疾病。冠心病的发病形式主要有：隐匿型、心绞痛型、心肌梗死型、心力衰竭型、心律失常型、猝死型。尽管冠心病的发病形式不同，但本质是一个严重损害人类的健康，因此，要高度重视对冠心病的防治。

1. 发病症状

冠心病的病情表现各异。病情轻时没有不适的感觉，只是在查心电图时发现心肌缺血，这种症状容易被人们忽视。若冠状动脉粥样硬化病变进一步发展，使管腔狭窄程度加大，严重影响心肌供血、供氧，表现是发生有明显感觉的心绞痛。心绞痛的主要表现是常在心前区或胸骨后有压榨性或刀割样闷痛，疼痛可放散到上半身，每次发作3~5分钟，服用硝酸甘油类药物可迅速缓解。

2. 发病原因

冠心病的发生原因复杂，许多因素都参与其形成过程，是由于多种危险因素共同作用引发的疾病。主要包括：综合因素、生活方式因素、遗传因素、疾病因素。

（1）综合因素

冠心病的易发人群为40岁以上，以后随年龄增长发生发展的速度就越快，病变的程度随着年龄的增长而加重。但近年来冠心病的发病趋向年轻化；冠心病的发病率50岁以后男性高于女性，60岁以后女性发病率明显超过男性；脑力劳动者的发病率高于体力劳动者，这是因为脑力劳动者长期精神紧张，生活和工作压力大，人际关系紧张，心理负担重，情绪不稳，体力、体育活动量少等原因诱发冠心病。

（2）生活方式因素

生活方式因素是诱发冠心病的一个重要原因。患者饮食结构不合理，长期食用高脂肪、高热量、高胆固醇、高盐、高糖食物，过量摄入富含铜、铅食物，催化动脉硬化；而低脂肪、低胆固醇、低盐、低糖、不饱和脂肪酸食物，摄入严重不足；长期过量吸烟饮酒，使有害物质随烟雾进入肺里，被吸到血液中，作用于心脏，引起心率加快，血压升高，饮酒可使血液中甘油酸增多，使心律加快，刺激末梢血管收缩，影响心脏。这些生活方式因素都可诱发冠心病的发生发展，加重病情。

（3）遗传因素

冠心病与遗传因素有密切关系。父母有一方患冠心病，其子女患冠心病发病率为相反的人2倍，其父母双方都是冠心病者，其子女发病率为相反的人4倍。父母遗传给子女的只是冠心病的易感性，要和其它因素共同作用，才能增大患冠心病的发病几率。因此，防治冠心病要从家庭内同时做起。

（4）精神因素

精神因素具有诱发冠心病发生发展的作用。人们在实际生活和工作中会遇到来自各方面的精神压力：如竞争失败、工作压力大、下岗失业、子女高考落榜、子女大学失业、家庭不睦、居住环境差、人际关系紧张、父母久病、婚姻不幸等都会造成压力大，精神紧张，会引起肾上腺素功能亢进，血管收缩和血液黏稠度增高，引起血压升高和动脉硬化，诱发冠心病。

（5）疾病因素

诱发冠心病的疾病因素主要有：肥胖症、糖尿病、高血压、高脂血症。肥胖症，尤其是近期内明显发胖或重度发胖者诱发冠心病的危险率很高；糖尿病是一种代谢异常性疾病，糖尿病患者诱发冠心病的几率增大，易发生无痛性急性心肌梗死和心力衰竭等并发症；高血压是诱发冠心病的独立危险因素，而且高血压的病程越长，血压越高，冠心病的发病率就越高；高脂血症由于血液中会有脂质类物质，可蓄积在动脉血管壁上，导致形成动脉硬化，是诱发冠心病的高危因素。

3. 发病危害

冠心病不但损害健康，还会危及生命，对人的危害十分严重。冠心病可引发系列性并发症，如心律失常、急性心肌梗死、心力衰竭、猝死。心律失常：是因心律失常心肌缺血性病变，累及到心脏的传导系统时，影响心脏跳动的规律性，而发生心律失常，常见的有房性或室性早搏，室性心性过缓，心房纤颤等，常有心跳偷停，心跳加快，脉搏时有时无等不稳定状态；急性心肌梗死：多数由于冠状动脉粥样硬化斑块或形成血栓，造成血管管腔堵塞所致，其疼痛程度比心绞痛严重，为持久、持续性剧烈疼痛，如果持久性缺血1小时以上而发生坏死，就形成急性心肌梗死；心力衰竭：心力衰竭表现为呼吸困难、休克、无法平卧等症状，是由于心肌的血液、氧气长期供应不足，引起心肌组织发生营养障碍和萎缩，造成心肌纤维化，形成心力衰竭；猝死：由于冠心病导致动脉痉挛，心肌梗死，心脏传导病变，心肌缺血、缺氧而引起心脏停止跳动，造成猝死。冠心病是索命的病，对人类的危害十分严重，因此，要及早检查和治疗。

4. 防治措施

冠心病是一种严重危害人类健康的疾病。根据冠心病的发病原因，症状和危害程度，要高度引起患病人群的重视，做到早预防、早发现、早治疗，加强防治。治疗的原则是以到医院治疗为主，平时防治为辅，以减轻对人体的损害。

（1）饮食疗法

运用饮食疗法对冠心病进行病因预防，控制或降低诱发冠心病的危险因素，预防冠心病。对有可能诱发或加重冠心病的系列性疾病进行及时防治，控制病情，防止发生并发症。

防治冠心病的饮食疗法的原则是：改善饮食结构，科学搭配食物，均衡营养，多食低脂肪、低胆固醇、低热量、低盐、低糖、粗纤维、维生素、微量元素食物；改变不良饮食习惯，控制进食量，合理安排一日三餐；控戒烟酒，特别是忌酗酒，降低诱发冠心病的高危因素。应多食玉米、小米、全麦、高粱米、燕麦、豆类、鱼类、乳类、元葱、芹菜、胡萝卜、大白菜、茄子、黄瓜、空心菜、西红柿、芦笋、香菇、海藻类、苹果、香蕉、山楂、猕猴桃、葡萄、西瓜、坚果、橄榄油、葡萄籽油等，发挥食疗功效，降低发病几率。

（2）运动疗法

运动疗法是防治冠心病的有效方法。通过适当、适度、有规律的运动，促进全身血液循环，调节神经，增强生理功能，降低甘油三酯、胆固醇、血糖，防止肥胖和冠心病。可选择步行、慢跑、网球、打太极拳、羽毛球、跳舞、骑自行车、健美操、爬楼梯等运动项目，进行锻炼。但在运动时要把握强度，注意运动强度与心脏功能相适应，使运动控制在安全范围内。要循序渐进，坚持经常，持之以恒，通过运动疗法，发挥防治冠心病的功效。

（3）心理疗法

冠心病患者要注重运用心理疗法，加强防治疾病，降低疾病的危害程度，控制病情发展。要保持良好的心理状态。一旦得病，要正确对待，千万不要被疾病压垮，病即来之，则安之、治之，想开一些，减少心理压力，放下思想包袱，防止情绪异常，克制暴躁脾气，遇事头脑冷静，保持心情愉快，抑制不良情绪的刺激和影响，调节消极心理，积极配合医生医治疾病；要合理安排生活。注意劳逸结合，有规律作息，养成良好的生活习惯，减轻工作量，避免过度劳累，做事量力而行，根据自己的精力和体力承担相应的工作任务；要加强自身道德和文化修养。积极参加文化娱乐活动，以娱乐的方式稳定情绪，放松自己，陶冶自己，如看书、看报、摄影、唱歌、跳舞、养鸟、下棋、练书法、画画等，培养兴趣和爱好，提高心理素质。通过心理疗法，运用心源性因素，积极防治疾病，恢复健康。

（七）动脉硬化

动脉硬化是一种全身性血管疾病，指动脉血管壁增厚，少弹性，又硬又脆，使血管管腔狭窄变小，易导致血管破裂出血。动脉硬化常见的是动脉粥样硬化，是指在病理因素作用下，动脉血管壁上出现非必需胆固醇形成的脂质类斑块堆积，形成粥状，使血管变窄，失去弹性，甚至闭塞。可使全身各部位的动脉，如血管腔变窄，主动脉、冠状动脉、肾动脉等发生动脉粥样硬化，可辅射动脉中层硬化和细小动脉硬化，动脉中层硬化是手、足等动脉的肌肉层因钙的沉积而引发；细小动脉硬化常发生头脑、肝脏、胰腺、肾脏、腹、胆等动脉，都会发生病变，造成不同的后果。动脉硬化是严重损害人类健康的疾病。

1. 发病症状

动脉硬化是渐进式发生发展的慢性疾病，根据病变程度一般可分三种类型：

一是早期性病变，早期性病变多见于青年人群体。主要表现症状为：过早衰老、头发早白、出现秃顶、皮肤干燥、松弛，体质衰退，有少量脂质类非必需胆固醇在动脉壁上蓄积，形成脂肪条纹，但不会引起缺血性动脉阻塞症状。这种早期性病变，及时诊治可治愈。

二是中期性病变，中期性病变是以发展性动脉硬化为特征，主要表现症状为：动脉管腔内有脂质类纤维斑块，可使动脉管腔渐进式狭窄，影响血液、氧气的输送，加大对人体的损害程度。

三是晚期性病变，晚期性病变是在中期性病变的基础上发展的，主要表现症状为：由于动脉管腔闭塞，严重影响血液、氧气的输送，严重损害人体健康。

2. 发病原因

动脉硬化是由于多种因素共同作用而诱发的。主要有年龄因素、生活方式因素、疾病因素、其它因素。

（1）年龄因素

动脉硬化的发病率与年龄有密切的关系。随着年龄而增加，中老年人为多见，一般男性发病在 45 岁以后，女性在 55 岁以后为易发、高发群体。

（2）生活方式因素

烟酒过度不良的生活方式是诱发动脉硬化的危险性因素。长期烟酒过度的人患动脉硬化的危险性比相反的人要高 2～4 倍。这是因为烟酒中的尼古丁、丙烯醛、焦油、吡啶、酚类、酒精、乙醇等有害物质，对动脉内膜产生病理性刺激，易造成血管痉挛，促使脂质类更容易沉积于动脉血管壁中，导致动脉硬化。

（3）疾病因素

有些疾病是诱发动脉硬化的因素。如高脂血症、高血黏稠、高胆固醇、高血压、风湿性心脏病、冠心病、心律失常、痛风、肥胖、代谢紊乱等，都是诱发动脉硬化的疾病因素。这些疾病会引起血液对动脉血管壁的压力增大，刺激内皮细胞，造成营养过剩，胆固醇含量增高，致使脂质类物质蓄积，导致动脉硬化。

（4）其它因素

诱发动脉硬化的其它危险因素有：缺少体力活动，血液黏稠，体内血液流速缓慢，无法对动脉血管形成良性刺激；精神过分紧张，情绪不稳，神经失调、引起交感神经兴奋，过多释放儿茶酚胺，可直接损伤动脉血管壁，引起动脉痉挛，加速诱发动脉硬化；免疫功能低下，降低机体抵抗疾病能力，不能分解、代谢脂肪和非必需胆固醇，在动脉管腔内堆积，诱发动脉硬化。还有家族遗传史，过度疲劳，不良环境等都与诱发动脉硬化有一定的关系。

3. 发病危害

动脉硬化是一种全身慢性疾病，中老年人为易发人群，由于全身各部位动脉硬化程度不同，对人体的危害程度也不同。根据动脉硬化对人体的危害程度，有四种动脉硬化对人体的危害程度最大：

一是心脏动脉硬化，心脏发生动脉硬化后，因血液、氧气供应不足，造成心肌缺血、缺氧，易导致冠心病、心绞痛、心律失常、心肌梗死；二是脑动脉硬化，脑动脉硬化可导致头晕、头痛、记忆力衰退、中风、脑溢血；三是颈动脉硬化，颈动脉发生硬化，会造成脑组织缺血、缺氧，头昏脑胀，目眩头昏，视力下降，脑萎缩；四是肾动脉硬化，肾动脉硬化可引起饱餐后腹痛、腹胀、便秘，血压升高，四肢无力，腿、脚疼痛，排泄功能衰退。人到中年以后由于在各种因素共同作用下，会不同程度地发生动脉硬化，对身体造成不同的危害。

4. 防治措施

动脉硬化是一个缓慢的形成过程，防治也是一个缓慢的过程。要早发现、早防治、早治疗，最大限度地控制和减缓病情，减轻对身体的损害程度。应从饮食、运动、心理三方面入手进行防治。

（1）饮食疗法

饮食疗法对防治动脉硬化有积极的作用。患者饮食结构要合理，营养均衡，饮食清淡，宜多摄入优质蛋白质，多食醋软化血管，少食动物油和含胆固醇多的食物，限制饮食的总热量，防止身体发胖。少食过甜、过咸食物，少食辛辣刺激性食物，多食蔬菜、水果，多饮水，忌暴饮暴食，忌烟控酒，养成良好的饮食习惯，生活规律。宜多食小米、玉米、荞麦面、全麦粉、高粱面、糙米、燕麦、豆制品、瘦肉、兔肉、鱼类、鱼油、海带、芝麻、核桃、胡萝卜、木耳、芹菜、蕃茄、葵花子、枸杞、酵母、紫菜、橘子、虾皮、水果等食物。通过饮食减少动脉硬化的形成和发展。

（2）运动疗法

运动疗法对防治动脉硬化有良好的作用。通过适度、适当的运动，可促进全身血液循环，使心脑血管得到有益的刺激，增强血管的通透性，改善机体生理功能，促进新陈代谢，减轻疲劳，不可过度劳累，有助于增强体质，防治动脉硬化。如散步、仰卧撑、健身操、慢跑、骑自行车、打太极拳、健身操、跳舞等。因动脉硬化与新陈代谢功能失调，神经系统紊乱有关，在运动时，要保持心情愉快，避免过度劳累和激烈运动。

（3）心理疗法

运用心理疗法防治动脉硬化，最重要的是要保持心情愉快，防止情绪紧张，降低对人体产生抑制作用，预防动脉痉挛和血栓形成，减少对血管的不良刺激。加强自身道德修养，提高自身素质，正确对待所患疾病，积极参加各种有益的活动，处理好人际关系，广交朋友，善于向亲朋好友倾诉心中闹心事，调整好心态，不计较个人得失，缓解各种压力。调节好生活，稳定情绪，冷静地处理好各种复杂的问题。通过心理疗法防治动脉硬化的发生发展，切实降低对身体的损害程度。

（八）脂肪肝

脂肪肝是指机体肝脏内脂肪分解与合成失去平衡，过量脂肪在肝脏内持久蓄积发生变性，是一种常见的肝脏疾病。

1. 发病症状

脂肪肝的形成和发展是一个缓慢的过程。轻度脂肪肝没有明显自觉症状；随着病情发展，中、重度脂肪肝可呈现肝脏肿大，肝区不适、疼痛，食欲减退，恶心、呕吐、腹胀、便秘，转氨酶升高，四肢麻木，性功能减退。少数患者有轻度黄疸，影响肝脏的正常生理功能，可造成代谢紊乱，诱发各种疾病，严重者可发生肺脂肪栓塞而猝死。

2. 发病原因

脂肪肝高发病率的主要原因是由于长期过量饮酒，高脂肪、高热量、高糖、高盐、高蛋白饮食，过度肥胖，缺乏运动，营养不良，营养过剩，药物副作用，相关疾病等造成的。长期过量摄入动物性脂肪、高热量、高糖、高盐、高蛋白食物，这些食物在体内不能被充分代谢、分解，便转化为脂肪蓄积在肝脏，导致脂肪肝；长期营养不良。由于自身能量满足不了机体需求，会影响辅基蛋白质及磷脂的合成，致使脂蛋白质生成不足，糖皮脂类固醇分泌增多，体内脂肪就会被转入肝脏，肝脏内脂肪不能被代谢蓄积在肝脏，导致脂肪肝；缺乏运动。无法消耗体内脂肪，使脂肪蓄积在肝脏内，导致脂肪肝；营养过剩。使肝脏无法代谢、分解脂肪，造成脂肪蓄积肝脏，导致脂肪肝；过量饮酒。长期过量饮酒的人90%易发生酒精性脂肪肝；药物副作用。如生长素、四环素、肾上腺皮质激素、抗癌药等，使肝脏无法代谢药物副作用。会对肝脏细胞造成损害，抑制脂蛋白的合成及阻碍脂肪从肝脏输出，导致脂肪肝；相关疾病。如高脂血症、肥胖症、糖尿病、病毒性肝炎等都会降低肝脏代谢、分解脂肪功能，导致脂肪肝。

3. 发病危害

脂肪肝在早期是容易治疗和康复。但如果不及时治疗，就会加重病情，使肝脏蓄积的脂肪越来越多，影响肝脏功能，加重脂肪肝病情，最终导致肝细胞变性、坏死、纤维化、肝硬化，严重损害人体健康。

4. 防治措施

脂肪肝是一种可逆性疾病，早期脂肪肝患者，只要针对病因，积极防治，可以祛病康复。必要时可运用药物治疗，大多数患者可恢复正常。

（1）饮食疗法

脂肪肝饮食疗法的基本原则是：改善饮食结构，合理搭配食物，均衡营养，控制总热量，控制体重。限食高脂肪、高蛋白、高糖、高盐、高热量食物，饮食清淡，忌长期过量饮酒，减少酒精损害肝脏，通过饮食保护肝脏功能；少食甜食，防止过多糖类转化为脂肪；限食高胆固醇食物，如肥肉、鱼子、蟹黄、动物内脏；限食油炸、油煎类食品，宜用煮、炖、烩、蒸等烹调方法，减少脂肪摄入，保护肝脏，控制体重。宜多食豆类、谷类、薯类、鸡蛋、兔肉、鱼类、乳制品类、蔬菜类、水果类、坚果类食物。对营养不良脂肪肝患者，可对症性多食高热量、高蛋白、高脂肪食物，增加营养，缓解病情。

（2）运动疗法

运动疗法对防治脂肪肝有良好的效果，但要对症性地运动。慢性脂肪肝、肥胖性脂肪肝、高脂血症脂肪肝、酒精性脂肪肝、营养过剩性脂肪肝患者，可根据自己的年龄、体质、体力等，选择适当、适度的运动项目，促进全身血液循环，消耗体内热量，加速体内脂肪代谢、分解、消化和吸收，抑制过剩能量和脂肪在体内蓄积，防止肥胖，降低脂肪肝的发生发展几率。可选择散步、慢跑、跳绳、跳舞、健美操、爬楼梯、打网球、乒乓球、骑自行车等项目进行锻炼。对严重营养不良，甲状腺功能亢进消耗性疾病，药物、毒物和妊娠期造成的脂肪肝及脂肪肝合并症，则不宜进行运动，以免加重病情。

（3）心理疗法

心理疗法对防治脂肪肝有积极的作用。患者一旦得了脂肪肝要正确对待疾病，放下思想包袱，不要有心理负担，要调整好心态，增强抗病的信心，重视对疾病的防治，并采取对应性措施进行病因防治。要加强自身修养，积极参加各种有益社会活动，重视情志心理调养，多交朋友，互相学习，交流信息，更新知识和思想观念，宽容待人，不计较小事，遇事冷静，避免不良情绪刺激，放松自己，保护心情愉快，心理平衡，为防治脂肪肝创造软件因素。

（九）骨质疏松症

骨质疏松症是骨骼退化，骨头变得疏松脆弱为特征，以中老年人为易发群体，是在各种因素综合作用下，诱发的一种骨萎缩疾病，危害健康。

1. 发症病状

骨质疏松症一般没有明显症状，随着病情的发展，症状表现为：有明显腰痛，腰背肌肉韧带疼痛，严重者可伴有全身性骨疼痛，人体全身骨量减少，骨密度降低，骨组织结构发生退行性病变，骨质缺钙，大量骨钙进入血液，又从尿液排出，造成骨质疏松，不能承重，增加骨脆性，易发生骨折，是中老年人的一种常见病、多发病，尤其是绝经后的妇女发病率很高，明显多于男性。骨质疏松症影响生活质量，有时还会要命。

2. 发病原因

人随着年龄的增加，代谢率的降低，性激素分泌的减少，内分泌紊乱，易引起代谢失衡，造成体内对钙的摄入和吸收发生障碍，不良饮食造成长期缺钙，影响骨质形成，长期的吸烟，缺乏运动，维生素 D 钙质摄入不足，骨质钙排出多，吸收少，大量骨钙进入血液。造成骨密度下降，脆性增加，诱发骨质疏松症。

3. 发病危害

中老年人因年龄因素，骨组织疏松脆弱，骨强度降低，关节僵硬，四肢活动能力和灵活性大大降低，在走路或运动时极易发生骨折，常发生骨股颈骨折，造成骨股头缺少血液供应，使骨折不易愈合，少数患者易发生骨股头坏死，造成残疾或死亡，是对人体危害较大的疾病。

4. 防治措施

骨质疏松症使中老年人遭受精神和肉体上的痛苦，严重危害健康。要及早增强自我保健意识，提高自我保健水平，积极预防骨质疏松症，是可以延缓疾病的发生。人从 40 岁以后，就要采取相应措施，从联动预防、饮食、运动、心理四方面入手防治骨质疏松症。

（1）联动预防

早期预防。早期预防就是从少年儿童做起。注意改善饮食结构，多食富含钙类食物；少食糖类及食盐，少喝咖啡、浓茶、碳酸饮料，不吸烟，不喝酒，坚持体育锻炼，多晒太阳，尽力保存体内钙质，丰富钙含量，增大骨峰值，从而打下预防骨质疏松症的基础。

重点预防。重点预防就是从中年人做起。人到中年，尤其是妇女绝经后，骨丢失量加速进行，骨质发生退行性变化，这时每年应进行一次骨密度检查，应有针对性地进行预防性补钙，同时还要注意防治与骨质疏松症有关的疾病，如：脂肪肝、慢性肾炎、肝硬化、类风湿性关节炎、糖尿病等，防止发生骨质疏松症。

特殊预防。特殊预防就是从退行性骨质疏松症患者做起。一旦得了骨质疏松症要及时治疗，切不可延误治病，并从行为上防止发生碰倒、摔倒、绊倒等意外，还要佐以食疗补钙，体疗、理疗缓解病痛，遏制骨丢失，防止病情加重。

（2）饮食疗法

骨质疏松症是在各种因素共同作用下的结果，与长期缺乏优质蛋白质、铁、钙，新陈代谢障碍，运动不足，营养不良有密切关系。饮食疗法的原则是：改善饮食结构，科学调剂饮食，戒烟戒酒，限制钠盐的摄入，避免服用引起骨质疏松症的药物，维持体内平衡和稳定。应多食优质蛋白质，富含维生素 B、D、钙、磷、铁、铬、铜的食物，以补充钙质，增强骨密度，改善骨组织，防治骨质疏松症。宜多食牛奶、骨头汤、鱼类、鸭肉、虾皮、芝麻酱、豆制品、香菇、木耳、贝壳类、海带、紫菜、沙丁鱼、小鱼干、山楂、花生、排骨、坚果、芹菜、李子等，还可适当补充钙制剂（片）和维生素 D，通过饮食疗法缓解病情。骨质疏松症患者忌过多吃糖，以免加重病性，忌喝咖啡，因为咖啡因有利尿作用，加速钙的排泄。

（3）运动疗法

加强运动是防治骨质疏松症的有效方法。中老年人要有针对性地增加户外运动，可采取适当、适度的运动项目，加强锻炼，这是防止骨大量丢失的重要方法。通过运动可调节神经内分泌，促进钙的吸收和利用，促进骨骼血液循环，增强骨细胞的生物活性，保持对骨骼的机械性刺激，促进骨骼和肌肉的新陈代谢，改善骨密度，推进骨骼老化，活化骨质，防治骨质疏松症。在运动时要避免从事剧烈运动，防止跌跤造成骨折，运动量以出微汗为宜，出现病感应立即停止运动。还应多晒太阳，有助于获得足够的维生素 D，促进体内钙质的消化和吸收。可选择慢跑、散步、练气功、打太极拳、老年迪斯科、扭秧歌、骑自行车等项目，进行运动锻炼，防止肌肉萎缩和骨量减少，提高关节韧带的弹力，维持骨正常结构和功能，减少骨质疏松症的发生发展。

（4）心理疗法

心理疗法对防治骨质疏松症有积极作用。患者一旦得了骨质疏松症，要正确对待疾病，树立战胜疾病的信心，积极配合医生治疗疾病，进行康复性锻炼。要加强自身修养，善待他人，善待自己，正确评价自己，不要炫耀自己，正确对待别人表扬、夸奖，赢得别人的尊重和好感。扩大自己的生活领域，广交朋友，一起从事共同感兴趣的活动，保持平和心态，积极参加各种有益活动，使心情愉快、舒畅，积极防治骨质疏松症。

（十）老年痴呆症

老年痴呆症，又称阿尔茨海默病，是由于脑部天然分泌的化学物质

"多巴胺"神经元受损，"多巴胺"分泌不足引起的一种慢性退引性疾病。现在国内外的发病呈低龄化上升趋势，是一种严重危害老年人健康的顽症，给患者生理、心理上带来极大的痛苦。

1. 发病症状

老年痴呆症非单纯的自然性功能老化，是一种神经性病变，年龄越大发病率越高。可分为两类：一类是老年性痴呆，由于脑萎缩，神经细胞退引性病变引起的智能衰退，是一种潜伏期很长的疾病；一类是血管性痴呆，由于脑血管病、脑血栓、脑出血、脑梗化、脑外伤、脑缺血等突发性引起的疾病，使脑细胞受损、坏死。两类病程基本相同，发展进程缓慢，逐渐显露，后果严重。老年痴呆症早发症状并不明显，病情加重后的症状为：体重无故下降，脑部胆碱含量低，脑神经传导不良，理解力差，判断力差，智能衰退，四肢震颤、抖动，肢体麻木，手脚沉重，肌强直，反应迟钝，神情呆滞，记忆衰退，语言障碍，认知障碍，走路异常，性格改变，定向障碍，头痛失眠，心悸不宁，情绪低落，行动失控，生活不能自理，病程长久，是一种表现症状典型的疾病。

2. 发病原因

老年痴呆症的发病原因复杂，发病机制综合多样，是在多种因素共同作用下诱发的疾病。主要原因有：综合因素、遗传因素、饮食因素。

（1）综合因素

诱发老年痴呆症的综合因素有：相关疾病。如动脉硬化、心脑血管病，影响脑部血液循环，降低输送营养、血液的功能，诱发老年痴呆症；高脂血症、糖尿病、高血压降低老年人的认知能力，是诱发老年痴呆症的独立危险因素；脑外伤、内分泌失调，也是诱发老年痴呆症的直接原因；打鼾会出现呼吸暂停现象，导致脑缺氧损伤大脑，易引发老年痴呆症；缺少运动。缺少运动会减少大脑血流量，使大脑功能得不到有效锻炼，脑神经得不到有益刺激，易诱发老年痴呆症；性别因素。60 岁以上的女性因体内雌性激素分泌失调和认知功能减退，患老年痴呆症的几率明显大于男性；吸烟。吸烟可氧化体内应激水平，对大脑细胞造成伤害，诱发老年痴呆症；情绪异常。情绪异常、精神紧张、情绪抑郁会使体内分泌一种应激激素，伤害大脑海马细胞功能，诱发老年痴呆症；低教育程度。低教育程度长期不用脑，使大脑细胞处于静止状态，得不到有益刺激，加速脑细胞退化，降低功能，诱发老年痴呆症。

（2）遗传因素

国内外流行学专家经调查和研究表明：老年痴呆症的发病原因与遗传有关系。父母患老年痴呆症遗传给子女的危险性比相反的人要高 4 倍左右。老年痴呆症发病原因虽然有遗传性，但遗传性只表现在有遗传的倾向性、危险性，最终要在其它因素的共同作用下，才会诱发老年痴呆症。

（3）饮食因素

老年痴呆症的发病原因与饮食有密切关系。患者主要是由于饮食结构长期不合理，营养失衡，缺乏胆碱和不饱和脂肪酸等原因造成的。轻度老年痴呆症患者是由于富含乙酰胆碱食物摄入不足，造成大脑缺乏乙酰胆碱，诱发老年痴呆症；维生素 C、E、胡萝卜素等抗氧化食物摄入不足，不能有效地清除脑组织中的自由基，致使自由基加快老年痴呆症的发病发展；B 族维生素、叶酸食物摄入不足，使细胞 B 族维生素、叶酸含量明显低于正常人，诱发老年痴呆症；过量摄入含铝食物、药物，使用铝制品器具，食用腌渍、霉变食物，高温油烟，酒精饮品都可伤害脑细胞，诱发老年痴呆症。

3. 发病危害

老年痴呆症严重威胁老年人的健康。患者因脑细胞老化、死亡，脑功能衰退，不能从事正常的工作和生活，严重健忘，情绪异常，行动失控，生活无法自理，病程长，严重影响患者生活质量，最终因各种并发症死亡，是不可逆的进行性加重疾病，对患者、家庭及社会造成极严重的精神、心理和经济负担。对此，要引起高度重视，积极防治。

4. 防治措施

目前，世界上尚无特效药物治疗老年痴呆症。如果采取有效措施，可以缓解病情。防治的原则是：早预防、早发现、早治疗，控制症状，对症治疗，延缓病情进展，保持良好状态。以药物治疗为主，饮食、运动、心理疗法为辅，对危险因素进行干预，维持现存的脑功能，减轻老年痴呆症的症状和并发症。

（1）饮食疗法

饮食疗法对老年痴呆症能减缓病情，控制病情发展。饮食疗法的基本原则是：改善饮食结构，对症饮食，宜多食富含低蛋白、低脂肪、高纤维、维生素 A、C、E、B_1、B_6、B_{12}、叶酸、胡萝卜素、卵磷脂、胆碱、钾、钠、磷、L－精氨酸食物，限制摄入含铝食物，不使用铝制品器具，有助于防治老年痴呆。应多食牛奶、芝麻、蛋黄、臭豆腐、莲子、黄花菜、桃、大枣、花生、菌类、桂园、葡萄、海藻、荔枝、桔子、绿叶菜、金枪鱼、蚕豆、蕃茄、大麦、动物肝脏、豆类、蜂蜜等食物，有助于推迟大脑病变，延缓病情恶化。

（2）运动疗法

运动疗法是防治老年痴呆症重要措施。坚持运动可激发大脑运动，活化大脑神经系统，促进大脑供血、供氧，增加脑源性神经生长因子水平，强化对神经的保护，提高注意力和认知能力，改善记忆，减缓大脑功能衰退，促进血液循环，起到抑制症状作用。患者要树立信心，坚持适当、适度、自主性运动，如有困难可扶桌子或拄拐杖练习行走，也可在家人的帮助下，反复练习行走，加强肢体功能锻炼，伸手展臂、转动手腕、玩健身球、散步、徒手操、太极拳，让关节活动，完全放松，加强锻炼效果。同时还要加强学习，通过读、写、算，锻炼思维，动脑用脑，刺激脑细胞，减缓大脑功能退化，有助于防治老年痴呆症。

（3）心理疗法

患者得病以后，往往会出现烦闷、抑郁、忧愁、焦虑、压力、紧张、孤独、丧失信心等不良情绪。对此，家属应帮助患者正确面对现实，耐心劝导，鼓励患者增强康复信心，主动锻炼，配合治疗，克服排解不良情绪的影响，培养良好兴趣，参加有益活动，养成良好的生活习惯，建立有规律的生活秩序，调节好心态，保持精神与心理平衡，多与亲人朋友交谈、沟通，良性刺激大脑，多用脑子，使大脑细胞活跃，保持乐观，愉悦心情，有益康复。

（十一）痛风症

痛风症是由于机体嘌呤代谢紊乱，所引起的一种与饮食有关的代谢性疾病。嘌呤是存在于核酸中的一种重要的生理活性物质，是人体组成蛋白质的重要成分，主要来源于食物和体内合成，嘌呤在体内分解后生成尿酸，经肾脏排出体外。嘌呤代谢紊乱使血中的尿酸浓度升高，导致尿酸在体内沉积，不能排出体外，由此引发痛风性急性关节炎反复发作。痛风石性慢性关节炎和关节畸形，常常累及结缔组织和肾脏，是一种常见病、多发病、现代富贵病。

1. 发病症状

痛风症早期体内只是有高尿酸血症，无明显症状。到中晚期发病典型症状有二种：一种是急性期，急性发病是在半夜或清晨为高发期，表现为关节红肿、热、痛，有针刺感，间隔性反复发作，主要发生在四肢末端处，常伴有全身性发热，白细胞增高，血流加快，心动过速，恶寒战栗，肝脏肿大，尿频尿急，而后转入慢性期；一种是慢性期，关节出现肿胀、充血、肥厚、僵硬、畸形等五大症状，加重病痛。并在关节周围及耳壳发现痛风结石，慢性期实际上是病情加重期。

2. 发病原因

痛风症是一种综合征，以体内尿酸高为特征，但有许多疾病都会引起尿酸升高，沉积于关节，损害结缔组织和肾脏。形成高尿酸的原因有原发性和继发性。原发性痛风是由于长期、过量摄入高嘌呤、高蛋白质食物引起的，与饮食密切相关；继发性痛风是由于肾脏、血液、心血管疾病所引起的血尿酸过多，不能排出体外，导致高尿酸血症。但原发性和继发性痛风的典型特点，都是体内尿酸过高，诱发痛风症。导致痛风症的发病原因主要有：饮食因素、综合因素、遗传因素、疾病因素。

（1）饮食因素

饮食是诱发痛风症的主要因素。患者与经常过量食用富含高蛋白、高嘌呤、碳水化合物食物有密切关系。如动物肝脏、脑、肾，牛、羊、鹅肉、鲭鱼、小虾、肉汤、凤尾鱼、沙丁鱼、鲶鱼、扁豆、酵母、干贝、花生、蚧贝、干豆类等，由于机体嘌呤代谢紊乱，导致血尿酸持续升高，无法排出体外，诱发痛风症。

（2）综合因素

诱发痛风症的综合因素有：男性发病率高。男性发病率明显高于女性，因为女性体内雌性激素能加速尿酸排出，大大降低患病几率。而男性经常参加宴会，过量摄入高嘌呤食物的机会增多，患病率明显高于女性；中老年人发病率高。由于老年人随着年龄的增长，体内分泌代谢能力下降，加速尿酸升成，而排泄尿酸功能下降，易使尿酸升高不能排出，诱发痛风症。

（3）遗传因素

痛风症具有明显的遗传性。在有直系家属的人群中，如父母、祖父母患有痛风症的，其中遗传的概率为 50% ~60%，会遗传给第二代或第三代。这种遗传是倾向性或易感性，要在其它因素综合作用下，才能最终诱发痛风症。

（4）疾病因素

相关疾病也是诱发痛风症的重要因素。如肥胖症、高脂血症、高血压、糖尿病、多发性骨髓病，都与诱发痛风症有密切关系。肥胖、高脂血症能阻止肾小管排泄尿酸，降低排泄功能；高血压会造成肾动脉硬化，肾小球过滤功能降低，肾小管分泌功能下降，影响尿酸正常排泄；糖尿病会因糖尿病性肾病，而减弱尿酸排泄功能；多发性骨髓瘤因骨质被破坏，细胞中大量核酸被分解，促使尿酸升高。这些相关疾病都会使体内尿酸水平升高、沉积，而最终导致痛风症。

3. 发病危害

痛风症给人体带来系列性危害，除关节疼痛和畸形外，痛风症的后期由于体内高尿酸无法排出，形成尿酸结晶，沉着于肾脏，引起肾小管阻塞，导致痛风性肾病，造成肾脏萎缩性病变。会出现肾结石同时并发肾小动脉硬化，最终导致不可逆转的肾绞痛，高血压性肾功能衰竭，尿毒症，严重威胁患者的生命。

4. 防治措施

痛风症是一种可逆性疾病，如果针对病因进行防治，可以不发病或控制病情。应从饮食、运动、心理三个方面入手，积极防治。

（1）饮食疗法

饮食疗法的基本原则是：调整饮食结构，限制嘌呤食物，低蛋白质、低脂肪、低热量、忌食刺激性食物、禁酒、多饮水。要严格限制食用嘌呤食物，在急性发病期间，禁食高嘌呤食物，病情缓解期间食用低嘌呤食物；低蛋白质食物就是多食用牛奶、鸡蛋、乳制品、豆制品食物；低脂肪就是限制动物性脂肪摄入，多食富含维生素、碱性食物，促进尿酸盐溶解，加速尿酸排出；低热量就是控制总热量摄入，适量摄入碳水化合物和果糖；禁酒就是严格限制饮酒，减少乳酸在体内堆积，防止尿酸升高；多饮水就是每日饮水2000毫升，增加尿量，稀释尿液，加速体内尿酸排出，忌辛辣刺激食物就是不吃或少吃大蒜、葱、咖啡、浓茶等，以免刺激神经，引起内分泌和代谢失调，诱发或加重疾病。运用饮食疗法切实有效地预防痛风症的发生，控制症状。

（2）运动疗法

运动疗法是防治痛风症良好措施。防治痛风症首先要控制住体重，因为体重超标是诱发痛风症的重要因素，所以，每天要坚持有选择性、规律性、持久性的运动，是减轻和控制体重的有效方法。通过适当、适度的运动，能加大体内能量消耗，加速体内脂肪的代谢和分解，防止多余的脂肪沉积于体内各组织，减轻胰岛素抵抗，增强抵抗力，控制尿酸量，减少诱发痛风症的危险因素，控制痛风症的病情。可选择快走、慢跑、爬楼梯、骑自行车、练气功、跳绳、打网球、举重等项目进行运动。运动不仅能增强体质，还能减缓关节疼痛，对防止关节挛缩和肌肉废用性萎缩，降低痛风症发病率有益处。

（3）心理疗法

心理疗法对防治痛风症有积极的作用。一旦得了痛风症，要面对现实，正确对待，增强信心，配合医生，坚持治疗。要从生活、营养、饮食等方面认真审视自己生活是否合理，饮食是否科学，查找存在诱发痛风症的危险因素，并有针对性地去克服，做到有病早治、早防。要合理安排饮食起居，规律生活，保证睡眠，避免劳累，控制压力，注意调养，避免抑郁、紧张、忧愁、焦虑、烦躁等不良情绪的影响，减少影响生活质量的不利因素，积极参加有益活动，通过与朋友谈心、交流、看书、听音乐、练书法、娱乐等形式，调节生活，减轻心理负担，保持乐观，愉悦心情，防治痛风症的发生。